U0388419

胰腺微创病理组织学
与细胞学诊断技术

（第2版）

主 编 王凯旋 高 莉 金震东 李兆申

副主编 陈 颖 张平平

编 者（以姓氏笔画为序）

马佳怡 中国人民解放军海军军医大学第一附属医院（上海长海医院）消化内科
王 雷 中国人民解放军海军军医大学第一附属医院（上海长海医院）消化内科
王凯旋 中国人民解放军海军军医大学第一附属医院（上海长海医院）消化内科
王慧之 江苏大学附属医院消化内科
左长京 中国人民解放军海军军医大学第一附属医院（上海长海医院）影像科
冯 婷 中国人民解放军海军军医大学第一附属医院（上海长海医院）病理科
刘 芳 中国人民解放军海军军医大学人体解剖学教研室
刘 枫 同济大学附属第十人民医院消化内科
孙高峰 中国人民解放军海军军医大学第一附属医院（上海长海医院）影像科
李兆申 中国人民解放军海军军医大学第一附属医院（上海长海医院）消化内科
李非凡 江苏大学附属医院消化内科
杨向群 中国人民解放军海军军医大学人体解剖学教研室
杨晓钟 南京医科大学附属淮安第一医院消化内科
辛 磊 中国人民解放军海军军医大学第一附属医院（上海长海医院）消化内科
张平平 中国人民解放军海军军医大学第一附属医院（上海长海医院）消化内科
张德宇 中国人民解放军海军军医大学第一附属医院（上海长海医院）消化内科
陈 颖 中国人民解放军海军军医大学第一附属医院（上海长海医院）消化内科
陈星晔 中国人民解放军海军军医大学第一附属医院（上海长海医院）病理科
金震东 中国人民解放军海军军医大学第一附属医院（上海长海医院）消化内科
胡世杰 中国人民解放军海军军医大学组织胚胎学教研室
徐 岷 江苏大学附属医院消化内科
高 莉 中国人民解放军海军军医大学第一附属医院（上海长海医院）病理科
蒋 栋 中国人民解放军海军军医大学第三附属医院（东方肝胆外科医院）超声科
湛先保 中国人民解放军海军军医大学第一附属医院（上海长海医院）肿瘤科
潘天琦 中国人民解放军海军军医大学第一附属医院（上海长海医院）病理科

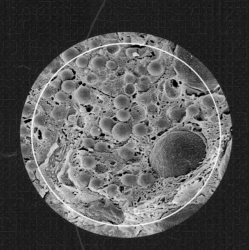

人民卫生出版社
·北 京·

图书在版编目（CIP）数据

胰腺微创病理组织学与细胞学诊断技术 / 王凯旋等
主编 . -- 2 版 . -- 北京 ： 人民卫生出版社，2024. 10.
ISBN 978-7-117-36936-7

Ⅰ. R576.02

中国国家版本馆 CIP 数据核字第 2024WU9315 号

人卫智网	www.ipmph.com	医学教育、学术、考试、健康，
		购书智慧智能综合服务平台
人卫官网	www.pmph.com	人卫官方资讯发布平台

胰腺微创病理组织学与细胞学诊断技术

Yixian Weichuang Bingli Zuzhixue yu Xibaoxue Zhenduan Jishu
第 2 版

主　　编：王凯旋　高　莉　金震东　李兆申
出版发行：人民卫生出版社（中继线 010-59780011）
地　　址：北京市朝阳区潘家园南里 19 号
邮　　编：100021
E - mail：pmph @ pmph.com
购书热线：010-59787592　010-59787584　010-65264830
印　　刷：廊坊一二〇六印刷厂
经　　销：新华书店
开　　本：889×1194　1/16　　印张：23
字　　数：712 千字
版　　次：2013 年 7 月第 1 版　　2024 年 10 月第 2 版
印　　次：2024 年 10 月第 1 次印刷
标准书号：ISBN 978-7-117-36936-7
定　　价：188.00 元
打击盗版举报电话：010-59787491　E-mail：WQ @ pmph.com
质量问题联系电话：010-59787234　E-mail：zhiliang @ pmph.com
数字融合服务电话：4001118166　　E-mail：zengzhi @ pmph.com

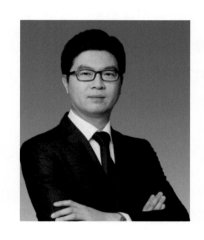

王凯旋　中国人民解放军海军军医大学第一附属医院（上海长海医院）消化内科主任医师、硕士研究生导师。担任中华医学会消化内镜学分会食管胃静脉曲张内镜诊断与治疗学组委员，上海市医学会消化内镜专科分会超声内镜学组副组长，中国医师协会超声内镜专家委员会委员兼秘书、中国医师协会内镜诊疗质量管理与控制专业委员会委员、中国医师协会胆胰内镜专业委员会委员，中国抗癌协会肿瘤内镜学专业委员会委员；*Gastrointestinal Endoscopy*、*Endoscopy* 同行评审。获上海市科学技术进步奖一等奖 2 项，共发表超声内镜相关 SCI 收录论文 33 篇，主编专著 3 部，副主编专著 4 部，参编教育部研究生规划教材 2 部和其他专著 10 余部。

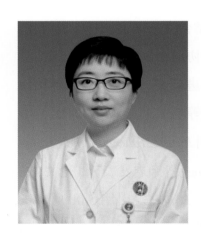

高　莉　中国人民解放军海军军医大学第一附属医院（上海长海医院）病理科副主任医师、副教授，医学博士。担任上海市医学会病理专科分会细胞学组副组长，上海市临床病理质量控制中心细胞病理学组与分子病理学组委员，长三角地区临床病理质量控制联合体细胞病理学组委员。从事细胞病理诊断工作 20 余年，在消化病理和胰腺胆道细胞病理学诊断方面积累了丰富的经验，主编相关专著 3 部，以第一作者或通讯作者发表论文 20 余篇。

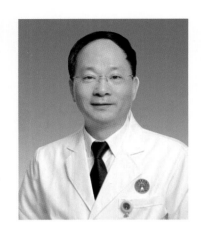

金震东 中国人民解放军海军军医大学第一附属医院（上海长海医院）消化内科执行主任、主任医师、教授、博士研究生导师。担任第十七届国际超声内镜大会执行主席，亚太超声内镜联盟执行委员，中华医学会消化内镜学分会候任主任委员，中国医师协会超声内镜专家委员会主任委员、中国医师协会消化医师分会常务委员，以及 *Endoscopic Ultrasound*、《中华消化内镜杂志》《中华胃肠内镜电子杂志》副主编等。主要从事超声内镜在消化系统疾病的应用研究，获国家科学技术进步奖二等奖、国家级教学成果奖二等奖、上海市优秀教学成果奖一等奖、上海市科学技术进步奖一等奖和军队科学技术进步奖二等奖等多项荣誉。2017 年获首届"国之名医·卓越建树"奖。获国务院政府特殊津贴。主编出版《消化超声内镜学》等 10 余部专著。

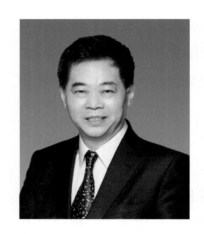

李兆申 中国工程院院士、主任医师、教授，中国医学科学院学部委员，现任中国人民解放军海军军医大学第一附属医院（上海长海医院）临床研究中心主任、国家消化系统疾病临床医学研究中心主任、国家消化内科专业医疗质量控制中心主任、免疫与炎症全国重点实验室主任、上海市胰腺疾病研究所所长，兼任中国医师协会常务理事、中国医师协会内镜医师分会会长，《中华胰腺病杂志》总编辑，曾任国务院学位委员会学科评议组成员，中华医学会常务理事、中华医学会消化内镜学分会主任委员和中国人民政治协商会议第十三届全国委员会委员。以第一完成人获国家科学技术进步奖二等奖 4 项及何梁何利基金科学与技术奖，荣获军队个人一等功 1 次，二等功 3 次，三等功 2 次。以第一或通讯作者在顶级期刊 *British Medical Journal*、*Lancet Gastroenterology and Hepatology*、*Gastroenterology* 等杂志发表 SCI 论文 400 余篇，被 *New England Journal of Medicine*、*Lancet* 等引用 5 000 余次，研究内容写入 55 部国际指南和 33 部英文专著。牵头制定我国消化内镜和胰腺病领域指南或共识 40 余部。主持国家科技支撑计划、国家科技重大专项、国家自然科学基金重点项目和国际合作项目等课题 50 余项，获国家发明专利 25 项，主编专著 50 余部。

前　言

　　由中国人民解放军海军军医大学第一附属医院（上海长海医院）胰腺相关学科为主的专家编写的《胰腺微创病理组织学与细胞学诊断技术》一书自 2013 年 7 月出版以来深受好评。近年来，该领域的相关研究进展很快，某些领域的知识甚至有颠覆性的改变，相关的指南和共识国内外也均有更新，胰腺穿刺技术在我国已普及，对本书再版的呼声也日益增多，正因如此，时隔十年我们再次重编本书。

　　再版的《胰腺微创病理组织学与细胞学诊断技术》基本架构未变，但在如下方面进行了重写：①经体表引导技术，无论是体表超声还是计算机断层扫描（computed tomography，CT）引导技术术形式上无明显改变，只是随着 CT 引导技术的普及，采用体表超声引导下穿刺已日渐减少，在超声内镜开展较好的单位，CT 引导下穿刺也日渐减少，因此这两部分改动相对较少。②内镜超声引导下穿刺部分改动较大，我国于 2017 年已发布了《中国内镜超声引导下细针穿刺临床应用指南》，并于 2021 年修订发布《中国内镜超声引导下细针穿刺抽吸 / 活检术应用指南（2021，上海）》，欧洲和美国也于近两年发布了相应的专家共识。其核心改变是：内镜超声引导技术的改变，如增加了弹性成像和声学造影，甚至人工智能（artificial intelligence，AI）技术；穿刺针的多样性，各种新型穿刺针的出现满足了不同病灶的穿刺需求；穿刺适应证也做了较大调整；穿刺病理的处理进展较大；穿刺技巧的多样性。③经内镜逆行胰胆管造影术（endoscopic retrograde cholangiopancreatography，ERCP）引导下取材方式进展很大，直视下 ERCP 技术已普及，因此胆胰管病灶在直视内镜引导下取材已广泛开展，对此本书做了修改。除此之外，新版还对大部分图片进行了更新。

　　新版编写人员仍以上海长海医院专家为主体，增加了较多在本领域有所成就的青年专家，再版过程中，主编王凯旋教授和高莉教授精心策划，付出了大量心血。李兆申院士对再版的布局和重点改写内容提出了宝贵的建议。即便如此，由于编者水平有限，书中难免有遗漏或不妥之处，诚请各位同道多提宝贵意见及批评指正，也希望更多专家参加本书下一版的工作。

金震东

2024 年 6 月

目 录

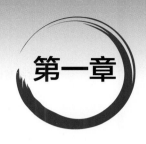

第一章

胰腺微创病理学检查的应用解剖

一、概　述

胰腺（pancreas）为分叶状的灰红色腺体，实质柔软而致密，长 17~19.5cm，宽 3~5cm，厚 1.5~2.5cm。其右端膨大，向左延续的大部分狭长，横位于结肠上区，上腰段脊柱之前腹膜后间隙内，位置较固定。

二、胰腺的分部、位置及毗邻

胰腺自右端至左端可分为头、颈、体和尾 4 部（图 1-1）。上界为第 12 胸椎体中 1/3 平面，下界达第 2、3 腰椎间盘平面，右界距中线 6.6cm，左界距中线 11.03cm。

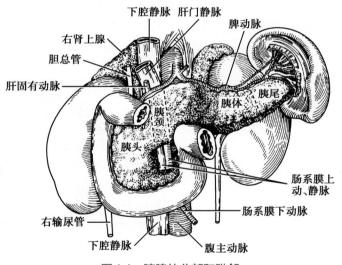

图 1-1　胰腺的分部和毗邻

（一）胰头

胰头（head of pancreas）是胰腺最宽大的部分，前后扁平，嵌于十二指肠围成的 C 形凹内（图 1-2），恰在第 2 腰椎右侧。有 5% 的人胰头位于脊柱左侧。前面上缘部分被十二指肠上部遮掩，右缘和下缘紧贴十二指肠降部左缘和水平部上缘，其间浅沟处或在胰头前面距十二指肠降部左缘 0.5~1.0cm 处有胰十二指肠前动脉弓经行，动脉弓也可部分或全部行于胰头前面实质内。胰头前面的中部有横结肠系膜根横向附着，横结肠系膜根上、下的胰头前面均有腹膜覆被，前面上部邻接胃幽门和横结肠起始部，下部邻接空肠袢。胰头后面紧邻下腔静脉，此外，肾静脉的末端、右膈脚以及右侧睾丸（或卵巢）动、静脉也接触胰头后面。胆总管胰腺段或者位于胰头后面上外侧部一沟内，或者穿入胰腺实质内。

胆管起于肝内毛细胆管，止于肝胰壶腹。通常可分为肝外与肝内两个部分。肝外部分包括肝总管、胆囊、胆囊管、胆总管、壶腹部（图 1-3）；肝内胆管与门静脉、肝动脉走向一致，三者包绕在结缔组织内，肝内

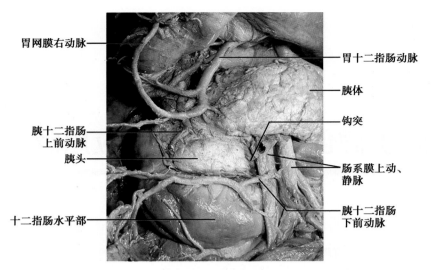

图1-2　胰头和钩突

胆管分支不像门静脉那样规则,其管径平均为(3.7±0.1)mm。左、右肝管在肝门处横沟内汇合成肝总管,长 3~5cm,直径约 5mm,下行与胆囊管汇合成胆总管。胆囊通常位于右锁骨中线和第 7 肋骨交界处,长 7~10cm,宽 3~5cm,容积 30~60ml,压力 3kPa(30cmH$_2$O)。胆囊底部突出在肝下缘,体部呈漏斗状,紧贴于肝胆囊窝内,与横结肠相毗邻,在近肝门处变细成胆囊颈部,在颈部有一囊状突起,称 Hartmann 袋,此处易于发生结石嵌顿。胆囊管是颈部的延伸,长 2.5~4cm,管径 2~4mm。胆囊管内有 5~7 个螺旋状黏膜皱襞,称 Heister 瓣(图 1-4),有节制胆汁出入的功能,也易发生结石嵌顿。肝总管和胆囊管汇合后形成胆总管,

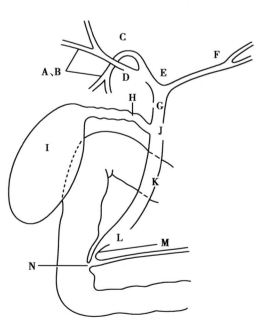

图1-3　胆管系统命名

A、B. 左、右肝内胆管;C. 背尾支;D. 头腹支;E. 右肝管;F. 左肝管;G. 肝总管;H. 胆囊管;I. 胆囊;J. 胆总管十二指肠上部;K. 胆总管十二指肠后部;L. 胆总管胰部;M. 胆总管十二指肠内部;N. 共通管。

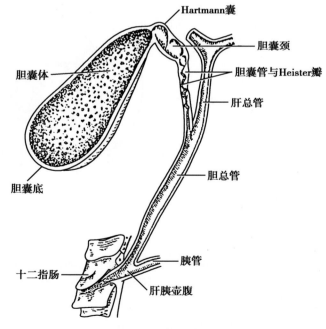

图1-4　胆囊与肝外胆管

一般长 7~9cm,直径 5~8mm。在解剖上可分为 4 段(图 1-5),即十二指肠上段、十二指肠后段、胰腺段和肠壁内段,长约 2cm,其中扩大部分称为肝胰壶腹,出口处有 Oddi 括约肌围绕,出口处周围黏膜隆起形成 Vater 乳头,简称乳头部(图 1-6)。

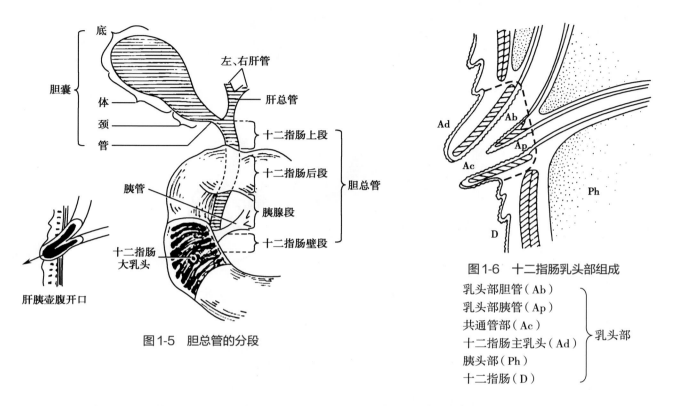

图 1-5　胆总管的分段

图 1-6　十二指肠乳头部组成

乳头部胆管(Ab)
乳头部胰管(Ap)
共通管部(Ac)
十二指肠主乳头(Ad)　乳头部
胰头部(Ph)
十二指肠(D)

　　胆总管胰腺段与胰腺的关系主要有以下 4 种情况:①胆总管背面被胰腺伸出的舌片样胰腺组织部分或全部覆盖,但有一边缘或裂隙。在国人 150 例的调查中,此类占 58%(图 1-7A、B)。②胆总管背面仅覆盖一层结缔组织膜(Treitz 筋膜),国人此类有 38%(图 1-7C)。③胆总管胰腺段背面与结缔组织膜间有散在的与胰腺相连的胰腺组织。国人此类约有 2.7%(图 1-7D)。④胆总管胰腺段完全由胰腺所环抱,国人 150 例中只有 1 例,约占 0.7%(图 1-7E)。

　　胰头肿大(胰腺癌或慢性胰腺炎)可压迫其周围结构,或向周围结构浸润,引起相应的临床症状。如压迫胆总管致胆道梗阻,影像学检查可见胆管扩张,临床表现为梗阻性黄疸。压迫胰管致胰管梗阻,影像学检查可见胰管扩张,持续性或长期胰管梗阻可使胰腺实质受压迫而萎缩、纤维化,常是胰腺内、外分泌功能不足的原因。另外,也可压迫十二指肠引起梗阻,十二指肠钡餐造影可见十二指肠窗开大、降部内侧面黏膜纹理失常或肠腔狭窄等。胰头癌亦可浸润十二指肠,致消化道出血。

　　钩突(uncinate process)是胰头下部左侧份向下向左伸展到肠系膜上血管后方的部分,呈钩状(图 1-1,图 1-2)。大多数人有钩突(98.3%),少数人缺如(1.7%),还有少数人的钩突(3.3%)几乎大于胰头。钩突的大小、形状和包绕肠系膜上血管的程度个体有差异,临床在需分离钩突与肠系膜上血管时难易程度也有所不同。钩突伸于下腔静脉和腹主动脉前方,腹主动脉发起的肠系膜上动脉恰在钩突钩内向前下行,其右侧是肠系膜上静脉向上延续为门静脉,故钩突的部分夹于腹主动脉与肠系膜上动脉之间的夹角内,钩突下方是十二指肠水平部,上方有左肾静脉经过。肠系膜上动、静脉有非常短的数个小支到钩突,胰十二指肠切除术时必须十分小心地结扎这些血管。

　　(二)胰颈

　　胰颈(neck of pancreas)是从胰头向前、向上、向左移行于胰体而比头部狭窄的部分,位第 1 腰椎水平,长 1.5~2.0cm。胰颈前面覆盖有腹膜,与胃幽门及部分网膜囊相邻,胰颈后面有肠系膜上静脉贴近向上行,

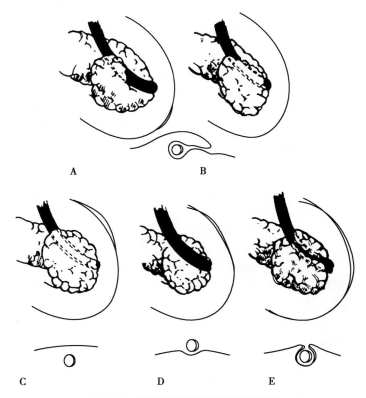

图1-7　胆总管胰腺段与胰腺的关系

A、B. 胆总管部分被胰腺组织舌片掩盖，但有裂隙；C. 胆总管完全
被胰腺组织包埋；D. 胆总管完全没有被掩盖；E. 胆总管被 2 个胰
腺组织舌片掩盖，但有裂隙。

胰头与胰颈交界处的右前方有胃十二指肠动脉沟，左后方有一较深的切迹，内有肠系膜上静脉与脾静脉汇合而成的肝门静脉。在此处胃左静脉从左侧注入门静脉，而有一些短小的静脉（胰腺、十二指肠的）从右侧注入门静脉，也有一些胰腺的小静脉从右侧注入肠系膜上静脉。

（三）胰体

胰体（body of pancreas）是胰腺的大部分，横位于第 1 腰椎体前方。体呈三棱柱形，有前、后、下 3 个面和上、下、前 3 个缘。前面被覆有网膜囊后壁的腹膜，隔网膜囊与胃后壁相邻。后面无腹膜，与腹主动脉、肠系膜上动脉起始部、左膈脚、左肾上腺、左肾及其血管特别是左肾静脉接触。胰体下面右部分很窄，而左部分较宽，由横结肠系膜后下层的腹膜覆盖。体下方有十二指肠空肠曲和部分空肠袢，下面左端位结肠左曲上方。体上缘右部分钝平，左部分窄锐直达胰尾，网膜结节从上缘的右端突出至胃小弯上方，与胃小弯及小网膜后面相接触。上缘的上方与腹腔干相邻，其分支肝总动脉沿胰腺的上缘向右走行，而弯曲的脾动脉沿上缘向左走行。体下缘分隔胰体后面与下面，肠系膜上血管在下缘右端穿出；而腹腔干分出的脾动脉从此处起沿胰腺上缘弯弯曲曲向左行进，动脉下方有脾静脉并行。体前缘是胰腺的前面和下面的分界线，也是横结肠系膜上、下两层的分界处，上层向上覆盖在胰腺的前面，下层向后下遮盖胰腺的下面。

（四）胰尾

胰尾（tail of pancreas）与胰体无明显分界（图 1-8），由体移行变窄，是胰腺的四个部分中位置最高的一部分，达第 12 胸椎高度。胰尾与脾动、静脉一起伸入脾肾韧带内，故可活动。胰尾可达脾门（33.33%）或不达脾门（64.45%），脾大还可能将胰尾包入脾门，胰尾与脾及其血管有如此紧密的关系，故行脾切除术游离脾蒂时需防胰尾受损。

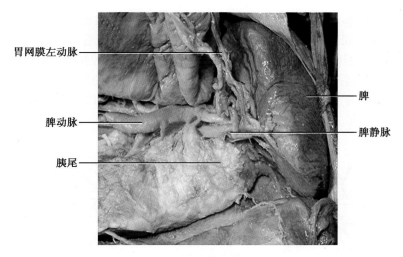

图1-8　胰尾和脾（标本照片）

胰腺位于腹膜后，是比较固定的器官，但可能有一定程度的上下活动，偶尔可见胰腺的肿瘤可随呼吸而上、下活动。胰腺的固定致使它在腹部钝性撞击伤时易于受伤，可由于胰腺横过坚硬的脊柱而折裂。胰腺的固定及其位置毗邻关系也能够解释下面的事实，主动脉的搏动直接传于胰腺，其结果，有时容易把胰腺肿瘤与主动脉瘤混淆，特别是因为这两种情况的疼痛通常都在背部。使人惊奇的是肠系膜血管，特别是肠系膜上静脉的梗阻，不常并发于胰腺的疾病，这是因为这些血管几乎完全被胰腺组织包围（胰颈在血管前，而钩突在血管之后），新生物比较缓慢地生长，就使肠系膜上血管有了发育侧支循环的时间，故肠系膜上血管不一定发生梗阻。

三、胰　管

胰管分为主胰管和副胰管（图1-9）。

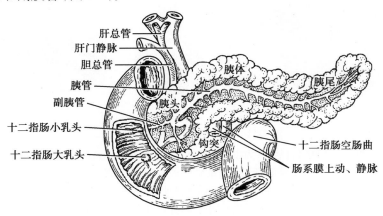

图1-9　十二指肠和胰腺（示胰管）

（一）主胰管

主胰管（main pancreatic duct）通常称胰管（pancreatic duct），在胰腺实质内从胰尾起始自左向右穿胰体，靠近胰腺的后面。主胰管平均长13.8cm（8.2~19.1cm），管径从左向右逐渐增大，尾端管径平均0.2cm，头端管径平均0.4cm。胰管有2个生理狭窄区，分别在头、体交界处和胰体中1/3处。胰管在胰尾和胰体内经行中有15~20对小的胰腺管成直角汇入胰管，这些小支主要有头上支、头下支（即钩突支）、体上支、体下支、尾上支和尾下支（图1-10）。主胰管至胰颈则向下、向后、向右，达十二指肠降部后内侧壁处与胆总管并行一段，位于胆总管的左、内、下方，胰管与胆总管一起斜穿十二指肠壁，末端管径缩窄，而后与胆总管汇合（国人汇合者有 81.7%，二管不汇合的有 18.3%）。胆总管与胰管汇合的形式主要有 6 种：①胆管汇入胰管，以胰管为主形成共同通道（图 1-11A）；②胰管汇入胆管，以胆管为主形成共同通道（图 1-11B）；③胰管以距十二指肠大乳头开口不同距离汇合于胆总管，汇合后的管腔扩大，形成壶腹（ampulla of Vater）（图 1-11C）；④胆、胰管汇合后形成短小的共同通道（图 1-11D）；⑤胆总管和胰管彼此靠近，但分别开口于十二指肠大乳头（图 1-11E）；⑥胆总管与胰管未形成共同通道，并排开口于十二指肠乳头（图 1-11F）。

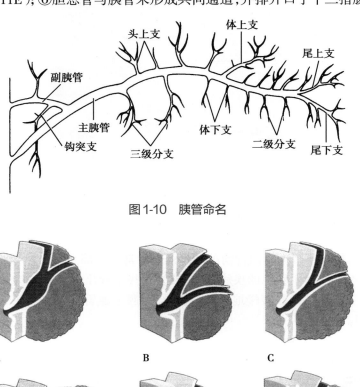

图 1-10　胰管命名

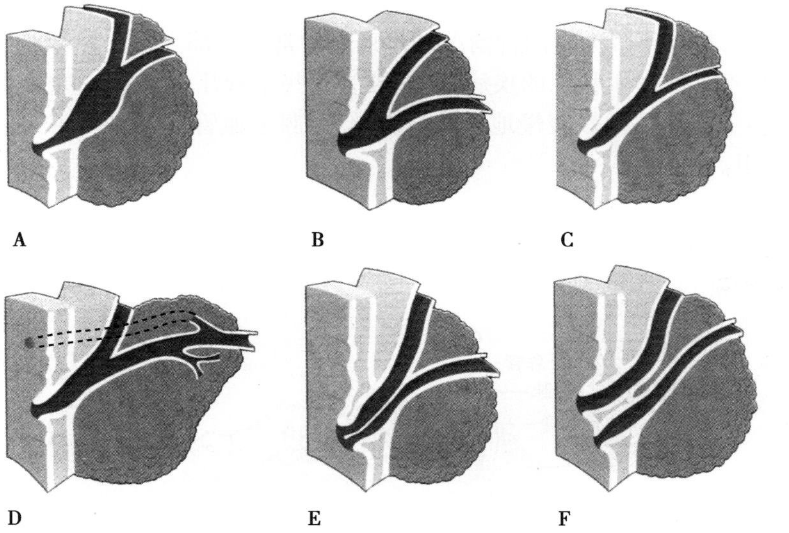

图 1-11　胰管与胆总管的会合形式

A. 胆管汇入胰管，以胰管为主形成共同通道；B. 胰管汇入胆管，以胆管为主形成共同通道；C. 胰胆管汇合后的管腔扩大，形成壶腹；D. 胆、胰管汇合后形成短小的共同通道；E. 胆总管和胰管彼此靠近，但分别开口于十二指肠大乳头；F. 胆总管与胰管未形成共同通道，并排开口于十二指肠乳头。

　　肝胰壶腹开口于十二指肠降部后内侧壁的十二指肠大乳头（major duodenal papilla）顶端（图 1-5）。扫描电镜显示大乳头口形态不规则，其附近的大乳头黏膜形成纵横交错的皱襞并围成窦腔向十二指肠腔开放。乳头形状在内镜下呈粉红色乳头状隆起（45.7%）、半球形（28.7%）或扁平形（25.6%）。乳头上方有纵行走向的口侧隆起，其表面有数条环行的缠头皱襞，乳头的肛侧有 1~3 条小带（图 1-12）。十二指肠大乳头上方的环状襞还是做乳头肌切开术时的标志，它是切口的最高点，该点在上括约肌的下方，也未达十二指肠壁肌层，切口不超过该最高点不会切断上括约肌，也不会损伤十二指肠壁肌层而造成十二指肠壁穿孔。十二指肠纵襞的出现率为 96%，可作为寻找十二指肠大乳头的标志，72% 的人纵襞的形态为均匀的条形，其他有锥形、倒锥形和菱形。纵襞长度平均为 29.4mm，距幽门平均 73.3mm，其长轴与胆总管的夹角为 40.1° ± 11.8°，而与胰管的夹角为直角,故临床上经内镜逆行胰胆管造影时,导管从正面垂直方向插入乳头开口易显示胰管。大乳头与纵襞的位置关系如下:大乳头可在纵襞上下端间任一点(36%)、纵襞上端(24%)、纵襞下端(18%),少数在纵襞左侧(16%)或右侧(2%)。在大乳头上方的纵襞内有胆总管者占26%。胰管末端和壶腹处有括约肌,Oddi把肝胰壶腹括约肌(hepatopancreatic sphincter)分为3个部分:①胆总管括约肌,为一环形肌,位于胆总管末端,是胆总管最强的肌纤维,它收缩可关闭胆总管下端;②胰管括约肌,位于胰管末端,常不完全,有时缺如;③肝胰壶腹括约肌,由十二指肠的环形肌纤维组成。以上3个部分括约肌统称为Oddi括约肌。

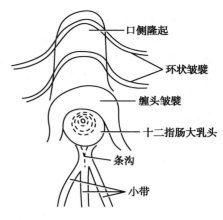

图1-12　十二指肠大乳头

（二）副胰管

副胰管(accessory pancreatic duct)向上行于胰管的前方,与胰管有交通管相通(90%)。副胰管继续向上至胰头上部的前部,后即穿十二指肠降部的后内侧壁,开口于十二指肠大乳头上方约2cm偏前的十二指肠小乳头(minor duodenal papilla)。也有副胰管左端在胰颈处连于胰管,或不连而在胰头上部偏前面右行,开口于十二指肠小乳头。寻找副胰管和十二指肠小乳头的方法,可以胃十二指肠动脉或其分支胰十二指肠上动脉为标志,因为副胰管在该动脉后方(从手术角度看即深面或下方)在胰头实质内由左向右穿入十二指肠降部的壁。这种紧密关系也能导致消化性溃疡手术时意外损伤副胰管。

主胰管和副胰管的开口常有变化,例如主胰管由胰尾部经胰体、胰颈直达胰头,开口于正常的十二指肠小乳头处,而副胰管从胰头下部起始与胆总管汇合,开口于正常的十二指肠大乳头处。这种形式如在做经内镜逆行胰胆管造影术(endoscopic retrograde cholangiopancreatography, ERCP)时就见不到主胰管显影。又如主胰管正常,副胰管起于胰头上部,反向至胰颈注入主胰管,此型副胰管就不开口于十二指肠(图1-13)。

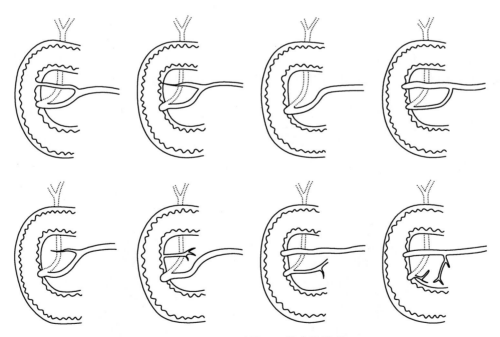

图1-13　主、副胰管开口的变化情况

主胰管和副胰管的相互关系较复杂,据国人100例解剖统计,共有6种类型(图1-14):①主胰管横贯胰腺的全长,末端与胆总管汇合后开口于十二指肠大乳头。副胰管短而细,位于胰头的上部,左端与主胰管相通,右端开口于十二指肠小乳头。②无副胰管,胰头上部有一小胰管与主胰管相通,另一端为多支细小胰管而不开口于十二指肠。③副胰管扩张并横贯胰腺全长,已代替主胰管的功能,其末端开口于十二指肠小乳头,主胰管反而细小,位于胰头下部,与副胰管不相连通,另一端与胆总管共同开口于十二指肠大乳头。④副胰管较细,钩突的小胰管汇入副胰管,副胰管与胰管相通,另一端开口于十二指肠小乳头。⑤副胰管较细,在胰头下部与胰管相通,经胰管浅面斜向右上方,开口于十二指肠小乳头。⑥胰管在胰头部呈圆圈形,副胰管连于圆圈形上方尾侧的胰管。有统计表明主胰管出现率为 95%(其中 80% 为粗大的主胰管,15% 为细小的主胰管),主胰管完全缺如者约占 5%。副胰管出现率为 80%(其中 40% 为粗大的副胰管,40% 为细小的副胰管),副胰管完全缺如者约占 20%。

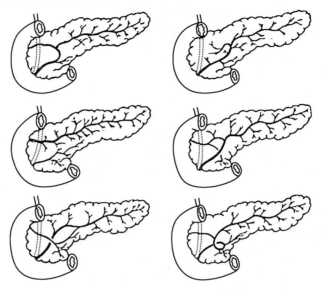

图1-14　胰腺、副胰管关系的类型

四、胰腺的异常

异常的胰腺有环状胰腺、异位胰腺和二分胰等(图 1-15)。①环状胰腺为先天性畸形,其原因尚不清楚。环状胰腺患者约有一半直到成年仍没有症状。新生儿环状胰腺症状可能是十二指肠淤滞而引起部

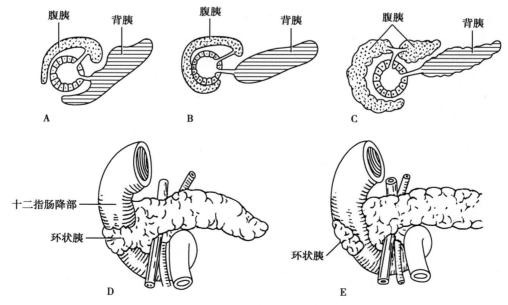

图1-15　胰腺的异常

A. 腹胰和背胰肥大;B. 腹胰在旋转前固定于十二指肠;C. 左侧腹胰永久存在;D. 完全的环状胰腺;E. 不完全的环状胰腺。

分肠梗阻，或继发一定程度的十二指肠狭窄。国内 1955—1980 年报道 56 例环状胰腺，完全包绕十二指肠占多数（61%，25/41），部分包绕占少数（39%，16/41）。②异位胰腺也称迷走胰腺，其出现率可达 2%。异位胰腺是异位的胰腺组织完全不与正常位置上的胰腺连接，可位于许多不同部位，包括胃、十二指肠、空回肠、Meckel 憩室的壁内、肠系膜、网膜、脾、胆囊、胆管、肝、食管以及胚胎来源的消化道。在脾附近或网膜内有胰腺组织，有人则称副胰腺。国内 1955—1980 年报道 69 例异位胰腺，见于胃窦部、胃体共占 49.3%，十二指肠占 11.9%，空肠占 22.4%，回肠占 11.9%，胰腺周围脂肪组织、胆总管、升结肠各占 1.5%。③二分胰很少见，由两个各自分开的胰腺构成，每个胰腺有各自的导管开口于十二指肠。

五、胰腺的血管

（一）胰腺的动脉

胰腺的动脉来源于腹腔干的主支（肝总动脉、脾动脉）和肠系膜上动脉（图 1-2，图 1-8，图 1-16）。

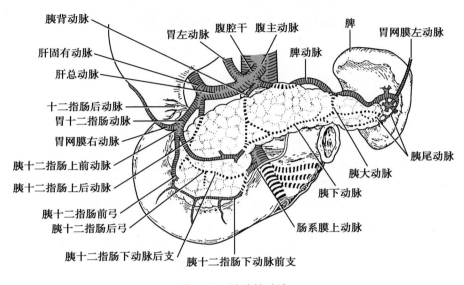

图 1-16　胰腺的动脉

1. 胰头和胰颈的动脉　主要是由胃十二指肠动脉和肠系膜上动脉分出的胰十二指肠上、下动脉构成恒定的两个（前、后）胰（十二指肠）动脉弓供血，还有脾动脉之支胰背动脉参与供血。此外，胰头还可以接受胃十二指肠动脉的 2 个小分支十二指肠上动脉和十二指肠后动脉供血。

胃十二指肠动脉（gastroduodenal artery）是腹腔干的大支肝总动脉在十二指肠上部上方肝十二指肠韧带内分出，有时是在十二指肠上部后方分出，分出处距胰腺上缘约 2cm。分出后在十二指肠上部后方、胆总管的左侧下降，到胰头前面位于网膜囊右缘右侧。胃十二指肠动脉在十二指肠上部下缘胰头前面分为胃网膜右动脉和胰十二指肠上前动脉。

（1）胰十二指肠上前动脉（anterior superior pancreaticoduodenal artery）：通常胃网膜右动脉易于寻找（在胃大弯右端），可反向追溯胃网膜右动脉而寻找胰十二指肠上前动脉的起点。胰十二指肠上前动脉国人 98% 起于胃十二指肠动脉，起于其他动脉的有肝总动脉（1%）、肠系膜上动脉和胰背动脉（各 0.5%）。起始后在胰头前面或部分埋于胰腺实质内向十二指肠水平部走行，少数在胰头与十二指肠降部之间前面的沟内下行，终末支与胰十二指肠下前动脉吻合成胰十二指肠前动脉弓（图 1-17）。由动脉弓沿途分支至胰头。

（2）胰十二指肠上后动脉（posterior superior pancreaticoduodenal artery）：一般单独由胃十二指肠动脉在十二指肠上部上缘处分出（82%），也有与胰十二指肠上前动脉共干起始（18%）。胰十二指肠上后动脉除起自胃十二指肠动脉（90%）外，还可起于肝总动脉（2%）、肝固有动脉及其左右支、胆囊动脉（6%）、

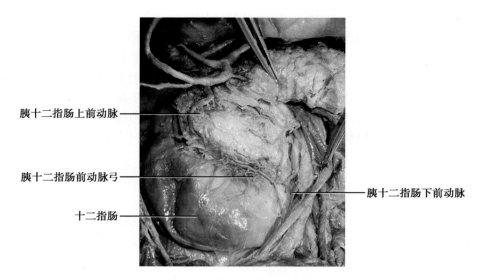

胰十二指肠上前动脉

胰十二指肠前动脉弓

十二指肠

胰十二指肠下前动脉

图1-17 胰十二指肠前动脉弓

肠系膜上动脉（1.5%）和胰背动脉（0.5%）。起始后向下经门静脉和胆总管之前到右侧，在胰头背面或在胰头背面与十二指肠之间的沟内下行，向下经胆总管与胰管汇合部的后方，终支与胰十二指肠下后动脉吻合形成胰十二指肠后动脉弓。在胆总管手术时，应注意胰十二指肠上后动脉与胆总管位置关系的变化（上部动脉在胆总管前，下部在后），以免误伤。

（3）胰十二指肠下前和后动脉（anterior inferior and posterior pancreaticoduodenal arteries）：两条动脉或是各自起于肠系膜上动脉本干（33.67%），或是共干起自肠系膜上动脉（66.32%），还可起自肠系膜上动脉的分支第1个空肠动脉（40%）、胰背动脉（1%~2%），还有第2个空肠动脉、肝右动脉和胃网膜右动脉。通常在十二指肠水平部上缘或胰颈下缘处分出，立即分为前、后两支，各支在胰头的前、后表面或浅穿胰腺实质向右向上与胰十二指肠上前、后动脉末梢吻合成动脉弓，分支至胰头和十二指肠，并常有一支可分布于空肠近端。

（4）胰背动脉（dorsal pancreatic artery）：多数在胰颈上缘处起于脾动脉（40.8%，国外有22.22%~80%）起始段，是脾动脉的第一个分支或第一个胰支。胰背动脉管径大，有时可达脾动脉的1/3，平均为1~3mm。发起后在门静脉左侧向下达胰颈后或在其更左侧处伸入胰腺实质内下行1~3cm，分为左、右支。胰背动脉左支在近胰腺下缘偏后向左穿胰体直至胰尾，称胰下动脉，也称胰横动脉，并分出多个分支与胰大动脉之支吻合。胰背动脉右支向右横行，与胰十二指肠上前动脉之支吻合，形成胰头前面的另一较恒定的第3个动脉弓，有人称胰前动脉弓，国人出现率为83.63%。胰背动脉右支还常分出一支至钩突。胰背动脉还可起自肝总动脉（4.43%）、肠系膜上动脉（16.92%，起始后向上入胰腺实质）、腹腔干（7.96%）、胃十二指肠动脉、结肠中动脉、胰十二指肠下动脉、右胃网膜动脉和主动脉等。较多的报道提示，胰背动脉是胰腺的"优势"动脉，供应胰颈、胰体和胰尾，特别是对胰颈和胰尾，胰背动脉有时可能是胰腺的单一动脉（有1%~2%）。因此，从解剖学看，大的胰腺手术前，均应做胰血管造影以了解胰腺血供情况，特别是有无异常。

2. 胰体和胰尾的动脉主要是脾动脉的分支

（1）胰背动脉（dorsal pancreatic artery）：较恒定，已述于前。

（2）胰下动脉（inferior pancreatic artery）：为胰体、胰尾的动脉中最恒定的一个，胰下动脉多数起自胰背动脉，即胰背动脉左支（76.66%），还可起自胃十二指肠动脉（14.44%）、胃网膜右动脉（4.44%）、肠系膜上动脉和脾动脉。

（3）胰大动脉（great pancreatic artery）：可从脾动脉行于胰腺上缘全程的任何一点分出，但多数发自脾动脉中段（54.41%）。胰大动脉也较恒定（93.5%），也有人无此动脉（6.47%）。胰大动脉发起后伸入胰腺实质内,分支与胰管平行,向左、右行向胰尾、胰头,与胰背动脉、胰尾动脉吻合。脾动脉在胰腺上缘还发出数支小的胰支进入胰腺实质。这些动脉小而数目多,又易被撕破,当在胰腺上缘分离脾动脉时,控制这些小血管的出血较难。

(4)胰尾动脉(caudal pancreatic artery):可以是多支或者缺如,发自脾动脉,或发自脾门处的一个脾支,或发自胃网膜左动脉,进入胰腺内与胰大动脉、胰下动脉之支吻合。除上述胰腺的供血动脉外,还有一些异常的动脉,在胰腺手术时易误伤出血、误扎或将其他器官变异的动脉与胰动脉共同的母干结扎,以致造成严重后果。例如:①肝总动脉变异起始于肠系膜上动脉,多在胰头或胰颈后方起始向上行,偶尔可穿过胰头至其前面上行,经门静脉起始段后方,少数经门静脉前方,继续上行至肝十二指肠韧带内。此时十二指肠几乎全部血供来自肠系膜上动脉。意外结扎肠系膜上动脉不仅会引起肝缺血或者坏死,而且可危及十二指肠。②肝右动脉可变异起始于肠系膜上动脉(3.76%)及其他动脉(胃十二指肠动脉、胰十二指肠后动脉,国人有 2%),还可能发起胰十二指肠下动脉。行经胰颈和胰头后方,可经胆总管或门静脉后方向上。③肝左动脉起始于肠系膜上动脉或胃十二指肠动脉右侧,可能在胰颈或胰头后方上行,故在胰腺手术过程中可能遇见该动脉。④中结肠动脉的起点变高或不起于肠系膜上动脉,包括:在肠系膜上动脉起始处发出,经十二指肠上部下缘与胰头之间穿出,至胰头前面而后进入横结肠系膜;可能在胰腺后方起于肠系膜上动脉,而穿过胰头实质从其前面出来;可能起自胰十二指肠下动脉。

胰腺小叶多由独支的小叶内动脉供血,相邻小叶内动脉及其分支间无吻合存在,属终动脉,这是急性胰腺炎局部缺血及小叶内灶性坏死的解剖学基础。

(二)胰腺的静脉

胰腺的静脉血回流于门静脉系统。胰腺的静脉一般均与动脉伴行,并位于动脉浅面。在胰内动脉、静脉均位于胰管的后方。

1. 胰头的静脉　主要是胰十二指肠上前、后静脉和胰十二指肠下前、后静脉,4 支静脉在胰头与十二指肠之间的沟处或邻近,形成前、后二静脉弓,引流这两个器官的静脉血。

(1)胰十二指肠上前静脉(superior anterior pancreaticoduodenal vein):在胰头前面胰十二指肠间的沟内靠近十二指肠降部的下部形成,多在沟内向上向内注入胃结肠干(60%),部分可汇入胃网膜右静脉,或直接汇入肠系膜上静脉。胰十二指肠上前静脉接受胰头前上部及十二指肠的许多小而壁薄的静脉。

(2)胰十二指肠上后静脉(superior inferior pancreaticoduodenal vein):在胰头后面胆总管的胰腺部后方向上行至十二指肠上部后方,在胆总管的左侧注入门静脉后壁。在手术中显露胆总管胰腺部(有时在胰腺实质内)时可能受到损伤并引起出血。该静脉接受胰头后上部及邻近部分十二指肠的静脉。

(3)胰十二指肠下前静脉(inferior anterior pancreaticoduodenal vein):在胰头前面与十二指肠间的沟下部形成,向下向内行于胰头实质内到达钩突的下缘,单独或与胰十二指肠下后静脉合成一干而注入肠系膜上静脉。也常经肠系膜上静脉的后方至其左缘注入肠系膜上静脉;或者先注入第 1 空肠静脉,后者又注入肠系膜上静脉。胰十二指肠下前静脉引流胰头前下部及邻近部分十二指肠的静脉。有时无胰十二指肠下前静脉,而由胰十二指肠上前静脉或胰十二指肠下后静脉代替。

(4)胰十二指肠下后静脉(inferior posterior pancreaticoduodenal vein):在胰头后面与十二指肠间的沟的下部内,即在胆总管以下形成,向下向内,绕着钩突的下缘注入肠系膜上静脉本干或其属支第 1 空肠静脉。胰十二指肠下后静脉引流胰头后下部及邻近部分十二指肠的静脉。行胰头十二指肠切除术时,注意结扎、切断胰十二指肠下后静脉。

2. 胰颈、胰体和胰尾的静脉

(1)脾静脉胰支:脾静脉在脾动脉下方胰体后面的沟内从胰尾向右行,在胰颈后方与肠系膜上静脉汇合形成门静脉(portal vein)。脾静脉行进中收集 3~13 支胰支。

(2)胰下(横)静脉:在胰腺实质内,伴同名动脉在胰体后下缘上方向右行,大多数注入肠系膜上或下静脉,但也有注入脾静脉或胃结肠干的。

(3)胰颈静脉或峡静脉:胰颈静脉不常有,如果有,则是一短而大的静脉,离开胰颈的下缘,注入肠系膜上静脉。如果有胰颈静脉存在,则在切除胰十二指肠分离胰颈与肠系膜上静脉时必须十分小心,防止撕裂静脉造成大出血。

（三）胰腺的血管与胰腺分段

近年解剖学和放射学造影已证实胰腺也存在分段,即分为右段和左段。右段又称头颈段,包括胰头和胰颈,主要是胃十二指肠动脉和肠系膜上动脉供血区,供血的动脉是胰十二指肠上前、上后动脉,胰十二指肠下前、下后动脉和胰背动脉右支。左段又称体尾段,包括胰体和胰尾,主要是脾动脉供血区,供血的动脉是脾动脉的分支,包括胰背动脉左支（胰下动脉）、胰大动脉和胰尾动脉等。

左、右胰段之间的界线相当于胰颈和胰体间的一个少血管过渡带,该带位于肠系膜上动脉与主动脉的夹角处前方和左侧 2cm 内,在连接胰左、右段的段间少血管区内有细的动脉吻合和胰管,并常有胃十二指肠动脉、胰背动脉或胃网膜动脉的一支管径为 1~2mm 的动脉。

六、胰腺的淋巴回流

胰腺叶内有丰富的毛细淋巴管丛,最后汇集成 3~12 条集合淋巴管。胰头上部的集合淋巴管注入胰十二指肠上前、上后淋巴结,而后汇入幽门下淋巴结及肝淋巴结。胰头下部的集合淋巴管注入胰十二指肠下前、下后淋巴结,而后汇入大肠系膜上淋巴结。以上淋巴结均位于同名血管旁。胰尾 4~7 条集合管多注入脾门处的脾淋巴结、沿胰腺上缘脾血管旁的胰上淋巴结和中结肠淋巴结（同名动脉根部）。胰体前面淋巴汇入胰上淋巴结、胃左淋巴结和肝淋巴结;胰体后面淋巴汇入胰下淋巴结、中结肠淋巴结、肠系膜上淋巴结和主动脉淋巴结。

七、胰腺的神经支配

胰腺由内脏神经支配。由 3 个部分组成:①来自腹腔神经丛及其他神经丛伴随动脉走行的神经纤维,主要是胰腺运动神经的交感神经部分。这些神经纤维非常纤细,不形成肉眼可见的神经干或神经丛。②由发自右腹腔神经节及肠系膜上丛不伴随动脉走行的神经纤维组成的胰头丛,这些神经较粗大,形成肉眼可见的神经干和神经丛,胰头丛的神经纤维包括支配胰腺的大部分内脏神经纤维（胰腺运动神经的副交感神经部分和胰腺感觉神经）。③来自左腹腔神经节不伴随动脉走行的神经,主要分布于胰体尾。这些神经较细小,分布也较稀疏,神经纤维的功能、成分与胰头丛相同,称为胰支。

（刘　芳　杨向群）

参 考 文 献

［1］裴法祖,王健本,张祜曾 . 腹部外科临床解剖学［M］. 济南:山东科学技术出版社,2001.

［2］柯丰年 . 解剖学基础［M］. 南昌:江西科学技术出版社,2008.

［3］柏树令 . 系统解剖学［M］. 2 版 . 北京:人民卫生出版社,2010.

［4］刘树伟,柳澄,胡三元 . 腹部外科临床解剖学图谱［M］. 济南:山东科学技术出版社,2006.

［5］STARK M M. A physician's guide to clinical forensic medicine. Forensic science and medicine［M］. Totowa:Humana Press, 2000.

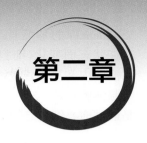

第二章

胰腺应用组织胚胎学

第一节 胰腺的组织结构

一、概 述

胰腺表面包有薄层疏松结缔组织被膜,其腹侧面覆以腹膜。被膜的结缔组织伸入腺实质,将实质分隔成许多小叶。胰腺主要由腺泡和导管组成,血管、淋巴管、神经及较大的导管行走于小叶间结缔组织内。胰腺由外分泌和内分泌两个部分组成。外分泌部为浆液性的复管泡状腺,构成腺的大部分,是重要的消化腺,它分泌的胰液含有多种消化酶,如胰蛋白酶、胰脂肪酶、胰淀粉酶等。胰液通过导管排入十二指肠,消化食物。内分泌部称胰岛,是由多种内分泌细胞组成的细胞索团,分布于小叶内腺泡之间。在苏木精-伊红染色(hematoxylin and eosin staining,HE 染色)切片中,胰岛着色较浅,容易辨认(图 2-1)。胰腺的内、外分泌部结构和功能虽然不同,但两者功能活动的相互关系十分密切。

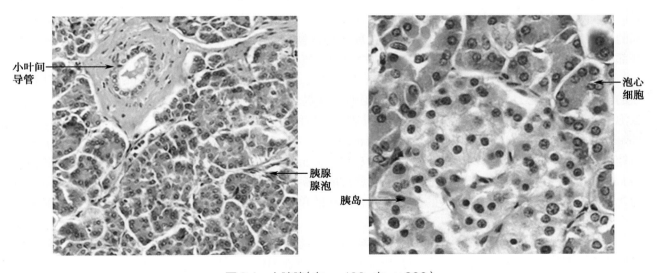

小叶间导管

泡心细胞

胰腺腺泡

胰岛

图 2-1 人胰腺(左,×100;右,×200)

二、外 分 泌 部

胰腺的外分泌部具有浆液性腺的结构,但腺泡无肌上皮细胞,导管无分泌管。胰腺的腺泡细胞数量最多,占 82%,总的分泌面积约为 11m²。成人胰腺每 24 小时分泌胰液 1 500~2 000ml[约 25ml/(kg·d)]。

(一)腺泡

胰腺腺泡(pancreatic acinus)是外分泌部的分泌单位,由一层锥体形的腺泡细胞组成。细胞坐落在

15~40nm 厚的基膜上,基膜外包以少许纤细的网状纤维和丰富的毛细血管。腺泡腔的大小随腺泡细胞的功能状态而变化,细胞分泌之前,腺泡腔较小,直径仅 1μm;细胞分泌之后,则腺泡腔较大,直径约 3μm。腺泡腔内常见染色较浅的泡心细胞。泡心细胞是延伸到腺泡腔内的闰管上皮细胞,它们以不同的方式围绕腺泡腔(图 2-2)。在腺泡的切面上常见泡心细胞位于腺泡腔内或腺细胞之间,因此,腺泡细胞的分泌物是通过泡心细胞之间的间隙流入腺泡腔内的。

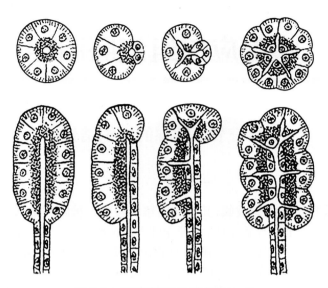

图2-2　胰腺腺泡与闰管连接方式

1. 腺泡细胞　胰腺的腺泡细胞属浆液性腺细胞,细胞的底部位于基膜上,顶端邻腺泡腔。细胞核较大、圆形,大多靠近细胞的基部,有 1~2 个明显的核仁。有的腺细胞有双核。新鲜胰腺的细胞,其顶部细胞质内可见有很多折光性强的颗粒,称酶原颗粒,在 HE 染色切片中的酶原颗粒呈明显的嗜酸性。细胞基底部的细胞质富含嗜碱性物质,若标本在染色之前先用核糖核酸(ribonucleic acid, RNA)酶处理,则腺细胞基部的细胞质便失去嗜碱性反应,证明嗜碱性物质含有核糖核酸。

胰腺小叶的腺泡细胞内,酶原颗粒的含量变化很大,有些小叶,腺泡细胞含丰富的酶原颗粒,且有很强的摄取氨基酸能力,这可能与胰岛的内分泌通过胰岛 - 腺泡门脉系统的直接影响有关(后述);有的腺泡细胞酶原颗粒很少,甚或没有。这种差异表明,各小叶腺细胞的功能状态不是同步的。数十年前,Jarotzky 就已描述了邻近胰岛的腺泡(periinsular acini),其腺细胞较大,富含酶原颗粒,染色反应深于离胰岛较远的腺泡,并将围绕胰岛附近的腺泡称为岛晕(periinsular halo),离胰岛较远的腺泡称为远胰岛腺泡(teloinsular acini)。小鼠和刺鼠岛晕的腺泡占总数的 5%~10%,岛晕腺泡含较高的脂肪酶,而远胰岛腺泡则含较高的淀粉酶。此外,在成人的腺泡内尚有散在的单个胰岛细胞,一般为 B 细胞,在近胰岛的腺泡内多为 A 细胞。

电镜下的腺泡细胞可见发达的粗面内质网,呈板层状布满于细胞质基底部,并伸向核周围。游离核糖体或多核糖体散布于粗面内质网之间,故基底部细胞质在 HE 切片上呈嗜碱性反应。高尔基复合体也很发达,位于细胞质的核上区,高尔基囊泡内有时可见密度不等的物质。当细胞顶部充满酶原颗粒时,高尔基复合体移至细胞核的旁侧,线粒体丰富,分布于层状的粗面内质网之间或分散在细胞质内。腺泡细胞也有中心粒、溶酶体和多泡体等细胞器。酶原颗粒是包有界膜的密度高而均质的圆形颗粒,平均直径为 0.6μm(图 2-3)。免疫化学和免疫荧光法证明酶原颗粒内含有多种酶,如胰蛋白酶原、胰凝乳酶原、羧肽酶、RNA 酶等。酶原颗粒的界膜类似于细胞的质膜,含较高的脂质,比内质网的通透性低,这对界膜外的细胞质有保护作用,可防止酶的渗出而酶解细胞质。酶原则以胞吐的方式排出,使酶原外释至腺泡腔而始终不与细胞质接触。胞吐过程有赖于 Ca^{2+} 和腺苷三磷酸(adenosine triphosphate, ATP)的存在。

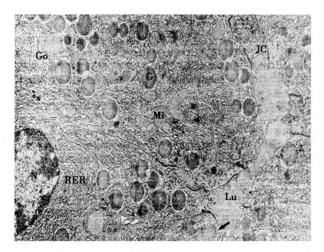

图 2-3　小鼠腺泡细胞电镜图(×10 000)

G,酶原颗粒;Go,高尔基复合体;JC,连接复合体;Lu,腺泡腔;
Mi,线粒体;N,细胞核;RER,粗面内质网。→代表微绒毛。

　　腺泡细胞腔面有少量微绒毛,长约 0.5μm,直径约 0.1μm,内含微丝。细胞化学和电镜证明,胰腺腺泡细胞表面覆有一层 PAS 阳性的含唾液酸的糖蛋白。该层物质含负电荷,能防止微绒毛相互接触或融合,并可能有稳定膜结构的作用。腺泡细胞之间的间隙宽约 13nm,细胞侧面有连接复合体和镶嵌连接,邻近腔面为闭锁小带,在闭锁小带的深面也有桥粒和缝隙连接。电镜研究,比胰蛋白酶分子量小的鞣酸在正常情况下是不能通过闭锁小带的,故胰蛋白酶通常也不能由腺泡腔漏入细胞间隙。连接复合体使相邻的腺泡细胞或泡心细胞连接起来,它不仅起到封闭细胞间隙、防止腺泡腔内酶反流的作用,还可能在协调细胞间离子和小分子物质交换中起重要作用(图 2-4)。

　　2. 泡心细胞　是位于腺腔内的闰管末端的上皮细胞。泡心细胞(centroacinar cell)小于腺泡细胞,扁平形。细胞质染色淡,核圆或卵圆形(图 2-4,图 2-5)。电镜下可见泡心细胞与腺泡细胞相邻的质膜较平直,泡心细胞彼此间相邻的质膜也较平直。近腔面处有闭锁小带,在其深部偶见有桥粒,腔面的质膜形成少量微绒毛。泡心细胞的细胞质较少,电子密度低,细胞器很少,线粒体小而稀少,高尔基复合体和内质网都不发达,少量核糖体常成群地散布于细胞质内。

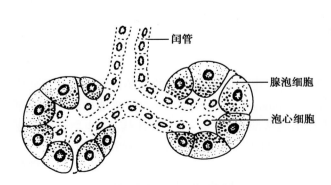

图 2-4　闰管与泡心细胞模式图

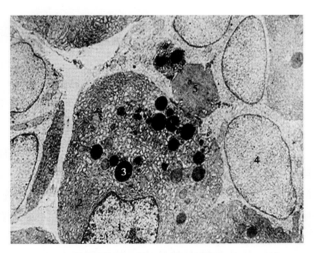

图 2-5　胰腺泡心细胞和腺泡细胞电镜图(×8 000)

1. 腺泡细胞核;2. 粗面内质网;3. 酶原颗粒;4. 泡心细胞核;5. 腺泡腔。

（二）导管

与腺泡相连的一段细而长的导管称闰管,其伸入腺泡的一段成为泡心细胞,另一端汇入小叶内导管。小叶内导管出小叶后,在小叶间结缔组织隔内汇成小叶间导管,后者又汇入主胰管。闰管为单层扁平上皮,细胞结构与泡心细胞类同（图2-6）。其基膜与腺泡细胞的基膜相连接。小叶内导管的上皮为单层立方上皮,与闰管上皮细胞有相同的超微结构。上皮的基膜厚为20~40nm,外包薄层结缔组织。上皮细胞之间的间隙较为恒定,宽约16nm,上皮侧面有镶嵌连接。上皮顶面有少量孤立的纤毛,长5~10μm,直径为0.25μm。基部胞膜可见许多吞饮小泡。闰管和小叶内导管上皮细胞的腔面均有少许微绒毛和小泡状的突出物。小叶间导管的上皮为单层柱状上皮,在柱状上皮细胞之间有杯状细胞。此外,在人胰腺的闰管上皮细胞之间可有散在的胰岛B细胞和A细胞,前者更多于后者。在小导管的上皮细胞之间也散在有单个的或成小群的胰岛A细胞和B细胞。在导管上皮下的结缔组织中,也可有成群的胰岛A细胞和B细胞。主胰管从胰尾至胰头行经胰腺全长,沿途接受小的导管汇入。主胰管的管壁稍厚,可分层。黏膜上皮为单层高柱状上皮,也可能有两层。柱状细胞的顶部细胞质内含黏原颗粒,柱状细胞之间有杯状细胞。主胰管在接近十二指肠处,其固有膜内有小的黏液腺,弹性纤维明显,黏膜外有薄层环形的平滑肌及结缔组织。导管上皮表面覆有一层黏液,有保护深层组织免受胰蛋白酶破坏的作用。在慢性胰腺炎时,导管上皮细胞的微绒毛消失,上皮变为多层细胞,管径变细且有皱褶。约70%主胰管先与胆总管汇合,再通入十二指肠。因此,胆道疾病可能诱发胰腺病变。副胰管（又称Santorini管）大多数在十二指肠乳头的头侧通入十二指肠小乳头。

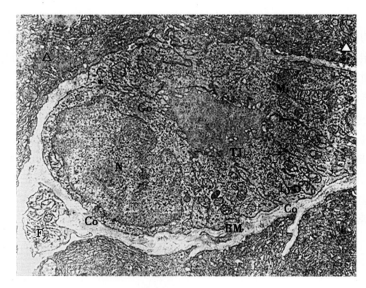

图2-6 小鼠胰腺闰管电镜图（×16 000）

BM,基膜;Co,胶原纤维;F,成纤维细胞;Go,高尔基复合体;Ly,溶酶体;Mi,线粒体;N,闰管上皮细胞核;TJ,连接复合体。*代表镶嵌连接;△代表腺泡细胞。

尽管胰腺导管上皮细胞仅占胰腺的一小部分,但它在胰液/电解质和黏蛋白的分泌方面发挥着重要作用。据研究,胰腺腺泡的分泌液中碳酸氢盐浓度相当低（仅25mmol/L）,而胰腺导管的分泌液中却含高浓度的碳酸氢盐（可达150mmol/L）。研究表明,位于导管上皮细胞基部的Na^+-K^+-ATP酶在胰液/电解质的分泌中起着重要的作用。而导管上皮细胞分泌的碳酸酐酶在合成富有碳酸氢盐的胰液中起着关键的作用。

Konok等（1969）提出了"胰管黏膜屏障（pancreatic ductal mucosal barrier,PDMB）"的概念,认为胰管上皮细胞及其黏液对胰管内容物有屏障作用,在正常生理状态下可防止胆汁、胰蛋白酶等反流入胰腺实质,防止胰液中的HCO_3^-反流至血液。因此,PDMB有保护胰组织免受外源性和内源性物质损伤的功能。每天分泌500~700ml胰液对胰管表面进行冲洗,也有保护PDMB的作用。光镜观察兔胰管上皮为单层立方或单层柱状,上皮间有杯状细胞,其分泌物使胰管上皮表面附有一层黏多糖。Simpon(1983)在电镜下见猫胰管上皮细胞规则排列于基膜上,相邻细胞近腔面处形成紧密连接,细胞表面有1μm长的不规则微绒毛,顶部细胞质含数量不等的黏原颗粒,有丰富的内质网和发达的高尔基复合体。相邻细胞侧面胞膜的指状交错也加强了上皮的牢固度。但是胰管高压、胆汁、酒精和某些药物等可损害PDMB,破坏其屏障作用,这可能是急性胰腺炎的一种发病机制。

（三）腺泡细胞酶原颗粒的形成与释放

Heidenhein(1983)早就报道胰腺腺泡细胞的分泌颗粒富含酶蛋白,进食后颗粒减少,饥饿时颗粒增多,同时细胞基部的嗜碱性物质也减少。

电镜观察分泌期间的腺泡细胞,其粗面内质网呈扁平的层板状结构。在合成蛋白质时,粗面内质网腔扩大成池,在粗面内质网的核糖体上合成的酶蛋白前体进入内质网小池,此前体物质电子密度低,有的呈类晶体状,含前体的内质网以出芽方式形成运输小泡,移至高尔基复合体的形成面并与其膜融合,前体物质进入高尔基囊泡内。前体在囊泡内被浓缩后电子密度增大,这种浓缩可能是膜上离子泵的作用,使阳离子进入及水分渗出的结果。含有高密度物质的囊泡脱离高尔基复合体的分泌面形成大泡,并融合成较大的分泌颗粒。成熟的酶原颗粒聚集于腺泡细胞顶部。在腺泡细胞分泌时,酶原颗粒移至细胞表面,颗粒的界膜与腔面的胞膜融合,以胞吐方式将其中的酶蛋白释放入腺泡腔(图2-7)。测定细胞质内游离Ca^{2+}的浓度表明,Ca^{2+}在触发酶的分泌中起重要作用,细胞借膜上的Ca^{2+}泵运转以调整细胞内的Ca^{2+}浓度。

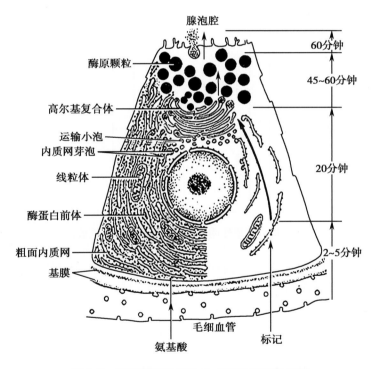

图2-7　腺泡细胞分泌物合成与释放的模式图

给豚鼠注射标记的DL-亮氨酸,经放射自显影术显示,5分钟后出现于腺泡细胞基底部的粗面内质网,20分钟后出现于高尔基复合体,1小时后见于酶原颗粒内。若给实验动物注射^{3}H-岩藻糖,2分钟后出现于高尔基复合体,20分钟后便见于分泌物内,表明糖蛋白是在高尔基复合体形成的。标记法还证明,分泌蛋白的合成与更新速度远比结构蛋白快,前者的半衰期为10~12小时,后者为3.5~5天。当分泌活跃时,几个酶原颗粒可成串地相互联合,深部酶原颗粒的内容物可以通过串联的酶原颗粒排入腺泡腔。急性胰腺炎时,由于腺泡腔变窄,分泌物有可能通过腺泡细胞之间及腺泡周围的间隙逆流入毛细血管和淋巴管而破坏胰腺组织(图2-8)。

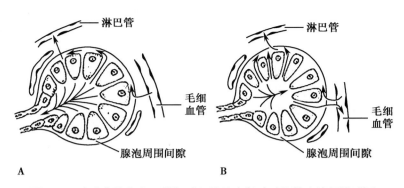

图 2-8　胰腺分泌物在正常（A）和胰腺炎（B）时的排出途径模式图

近年来研究表明，胆碱能神经末梢释放的神经递质和调节肽可促使胰酶的释放。实验发现豚鼠胰腺的腺泡细胞至少有 6 种受体，它们分别介导 6 类促分泌素，使腺泡细胞释放酶。这 6 类因子是胆碱能因子、胆囊收缩素、胃泌素、铃蟾肽家族、P 物质及血管活性肠肽。在刺激酶的分泌中有两个在功能上相连续的生化过程：一是细胞内 Ca^{2+} 的动员和释放而引起酶的排出；另一个是由腺苷酸环化酶的活化而导致酶的分泌（图 2-9）。

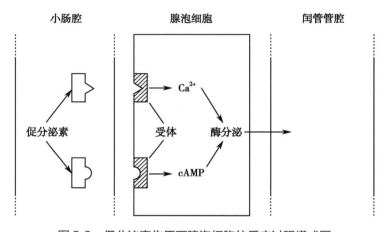

图 2-9　促分泌素作用下腺泡细胞的反应过程模式图

胰液为碱性液体，pH 为 7.8~8.5，含水分约 97.5%，有机物约 1.8%，无机物约 0.6%。有机物主要为多种消化酶，在分解食物中起重要作用。如蛋白分解酶为胰蛋白酶、糜蛋白酶、弹性蛋白酶、羧（基）肽酶 A 和 B；脂肪分解酶为脂酶、胆固醇酯酶、磷脂酶 A；糖分解酶为淀粉酶。胰液的另一个功能是维持小肠内环境的稳定，包括中和高酸度的胃液，以保持小肠黏膜的正常生理活动。胰蛋白酶原在小肠内被肠激酶激活，成为活化的胰蛋白酶；胰腺细胞还分泌一种胰蛋白酶抑制物，能防止胰蛋白酶对胰腺组织的自身消化，并阻止胰蛋白酶对其他蛋白水解酶的激活作用。在胰腺受损或导管阻塞时，胰液大量淤积，胰蛋白酶抑制物的作用也受到遏制，胰蛋白水解酶活化，可在很短的时间内破坏胰腺组织。

三、内分泌部——胰岛

胰岛是内分泌细胞组成的球形细胞团，散布于胰腺小叶内，估计人胰有 17 万 ~200 万个，胰尾中胰岛较多。胰岛的总体积和总重量占胰腺的 1% 左右。胰岛的大小不等，直径在 75~500μm，体积大的由数百个细胞组成，小的则只有几个细胞，还可见单个胰岛细胞嵌于腺泡或导管上皮细胞之间。胰岛与腺泡之间有少量网状纤维分隔。胰岛细胞多呈不规则索状排列，细胞之间有紧密连接和缝隙连接，桥粒很少见。细胞索之间有丰富的毛细血管网，为有孔型，孔径为 50~100μm。胰岛细胞朝向血管的一侧有基膜，它与毛细血管的基膜贴近,其间仅有极少的网状纤维和间充质细胞,有利于激素的透过。由于胰岛的血管较外分泌部更丰富,若用稀释的中性红溶液进行血管灌注,肉眼即可辨认较大的胰岛。

观察狗的胰腺,见其内分泌部可分为两类:一类位于小叶内,胰岛外周围以外分泌腺泡;另一类见于小叶间结缔组织内。Klöppel 等(1984)也提出有两类胰岛:一种富含 B 细胞,位于胰岛的中央部,这种 B 胰岛呈圆形或卵圆形,境界明显,散布于整个胰腺,在成人则占胰岛总量的 90%;另一种富含 PP 细胞,此种 PP 胰岛大小不等,境界不规则,细胞间结缔组织小梁较明显,其分布仅局限于胰头的后部,是由胚胎腹胰的原基演化而来。

胰岛细胞

胰腺的内分泌细胞大多聚集成胰岛,少数细胞为散在分布。胰岛细胞较小,合成和释放分泌物的速度比腺泡细胞慢得多,细胞器也不甚发达,在 HE 染色的切片中细胞质着色浅,难分类。用 Mallory-Azan 染色法可区分出三种主要细胞,即 B 细胞、A 细胞和 D 细胞(图 2-10)。

电镜下可辨认各类细胞分泌颗粒的形态特征。近年多用免疫细胞化学法鉴别胰岛各类细胞,目前一般将胰岛细胞分为 6 类(表 2-1),但各类胰岛细胞的数量因不同的动物而有差异,甚或完全缺少某种细胞。胰岛细胞的共同特征是,分泌颗粒多位于靠近毛细血管的一侧,均有界膜包被,有电子密度致密的芯。颗粒内除含肽类激素外,还可能含有单胺类(多巴胺、5- 羟色胺、组胺等)、ATP,以及运载这些物质的糖脂蛋白(载体蛋白)。颗粒内容物释放入毛细血管,作用于远处的靶细胞;但也可能直接作用于邻近的细胞和组织,即旁分泌作用(paracrine)。胰岛细胞间有桥粒、缝隙连接和紧密连接。相对离子质量和相对分子质量 <1 200 的小分子物质可自由通过缝隙连接,细胞合成的激素则不能通过。缝隙连接在调节胰岛功能中起重要作用,如使 A、B、D 细胞相互联系,同步活动。紧密连接则构成间质内的屏障,可防止激素在细胞间质内扩散,而使之进入毛细血管。

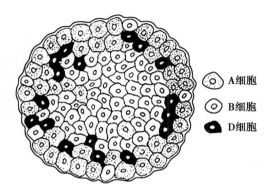

图 2-10 三种细胞分布模式图

A 细胞
B 细胞
D 细胞

表 2-1 各类胰岛细胞

细胞种类	数量 /%	胰岛内的分布	颗粒直径 /nm	颗粒形态特征	分泌激素(相对分子质量,氨基酸数)
B 细胞	75	中央部	225~375	界膜与芯的间隙较宽,芯的形态多样	胰岛素(6 000,51)
A 细胞	20	周边部,沿毛细血管	190~310	界膜与芯的间隙呈低密度,芯偏位	胰高血糖素(3 500,29) 抑胃多肽(5 100,43) 胆囊收缩素(3 800,33)
D 细胞	5	A 细胞内侧	190~370	界膜紧贴芯,无间隙,芯大而圆,密度中等	生长抑素(1 400,14)
PP 细胞	?	周边部,少数位于导管细胞或腺泡细胞之间	110~170	界膜与芯之间的间隙窄,芯致密,小而圆或卵圆形	胰多肽(4 200,36)
D_1 细胞	2~5	周边部	140~190	界膜与芯之间无间隙,芯小而圆或不规则形,密度中等	血管活性肠肽(3 200,28)
C 细胞	?	?	无	无	?

　　1. B细胞　B细胞(又称乙细胞、β细胞)为胰岛的主要细胞,在人约占胰岛细胞数的75%,主要位于胰岛的中央部(图2-10)。Mallory-Azan染色,B细胞的细胞质内呈现大量橘黄色颗粒。电镜下见其线粒体较腺泡细胞的更小,散在分布,圆形或细长,嵴横位。粗面内质网多呈短管或小泡状,均匀分布于细胞质内。当分泌颗粒稀少时,粗面内质网与核糖体较多,且粗面内质网常扩大成池。高尔基复合体靠近核的一侧,发育中等,有时在其小泡内可见致密物质,乃是分泌物的前体。常见蜡样小体(ceroid body),并随年龄增长而增多,它是一种脂质包涵物,形状和大小不一(图2-11)。细胞质内有各种走向的微管,其末端附于细胞膜或分泌颗粒上,微管之间有时可见微丝。

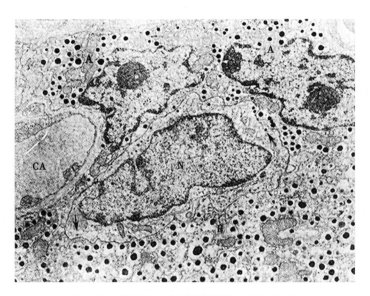

图2-11　鼠胰岛C细胞电镜图(×100 000)

A,A细胞;B,B细胞;CA,毛细血管;N,C细胞核。↑代表颗粒。

　　B细胞的分泌颗粒多集中于细胞质的近毛细血管一侧,其形态在不同的动物中是有差别的。人、狗、猫和蝙蝠的分泌颗粒为圆球形,较大,但大小不一,直径为225~375nm。颗粒外包以界膜,颗粒内有一至数个电子致密的芯,界膜与芯之间的间隙较大。芯的形态多样,圆形、矩形、针状或呈菱形的类晶体(图2-11,图2-12)。类晶体内还可见平行排列的周期性条纹,其间距为5nm。少数B细胞分泌颗粒芯的电子密度低,呈细粒状,芯与界膜紧贴,在胚胎或胰岛素分泌过多的B细胞瘤中这类细胞增多。有时还可见到上述两种分泌颗粒之间的过渡形式。颗粒结构的不同可能是发育阶段或颗粒内肽类激素理化状态的不同。细胞化学证明,分泌颗粒内含有少量金属锌,它可能有横向连接和聚合胰岛素分子的作用,这与电镜下所见分泌颗粒类晶体呈现的周期性条纹是一致的。因此,胰岛素分子可能与锌形成复合体,贮存于颗粒内。ATP可能具有稳定分泌颗粒的作用。B细胞还含有5-羟色胺及多巴胺,细胞能快速摄取5-羟色氨酸和多巴,并使其脱羧。5-羟色胺可能有助于胰岛素的贮存。冷冻蚀刻法发现,分泌颗粒界膜内与细胞膜内的嵌入蛋白(膜内粒子)是有差别的,界膜的嵌入蛋白体积较大,但数量少得多。B细胞核圆形,核膜光滑。常见含巨核的B细胞,定量研究证明巨核的DNA含量为四倍体或八倍体,这种细胞的功能可能是比较活跃的。

　　B细胞主要分泌胰岛素(insulin),故又称胰岛素细胞。主要是调节糖的代谢,促使葡萄糖在肝细胞、脂肪细胞和肌细胞内合成糖原,储存能源,同时防止高血糖的发生。

　　2. A细胞　人的A细胞(又称甲细胞、α细胞、A_2细胞、$α_2$细胞)约占胰岛细胞数的20%,在胰体和胰尾部的胰岛内较多。Grimelius银染法能辨认A细胞,后来Hellerström-Hellman用改良的银染法首先显示了D细胞,称为"A_1细胞",而把A细胞称为"A_2细胞"。成人的A细胞较大,常呈多边形,多位于胰岛的周边部。Mallory-Azan染色,A细胞的细胞质内见鲜红色的颗粒。电镜下A细胞的线粒体较少,细长形,有适量的粗面内质网,且常扩大成池,游离核糖体丰富,高尔基复合体不发达,其囊和小泡常含有致密

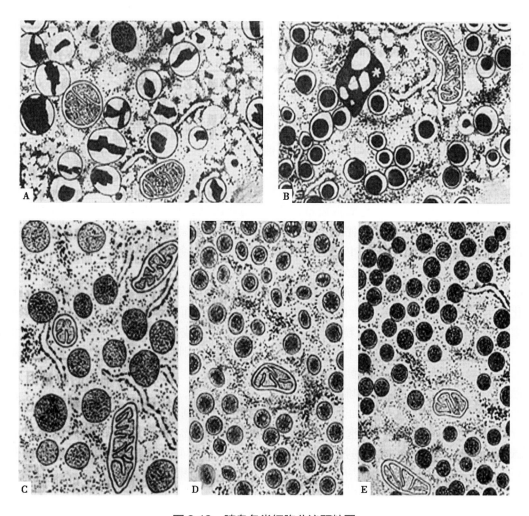

图 2-12　胰岛各类细胞分泌颗粒图
A. B 细胞；B. A 细胞；C. D 细胞；D. PP 细胞；E. D_1 细胞。* 代表蜡样小体。

物质（可能是分泌物的前体），蜡样小体较少。A 细胞的分泌颗粒大小中等（190~310nm），圆形或卵圆形，各种动物无明显区别，电子密度高的芯常偏于一侧，界膜与芯之间有一新月形的帽样间隙（图 2-11，图 2-12）。用醛类固定的标本电镜观察，见间隙内含低密度的无定形物质，锇酸固定的标本则间隙清澈。间隙与芯的化学反应也不一样，Grimelius 银染法处理，间隙内有银粒沉着，而芯没有。芯与胰高血糖素抗体起反应，表明其中含胰高血糖素，而间隙则为阴性反应。用免疫细胞化学超微结构定位，提示抑胃多肽可能存在于间隙中。

　　A 细胞分泌胰高血糖素（glucagon），故又称胰高血糖素细胞。胰高血糖素可促进糖原分解和脂肪分解，把贮存在肝细胞、脂肪细胞内的能源动员起来，满足机体活动的能量需要，防止低血糖的发生。胰高血糖素和胰岛素两者作用的相互拮抗和协调，维持了血糖的稳定。近年来，免疫细胞化学定位研究提示，A 细胞还分泌抑胃多肽和胆囊收缩素。前者可抑制胃的蠕动与分泌；后者可收缩胆囊和松弛 Oddi 括约肌。内啡肽也存在于 A 细胞的颗粒内，用抗血清能在 A 细胞内辨认出内啡肽和促皮质素的共同前体物。

　　3. D 细胞　D 细胞（又称丁细胞、δ 细胞、τ 细胞、A_1 细胞、α_1 细胞）数量较少，约占胰岛细胞数的 5%。人的 D 细胞为卵圆或梭形，分散于胰岛周边部，A、B 细胞之间。细胞核卵圆形，染色质致密，核仁不明显。Mallory-Azan 染色，D 细胞的细胞质内含有大量蓝色的颗粒。电镜下，D 细胞的细胞器如线粒体、粗面内质网和游离核糖体均较少，线粒体细，常位于分泌颗粒旁边，高尔基复合体较明显，靠近核的一侧。分泌颗粒较大（直径 190~370nm），圆形或卵圆形，位于靠近毛细血管一侧的细胞质中。颗粒芯的电子密度较 A 细胞更低，界膜紧贴芯，没有间隙，对 Grimelius 银染法无反应，用改良的 Davenpart 银浸法则颗粒内显示银的沉淀（图 2-12）。

关于 D 细胞是不是一种有特殊功能的细胞，长期存在争议。近些年，用免疫细胞化学法证实了 D 细胞分泌生长抑素（somatostatin），它对胰岛素、胰高血糖素和胰多肽（PP）的释放起抑制作用。此外，也有报道 D 细胞分泌胃泌素，但对此尚有不同意见。虽然生长抑素对各种细胞的作用有差别，但总的说来它主要是在局部对邻近的细胞起强烈的抑制作用，可能是通过降低细胞对 Ca^{2+} 的摄取和破坏腺苷酸而降低靶细胞的活性，从而降低胰岛 B、A 细胞的分泌活性。

4. PP 细胞　PP 细胞（又称 D_2 细胞、F 细胞、X 细胞）体积小，分泌胰多肽（pancreatic polypeptide），与狗胰腺的 F 细胞、X 细胞同类。此细胞数量很少，但随年龄增长而有所增加。而在人胰腺内，它主要存在于钩突内的胰岛周边部，但在外分泌部的中、小导管上皮内和腺泡细胞之间也有发现。有些动物的胰岛内几乎没有 PP 细胞；有些动物的 PP 细胞则在胰岛内和胰岛外各半。光镜下只能用免疫细胞化学法辨别此细胞。电镜下，狗和猫的 PP 细胞分泌颗粒较大，电子密度低；人的分泌颗粒较小，且大小不一（直径 110~170nm），圆形或卵圆形，颗粒芯一般为中等电子密度，界膜与芯之间的间隙窄而清亮。但颗粒芯的电子密度变化很大，有中等和高电子密度的颗粒，也有透亮的颗粒，而且这三种颗粒可以共存于一个细胞内，并均有胰多肽的免疫活性。透亮的颗粒往往是圆的，并含有丝状或丛毛状物质；而高电子密度的颗粒往往是有角的。对胰多肽的免疫反应在颗粒周围强而显得浓，而中央则是一个淡染或不染色的区域。PP 细胞的颗粒对 Grimelias 银浸染法有不同程度的反应（图 2-12）。

胰多肽对消化系统活动主要起抑制作用，是一种抑制性激素，如抑制胰液的分泌，特别是碳酸氢盐和胰蛋白酶的分泌，减弱胆囊的收缩和加强胆总管的紧张度以及抑制胃窦和小肠的运动等。

5. D_1 细胞　D_1 细胞（又称 H 细胞）在人的胰岛内极少，为 2%~5%，主要位于胰岛的周边部。细胞形态不规则或细长有突起，光镜下不易辨认，电镜下见细小的分泌颗粒（直径 140~190nm），圆形或不规则形，中等电子密度，对 Grimelius 银染法反应弱（图 2-12）。此细胞易与 PP 细胞混淆，其区别在于颗粒界膜与芯之间无间隙，对 PP 抗体不起反应。

免疫组织化学法显示 D_1 细胞可能分泌血管活性肠肽，它是含 28 个氨基酸的多肽，相对分子质量为 3 200。在分泌血管活性肠肽增多的肿瘤中，可见类似的 D_1 细胞增多。动物实验显示，血管活性肠肽能引起胰腺腺泡细胞分泌（主要是碳酸氢盐），在腺泡细胞膜上发现血管活性肠肽受体，故血管活性肠肽可看作为一种调节胰腺外分泌的神经递质。血管活性肠肽还能抑制胃酶的分泌，刺激胰岛素和胰高血糖素的分泌。近年来发现，在胰外分泌腺实质和血管周围也有血管活性肠肽细胞。

6. C 细胞　Thomas 早在 20 世纪 30 年代就报道豚鼠胰岛内有少量不含分泌颗粒的 C 细胞（又称丙细胞、γ 细胞、无颗粒细胞，图 2-13），目前看来，低等脊椎动物的胰岛内确实存在一种无颗粒细胞，电镜下见细胞质很淡，细胞器很少，表明这是一种分化低的细胞。小鼠的 C 细胞可见少量颗粒。在再生的胰岛和低分化的胰岛肿瘤内，这种无颗粒的 C 细胞较多见，所以一般认为 C 细胞可能是胰岛内分泌细胞的前身。

B 细胞和 D 细胞在胰腺各部分的胰岛内均分布，而 A 细胞主要分布在胰体和胰尾的胰岛内，PP 细胞则主要在钩突部的胰岛内，而胰体和胰尾部较少。Orci 和 Unger（1975）观察人和哺乳动物胰岛细胞的排列，指出它们突出的特点是 A 细胞和 D 细胞在胰岛的周边部平行排列，外层是 A 细胞，稍内为稀疏的 D 细胞，中央是由大量 B 细胞形成的主区（图 2-10，图 2-11）。冯子强认为这种排列不是偶然的，据此提出了一个新概念，即胰岛在结构和功能上可分为两个亚区：①多种细胞亚区，由周边的 A 细胞、D 细胞和一部分 B 细胞组成，有丰富的毛细血管和神经纤维，此区可适应机体的生理需要而快速分泌胰岛素和胰高血糖素，位于 A 细胞和 B 细胞之间的 D 细胞又可能抑制邻近的 A 细胞和 B 细胞释放其激素；②单种细胞亚区，位于胰岛中央，主要由 B 细胞组成，此区可保持稳定而持续地分泌胰岛素，提供机体基本的胰岛素需要量。

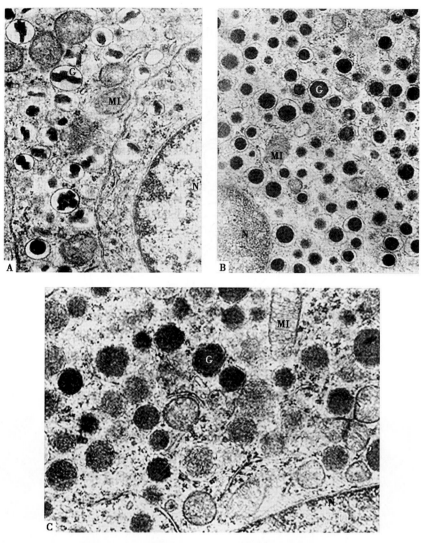

图 2-13　人胰岛细胞分泌颗粒电镜图(×26 000)

A. B 细胞；B. A 细胞；C. D 细胞。N, 细胞核；G, 分泌颗粒；MI, 线粒体。

四、胰腺的血管与淋巴管

胰腺主要由腹腔动脉和胰十二指肠上动脉的分支供血,它们的分支行经小叶间结缔组织,沿途发出小支入小叶内,称小叶内动脉,小叶内的毛细血管分布于腺泡周围和胰岛内,为有孔型,窗孔数约 15 个 $/\mu m^2$。胰腺内的静脉与动脉伴行,静脉血最终汇入门静脉。

（一）胰岛 - 腺泡门脉系统

胰岛与一般内分泌腺一样,也有丰富的有孔毛细血管。关于胰岛内毛细血管与腺泡周围毛细血管之间有无特殊联系的问题,长期争议未定。Henderson(1969)发现胰岛毛细血管通过小静脉与外分泌部的毛细血管相连,他结合早年的研究,提出 "胰岛 - 外分泌门脉系统(islet-exocrine portal system)" 的概念,并推测胰岛可能通过此系统而影响外分泌部的功能。Fujita 等(1973)利用血管灌注及扫描电镜,发现马、猴、狗、兔、鼠等动物的胰岛与胰腺外分泌部之间有血管吻合,看到胰腺小叶内动脉发出 1~2 支入岛小动脉进入胰岛,形成分支盘曲的毛细血管(血管球),其管径较外分泌部的毛细血管粗,血压也较高,具有血窦样结构。毛细血管分布于胰岛细胞索之间,并与胰岛细胞紧贴,仅隔以各自的薄层基膜。毛细血管汇成数个出岛小血管,呈放射状离开胰岛,至腺泡周围再度形成毛细血管(图 2-14~ 图 2-16)。由于出岛小血管的起止两端均为毛细血管,故总称为胰岛-腺泡门脉系统,以这种方式循环的血液占全胰血流量的15%~20%,使胰岛对外分泌腺的控制、调节起重要作用。腺泡周围毛细血管汇合成小叶内静脉,入小叶间结缔组织。

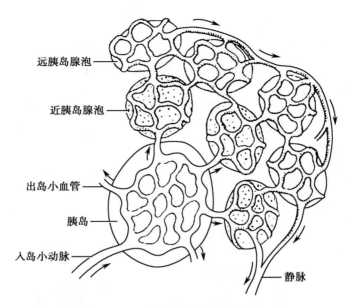

图2-14 岛与腺泡的血液供应关系

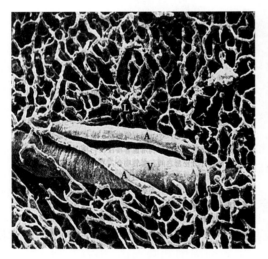

图2-15 胰腺血管扫描电镜图(×200)

A,小叶动脉;V,小叶内静脉;a,入岛小动脉;e,出岛小血管;L,胰岛毛细血管球。

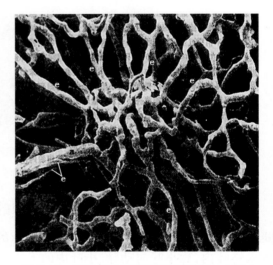

图2-16 胰岛门脉血管扫描电镜图(×400)

a,入岛小动脉;e,出岛小动脉。

不同动物的入岛小动脉进入胰岛分支形成毛细血管的状况是不同的。鼠和兔的入岛小动脉在胰岛的周边部就变成毛细血管,然后再向胰岛中心延伸;马和猴的入岛小动脉进入胰岛中心后,才分支成毛细血管网,再向胰岛四周延伸;狗的入岛小动脉则在胰岛边缘和中心之间变成毛细血管。联系到各种动物的B、A、D细胞在胰岛内的分布状况,如鼠、兔和人的A、D细胞居于胰岛的周边部,B细胞位于中央;马和猴的A、D细胞居中央,B细胞位于周边;而狗的B、A、D细胞分布不规则,入岛小动脉似乎总是先到达A、D细胞的部位变成毛细血管后,才延伸到B细胞所在的部位。即胰岛内的血流先经A、D细胞,再流向B细胞,因而推测B细胞的分泌活动可能受A、D细胞的影响。

　　由于胰腺的微循环血流是先经过胰岛,再到外分泌部的,故胰岛分泌的高浓度激素首先作用于外分泌部腺泡。动物实验和对糖尿病患者的研究发现,胰岛素能使胰腺腺泡对胆囊收缩素(来自消化道)的敏感性增强,从而也促进腺泡的分泌。因此,邻近胰岛周围的腺泡比远离胰岛的腺泡更大,分泌功能亦较旺盛。

（二）胰腺的淋巴管

　　胰腺实质内的毛细淋巴管很丰富,小淋巴管与血管伴行,汇合成较大的淋巴管。胰腺的淋巴输入胰十二指肠淋巴结、肠系膜上淋巴结和胰脾淋巴结。这些淋巴结的输出淋巴管大部分输入主动脉前的腹腔淋巴结和肠系膜上淋巴结,有些可能行于小网膜内而至肝淋巴结。

五、胰腺的神经

　　胰腺受交感神经和副交感神经支配,它们分别来自内脏神经和迷走神经。神经纤维束大多随血管进入胰腺,形成血管周围神经丛,也有不与动脉伴行的神经纤维进入胰腺。神经纤维在腺泡周围和胰岛周围形成腺泡周围丛和岛周丛,并分别深入腺细胞之间和胰岛细胞之间。在小叶间结缔组织内可见一些神经元,在胰岛内近腺泡处可见单个神经元,它们可能是副交感神经元。在胰岛外周的结缔组织中有较大的神经节,可能是交感性的。电镜观察下,见神经纤维穿过基膜,终止于腺泡细胞底部,末梢含有许多清亮突触小泡和少量较大的致密核心小泡,表明它们是胆碱能末梢。目前认为肾上腺素能末梢似乎只分布到血管,而不到腺泡。胰岛内的神经纤维在细胞索之间呈丛状,神经纤维的数量因动物种类而异。神经末梢穿过基膜,居于胰岛细胞和基膜之间,有的呈念珠状膨大,末梢内均有突触小泡。根据突触小泡的形态特征,可区分交感神经末梢和副交感神经末梢。胆碱能突触含有大量较小的清亮小泡和少量较大的致密核心小泡;肾上腺素能突触则含有许多中、小型的致密核心小泡和少量清亮小泡。用交感神经阻断剂(如6-羟基多巴胺)去除肾上腺素能末梢的小泡,测得胰岛内胆碱能末梢数约为肾上腺素能末梢的3~5倍。近年来有人提出胰岛内可能还有5-羟色胺能和血管活性肠肽能神经。

　　胰腺内也有感觉神经末梢,有些动物(如猫)在胰头处的结缔组织内还有环层小体。没有环层小体的动物胰腺内,见有与胰岛细胞紧邻的较粗的神经末梢。电镜下可见无髓神经纤维分布于胰岛内毛细血管与胰岛细胞的两层基膜之间,但未见其与细胞形成突触,末梢内也不含突触小泡,而有许多线粒体和糖原颗粒,故认为是感觉神经末梢。胰岛由副交感的胆碱能神经和交感的肾上腺素能神经所支配,人的胰腺含有丰富的血管活性肠肽能神经纤维网,它起源于自主神经系统的神经节,盘绕并有时穿入胰岛,靠近胰岛细胞的神经成分称神经-胰岛复合体(neuro-insular complexes)。

六、胰腺内分泌和外分泌的关系

　　胰腺的外分泌部和内分泌部是功能不同的两个部分,长期认为它们之间并无功能上的直接相关性。近年由于胰腺病理生理和消化道激素等的研究进展,逐步揭示胰岛与腺泡的关系十分密切。电镜观察下,腺泡细胞与胰岛细胞之间没有明显的结缔组织被膜分隔,表明两者的组织液或代谢产物是相互沟通的。胰岛-腺泡门脉系统的发现,是胰岛与腺泡间密切关系的重要佐证。胰岛周围腺泡的毛细血管血液内含胰岛激素的量比外周血液的大几百倍。Williams等最近证明,胰腺腺泡细胞膜上有胰岛素受体,胰岛分泌的几种激素调节和影响腺泡的分泌和代谢活动。

　　胰岛素能促进胰腺腺泡细胞合成蛋白质,并刺激腺泡细胞的生长和分化,如邻近胰岛的腺泡细胞的分裂较其他部位的腺泡细胞更活跃;B细胞释放胰岛素越多,腺泡细胞的分裂象越多。实验性高胰岛素血症的大鼠,胰岛B细胞肥大,近胰岛腺泡细胞较远离者体积更大,数量更多,岛晕更明显,细胞内酶原颗粒较丰富。以四氧嘧啶破坏B细胞后,岛晕现象消失。胰岛素还可刺激胰酶的合成与分泌,如用四氧嘧啶或链佐星破坏鼠的B细胞,胰淀粉酶的合成与分泌明显下降,注射胰岛素后可恢复正常。用胰岛素灌注离体胰脏,证明胰岛素可刺激淀粉酶信使核糖核酸(messenger ribonucleic acid, mRNA)合成,胰液量及胰淀粉酶量均显著增高。胰岛素对胰蛋白酶和胰脂肪酶的合成也有一定的影响,在胰岛素的作用下,腺泡细胞的内质网弯曲、扩大,高尔基复合体变化不明显,但见酶原颗粒大小不一、酸性磷酸酶活性剧增等,均表明胰岛素有促进腺泡细胞分泌的作用。以上实验均表明,从胰岛输出的血流中含胰岛素浓度的高低,对腺泡细胞的生长、分化及酶的合成和分泌均有重要影响,故称胰岛素为胰腺外分泌的促激素。

胰高血糖素对胰腺的外分泌则有抑制作用,如给鼠注射 0.9mg 胰高血糖素后 18 小时,腺泡细胞的酶原颗粒 90% 消失。胰高血糖素既可抑制胰酶的合成,又可抑制其释放,这种抑制作用在空腹状态下更明显,如给空腹的狗注射胰高血糖素后,胰液的碳酸氢盐及蛋白质含量下降。此外,胰高血糖素还可抑制促胰液素刺激胰腺分泌的作用。胰高血糖素对胰腺腺泡细胞的抑制作用也表现在使胰腺腺泡细胞核浓缩,内质网成为致密板层,高尔基复合体小,分泌颗粒发育不成熟。

胰多肽对胰腺的外分泌也有明显的抑制作用,尤其是影响碳酸氢盐和胰蛋白酶的分泌,使胰液量减少,但不导致胰腺腺泡萎缩。

生长抑素对胰腺外分泌的作用主要是抑制胰液及胰酶的分泌,给狗注射 100μg 生长抑素,即可使狗进食后的胰液分泌完全停止。生长抑素这种作用的机制可能是:①抑制小肠促胰液素及胆囊收缩素 - 促胰酶素的释放;②使肠系膜血管及胰外分泌部血管收缩,细胞的分泌功能降低。

血管活性肠肽有促进胰酶和碳酸氢盐分泌的作用,已发现胰腺腺泡细胞膜上有血管活性肠肽受体。血管活性肠肽也可作为一种神经递质,调节胰腺的外分泌功能。

上述胰岛激素对胰腺外分泌的影响,表明胰腺内存在着内 - 外分泌通路(endocrine-exocrine pathway),也足以说明原发性糖尿病常伴有胰腺外分泌功能低下的现象。此外,在胃肠吸收营养物质过程中产生的胃肠激素对胰岛功能也有调节作用,可称之为肠 - 胰岛轴(entero-insular axis),如葡萄糖吸收过程中产生的肠抑胃肽可能是主要的肠道因子。可是当摄取大量营养物质时,除肠抑胃肽外,还分泌促胰液素、胃泌素及促胰酶素等,这些胃肠激素和神经因素共同调节胰腺外分泌的过程,称为肠 - 外分泌通路(entero-exocrine pathway);同时它也能调节胰岛的功能,这就称为肠 - 外分泌 - 内分泌通路(entero-exocrine-endocrine pathway),例如当胰液分泌亢进时,由于胰腺导管内压力上升,逸入间质的胰液可能流入胰岛而产生作用,而在急、慢性胰腺炎时,常见到胰岛分泌异常(亢进或降低),可能与上述的胰腺内、外分泌功能联系障碍有关。总之,胰腺的内、外分泌无论在正常生理功能的调节还是在病理改变时,均存在着密切的联系。

第二节　胰腺的胚胎发生

一、概　述

胰腺是由胚胎的内胚层演变来的,当人胚发育到第 3~4 周时,随着胚盘卷折,内胚层形成一头尾方向的纵行管道,称原肠,胰腺就来自原肠的前段即前肠。需说明的是,胰腺的实质部分由内胚层分化而成,而结缔组织等成分则源于中胚层。

二、背胰与腹胰的发生和演变

人胚第 4 周时,从前肠末端的背、腹两侧壁上,各突出一个内胚层芽,此两芽为胰腺的两个原基。背侧芽直接从十二指肠发出,称背胰;腹侧芽则从肝憩室基部的下方分出,称腹胰(图 2-17)。背胰出现较早,发育较快,故背胰大于腹胰。胚 6~7 周时,由于十二指肠的旋转,使腹胰转向右侧,而背胰转向左侧。后因十二指肠壁生长速度不均等,腹胰的附着点遂移位于十二指肠的左侧,转至背胰的下方,胚 7 周时,腹胰与背胰融合为一整体。腹胰形成胰头的下份,背胰则形成胰头的上份、胰体和胰尾。合并前背胰和腹胰的导管分别开口于十二指肠,有趣的是小的腹胰管在合并后形成主胰管的大部,而大的背胰导管却变成小的副胰管。主胰管由腹胰导管和背胰导管的远侧段吻合而成,背胰管的近侧段常退化消失,一般 9%~10% 保留此段形成副胰管,开口于十二指肠副乳头。大多数主胰管与胆总管汇合后,才开口于十二指肠乳头,也有少数主胰管直接开口于十二指肠。

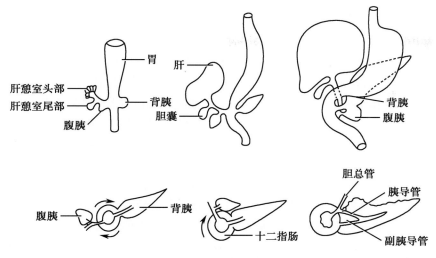

胃　肝

肝憩室头部
肝憩室尾部
腹胰

背胰
胆囊

背胰
腹胰

腹胰
背胰

十二指肠

胆总管
胰导管
副胰导管

图 2-17　肝和胰腺的发生

三、胰腺的组织发生

胰腺组织源于背胰和腹胰的细胞索,它在间充质内反复分支并中空形成原始胰管。据报道,原始胰管周围的间充质有诱导腺泡上皮分化的功能。原始胰管反复分支后形成各级导管,衬以单层柱状上皮。9~10 周胎儿,原始胰管的二级或三级导管壁上,局部上皮细胞增生,向外突出并脱离导管系统,成游离的管旁细胞团,此细胞团即是胰岛原基(图 2-18)。12 周时,胰腺出现被膜及疏松的小叶结构,小叶内的结缔组织较成人多。导管末端膨大,形成外分泌部腺泡,此后胰腺即可分辨内分泌部和外分泌部,而胰岛的发生早于外分泌部腺泡。

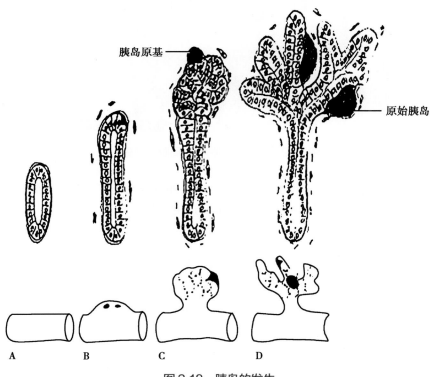

胰岛原基

原始胰岛

A　B　C　D

图 2-18　胰岛的发生

A. 原肠;B. 杯胰及 A 细胞出现;C、D. A 细胞聚集成原始胰岛。

1. 外分泌部　胎儿 13~14 周外分泌部腺泡出现,14~16 周导管的分支及腺泡逐渐增多,腺泡细胞开始分化,含有糖原颗粒,而胰岛细胞不含糖原。电镜观察细胞器不发达,酶原颗粒尚少。17~22 周,导管上皮内糖原消失,腺泡细胞的酶原颗粒增多。16 周开始有少量分泌物见于胰导管,此时分泌的胰液含有胰蛋白酶原和胰蛋白酶。24 周时,胰液内含有胰淀粉酶,胰脂肪酶则于 32 周时出现于胰液。

2. 内分泌部　胰腺发育过程中,背胰含有较多的胰岛,故背胰比腹胰形成胰岛的潜力大。9~10 周胰岛原基出现,用电镜观察和免疫组织化学技术,发现 A 细胞于 10 周时出现于胰岛,12 周时 D 细胞出现,13~14 周 B 细胞才显现。最初胰岛内含未分化细胞、A 细胞和 D 细胞,随后 A 细胞增多,D 细胞减少,B 细胞出现于胰岛的中央,A 细胞和 D 细胞则居周边部分(图 2-19)。15~17 周,胰岛的血管系统发育明显。18 周始 A 细胞和 B 细胞均出现周期性脱颗粒现象,显示此时有分泌活动,早于此在胎儿血中 12 周已证实含有胰岛素,用荧光抗体法和免疫测定法也证实 12~13 周胎儿胰岛内有胰岛素。A 细胞的分化比 B 细胞更早,所分泌的胰高血糖素早于胰岛素,且 A 细胞又有诱导 B 细胞分泌胰岛素的功能。28~32 周,A 细胞有退化现象,可能胎儿此阶段生长速度变缓,对胰高血糖素的需要减少。26 周后胰岛内偶尔可见 D_1 细胞和 PP 细胞,非开放型 PP 细胞与外分泌部腺泡细胞相邻,所释放的胰多肽可随胰液排入十二指肠。在 17~20 周,外分泌部含有散在的 A 细胞、B 细胞和 D 细胞。

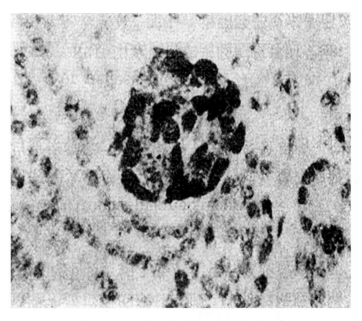

图 2-19　胰岛 D 细胞(23 周胎儿胰岛)

一般认为 16~25 周阶段,胰腺腺泡细胞的酶原颗粒少,外分泌功能尚不完善,而胰岛在胰腺内所占体积较大,对临床治疗胰岛素依赖型糖尿病的移植,是最合适的时期。

(胡世杰)

参 考 文 献

[1] 邹仲之,李继承.组织学与胚胎学[M].7 版.北京:人民卫生出版社,2008.

[2] 薛社普,俞慧珠,叶百宽.协和人体胚胎学图谱[M].北京:中国协和医科大学出版社,2009.

[3] 沈宗起,张文利.人体解剖学与组织胚胎学[M].2 版.上海:上海科学技术出版社,2010.

[4] 唐军民.人体解剖学与组织胚胎学[M].北京:北京大学医学出版社,2007.

[5] NUSSEY S, WHITEHEAD S. Endocrinology: An integrated approach[M]. Oxford: BIOS Scientific Publishers, 2001.

[6] PANDOL S J. The exocrine pancreas[M]. San Rafael(CA): Morgan & Claypool Life Sciences, 2010.

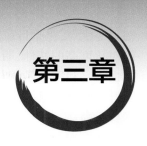

第三章

胰腺微创病理学检查的发展与现状

一、概　　述

胰腺癌是世界上最常见的癌症之一,生存期中位数为 3~6 个月,5 年生存率不到 5%。胰腺癌恶性度高,起病隐匿。近年来,中国的胰腺癌发病率和病死率呈不断上升的趋势。作为预后极差的消化系统恶性肿瘤,胰腺癌具有早期诊断困难、手术切除率低、术后易复发转移等临床特点,且临床诊治极具挑战性。另外,随着对胰腺肿瘤生物学特性研究的深入,胰腺外科医师逐渐认识到其类型多、治疗原则差异很大,因此对胰腺肿瘤的病理诊断至关重要。随着计算机断层扫描(computed tomography,CT)、磁共振等影像技术的发展,越来越多的胰腺病变被发现,但由于胰腺位置较深,胰腺病变的术前定性仍然比较困难。既往在手术中对胰腺做楔形切取活体组织检查(简称活检),或用粗针活检,约有 10% 患者发生严重出血或胰瘘,这给一些良性病变或无须手术的患者带来了不必要的痛苦。

微创,即是微小的创口、创伤,就是在诊断和手术治疗过程中只对患者造成微小创伤、术后只留下微小创口的技术,主要具有四大特点:切口小、创伤小、恢复快、痛苦少。微创是人类医学发展中梦寐以求的一种医学理念,早在公元前 4 世纪,希腊医学之父 Hippocrates 就曾告诫医师"不要做得过多"。其中就蕴含着深刻的"微创"概念,就是尽量不给患者造成额外的创伤。

随着"微创"理念的普及,微创技术已经进入一个全新的时代,从腹腔镜手术,延伸到了超声内镜、胆道镜、胰管镜等诊疗技术。采用微创技术对胰腺病变进行术前病理学诊断,可最大程度上减轻患者痛苦、减少并发症的发生,在缩短住院时间、加速术后康复等方面具有显著的优势。本章结合近年来微创设备与器械发展的成果和趋势,对当下和未来发展作一总结与展望。

二、经皮引导下胰腺穿刺活检

早期胰腺癌临床表现和影像学特征常缺乏特异性,影像学难以明确病变性质,且病理类型复杂,故其精确诊断依赖于病理学检查。胰腺穿刺临床意义重大,目前认为,胰腺癌患者接受胰腺病理学检查具有更好的预后。但由于胰腺解剖位置较深、毗邻多个重要脏器和血管,导致对胰腺进行病理学检查难度大。

经皮引导下胰腺穿刺活检是最简单、快捷的胰腺穿刺手段,在引导下对胰腺病变进行取材,穿刺诊断准确率高,且安全可行,主要有 B 型超声、CT、MR 下引导这 3 种方式,每种方式各有利弊。B 型超声引导下胰腺穿刺具有实时监测的功能,可尽量避免损伤重要脏器和血管,还具有操作简单、成本低、无辐射等优势,可使穿刺针快速、准确地进入病灶,减少了相关并发症的发生。但 B 型超声易受气体及距离衰减性的影响,当胃肠道胀气严重时,大量气体会严重影响图像质量,进而影响医师对穿刺位置的判断,导致穿刺失败,此外需要细胞病理学家和技能娴熟的内镜医师配合才能提高诊断准确率。CT 具有较好的空间分辨力及密度分辨力,可清楚显示病灶大小、位置及其与相邻结构的空间关系,精确引导穿刺进针,不受占位病变所处胰腺解剖部位以及胰腺周围组织的遮挡干扰,较超声有明显的优势,但有电离辐射。与超声、CT 等影像技术相比,MR 具有空间分辨力高、软组织对比度高、可以任意方向断层、可多平面多角度成像、无电离辐射等优点,也是目前唯一可无创测量人体组织温度的影像技术。在胰腺穿刺活检中,可以充分利用软组织对比度高的特性,明确肿块边界和范围。利用流空效应,无须注射增强剂,即可分辨病灶内及周边毗邻的血管。利用可任意方向、多角度成像的功能,设计安全、合理的穿刺路径。经组织间隙进针,避开胃肠道及肝、脾、肾等组织器官,最大程度避免穿刺并发症的发生。但与CT或超声引导相比,MR扫描时间长、技术要求高。

在穿刺过程中,根据不同的穿刺针有细针穿刺抽吸术(fine-needle aspiration,FNA)和粗针穿刺活检(core needle biopsy,CNB)。FNA主要用于超声引导下胰腺病变穿刺活检,穿刺损伤小,但组织量偏少,可能会导致临床诊断困难。而CNB一次性获得的组织量多,但损伤大,CNB又分为半自动针穿刺活检和全自动针穿刺活检。使用半自动针若想获取多条组织需多次进针,而全自动针在获取多条组织方面有一定优势,组织量越多,对后续病理诊断越有帮助,同时也为后续免疫组织化学染色和基因测序提供了保障,但在费用方面半自动针更经济实惠。因此,在临床工作中需根据患者的病灶位置、大小、病灶与周围血管和组织器官的关系、穿刺路径、患者的经济状况等综合考量,选择最适合患者的穿刺方案。

三、超声内镜引导下穿刺获取病理学检查

超声内镜检查术(endoscopic ultrasonography,EUS)是一项将内镜和超声相结合的消化道检查技术,将超声探头置于内镜头端或经内镜孔道导入微型超声探头,通过体腔在内镜直视下对消化道管壁甚至邻近脏器进行超声扫描的内镜技术,必要时还能进行穿刺操作。超声内镜根据超声波发出的方式,分为环扫超声内镜和扇扫超声内镜。根据种类的不同,主要分为大探头超声内镜和小探头超声内镜。大探头超声内镜是将微型高频超声探头安置在内镜头端对消化道及腔外脏器进行扫查,探头频率为7.5MHz,主要用于肝脏、胆管、胰腺等器官的检查,也可用于超声引导下病理学检查。小探头超声内镜是循内镜活检孔道送入消化道,探头频率为12~20MHz,使消化道管壁的声像图更清晰,适用于消化道肿瘤的诊断、术前分期和术后随访、判断黏膜下肿瘤的起源与性质等。将大探头超声内镜插入胃、十二指肠贴近胰腺显像,可避免胃肠道气体的干扰,对较小的胰腺癌诊断价值极高,可检出直径<1cm的胰腺癌。同时,还可观察肿瘤是否侵犯周围血管及脏器,以及有无淋巴结转移。EUS不仅对胰腺病变的形态学诊断具有重要意义,而且可以获取组织标本进行病理学诊断。近年来,以EUS为基础的介入技术不断兴起并快速发展,EUS引导下穿刺获取病理组织检查包括超声内镜引导细针穿刺抽吸术(endoscopic ultrasound-guided fine needle aspiration,EUS-FNA)、超声内镜引导细针穿刺活检术(endoscopic ultrasound-guided fine needle biopsy,EUS-FNB)和超声内镜引导经穿刺针活检钳活检术(endoscopic ultrasound-guided through-the-needle biopsy,EUS-TTNB)。

（一）EUS-FNA

1992年,Vilmann等首次报道了胰腺病变的EUS-FNA,后这项技术一直被认为是诊断胰腺病变的一种安全、准确的方法,总体并发症发生率低于1%。用细针抽取样本可进行传统细胞学涂片、液基薄层细胞学检测、DNA倍体检测、组织学检测以及其他个体化治疗所需检测,诊断胰腺肿物的准确率在77%~95%。EUS-FNA/B的适应证包括:①对于性质不明的胰腺实性占位性病变,不可切除病变行放化疗前,或潜在可切除病变行新辅助放化疗前;②对于经CT、磁共振成像(magnetic resonance imaging,MRI)或EUS等检查不能确定性质的胰腺囊性病变,当EUS-FNA/B可能改变治疗策略时;③长径≥2cm、需要手术切除但具有高手术切除风险,或不能切除的消化道上皮下肿瘤的鉴别诊断;④对于消化道毗邻组织中性质不明的占位性病变或淋巴结肿大,当EUS-FNA/B可能影响治疗策略时,或对于消化道管壁增厚性病变当反复内镜下活检阴性时。EUS-FNA/B的禁忌证包括:①因严重心、肺、脑疾病不能耐受操作,严重精神疾病不能配合,口咽部及食管急性损伤内镜穿孔风险极大或有严重出血倾向的患者;②纵隔囊性病变。目前,主要有3种规格的EUS-FNA针用于临床,包括19G、22G和25G。通常在EUS引导下插入细针抽吸标本获取病理,常采用扇形穿刺手法进行组织采样。

对于胰腺实性病变、有报警征象和高危征象的胰腺囊性肿瘤,EUS-FNA具有较高的灵敏度和特异

度。此外,对于胰腺囊性肿瘤患者,EUS-FNA 还可以进行囊液成分分析,如癌胚抗原和淀粉酶,这对于鉴别胰腺囊性肿瘤的性质具有参考意义。另外,通过囊液进行 KRAS 和 GNAS 突变的分子分析,有助于区分胰腺导管内乳头状黏液性肿瘤(intraductal papillary mucinous neoplasm,IPMN)和胰腺黏液性囊性肿瘤(mucinous cystic neoplasm,MCN)。EUS-FNA 可用于胰腺囊性病变的术前评估,但其最大的局限性是它不能提供完好的核心组织样本,因此无法进行免疫组织化学染色和组织学诊断。

在 EUS-FNA 的过程中,可进行快速现场评估(rapid on-site evaluation,ROSE)。它是指细胞病理学家在 FNA 后立即进行细胞学评估,主要目的是对标本的质量和数量进行实时反馈。目前尚不清楚现场病理学家是否能提高 EUS-FNA 对胰腺实性病变的诊断准确率。然而,确定的是 ROSE 可以减少获得病理诊断所需的穿刺次数。如果在穿刺的过程中不引入 ROSE,通常需要 3~4 次穿刺。如果引入 ROSE,并确认在穿刺点标本中已获得病理证据,则可以在该点终止穿刺点,这有利于减少穿刺次数和并发症。然而,许多医疗机构没有足够的细胞病理学家来进行 ROSE。即使他们在场,细胞病理学家的能力、经验和注意力对准确识别病变也至关重要。因此,迫切需要新技术来解决客观识别和图像处理问题,以帮助疾病诊断。

(二)EUS-FNB

为了克服 EUS-FNA 不能提供完好的核心组织样本的局限性,在 21 世纪初,引入了 EUS-FNB 来获得组织样本及进行分子分析,EUS-FNB 的安全性已被证明。与 FNA 穿刺针相比,FNB 穿刺针可以获得更多的核心组织,结合组织学和基因检测有助于更精准地用药。因此,当初始目标为获取组织标本时,推荐 FNB 穿刺针。然而,难点在于如何识别样本中的核心组织,因为使用细针收集的样本是微量的且含有血液。另外,EUS-FNB 必须迅速进行,以避免潜在的干扰。

目前,EUS-FNB 是否比 EUS-FNA 的诊断准确率更高仍有争议。针头类型可能会影响诊断性能。因此,需努力获得高质量的组织学样本,减少假阴性的频率,以避免延误诊断和治疗。近年来,临床上有多种新型 EUS-FNB 穿刺针投入使用,例如 SharkCore、Acquire Boston Scientific Corp、Franseen 等,其穿刺端设计为反向斜角或叉头状,更易获得高质量的组织学标本。新型 FNB 穿刺针在减少穿刺所需次数的同时可获得充足的组织芯,所以可提取更多 DNA 用于全基因组分析。因此,新一代活检针可能会在精准医疗时代发挥重要作用,尤其是胰腺癌患者的精准治疗。随着新型 FNB 穿刺针的出现,ROSE 对诊断率的影响逐渐降低。在进行 FNB 时,可能无须使用 ROSE,因为 FNB 在穿刺次数更少的情况下即可获得良好的组织芯。但是,在一些取样充足性较低(<90%)和内镜医师经验不足的医疗中心,ROSE 依然发挥着重要的作用。

(三)EUS-TTNB

EUS-TTNB 是超声内镜的最新进展之一,对于细胞学诊断非常重要。对于胰腺囊性肿瘤,常通过 19 号穿刺针头对胰腺囊肿壁或间隔进行采样,需至少抽取 1ml 囊肿液进行细胞学检查或囊液分析。在 EUS-TTNB 过程中,通过穿刺针头引入微型活检钳这一活检装置,然后在 EUS 直视下对囊肿壁进行采样。优点是可以使用 EUS 针进行多次穿刺,并留在胰腺囊性肿瘤中以获得组织碎片,然后将获得的标本放入甲醛溶液(福尔马林)中并送检病理。

目前认为,在鉴别黏液性和非黏液性胰腺囊性肿瘤方面,EUS-TTNB 优于 EUS-FNA 和囊液分析,具有更高的灵敏度和特异度。除此以外,EUS-TTNB 也可用于获取胰腺实质组织。活检针设计的优化可提升其核芯活检的能力,使标本既可用于全外显子组测序,又可用于其他基因组分析。使用那些可以用于体外药物实验的核芯活检标本,有望培育出类器官和异种移植物等肿瘤模型,从而实现精准化医疗。但 EUS-TTNB 的不良事件也不容忽视,最常见的不良事件包括术后胰腺炎和轻度囊内出血,约为 10%。目前认为,EUS-TTNB 获取胰腺组织是可行的,但还需要进行更多的多中心前瞻性研究将其与其他 EUS 引导下的取样技术比较,明确 EUS-TTNB 是否可广泛应用于临床实践。

(四)AI 在 EUS-FNA/B 中的应用

人工智能(artificial intelligence,AI)由于其强大的自主学习能力,在解释复杂图像方面取得了重大进展,特别是在 EUS-FNA/B 中。AI 在支持病理诊断方面,人工智能算法可以提高病理学家传统评估的形态变量的准确率和重复性,这些算法可以从病理图像中挖掘出图像特征,包括可见的形态和空间特征,如核和腺体的大小、形状和组织结构。此外，AI可以提取病理学家可能无法识别的特征，如强度、纹理和光谱特征。然后可以利用这些复杂的特征来训练模型，并执行特定的诊断或预测任务。最新的国内外研究表明，AI对病理图像的诊断准确率可与资深病理学家相媲美，从而提供更快、更准确、更高效的病理诊断。AI在指导EUS-FNA/B穿刺方面，利用人工智能算法可实现谐波造影增强超声内镜（contrast-enhanced harmonic，CH-EUS）引导下胰腺肿块的实时捕获和分割，根据图像特征识别胰腺良性、恶性肿块，并指导EUS-FNA/B的靶区。内镜医师可根据AI预测的目标区域进行进一步的穿刺术，可提高穿刺的准确率并减少并发症。因此，AI有可能辅助EUS-FNA/B的病理诊断，并在指导穿刺点方面发挥关键作用，使缺乏经验的内镜医师缩短他们的学习周期。虽然AI在引导靶向EUS-FNA/B方面的使用是一个相对较新的领域，但未来在这一领域的研究可能会产生创新的进展。

四、ERCP下病理学检查

（一）ERCP下胰管刷检及活检

经内镜逆行胰胆管造影术（endoscopic retrograde cholangiopancreatography，ERCP）是指将十二指肠镜插至十二指肠降部，找到十二指肠乳头，由活检管道内插入造影导管至乳头开口部、胆管或胰管，注入对比剂后X线摄片，以显示胰胆管的技术。胰腺癌最常见的ERCP下表现是主胰管近端狭窄与远端扩张。ERCP并不能直接显示肿瘤，但是可以通过胰管及胆总管的形态变化对胰腺癌作出诊断，对胆道下端和胰管阻塞或有异常改变者有较大价值。更重要的是，可以进行胰胆管内细胞刷检或钳夹活检组织，然后行脱落细胞学或病理学检查协助诊断。

ERCP下胰管刷检行细胞学检查最为简单、实用。1975年，Weidenmiller首次进行胰管细胞刷检。因为胰管细胞刷检可在X线直视下对胰管狭窄部位反复刷取，故诊断胰腺癌的阳性率稍高于ERCP下胰液脱落细胞学检查。1984年，林田等首次在内镜十二指肠乳头括约肌切开术（endoscopic sphincterotomy，EST）后进行胰管活检。1985年，山崎等证明了胰管活检的安全性，并在非乳头切开的状态下进行胰管活检。活检钳在透视下经乳头插入胰管，在病变处活检至少3块组织进行病理学检查。胰管活检诊断胰腺癌的阳性率不如胰管刷检，主要原因可能是取材过小或未取到癌组织而不能诊断。另外在胰管中断的情况下，通常不易取到癌组织，这就要求改进活检钳的取材性能。近年来经内镜专用活检钳已被应用于临床，插入胰管较容易，在诊断性ERCP的同时即可完成胰管活检，从而成为一项有前途的临床诊断技术。

当ERCP联合胰胆管内超声检查（intraductal ultrasonography，IDUS）时，活检会更具有针对性，ERCP下IDUS是一种能够获得高分辨率胰胆管图像的技术方法。IDUS可以实时提供整个胆管以及胆管周围组织的高分辨率图像，与胰胆管内活检联合应用能更准确地探及病变处管壁和活检钳部位，使得组织获取部位更为准确。

（二）胰液连续抽吸细胞学检查

虽然EUS-FNA/B对早期胰腺癌的诊断准确率很高，但是却很难在没有影像学辅助的情况下在没有形成肿块的区域诊断胰腺癌。过去的10年中，有些胰腺原位癌是通过胰液细胞学来诊断的。2012年，Iiboshi等首次报道了经内镜鼻胰管引流术（endoscopic nasopancreatic drainage，ENPD）获得的胰液进行连续抽吸细胞学活检来诊断胰腺原位癌。2017年，Satoh等将这种诊断流程称为胰液连续抽吸细胞学检查（serial pancreatic-juice aspiration cytologic examination，SPACE）。

早期胰腺癌在磁共振胰胆管成像（MRCP）或EUS下可表现为局灶性分支导管扩张、局灶性不规则狭窄、胰管狭窄周围的小囊性病变和主胰管远端扩张。在ERCP下，胰腺原位癌可表现为不规则、不连续的狭窄、颗粒状缺失或扩张。当发现局部胰管狭窄、管径改变或分支导管扩张时，建议进行SPACE。首先，通过ERCP导管将导丝插入主胰管的狭窄处，根据主胰管的直径，将4Fr或5Fr ENPD管放入主胰管，再将两个三向旋塞放置在ENPD管上，可以通过它们安全地收集胰液。当观察到胰液中的细胞有形状不规则的细胞核，并伴有染色过深、染色质分布不均的情况时，则支持胰腺原位癌的诊断。除此以外，ERCP下取纯胰液行胰液肿瘤标志物如CA19-9、CEA、CTSE等检测，可提高胰腺肿瘤的诊断率。随着分子生物学的进展,胰液中的生物标志物在早期诊断胰腺癌中的价值已经在不同分子中得到验证,包括微小 RNA（microRNA,miRNA）、甲基化 DNA 标志物和端粒酶活性等。另外,使用聚合酶链反应（PCR）法检测胰液中 *KRAS* 点突变可能是胰腺癌早期诊断有价值的新方法,还需要进一步的研究来发现更多新的生物标志物,从而为胰腺癌的早期诊断和精确诊断开拓更广阔的空间。

总之,ERCP 下胰管刷检及胰管活检、SPACE 等检查手段不仅为慢性胰腺炎和胰腺癌的鉴别诊断提供了重要手段,而且为发现早期胰腺癌提供了思路,值得大力推广和应用。

五、经口胆胰管子母镜下活检

经口胆胰管镜的成功研发使得针对胆胰管疾病直视下超级微创诊疗成为现实,在诊断方面,针对不明原因的胆胰管异常,直视下图像特征诊断结合靶向活检已经成为有效手段之一。经口胆胰管镜主要包括直接经口胆管镜、双人操作专用经口胆胰管子母镜以及基于一次性成像导管的单人操作经口胆胰管子母镜三种类型。对于基于一次性成像导管的单人操作经口胆胰管子母镜,内镜医师也可以根据操作习惯进行双人操作。目前,我国内镜医师在临床实践中以应用基于一次性成像导管的单人操作经口胆胰管子母镜为主,主要包括 SpyGlass、eyeMax 等多种操作系统。基于一次性成像导管的单人操作经口胆胰管子母镜是一种子母镜系统,以十二指肠镜作为母镜,而以更细的内镜作为子镜,子镜通过十二指肠镜操作孔插入胰管,可直接观察胰管内病变。胰管镜对确定胰管病变的性质、慢性胰腺炎和胰腺癌的鉴别、导管内乳头状黏液瘤的诊断,尤其小胰腺癌的早期诊断具有重要价值。

1974 年,Katagi 和 Takekoshi 首先将经口胰管镜（peroral pancreatoscopy,PPS）应用于临床,通过 PPS 可直接观察到胰管内的情况。当时的胰管镜实质上就是胆道镜,口径较粗,所以在 PPS 术前,必须行 EST。同时,使用范围也很局限,仅用于胰管扩张的特殊病例。另外,由于设备和技术均较落后,胰管镜难以获得高清晰的图像。更糟糕的是,PPS 容易损坏、缺乏活检及细胞刷检的操作孔,因此限制了它的临床应用。20 世纪 90 年代以后,超细胰管镜的出现使得胰管镜可直接插入乳头,而不必行 EST。带导管的超细胰管镜还可通过其操作通道注入对比剂、生理盐水、通过导丝及通过导管进行活检、细胞刷检等操作。而后电子胰管镜不断发展,其分辨率更高、成像更加清晰、可早期发现细微的病变,镜身也更加耐用、不易损坏。2007 年推出的 SpyGlass 胰胆管镜系统拥有可调控旋钮、操作灵活的特点,可实现单人操作,极大降低了胰管镜的操作难度,并且在成像效果上有较大的改善。

IPMN 是一种常见的胰腺癌前病变,以胰腺导管内产生黏液的细胞发生乳头状增生后导致胰管囊性扩张为主要特征。根据受累部位不同,IPMN 可分为主胰管型 IPMN（MD-IPMN）、分支胰管型 IPMN（BD-IPMN）及混合型 IPMN（MIX-IPMN）。传统影像学方法在准确诊断 IPMN 并判断其是否发生恶变方面存在局限性,而胰管镜下可将 IPMN 形态分为五型,分别为颗粒状黏膜（1 型）、不伴血管像的鱼卵样隆起病变（2 型）、伴血管像的鱼卵样隆起病变（3 型）、绒毛状隆起病变（4 型）及植物型隆起病变（5 型）。其中,大部分 1 型和 2 型病变为良性（增生或腺瘤）,而 3~5 型病变则主要为恶性（原位癌或侵袭性癌）。SpyGlass 系统还配备有专用的 SpyBite 活检钳,能在直视下对病灶进行靶向活检,这为 IPMN 的诊断提供了新方法。有关数据显示,通过经口胰管镜下直接诊断胰腺疾病的总体准确率为 87%,当结合胰管镜引导下的活检时,这一准确率提高到了 94%,说明胰管镜引导下的活检对提高胰腺疾病的诊断准确率十分重要。

胰管镜检查在近 20 年中有了很大的发展,如在 ERCP 后常规应用超细胰管镜,可在直视下取材进行细胞学检查或活体组织检查以明确诊断并判断病变程度,尤其能够较早地诊断胰腺原位癌,这对于早期治疗很有意义。随着技术的发展,相信胰管镜下的治疗水平也将会越来越高,可以预料,胰管镜在诊断胰腺疾病方面具有广阔的发展前景。

六、腹腔镜下活检

1901 年,俄罗斯圣彼得堡的妇科医师 Ott 通过腹前壁插入窥阴器,利用光线反射进入腹腔进行腹腔检查,这是腹腔镜检查的开端。至今,腹腔镜用于诊断已有上百年的历史。腹腔镜探查创伤小、并发症少、恢复快,被临床广泛认可,可弥补影像学检查的不足。针对局部进展期胰腺癌(locally advanced pancreatic carcinoma, LAPC),可通过腹腔镜技术进行腹腔探查,冲洗查找脱落肿瘤细胞,进行活检以明确诊断。目前 EUS-FNA、EUS-FNB 或 CT 引导下胰腺穿刺活检是 LAPC 取得病理学诊断的常用方法,但均存在假阴性的可能,而腹腔镜探查活检术可应用于 LAPC 的诊断及分期,还可发现隐匿性转移。

　　腹腔镜下探查活检术的优点包括:①术中确诊率可高达 100%。在腹腔镜探查活检术中,有赖于术中快速冰冻切片病理学检查,可多次送检直至取得阳性结果,胰腺癌术中确诊率高达 100%。②术后可以尽早开始化疗。因为 LAPC 患者暂无手术切除机会,所以对尽早确诊并开始化疗有很高期望和紧迫需求。正是腹腔镜手术的微创效果结合术中快速冰冻切片病理学检查,术中即可病理确诊胰腺癌,术后可以尽早开始化疗和放疗,减少患者治疗等待时间。③可发现隐匿性腹膜转移和肝转移。EUS 或 CT 引导下穿刺仅能取得病理学诊断,而腹腔镜下探查可观察有无腹膜转移或肝转移等隐匿性转移,若发现占位性病变,可使用活检钳对可疑病变进行活检从而明确病理学诊断,将这部分 TNM Ⅳ期的转移性胰腺癌从 LAPC 中区分出来,从而更准确地进行胰腺癌分期和预后评估,若发现跳跃性远处转移,更可避免不合适甚至不必要的手术,使治疗更及时、全面、合理。④直视下穿刺,手术安全性高。腹腔镜直视下活检,可以直接观察穿刺点是否出血,有出血者可根据具体情况使用压迫、电凝、缝合止血等措施,在术中即可确切止血,极大地降低术后出血的风险。腹腔镜直视下活检也可直接观察有无胰液漏出,明显者亦可进行缝合加固,减少术后胰瘘的发生。对于多次穿刺病例,存在胰瘘风险,术中还可以主动放置引流管,术后监测引流液的淀粉酶水平,酌情拔管。

　　综上所述,对术前影像学评估为 LAPC 的患者,行腹腔镜探查活检术安全、有效,还可发现隐匿性转移和缩短术后化疗等待时间,腹腔镜探查活检术可以作为 LAPC 获取病理学诊断和准确分期的常规方法之一。但目前国内关于 CT 或 EUS 引导下胰腺穿刺活检的研究较少,腹腔镜下探查活检术仍需更高级别的研究结果去证实。

七、小　　结

　　胰腺肿瘤类型众多,肿瘤类型及生物学特性决定其治疗及预后。建立以"微创为核心"的多学科团队,运用多种诊断手段尽可能明确诊断,精准评估。尤其要关注能否用微创的手段去诊断、分期和治疗。为此,微创时代胰腺肿瘤诊治策略为,诊断要先定位再定性,先无创再微创;局部兼顾全身,精准评估。在微创理念的指引下,随着相关器械设备的研发与提升,相信内镜直视下微创病理学检查技术的进步将会不断推动胰腺微创外科的发展。如今,微创外科的手术技术已进入高位平台期,微创外科的下一步提升非常有赖于科技和设备的进一步创新。人工智能、云计算、元宇宙、机器人等技术方兴未艾,将是当下微创外科创新及发展的新方向。应时刻紧盯科技领域发展新趋势,将微创与科技相结合,并将技术创新点与外科医师日常关注的临床痛点密切融合,为微创外科的进一步发展注入新活力。

(徐岷　王慧之　李非凡)

参　考　文　献

[1] 李诗钰,王凯旋,金震东.超声内镜在胰腺癌诊断中的应用与研究进展[J].临床荟萃,2019,34(9):773-776.

[2] 中华医学会消化内镜学分会胰腺疾病协作组.中国胰腺癌高危人群早期筛查和监测共识意见(2021,南京)[J].中华消化内镜杂志,2022,39(2):85-95.

[3] 国家消化病临床医学研究中心(上海),中国医师协会胰腺病学专业委员会.中国胰腺囊性肿瘤诊断指南(2022年)[J].中华消化内镜杂志,2022,39(12):949-960.

[4] 中华人民共和国国家卫生健康委员会医政医管局.胰腺癌诊疗指南(2022年版)[J].中华消化外科杂志,2022,21(9):1117-1136.

[5] 中华医学会消化内镜学分会.中国经口胆胰管镜超级微创诊疗技术共识意见(2023年,北京)[J].中华胃肠内镜电子杂志,2023,10(4):217-239.

［6］林贤超,黄鹤光,陈燕昌,等.腹腔镜探查活检术在局部进展期胰腺癌诊治中应用分析［J］.中国实用外科杂志,2020,40（11）:1300-1303.

［7］周育成,夏涛,牟一平.微创时代胰腺肿瘤的诊治策略［J］.肝胆胰外科杂志,2022,34（8）:456-460.

［8］中华人民共和国国家卫生健康委员会.胰腺癌诊疗规范（2018年版）［J］.临床肝胆病杂志,2019,35（2）:281-293.

［9］冯道春,何闯,李良山,等.CT引导下经皮胰腺占位病变穿刺活检的诊断准确性［J］.川北医学院学报,2023,38（7）:944-948.

［10］金光鑫,张芳琴,张杰,等.开放式MR引导下经皮胰腺占位性病变粗针穿刺活检的临床应用［J］.介入放射学杂志,2022,31（11）:1065-1068.

［11］中国医师协会超声内镜专家委员会.中国内镜超声引导下细针穿刺抽吸/活检术应用指南（2021,上海）［J］.中华消化内镜杂志,2021,38（5）:337-360.

［12］郑民华,赵轩,马君俊.微创外科技术及器械的创新发展新方向［J］.中华消化外科杂志,2023,22（1）:57-60.

［13］MASUDA S, KOIZUMI K, SHIONOYA K, et al. Comprehensive review on endoscopic ultrasound-guided tissue acquisition techniques for solid pancreatic tumor［J］. World J Gastroenterol, 2023, 29（12）: 1863-1874.

［14］ROGOWSKA J O, DURKO Ł, MALECKA-WOJCIESKO E. The latest advancements in diagnostic role of endosonography of pancreatic lesions［J］. J Clin Med, 2023, 12（14）: 4630.

［15］MATSUMOTO K, UEKI M, ICHINO K, et al. A novel monochromatic light to detect target specimens within endoscopic ultrasonography-guided fine-needle aspiration biopsy samples［J］. In Vivo, 2023, 37（6）: 2433-2436.

［16］HANADA K, MINAMI T, SHIMIZU A, et al. Roles of ERCP in the early diagnosis of pancreatic cancer［J］. Diagnostics（Basel）, 2019, 9（1）: 30.

［17］CHAVES J, FERNANDEZ Y VIESCA M, ARVANITAKIS M. Using endoscopy in the diagnosis of pancreato-biliary cancers［J］. Cancers（Basel）, 2023, 15（13）: 3385.

［18］KANDEL P, WALLACE M B. Recent advancement in EUS-guided fine needle sampling［J］. J Gastroenterol, 2019, 54（5）: 377-387.

［19］PEREIRA P, PEIXOTO A, ANDRADE P, et al. Peroral cholangiopancreatoscopy with the SpyGlass® system: What do we know 10 years later［J］. J Gastrointestin Liver Dis, 2017, 26（2）: 165-170.

［20］QIN X, RAN T, CHEN Y, et al. Artificial intelligence in endoscopic ultrasonography-guided fine-needle aspiration/biopsy（EUS-FNA/B）for solid pancreatic lesions: Opportunities and challenges［J］. Diagnostics（Basel）, 2023, 13（19）: 3054.

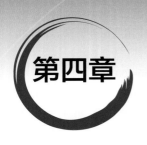

第四章

CT 引导下胰腺微创病理取材

一、概　　述

CT 可清晰显示胰腺,是评价胰腺病变的主要影像学手段(图 4-1,图 4-2)。大多数患者可通过薄层 CT 扫描结合临床表现明确诊断,但在胰腺疾病的诊断方面仍然存在一些问题,具体表现在:①胰腺肿块的定性,比如胰头部肿块型胰腺炎和胰头癌的鉴别诊断;②胰腺囊性病变的鉴别诊断;③发生急性重症胰腺炎时,病变胰腺周围可出现炎性改变,但 CT 不易明确是否发生了继发感染,而这直接关系到治疗方案。上述问题,通过穿刺和病理学检查可明确诊断,作为介入性放射学范畴之一的 CT 引导下经皮穿刺活检术,技术成熟,操作简单易行,安全性好,适用于胰腺的微创病理取材。

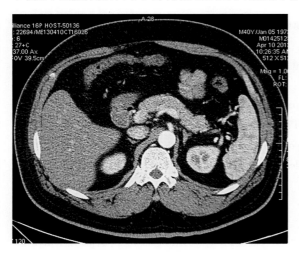

图 4-1　正常胰腺 CT 图像

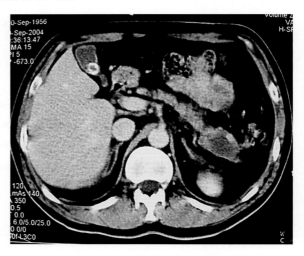

图 4-2　CT 显示胰腺尾部低密度占位

二、适应证及禁忌证

(一)适应证

1. 胰腺肿块的定性诊断。
2. 不能确诊的胰腺癌与慢性胰腺炎的鉴别诊断。
3. 胰腺囊性病变的定性诊断。
4. 胰头段胆总管梗阻的良恶性鉴别诊断。
5. 胰腺癌与胰腺转移瘤的鉴别诊断。

(二)禁忌证

1. 绝对禁忌证　①有出血倾向者;②恶病质或体质虚弱者;③心肌梗死患者;④免疫缺陷患者。
2. 相对禁忌证　急性胰腺炎及腹膜炎患者,为了明确有无继发感染或有无脓肿形成,以确定治疗方案,在应用抗生素和准备好抢救措施的前提下,可进行穿刺活检。

三、术 前 准 备

（一）患者准备

1. 做好解释工作,让患者有充分的心理准备。
2. 训练患者进行呼吸幅度训练,达到每次呼吸幅度基本一致。
3. 对精神紧张者予以地西泮 5mg 口服,咳嗽者给予镇咳剂。
4. 行常规胰腺 CT 薄层增强扫描（层厚 3mm）,以充分了解病变与毗邻结构位置关系。
5. 做出血凝血时间、血小板计数及凝血酶原测定;视情况做血清淀粉酶水平测定。
6. 术前 6 小时禁食,术前 4 小时禁水。

（二）器械及药物准备

穿刺包 1 个、穿刺针、定位器、2% 利多卡因、无水乙醇、甲醛、试管、载玻片等。

四、操 作 方 法

患者取仰卧位,对比术前胰腺 CT 增强扫描图像,对病变区进行常规 CT 扫描,建议层厚、层间距为 3mm,若病变较小时,扫描层厚、层间距可调整为 2mm,穿刺层面最好为病变的中央层面,在综合考虑进针线路、进针角度等因素的前提下,确定穿刺层面和穿刺进针点。对于进针点的选择,总的原则是:胰头病变的进针点为中线略偏右,胰腺体部病变时多为中线处,胰尾部病变则为左侧。胰头、体部病变多采用垂直进针,而胰尾部病变多采用水平或斜向进针。对于经验较少的医师来说,进针路径尽可能选择皮肤到胰腺病变区中央的直线最短距离,这样更易于掌握进针方向。同时,也要测定病变区中心与毗邻结构（血管、胃肠道等）的距离,以便掌握好进针的深度和针尖的移动范围。穿刺用针一般采用 22G 抽吸针,虽然细针穿刺引起并发症的可能性比较小,但还是要尽量避开肠曲和大血管。在确定进针路线、角度、深度及进针点后,常规消毒铺巾,穿刺进针点做局部麻醉（2% 利多卡因）,嘱患者穿刺时屏住呼吸,然后将穿刺针按照确定好的方向及深度刺入胰腺病变区,经 CT 扫描确认针尖位置位于目的地后,视情况采取多点多向穿刺,多次抽吸确保采集足够标本,抽吸时注意避免从坏死区或出血区采样,以减少假阴性的产生（图 4-3）。对于无明显肿块形成的胰头段胆总管下段梗阻性病变,穿刺靶点应选择扩张的胆总管末端下部,增加胆总管下段与壶腹区小肿瘤的检出。取材后,标本分别做涂片和石蜡包埋处理。

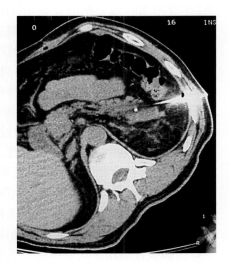

图 4-3　CT 引导下胰腺病灶穿刺

五、术 后 处 理

1. 术后询问患者有无异常感觉,检测生命体征。
2. 复查 CT 未见异常者,用平车送患者返回病房,嘱其平卧 24 小时,术后 4 小时内密切观察生命体征;腹部沙袋压迫穿刺点不少于 6 小时。
3. 术后 24 小时内不做剧烈活动,尽量减少增加腹压的动作,如咳嗽、用力大便等。
4. 随诊 1~3 天,观察有无发热等感染征象。

六、并 发 症

胰腺穿刺活检的并发症主要包括疼痛、出血和胰腺炎,罕见肿瘤细胞播散。部分患者行穿刺活检后会有不同程度的穿刺点疼痛和活动时腹部疼痛不适,绝大多数情况下 1~2 天内会自行消失,无须特殊处理,但疼痛剧烈者需观察有无其他异常情况,必要时可给予镇痛剂。胰腺细针穿刺导致的相关并发症发生率很低,其中大多数为急性胰腺炎,少数穿刺患者也可出现无痛性血清淀粉酶轻度升高,但无急性胰腺炎症状,可不做临床处理。出血则是血管受穿刺损伤所致,为避免出血,穿刺时应结合 CT 增强扫描检查,明确病变区周围血管分布情况,制订穿刺路线时尽量避开血管。关于肿瘤细胞播散问题,普遍认为发生率非常低,但 Lee 等认为胰腺癌经皮穿刺活检应谨慎为之,并建议术前用 10Gy 剂量的预防性放疗来减少肿瘤细胞播散的可能。多数学者认为,鉴于病理诊断对制订胰腺癌治疗方案的极端重要性,因此不必过于重视穿刺活检导致的肿瘤细胞播散的潜在危险。

七、临 床 评 价

胰腺穿刺活检是诸多胰腺疑难病变诊断的最终方法,但需要认识到这是建立在获得有效标本的前提之上的,若取材不当,可出现假阴性,例如胰腺癌常引起周围的纤维组织增生和炎性反应,对此类患者进行 CT 引导下胰腺病理取材时,CT 的正确引导是正确取样的重要保证,因此在 CT 引导时应对照增强 CT 或 MRI 图像,取材区应避开不强化的肿瘤坏死区以及肿瘤周边较高密度的炎性组织。对于临床高度怀疑胰腺癌,却未获得穿刺病理学检查支持的患者,在根据需要决定是否再次多点穿刺取材获得更多标本的同时,应注意结合临床情况,例如肿瘤标志物 CA19-9 水平、血清淀粉酶水平、IgG 水平,还应该仔细审阅患者的 CT 和 / 或 MRI 增强扫描图像,仔细观察病变区的密度和信号改变、病变区强化程度及方式、胰周情况(是否有肿大淋巴结),综合考量以上各种因素再作出判断。

此外,对于穿刺针规格的选择,研究表明 18~20G 活检针比 22G 活检针更易得到满意的病理学检查结果,在应用 20G 或更细的穿刺细针时,并发症的发生率比较低,但国内马南等学者通过在 CT 引导下使用 18G 粗针与 21G 细针对 109 例可疑胰腺癌的患者实施穿刺活检,发现二者在安全性和并发症发生率方面并无显著性差异,并且粗针穿刺能获得较多胰腺组织,更有利于胰腺病变组织结构的观察。穿刺活检后发生的胰腺炎应高度重视,若处理不当,往往有生命危险,多数报道认为小肿瘤、正常胰腺腺体和慢性胰腺炎穿刺活检后更容易发生胰腺炎。胰瘘是穿刺并发症中最严重的类型,较之于穿刺肿瘤组织,穿刺到炎性胰腺组织或肿瘤周围相对正常的胰腺组织更容易发生胰瘘,任何胰腺穿刺操作应尽量避免主胰管。此外,由于肠管位于胰腺前方,在无法通过肠间隙进针时,采用细针(20G 及以下)穿刺可安全穿透肠管,而对于 18G 以上的活检针应避免穿过肠道。国外 Hsiuo-Shan 等使用共轴针法(17G 引导针,18G 活检针)经胃穿刺胰腺肿块,在患者生存期间未发现有并发症发生。此外,有研究报道利用 PET/CT 影像融合引导胰腺病变的穿刺活检,是常规影像引导胰腺穿刺活检的重要补充方法,具有一定的临床价值,但在辐射剂量问题和术中图像融合操作便捷性方面还有待改进。

总之,细针活检的安全性和临床价值已经得到证实,粗针活检的安全性和有效性也在提高(表 4-1),细口径抽吸针适用于获取细胞学标本,粗口径则适用于获取高质量的组织学标本,须结合临床需要选择合适的技术以获得不同类型的标本。而对于放射介入医师而言,未来的穿刺技术应朝着减少并发症和提高取样准确率方向不断努力。

表 4-1　CT 引导下穿刺的临床评价

作者	年份 / 年	引导方式	活检类型	穿刺针直径 /G	灵敏度 /%	特异度 /%	阴性预测值 /%	准确率 /%	并发症发生率 /%
Mallery 等	2002	CT/US	FNA	—	80	100	23	81	—
Volmar 等	2005	CT	FNA	—	78.6	100	47	82	—
Horwhat 等	2006	CT/US	FNA	20~22	62	100	50	72	—
Amin 等	2006	CT	Core	18	90	—	—	90	4.6
Paulsen 等	2006	CT	Core	18	100	100	60	100	2.6

(孙高峰　左长京)

参 考 文 献

［1］AIDEYAN O A，SCHMIDT A J，TRENKNER S W，et al. CT-guided percutaneous biopsy of pancreas transplants［J］. Radiology，1996，201（3）：825-828.

［2］LEE M J，WARSHAW A L，DAWSON S L，et al. Image-guided biopsy of pancreatic neoplasma：Do we spread the tumor?［J］. Radiology，1991，181（suppl）：165.

［3］GUPTA S，AHRAR K，MORELLO F A，et al. Masses in or around the pancreatic head：CT-guided coaxial fine-needle aspiration biopsy with a posterior transcaval approach［J］. Radiology，2002，222（1）：63-69.

［4］SCHOELLNAST H，KOMATZ G，BISAIL H，et al. CT-guided biopsy of lesions of the lung，liver，pancreas or of enlarged lymph nodes：Value of additional fine needle aspiration（FNA）to core needle biopsy（CNB）in an offsite pathologist setting［J］. Acad Radiol，2010，17（10）：1275-1281.

［5］LI L，LIU L Z，WU Q L，et al. CT-guided core needle biopsy in the diagnosis of pancreatic diseases with an automated biopsy gun［J］. J Vasc Interv Radiol，2008，19（1）：89-94.

［6］TYNG C J，ALMEIDA M F，BARBOSA P N，et al. Computed tomography-guided percutaneous core needle biopsy in pancreatic tumor diagnosis［J］. World J Gastroenterol，2015，21（12）：3579-3586.

［7］张栋，陈珑，倪才方，等. CT 引导下经皮同轴细针穿刺活检术诊断胰腺占位性病变［J］. 介入放射学杂志，2013，22（4）：305-307.

［8］王国栋，熊斌，柳晨，等. PET/CT 影像融合引导胰腺肿瘤穿刺活检的临床价值研究［J］. 临床放射学杂志，2020，39（10）：1987-1991.

［9］俞炎平，江海涛，姚征，等. CT 引导下经皮胰腺穿刺活检和组织间植入治疗的径路及安全性［J］. 中华肿瘤杂志，2013，35（8）：608-612.

［10］TSENG H S，CHEN C Y，CHAN W P，et al. Percutaneous transgastric computed tomography-guided biopsy of the pancreas using large needles［J］. World J Gastroenterol，2009，15（47）：5972-5975.

［11］AMIN Z，THEIS B，RUSSELL R C，et al. Diagnosing pancreatic cancer：The role of percutaneous biopsy and CT［J］. Clin Radiol，2006，61（12）：996-1002.

［12］VOLMAR K，VOLLMER R，JOWELL P，et al. Pancreatic FNA in 1000 cases：A comparison of imaging modalities［J］. Gastrointest Endosc，2005，61（7）：854-861.

［13］MALLERY J S，CENTENO B A，HAHN P F，et al. Pancreatic tissue sampling guided by EUS，CT/US，and surgery：A comparison of sensitivity and specificity［J］. Gastrointest Endosc，2002，56（2）：218-224.

［14］HORWHAT J D，PAULSON E K，MCGRATH K，et al. A randomized comparison of EUS-guided FNA versus CT or US-guided FNA for the evaluation of pancreatic mass lesions［J］. Gastrointest Endosc，2006，63（7）：966-975.

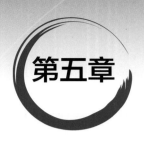

第五章

体表超声引导下胰腺微创病理取材

一、概　　述

体表超声可较清晰地显示胰腺以及毗邻血管（图 5-1,图 5-2）。自从 Hancke 等在 1975 年第一次报道体表超声引导下胰腺细针穿刺活检以来,超声引导经皮穿刺胰腺活检已经成为常用的诊断胰腺疾病的技

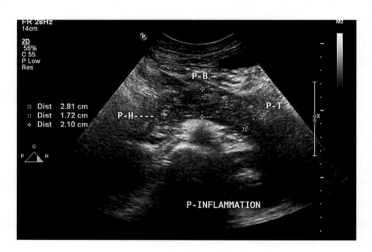

图 5-1　正常胰腺体表超声图

P-H,胰腺头部；P-B,胰腺体部；P-T,胰腺尾部。

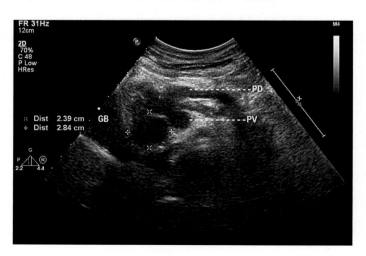

图 5-2　胰腺头部低回声占位病灶

GB,胆囊；PD,胰管；PV,脾静脉。+-x 标记所示区域为占位性病灶。

术,包括采用细针(直径 <1mm)或粗针穿刺取得组织进行细胞学和/或组织学检查,或液体进行生物化学检验。经皮活检能明确诊断胰腺病变的性质与组织学来源,常可避免不必要的手术探查。

二、适应证与禁忌证

(一)适应证

1. 影像学或临床诊断胰腺癌,不能外科手术切除但是适合行放疗或化疗,在放化疗之前必须取得病理诊断者。

2. 疑诊为胰腺少见肿瘤,如淋巴瘤或转移瘤,超声内镜无法明确或无法行 EUS-FNA 者。

3. 无法确定性质的肿块型胰腺炎。

(二)禁忌证

1. 凝血功能明显障碍,有出血倾向者。

2. 精神疾病患者不能配合。

3. 急性胰腺炎或慢性胰腺炎急性发作期。

4. 穿刺部位较深,无安全路径或引导困难者,容易损伤胆囊和大血管等周围器官者属禁忌。

5. 全身衰竭或心、肺、肝、肾等重要器官功能失代偿者。

三、术前准备

(一)器械准备

1. 超声设备　ATL3500 型多功能超声诊断仪,GF-UC240P-AL5、AL10 多功能超声诊断仪,2~5MHz 宽频凸阵探头。

2. 穿刺针　胰腺组织学检查通常用 21~23G 切割细针。细胞学与组织学取材的穿刺针是不同的,细胞学的穿刺针(FNA)通常直径小于 1mm 并有一个可以移除的内鞘。组织学取材的针根据作用的机制不同分为两种,一种通过抽吸的 Menghini 型针或头端切割针,另一种利用环形切割的 Tru-cut 型针或侧向切割针。

3. 附加器　有两种附加器可以应用,包括侧面附加器和中央附加器。侧面附加器使穿刺针始终斜行穿过超声声窗并确保穿刺针始终在可视平面内,以准确穿刺到靶目标。中央附加器的探头是不连续的,其中央有一个引导器。在附加器的帮助下,不论是垂直的还是斜行的穿刺,都可以找到一个合适的射入角。

4. 其他用具　穿刺活检包。

(二)患者准备

1. 检查出血凝血时间、血小板计数,凝血酶原时间,血淀粉酶和肝功能。必须调整患者的凝血功能达到以下标准:凝血酶原活动度≥50%;国际标准化比值(international normalized ratio,INR)<1.5;血小板计数≥50 000 个 /mm³。停用肝素、华法林等抗凝剂,必要时用低分子量肝素替代过渡。

2. 术前禁食 6 小时以上。

3. 对病情较重、精神紧张的患者,可适当应用镇静剂。

四、操作步骤

超声(ultrasound,US)引导下微创活检的操作步骤:

1. 选择最舒适和稳定又便于穿刺的生理体位。

2. 认真选择穿刺路径及体外皮肤穿刺点。胰腺肿块周围因气体干扰不能清楚显示,因此进针角度受限,只能采用倾斜穿刺技术,采用沿探头走行的穿刺针进行穿刺。穿刺路径需注意避开胰腺周围的重要脏器,如胆囊、胆管、血管、脾。因此,术前必须用多普勒超声确认胰腺周围主要血管的位置。确定穿刺深度,避免穿透胰腺进入胰腺后的脏器。

3. 规范皮肤消毒及铺无菌巾,并消毒超声探头或者将探头置于无菌隔离套中。再次确定穿刺点与针道,确保进针路径为一条直线。

4. 在穿刺点与针道用 10~15ml 利多卡因进行皮肤、皮下、深部组织麻醉。

5. 进针之前,用探头探测挤压穿刺点的检查者的手指来帮助显示穿刺针进入视野的位置。进针过程中注意患者保持平静呼吸后的屏气状态,针尖穿过腹膜后不停顿地进针 2.0cm 以上,以避免针尖在肝或脾表面刮划导致大出血。

6. 穿刺过程始终注意针尖与针道在监视器的视野范围内。注意探头与穿刺针的关系,两者之一方向发生微细的变化时,另者必须进行相应调整,两者保持在一个平面内是成功观察穿刺针的关键。进针后,可以小幅度地进针、退针以微调进针方向,准确穿刺病灶。

细针活检:在针尖进入目标后,拔除针芯。用 10ml 针筒连接在穿刺针鞘上,保持持续负压,进行反复抽提。但是在穿刺针进入靶目标之前,应避免负压状态,以免其他组织进入针槽污染取材。此时,应注意避免针尖脱出病灶。

Tru-cut 针活检:穿刺针抵达靶区前缘后,停止进针。将穿刺针的针芯推向靶区深部。再推进穿刺针的针鞘切割组织。取出穿刺针的针芯,将组织块投入容器内固定。

Sure-cut 针活检:超声引导下将穿刺针刺向胰腺靶区前缘。一边提拉针栓,一边继续将针鞘推向肿瘤深部,使组织块嵌入针鞘内。当针栓提拉至一定距离自锁后,将针体旋转 360° 拔出整套活检针。将组织芯推出至标本容器内。

7. 拔除穿刺针后,对穿刺点进行消毒覆盖。

8. 现场由病理科确定取材是否充分,以避免不必要的重复穿刺。

五、注 意 事 项

1. 胰腺经皮组织病理学检查是微创伤性检查,有并发症可能,术前谈话并签署知情同意书。

2. 注意器械的消毒和无菌技术。

3. 操作应轻柔,应避免暴力,活检组织也应避免过大、过深。

4. 因穿刺针路可能通过胃肠道或肝,避免应用过粗的穿刺针,以减少并发症。

5. 最佳的穿刺部位在病灶的边缘,以提高活检诊断阳性率。

6. 术后应注意观察是否发热、腹痛和便血等。

六、术 后 处 理

1. 胰腺经皮活组织病理学检查后应卧床休息,观察 4~6 小时,尤其是那些应用粗的穿刺针的患者。

2. 必要时行超声及腹部 X 线、腹部 CT 检查。

七、并 发 症

1. 急性胰腺炎　常为一过性淀粉酶升高,可自愈。

2. 出血、穿孔　常因应用过粗的穿刺针及钳取的组织过大、过深引起。

3. 感染　肠内容物外露发生败血症及胰源性败血症是较严重的并发症。

4. 腹膜炎　由肠内容物漏入腹腔引起。

5. 肿瘤针道转移或种植转移　Micame 等的一项回顾性研究表明,经皮超声引导下胰腺癌细针穿刺针道转移的发生率达 16.3%。

八、临 床 评 价

最初的研究显示胰腺 US-FNA 准确率较高,但是最近一个大宗的研究显示虽然对于胰腺癌的诊断正确率较高(阳性预测值 98%),但排除恶性的能力较低(阴性预测值 69%)。通常认为 FNA 的阴性结果要慎重对待。而囊液成分的分析可以提高诊断能力,CEA、CA19-9、葡萄糖、淀粉酶、黏蛋白,*KRAS/GNAS* 基因等可以鉴别黏液性与非黏液性肿瘤。

近年来,对自身免疫性胰腺炎(autoimmune pancreatitis,AIP)的研究日渐成为热点。AIP与胰腺癌的临床症状和影像学鉴别困难,因此应尽量获取AIP组织,以得到组织学诊断。超声引导下经腹粗针活检用于诊断AIP开展较早,但对其灵敏度的报道差别较大。有研究分析44例粗针活检标本,并确定粒细胞性上皮病变(granulocyte epithelial lesions,GEL)、每高倍视野下≥10个IgG4阳性浆细胞、每高倍视野下≥10个嗜酸性粒细胞、细胞纤维化伴炎症、淋巴细胞和浆细胞浸润以及小静脉炎等6项镜下改变,若以≥4项作为诊断标准,对AIP的灵敏度为76%,若增加≥3项且GEL阳性为诊断标准,则灵敏度可达86%。但其他研究得到的粗针活检的灵敏度仅为22%~44%,远低于相应对照组手术标本的诊断灵敏度。Bang等认为,超声引导下经腹粗针活检提供的标本量不足、AIP病灶分散是造成假阴性率较高的潜在原因。

经皮胰腺活检的关键是精确定位病变的部位。精确定位病变包括病变位置及其毗邻结构并且能够引导穿刺针安全、准确地穿刺病变部位,近年来出现的超声对比剂的使用能有效地精确定位病变,提高了穿刺的阳性率。操作者对引导方式的经验偏好,以及引导穿刺所需要的时间,都是选择穿刺引导方式的考虑因素。对于胰腺的经皮穿刺,US、CT是常用的引导方法,其均能直视病变并观察穿刺针在病变内的三维成像。US可以在不同平面进行扫描,较容易估计肿瘤的大小、深度和质地,操作者必须有相当的实时扫描经验。US引导下胰腺穿刺的弊端是,如果肠腔内有气体或皮下脂肪较厚,胰腺会显示不清,特别是对于不可切除的胰腺肿瘤,胰尾部病变超声显示尤为困难。综合诊断正确率、安全性、费用效益比,经腹超声(TUS)-FNA要优于EUS-FNA,但是EUS-FNA对于潜在可切除的胰腺肿瘤要优于前者。

(蒋　栋　金震东　王　雷　辛　磊)

参 考 文 献

[1] D'ONOFRIO M, DE ROBERTIS R, BARBI E, et al. Ultrasound-guided percutaneous fine-needle aspiration of solid pancreatic neoplasms: 10-year experience with more than 2,000 cases and a review of the literature[J]. Eur Radiol, 2016, 26(6): 1801-1807.

[2] LE GRAZIE M, CONTI BELLOCCHI M C, BERNARDONI L, et al. Diagnostic yield of endoscopic ultrasound-guided tissue acquisition of solid pancreatic lesions after inconclusive percutaneous ultrasound-guided tissue acquisition[J]. Scand J Gastroenterol, 2020, 55(9): 1108-1113.

[3] HUANG Y, SHI J, CHEN Y Y, et al. Ultrasound-guided percutaneous core needle biopsy for the diagnosis of pancreatic disease[J]. Ultrasound Med Biol, 2018, 44(6): 1145-1154.

[4] D'ONOFRIO M, BELEÙ A, DE ROBERTIS R. Ultrasound-guided percutaneous procedures in pancreatic diseases: New techniques and applications[J]. Eur Radiol Exp, 2019, 3(1): 2.

[5] TURGUT B, BAKDIK S, ÖNCÜ F, et al. Diagnostic yield of transabdominal ultrasound-guided core needle method in biopsies of pancreatic lesions[J]. Ultrasound Q, 2023, 39(2): 109-116.

[6] CAYMAZ I, AFANDIYEVA N. Diagnostic evaluation of solid pancreatic lesions: Endoscopic ultrasound-guided fine needle aspiration versus percutaneous ultrasound-guided core needle biopsy[J]. Cardiovasc Intervent Radiol, 2023, 46(11): 1596-1602.

[7] CHAI W L, KUANG X F, YU L, et al. Percutaneous ultrasound and endoscopic ultrasound-guided biopsy of solid pancreatic lesions: An analysis of 1074 lesions[J]. Hepatobiliary Pancreat Dis Int, 2023, 22(3): 302-309.

[8] ZAMBONI G A, D'ONOFRIO M, PRINCIPE F, et al. Focal pancreatic lesions: Accuracy and complications of US-guided fine-needle aspiration cytology[J]. Abdom Imaging, 2010, 35(3): 362-366.

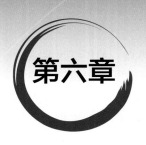

第六章

超声内镜引导下胰腺微创病理取材

一、概 述

超声内镜检查术（endoscopic ultrasonography，EUS）及其细针穿刺抽吸术（fine-needle aspiration，FNA）是近20年内镜领域的最大进展之一。1992年，Vilmann等首先将超声内镜引导细针穿刺抽吸术（endoscopic ultrasound-guided fine needle aspiration，EUS-FNA）用于胰腺囊性病灶及胰腺癌的病理诊断；此后，EUS-FNA开始作为一种诊断胰腺疾病的新技术应用于临床。EUS-FNA可同时做胰腺肿块的图像和组织学诊断，解决了EUS下通过单一图像来诊断疾病的局限性。一般而言，EUS-FNA特异度可达100%，但其灵敏度根据疾病性质稍有不同。例如，在纵隔肿瘤、纵隔淋巴结以及腹腔干淋巴结转移癌方面，EUS-FNA灵敏度可达80%~90%；在胰腺新生物方面，EUS-FNA的灵敏度和特异度分别为90%、100%。伴随FNA技术的发展，EUS对胰腺肿瘤及其淋巴结和肝转移的组织学诊断能力明显提高，EUS的疾病诊断范围也不断扩大。与传统的经皮超声引导下穿刺术相比，EUS-FNA有一定的优势。其优势主要表现在三个方面：首先，超声内镜排除了腹壁脂肪、肠腔气体等因素对图像质量的影响，采用较高的超声频率以最近的距离对胰腺组织进行扫描，从而使其对胰腺疾病的显示效果明显优于体表超声；其次，超声内镜引导下穿刺进针距离短，明显降低了并发症的发生率，从而使得医师的操作更加稳定和可靠；最后，EUS-FNA对较小的胰腺病变的检出更灵敏，甚至可以对小于5mm的微小病灶进行EUS-FNA（图6-1）。

二、EUS-FNA适应证及禁忌证

目前认为EUS-FNA的基本条件应为：超声内镜能直视病灶，实时、清晰地监测穿刺针道；同时，受检区无血管。

（一）适应证

1. 胰腺癌及其术前分级。

2. 胰腺炎性肿块。

3. 神经内分泌肿瘤。

4. 胰腺囊性病变。

5. 怀疑慢性胰腺炎。

6. 胰腺及胰腺周围大部分区域如胆总管下段和肾上腺。

7. 微量腹水的性质。

8. 腹膜后淋巴结活检。

（二）绝对禁忌证

1. 患者无法配合。

2. 已知或怀疑内脏器官穿孔。

3. 急性憩室炎。

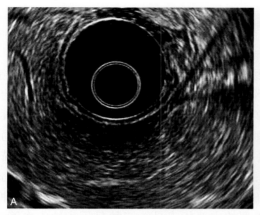
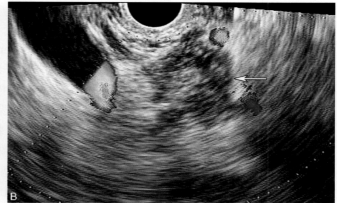
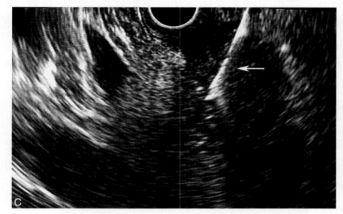
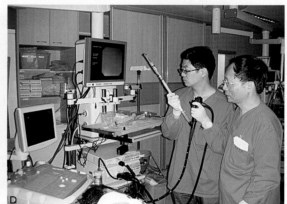

图 6-1 超声内镜引导下胰腺病灶穿刺

A. 正常胰腺超声内镜图;B. 胰腺实性占位,箭头示病灶区域;C. EUS 引导下病灶穿刺,箭头示穿刺针;D. 操作者在进行穿刺。

(三)相对禁忌证

1. 术者缺乏经验。

2. 食管重度狭窄。

3. 心肺功能不全。

三、术 前 准 备

1. 术前应常规完善凝血相关功能(出血时间、凝血时间和血小板)、心电图等检查;评估全身状态及心肺功能。女性受检者,应了解月经情况。有黄疸者,术前 3 天应每天肌内注射维生素 K_1。

2. 术前注射地西泮(安定)及阿托品,有条件者可行静脉麻醉,从而使得操作更易进行。

3. 术前禁食 4~6 小时。

4. 择期停用相关抗血小板、抗凝的药物,如氯吡格雷、华法林等;谨慎使用低分子量肝素以及非甾体抗炎药等药物。

5. 仔细了解穿刺部位相关的多种影像资料,以明确被穿刺部位及其毗邻脏器的情况,重点了解穿刺部位和主要血管的毗邻情况。

6. 评估和计算穿刺病灶和消化道内黏膜层的距离,以及病灶的最大冠状切面直径。

7. 穿刺路径选择(进针以路径最短及能避开血管为标准)

(1)胰头部病变常选十二指肠降段或球部进针,部分病变大者可选胃窦部进针。

(2)胰腺体尾部肿瘤常选胃体或胃体底交界处进针。

(3)淋巴结及肝左叶转移病变常选食管贲门交界处进针。

四、器 械 装 置

（一）彩色多普勒超声内镜（endoscopic color Doppler ultrasonography，ECDUS）

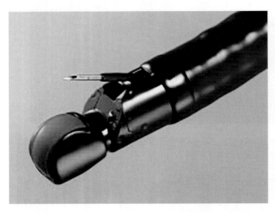

图6-2　电子彩色多普勒穿刺超声内镜

新型 ECDUS 已与穿刺超声内镜融为一体，机型为电子线阵和凸阵扫描式彩色多普勒穿刺超声内镜，可变频率3挡，分别为5MHz、7.5MHz、12MHz，并附有抬钳器以便准确穿刺。早期用凸阵扫描式 EUS 引导开展 FNA，存在观察穿刺针道困难和不具备彩色多普勒功能的局限性，进而导致并发症相对较多。目前穿刺以线阵扫描式 EUS（纵轴型，图6-2）为主，部分探头采取中央穿刺槽式，该机型的 EUS 适合消化管内黏膜下及毗邻脏器的多种活检方式。该机型的主要优点是能清楚显示病灶内血管、消化管壁与病灶间血管，可提高穿刺准确率，减少穿刺的并发症，主要用于胰腺占位性病变的诊断、鉴别诊断、穿刺活检和治疗。目前在国内使用较多的超声内镜包括 Olympus GF-UCT2000，GF-UC240P-AL5、AL10；Pentax EG3630U、EG3830UT 和 Fujinon EU250S 等。

（二）穿刺针

穿刺针的基本组成有针芯、针鞘和手柄3个部分（图6-3）。穿刺针前端部表面通常制成粗糙面，以便在超声图像上能清楚显示针尖和整个穿刺针。穿刺针类型不同，其可穿刺的深度也有区别，常用穿刺针的穿刺深度可达65mm。目前有多种型号、多个类型的穿刺针可供临床选择，均为一次性设计。

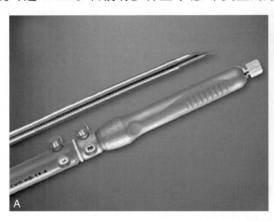 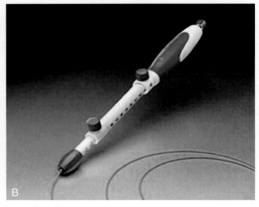

图6-3　穿刺针的基本组成

A. Wilson-Cook 穿刺针；B. Boston Scientific 穿刺针。

1. Wilson-Cook 超声内镜穿刺针　有多种型号可供选用，常规超高清超声内镜穿刺针 EchoTip FNA 穿刺针有 19G、22G、25G 型号，该针针长 4~8cm；配有负压吸引的特殊针筒，操作简单，性能稳定。19G 针适用于胰腺囊肿/假性胰腺囊肿的穿刺抽吸，可通过专用微活检钳进行取样，可通过激光共聚焦探头、SpyGlass、0.035in（1in=2.54cm）导丝导入各种治疗器械。对于拟获组织条行病理诊断的病灶，可选择切割型带侧孔的 ProCore 穿刺针（图6-4），有 19G、22G 和 25G（逆行侧孔）以及 20G（针芯可以自行成圈，避免污染；顺向侧孔）型号。尚有专门用于腹腔神经丛注射的穿刺针（图6-5）及门静脉测压穿刺针（图6-6）。临床根据不同的需求，进行个体化选择。

2. Boston Scientific 超声内镜穿刺针　有 FNA 及细针穿刺活检（fine-needle biopsy，FNB）穿刺针，也有多种型号可供选用，如 19G、22G、25G。新型的 Franseen Acquire FNB 穿刺针为三叉式针尖，可由3个面进行组织切割，使组织条完整不破损，获得较多高质量的组织以满足临床病理诊断需要（图6-7）。

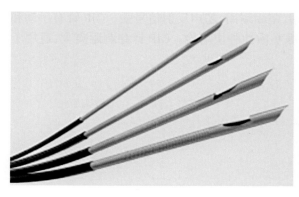

图 6-4　Wilson-Cook ProCore FNB 组织
切割活检针(25G、22G、20G、19G)

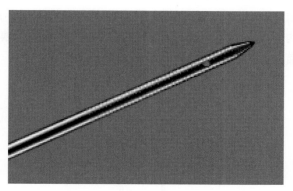

图 6-5　Wilson-Cook 腹腔神经丛注射针

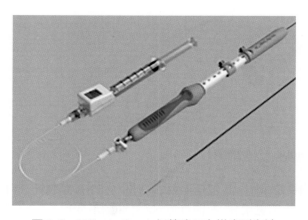

图 6-6　Wilson-Cook 门静脉压力梯度测定针

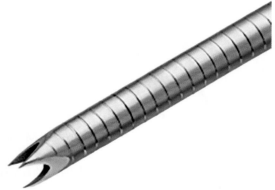

图 6-7　Boston Scientific Franseen
Acquire FNB 穿刺针

3. Olympus 超声内镜穿刺针　Olympus 具有不同型号的穿刺针: 19G、22G、25G, 带及不带凹槽(图 6-8)。最新的 EZ Shot 3 Plus 穿刺针线圈鞘管使用两种不同材料连接, 远端为柔性材料, 确保柔韧性, 近端为刚性材料, 确保力的传导及推送性, 对于胰头部等穿刺困难部位, 也可以顺畅到达; 穿刺针采用镍钛合金制成, 不易变形, 具备耐久性。

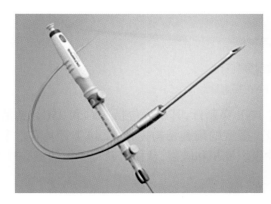

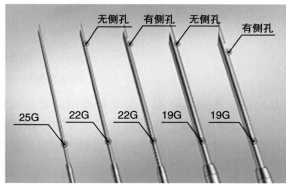

图 6-8　Olympus 穿刺针

4. **Medi-Globe GIP 针**　为最早设计的 EUS 穿刺针。其直径为 22G 和 19G,针长 10~12cm,该针系全金属装置,针与外鞘分体设计,外鞘与手柄可重复使用,坚固耐用,超声反射信号强。GIP 针有手动和半自动两种类型,半自动型具有弹射装置,特别适用于胰腺实质性肿块活检。GIP 针穿刺距离大,适用于线阵扫描式和环形扫描式穿刺超声内镜(图 6-9)。

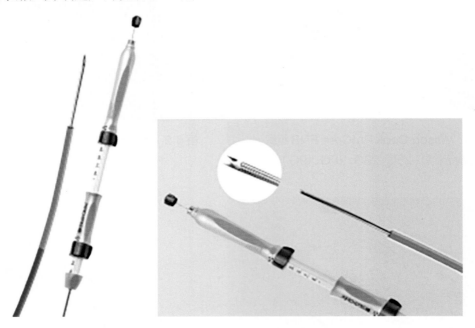

图 6-9　Medi-Globe FNA 穿刺针

5. **南京微创超声内镜穿刺针**　为国产的超声内镜穿刺针,其包括 FNA 穿刺针及 FNB 穿刺针,针长约8cm。有几种不同材料的针可供选择:①镍钛合金针,针芯更柔软,弯曲性好,反复穿刺不变形,适合对胰头部、钩突部穿刺取样或需要反复穿刺时选用;②钴铬合金针,针芯坚固,硬度高,穿透性强,适合对胰体及胰尾部分穿刺取样时选用。可根据不同部位、不同病灶,个体化选择不同型号、不同材料的穿刺针(图 6-10)。

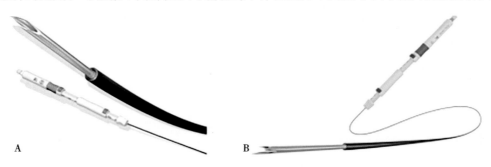

图 6-10　南京微创穿刺针
A. FNA 穿刺针;B. FNB 穿刺针。

6. **Medtronic SharkCore 针**　是一种新型的鲨鱼嘴样 FNB 穿刺针,其型号包括 22G 和 25G。此活检穿刺针具有三大特点:①该类针能够在采集样本中保持最大限度的细胞结构完整;②该类针具有六个切割面,可使样本采集最大化;③该类针可以最大限度地减少组织堆积和破裂,从而可获得更佳的核心样本。

五、患 者 准 备

经充分的术前准备,如患者各项指标符合要求,即可进行穿刺。穿刺当日禁食禁饮 6 小时,穿刺时患者取左侧卧位,然后根据病灶部位与穿刺进针方向调整患者体位,如选用俯卧位或仰卧位。穿刺前,经静脉注入镇静剂。EUS-FNA 多在镇静麻醉下进行。

六、操 作 步 骤

（一）一般操作方法（以 GIP Hancke/Villmann 针为例）

1. 首先对患者行 EUS 显示病变,并选择合适的穿刺位置,应用彩色多普勒功能扫描明确穿刺区域内的血管位置,以避免误伤血管。

2. 测量病灶大小,计算出最大可穿刺深度及最小应穿刺深度,选择合适的穿刺针。

3. 将穿刺针缩回外鞘并固定,将针连同外鞘插入超声内镜钳道,穿刺针手柄固定于内镜工作嵌道外口。解除手柄上的锁,推进穿刺针约 1cm,直至在声像图上见到抵住消化道壁的针尖。在声像图上针尖显示为线状强回声,并可有金属产生的"彗星尾"。

4. 将针芯后退几毫米,使针尖锐利,在超声的指引下将穿刺针刺入目标,当经过的组织较硬时,要适当将穿刺针做提插运动。

5. 当针尖进入目标内,将针芯插回原来的位置,将针道内混入的不需要的组织排除,然后彻底拔出针芯,连接负压注射器,抽 10ml 负压。在超声内镜监视下,保持针尖在病灶中,来回提插数次。

6. 缓慢释放负压,向消化道内注入少量气体,以减少穿刺部位的液体,然后快速收回针尖,并拔针。

7. 针尖对准液基细胞学保存液,针芯缓慢插入针道,将吸取物注于液基细胞学保存液中(图 6-11A),将其中有形组织取出,用甲醛溶液固定(图 6-11B),蜡块切片后进行组织学检查。将液基细胞学保存液中不成形的抽取物,送液基薄层制片,进行下一步的细胞学检查。根据取材量,决定是否重复上面的操作,一般重复 2~3 次操作。如有条件,最好现场有细胞学专家(cytologist on site,COS),帮助判断吸取物质量和数量。

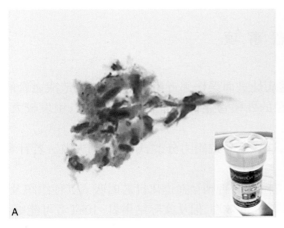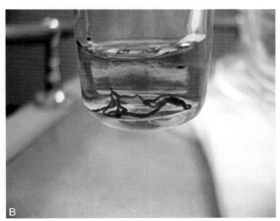

图 6-11　穿刺物的保存

A. 将抽取物置入液基细胞学保存液中,经薄层制片,得到更为理想的细胞学涂片,将大大提高细胞学诊断率;B. 细针穿刺抽取的条形组织。

（二）应用超声内镜引导下切割针活检（Tru-cut needle biopsy，TNB）

应用超声内镜引导下切割针活检的操作方法,以 Wilson-Cook 的 EUSN-19-QC 为例。

1. 同 EUS-FNA,选择合适的穿刺部位。

2. 将穿刺针手柄固定于内镜工作嵌道外口。拉出弹射鞘至弹射挡位,在超声的指引下将穿刺针刺入目标。

3. 观察当针尖进入目标内,向前推进弹射鞘,使针尖在目标组织内推进至弹射装置阻力处,使切割针槽位于目标组织内,再加力推送弹射鞘,弹射针瞬间释放,能感到明显的振动感。快速拔针。

4. 再次拔出弹射鞘至弹射挡位,再向前推至切割针槽完全暴露,用小纸片将针槽中的组织取出(图 6-12),固定,送病理学检查,根据取材量,一般应重复 3~5 次操作。

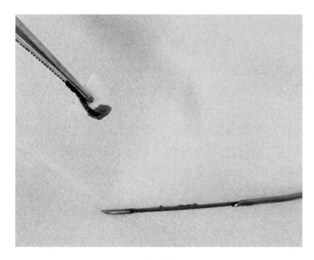

图6-12　经切割针割取的小块组织

七、术后处理

1. 卧床休息,密切观察生命和腹部体征,早期发现出血和穿孔征象。
2. 穿刺术后应禁食8~24小时,同时输液及补充能量。
3. 静脉或肌内注射止血药物,输入止酸药物。
4. 对于胰腺囊性病灶,术中及术后预防性使用抗生素。
5. 年老者注意排痰,预防吸入性肺炎。

八、注意事项

1. 针具应保持干燥,以免细胞在其中溶解。
2. 针芯的穿刺长度一定要切实固定,否则会穿透病灶进而误伤邻近组织,尤其可能造成血管的误伤。外鞘可调长度的针,注意旋紧固定钮,否则会将粗外径的外鞘管连针一同插入穿刺部位,引发较大并发症的可能。
3. 不要过分用抬钳器将穿刺针抬起后穿入组织,这样会导致用力分散,从而穿刺失败。若针弯曲,可适当捋直后再用。
4. 负压吸引用10ml压力最合适,释放负压步骤不能省却,否则会在退出针芯时吸入其他组织及引起组织破碎。也有用20ml及50ml空针做负压吸引,认为有较高的效率,但从实际结果看,10ml者可能更合理。
5. 穿刺时通常不用水囊,如果要用,水囊不应充水过满,否则会刺破水囊,使后续观察发生困难。
6. 穿刺部位局部出血,用镜身压迫可对少量出血加以止血。

九、临床应用评价

EUS具有超声探头频率高和对病灶分辨力高的优点,同时探头能紧贴十二指肠壁和胃壁对胰腺各部分进行近距离(1cm)扫描,且在水囊+脱气水浸没的方法下能在探头与消化管壁之间形成良好的声场,因此,EUS是目前临床使用的各种影像技术中对胰腺显示最好的方法之一。

1. 取材和穿刺次数　一般而言,FNA穿刺次数与肿瘤的组织分化程度有关。胰腺肿瘤因含大量纤维或坏死组织,胰腺实质细胞较少,穿刺取材不易。胰腺肿瘤中,腺癌需要的穿刺次数最多,通常需3~5次(范围在1~19次)。有人对95例胰腺肿块FNA做前瞻性研究以预测其穿刺次数,平均穿刺次数为3.44次(范围在1~10次)。分化较好的肿瘤,经5.5次穿刺可获适量诊断标本,与中度分化者平均穿刺2.7次和分化差者穿刺2.3次相比,存在显著差异($P<0.001$)。对207例胰腺FNA进行分析,200例标本量适

当,其中 116 例标本诊断为恶性病变,17 例出现假阴性结果,灵敏度为 85%。综合文献报道,胰腺的 EUS-FNA 取材不合格率仍较高,可达 4%~19%。因此,有人推荐,病理专家不在现场的情况下,胰腺肿块穿刺以 5~6 次为宜。即便如此,EUS-FNA 仍有 10%~15% 的错误率,不适量取样发生率为 6%,直接影响到胰腺 FNA 诊断的准确率。与病理专家现场指导相比,该法需要较多的操作时间,增加穿刺次数也意味着风险的增加。2017 年欧洲胃肠内镜学会(ESGE)发布的技术指南表明,有或没有现场细胞学评估均推荐行 EUS 引导下穿刺取样。当无法进行现场细胞学评估时,ESGE 建议使用 FNA 针进行 3~4 次穿刺,或使用 FNB 针进行 2~3 次穿刺。另外,也有日本研究者比较了超声内镜引导细针穿刺活检术(endoscopic ultrasound-guided fine needle biopsy, EUS-FNB)的 3 次穿刺和 12 次穿刺取材的结果。该研究中,研究者使用 22G Franseen 针对 110 例患者共行 220 次穿刺。结果表明,3 次穿刺组的诊断灵敏度(本研究的主要终点)不劣于 12 次穿刺组(88.6% vs. 89.5%)。此外,本研究的结果也表明,3 次穿刺组血液污染少,有利于标本处理,减轻病理医师的负担。另外也有一项关于穿刺次数的研究,该研究将穿刺次数随机分配为 5 次穿刺组和 15 次穿刺组。但在这项研究中,15 次穿刺组和 5 次穿刺组的组织学阳性率分别为 83.5%(71/85)和 77.7%(66/85),两者差异无统计学意义。然而,15 次穿刺组在获得的组织体积方面明显优于 5 次穿刺组。故该研究得出结论,15 次穿刺和 5 次穿刺的组织学诊断性能无差异,然而在获得更多核心组织的可能性方面,15 次穿刺优于 5 次穿刺。综上所述,随着 FNB 针的出现,通过更少的来回运动进行诊断的可能性很大,但可能需要进一步的研究来确定最佳的驱动次数。

2. 穿刺和抽吸压力　穿刺手部用力变化较大,从仅使用拇指和食指做细微的针柄活动,到整个手抓住针柄肩肘同时用力地运动。合理的进针用力程度由三种因素决定,包括胃肠道壁的硬度(壁因素)、病变大小和硬度(病变指标)、周边血管分布(血管指标)。穿刺针的选择也颇有争议。截至目前,关于标准 FNA 和芯针的比较有很多报道。虽然这些研究的研究方案存在一定差异,但基本都报道了 EUS 取材使用标准 FNA 和粗芯针对胰腺占位性病灶的诊断准确率相当,但在总体组织学标本质量方面,粗芯针更优。迄今已开展了数项比较穿刺针在胰腺占位性病灶诊断中的随机研究。Karasenti 等开展了一项多中心、随机、交叉试验,比较 EUS-FNB 中 20G ProCore 针与 22G Franseen 针。22G Franseen 针每针穿刺组织活检的平均累积长度为 11.4mm,显著高于 20G ProCore 针的 5.4mm,且 Franseen 针组的诊断准确率也更好。Crino 等进行了一项纳入 129 例患者的随机对照研究,比较 22G 或 25G SharkCore 针和 ProCore 针的组织学检出情况。在该研究中,两种穿刺针的安全性和诊断准确率相当。然而,SharkCore 针提供了更高的高质量组织学样本率,并且需要更少的穿刺针来完成诊断。Bang 等对 129 例胰腺肿块患者进行了一项随机试验,随机分组采用 EZ Shot 针、Franseen 针、SharkCore 针,主要终点是核心组织的采集率。结果表明,SharkCore 针和 Franseen 针的细胞密度高于 EZ Shot 针。Bang 等还在 50 例胰腺实性病变(SPLs)患者中开展了一项随机试验,对每个病例均使用 22G Franseen 或 22G SharkCore 针。主要终点是组织面积的比较,结果发现两种针组织总面积(6.1mm^2 vs. 8.2mm^2)和阳性诊断率(94% vs. 98%)差异均无统计学意义。

空针抽吸的负压也是影响恰当取材的重要因素。对于大多数病变,5~10ml 空针负压抽吸压力最为适合。有人应用各种型号的空针、以持续或间断压力对人体淋巴结进行抽吸穿刺实验。结果显示,持续非间断的抽吸压力、较小的空针负压抽吸(5~10ml),可获得较佳的细胞组织标本,较大的空针负压抽吸(20~30ml)并不增加标本获取量。穿刺进入组织后,如首次抽出组织条中包含大量血液,其后应注意减少抽吸压力(2~3ml)或完全不用负压抽吸直接穿刺。有时,血管病变用太大的负压进行抽吸可能抽出过多的红细胞,不恰当的标本不利于病理判断。有学者以 Cook-Wilson 针、GIP 针穿刺新鲜猪肉,分别用 2ml、5ml、10ml、20ml 和 50ml 空针负压抽吸,以穿刺出的组织细条长度评判穿刺效果。结果显示,10ml 空针负压抽吸获取标本长度最长;用 50ml 空针负压抽吸则容易将组织吸碎,并不增加标本获取率;穿刺长度也与组织的致密度有关,密度越高,越容易穿刺出组织。然而,也有研究表明在通过 EUS-FNA 进行组织收集时,负压为 50ml 优于负压为 10ml。

另外,也有研究报道可以采用湿抽吸法获取标本。湿抽吸法包括用生理盐水溶液预清洗针头,用液体替换空气柱,并施加负压。理论上,由于注射器施加的负压更好地传递到针尖,与传统的抽吸方法相比,该方法提高了细胞计数和样品质量。获取标本也有一种名叫慢拉法的方法被提出,该方法即针筒在病灶内移动,以产生最小的负压,针筒缓慢而逐渐地被取出(不使用注射器)。最近一项在 25G ProCore 针应用中比较标准空针抽吸法、慢拉法和湿抽吸法在 EUS-FNA 活检成功率上的表现的研究提出,对于 25G ProCore 针,标准空针抽吸法和湿抽吸法比慢拉法更好,因为它们可以提供更高的标本充分性,而不会增加血液污染量。

3. EUS-FNA 的诊断价值　应用 EUS-FNA 诊断胰腺疾病首先由 Vilmann 等报道。随后 Chang 等报道,对 12 例胰腺肿瘤患者进行 EUS-FNA 穿刺,10 例获得了充足的组织。Wilersema 等报道,在 14 例行胰腺 EUS-FNA 的患者中,有 11 例为恶性病变,EUS-FNA 的灵敏度为 82%。Giovanini 等报道,对 43 例胰腺肿瘤患者行 EUS-FNA,其中 27 例为胰腺癌,4 例为胰腺内分泌肿瘤,5 例为胰腺囊腺瘤。该研究结果显示,EUS-FNA 总体灵敏度、特异度和准确率分别为 77%、100% 和 79%。这一检出率与报道的 CT 引导下穿刺检出率是相似的,前提是病变都能被这两种方法发现和取材。目前尚无在此种前提下的 CT 引导下活检和 EUS-FNA 的随机对照研究。在 Qian 和 Hecht 的一篇回顾性研究中指出,对于胰腺恶性病变,CT 引导下穿刺的灵敏度为 71%,而 EUS-FNA 的灵敏度为 42%。但是这样低的检出率一部分是因为 EUS-FNA 用来诊断了 75% 的小的实性病变和 82% 的小的囊性病变,并没有进行随机对照。

美国杜克大学医学院的一项研究中,84 例怀疑胰腺实性占位性病变的患者随机接受 CT/ 超声引导下 FNA(n=43)或 EUS-FNA(n=41),结果表明前者对恶性肿瘤的灵敏度为 62%,后者为 84%,但由于样本量不足,两者差异无统计学意义。

在大量探讨 EUS-FNA 对胰腺肿物诊断的研究中,EUS-FNA 的细胞学恶性诊断率为 80%~94%,其中 25%~50% 病变未被 CT 发现或不能在 CT 引导下取样。Harewood 等证明,EUS-FNA 对 5 例 CT 引导下活检阴性的胰腺肿物患者的活检准确率为 84%。实际上,其他活检技术失败是应用 EUS-FNA 的一个普遍适应证。这些研究都能证明,EUS-FNA 在 80%~95% 病例中均可以得到明确的细胞学诊断。

在其他检查方法可发现病变,也可对病变取材时,EUS-FNA 的优势也非常明显。在 EUS 发现病变的同时即可连续地行 EUS-FNA,而其他诊断方法中检查到病变和取材是分开的独立步骤。另外,Erickson 和 Garza 等认为,如果一位胰腺癌患者在进行 ERCP 前使用 EUS-FNA,就能节省大量资金。

然而,EUS-FNA 也有一些劣势,如获取组织条较小,其行组织学结构检查以及后续行免疫荧光和分子组化分析的能力也相对受限。随着肿瘤的精准化及个性化医疗的需求不断增加,在诊断时需要获取足够的组织标本进行明确的肿瘤分期、基因测序及分析,以指导使用针对特殊变异型肿瘤的抗癌疗法。然而 EUS-FNA 却难以满足这些精确诊断的标本要求。

为了弥补上述不足,EUS-FNB 被引入临床应用,由于 EUS-FNB 获取核心组织块所需的穿刺次数更少,损伤和出血风险的顾虑也可相对被抵消。目前相关研究已经证明,EUS-FNB 比 EUS-FNA 诊断效力更高。最近,一项荟萃分析探讨了新一代 FNB 针,即 SharkCore 针和 Acquire 针的诊断性能。结果发现,这两种针对胰腺实性病变的诊断准确率为 96% 左右,两种针之间无显著差异(分别为 97% 和 95%)。Renelus 等对 2012—2019 年发表的随机对照试验进行荟萃分析发现,与 FNA 相比,FNB 的诊断准确率显著升高(分别为 81% 和 87%)。此外,FNA 针和 FNB 针的不良事件发生率无显著差异(分别为 1.8% 和 2.3%)。有文献报道,EUS-FNB 对 <20mm 的胰腺癌病灶(中位数为 16.5mm)的诊断准确率较高(85.3%),但是 EUS-FNA/B 对直径 <10mm 的胰腺导管腺癌(pancreatic ductal adenocarcinoma,PDAC)的诊断价值较低。最近一项多中心研究表明,在 271 例 ≤10mm 的胰腺肿瘤患者中,有 86 例接受 EUS-FNA/B 诊断为 PDAC。EUS-FNA/B 对 PDAC ≤10mm 的技术成功率、灵敏度、特异度和准确率分别为 80.8%、82.3%、94.9% 和 91.3%。在 35 例出现 EUS-FNA/B 技术失败或假阴性结果的 PDAC 患者中,26 例(74.3%)使用补救性胰液细胞学检查后被正确诊断。该研究表明,EUS-FNA/B 对 PDAC ≤10mm 的真实成功率和灵敏度相对较低。当 EUS-FNA/B 对 ≤10mm 且强烈怀疑为 PDAC 的胰腺病变不成功或结果为阴性时,建议使用补救性胰液细胞学检查。

EUS-FNB 实现了对小病变的靶向和采样,但显微评估的创新技术仍然缺乏。离体荧光共聚焦显微镜(fluorescence confocal microscopy,FCM)是一种新的数字化工具,可用于对新鲜的未固定生物标本进行实时显微评估,避免了传统的组织学载玻片制备,非常适用于 EUS-FNB 标本。FCM 数字诊断在减少时间和保持样品不变等方面具有优势,可以有效地改进传统的 EUS-FNB 诊断,对完善胰腺肿瘤的现代诊断工作流程具有重要意义。

EUS-FNA 早已被用于胰腺囊性肿瘤的诊断,在这方面,近年来有一些新技术被提出,并有一些研究评估了这些技术的诊断效力。

超声内镜引导经穿刺针活检钳活检术(endoscopic ultrasound-guided through-the-needle biopsy, EUS-TTNB)是将一种微小的活检钳通过穿刺针送入胰腺囊性肿瘤囊内,直接对囊壁或囊内的分隔、实性成分等进行活检,从而获取足够的标本行组织学检查,达到对胰腺囊性肿瘤的精确诊断。最新的一项相关荟萃分析根据现有高质量文献,评估了 EUS-TTNB 在诊断胰腺囊性肿瘤中的效用。该荟萃分析认为,EUS-TTNB 对胰腺囊性肿瘤的肿瘤性和非肿瘤性的准确分类具有良好的灵敏度和极好的特异度,将 EUS-TTNB 加入 EUS-FNA 可提高 EUS 诊断胰腺囊性肿瘤的准确率。然而,它可能显著增加术后胰腺炎的风险。

超声内镜引导经针基激光共聚焦显微内镜检查术(endoscopic ultrasound-guided needle-based confocal laser endomicroscopy, EUS-nCLE)是另一种新兴技术,可以通过荧光对比实现在体组织学图像,在微观水平实时显示组织,进而找到可疑恶性度最高及最需要活检的位置。目前多项研究表明,该技术对胰腺导管内乳头状黏液瘤(intraductal papillary mucinous neoplasm, IPMN)和囊性病变的诊断意义较大。上海长海医院消化内科的研究者通过荟萃分析,在多种 EUS 微创病理取材技术对于胰腺囊性肿瘤的诊断效力方面进行了探究。该研究表明,相比于 EUS-FNA,EUS-TTNB 和 EUS-nCLE 是诊断胰腺囊性肿瘤的较好选择。

在 EUS-FNA 对自身免疫性胰腺炎(autoimmune pancreatitis, AIP)的诊断中,有观点认为 FNA 标本不能保持完整组织结构,因而根据 FNA 结果诊断 AIP 较为困难。而 Tru-cut 穿刺活检针的安全性好,可提供足量标本供组织学诊断,多可提供 AIP 诊断所需的组织学标本,其缺点在于经十二指肠降段对胰腺头部穿刺的效果不理想。Mizuno 等的研究中,6 例患者的影像学和血清学检查不支持 AIP 诊断,但之后 EUS-TTNB 提供的组织学诊断证实 3 例患者为 AIP,而 EUS-FNA 未能得到阳性诊断。但日本东北大学医学部的研究人员最近发表的研究结果支持 22 号针行 EUS-FNA 对 AIP 的诊断价值。研究回顾性分析 25 例 AIP 患者的 EUS-FNA 结果。在 25 例 AIP 患者中,20 例(80%)使用 22 号针进行 EUS-FNA 能够提供 10 倍以上的高倍视野,样本量足够组织学诊断。IgG4 阳性浆细胞平均计数为 13.7 个/高倍视野。10 例(40%)患者的样本可见闭塞性静脉炎表现。根据 AIP 国际共识诊断标准,14 例患者的组织学表现可评为 1 级(3 或 4 项阳性),6 例可评为 2 级(2 项阳性),因此这 20 例患者可根据共识诊断为淋巴浆细胞硬化性胰腺炎(1 型 AIP)。此外,尚有 1 例患者表现为中性粒细胞上皮浸润,诊断为 2 型 AIP。韩国天主教大学医学院内科的一项研究表明,AIP 1 级或 2 级组织学标准的合并诊断率 FNA 为 55.8%,FNB 为 87.2%。FNA 和 FNB 的总组织学获取率分别为 91.3% 和 87.0%。两组间不良事件具有显著差异。该研究表明,尽管组织学组织获取率相似,但 FNB 针对 AIP 的诊断率可能高于 FNA 针。

EUS-FNA 获得标本还可以用于特定基因检测,进一步提供诊断依据。KRAS 基因突变与胰腺癌的发生、发展密切相关,在手术切除的胰腺癌组织中突变率可达 95%。上海长海医院消化内科的研究者报道,在 EUS-FNA 标本进行 KRAS 基因检测,评估 KRAS 基因对胰腺癌的诊断价值。该研究纳入 82 例胰腺占位患者,包括 54 例胰腺导管腺癌和 28 例良性胰腺占位。使用 19 号或 22 号穿刺针取活检,对标本进行组织学和细胞学诊断,并采用肽核酸介导的 PCR(peptide nucleic acids mediated PCR, PNA-PCR)和 DNA 测序检测 KRAS 基因的第 12 和 13 密码子突变。研究表明,在 54 例胰腺癌患者中,48 例(88.9%,95%CI:80.5%~97.2%)发生 KRAS 突变,而仅有 33 例(61.1%,95%CI:48.1%~74.1%)得到明确组织学/细胞学诊断。在组织学/细胞学没有明确发现恶性病灶的 49 例患者中,有 10 例胰腺癌患者的 CA19-9 水平 <37U/L,其中 6 例 KRAS 为突变型。KRAS 突变检测的灵敏度为 76.2%,联合 KRAS 突变检测和血清 CA19-9 的灵敏度为 81%,显著高于血清 CA19-9(52.4%)。在 28 例良性占位中,9 例表现为 KRAS 突变(3 例为慢性胰腺炎,2 例为黏液性囊腺瘤,2 例为 IPMN,2 例为自身免疫性胰腺炎)。研究人员认为,KRAS 基因突变是对胰腺癌组织学/细胞学诊断的有效补充,对不能通过组织学/细胞学明确诊断的患者,其诊断价值优

于血清 CA19-9。意大利罗马天主教大学的 Larghi 等报道使用 19 号穿刺针进行超声内镜引导下穿刺获取组织学标本,用于评价非功能性胰腺内分泌肿瘤(non-functioning pancreatic endocrine tumors, NF-PETs)中 Ki-67 表达的临床研究。该研究纳入影像学怀疑 NF-PETs 的患者 30 例,病灶平均大小为(16.9 ± 6.1)mm。所有 EUS-FNA 操作均成功进行。每例患者平均进针(2.7 ± 0.5)次。28 例(93.3%)患者获取足够样本供组织学诊断,其中 26 例(92.9%)可行 Ki-67 测定,12 例接受手术切除,10 例(83.3%)术前和术后 Ki-67 增殖指数一致,1 例由术前的 G1 上调至 G2,另 1 例则由 G2 下调至 G1。研究结果提示,这一技术对 NF-PETs 术前评估具有较高价值。

目前随着精准诊疗和测序技术的发展,综合基因分子谱分析替代了单个基因的检测,越来越成为诊断和预后判断的新依据。虽然超声内镜引导下的组织采集是一种已确立的诊断方法,但综合基因分子谱分析的操作结局却不尽相同。有研究者在该领域进行了一项随机对照研究,发现使用 22G Franseen 针进行两次专门的穿刺,采用扇形和针形回缩的操作,可以获得最佳的样本,从 95% 胰腺癌患者的这些样本中提取出了足够的 RNA 和 DNA 用于综合基因分子谱测序。

EUS-FNA 在胰腺实性占位诊断上的应用日益广泛,常用穿刺针规格包括 22G 与 25G。美国俄克拉荷马大学健康科学中心的研究者对 22G 和 25G 穿刺针的诊断准确率进行了荟萃分析。该研究共纳入受试者 1 292 例,其中 22G 穿刺针组 799 例,25G 穿刺针组 565 例(72 例接受了两种细针穿刺)。22G 穿刺针的汇总灵敏度、特异度分别为 0.85(95%CI:0.82~0.88)、1(95%CI:0.98~1),25G 穿刺针的汇总灵敏度、特异度分别为 0.93(95%CI:0.91~0.96)、0.97(95%CI:0.93~0.99);22G 穿刺针的汇总阳性似然比、阴性似然比分别为 15.64(95%CI:4.03~60.63)、0.16(95%CI:0.14~0.19),25G 穿刺针的汇总阳性似然比、阴性似然比分别为 17.05(95%CI:8.35~34.86)、0.09(95%CI:0.06~0.13)。双变量广义线性随机效应模型分析显示,25G 穿刺针比 22G 穿刺针具有更高的灵敏度(P=0.000 3)和相当的特异度(P=0.97)。22G、25G 穿刺针的 ROC 曲线下面积分别为 0.97、0.98,同样表明了 25G 穿刺针较高的诊断准确率。韩国首尔蔚山大学医学院峨山医学中心的研究者比较了 25G 和 22G Franseen 针在 EUS 引导下胰腺和胰腺周围实体肿块取样的性能。该研究招募了 140 例患者入组,按 1∶1 比例随机分为 25G 组和 22G 组。所有患者的 EUS-FNB 组织采集均成功。25G 针的最佳组织芯获取率为 87.1%(61/70),22G 针为 97.1%(68/70)。22G 组获得高质量标本的比例高于 25G 组,两者差异具有统计学意义。总体诊断准确率在两组之间没有差异(25G 组 97.4%,22G 组 100%)。该研究结果表明,25G Fransee 针在组织学取芯方面不如 22G 针。因此,该研究得出结论,对于组织结构对诊断至关重要的病例应使用 22G 针,因为其比 25G 针获得的标本质量相对更高。当取样的主要目的是获取核心组织标本时,2017 年欧洲胃肠内镜学会(ESGE)发布的技术指南建议使用 19G FNA、FNB 针或 22G FNB 针。

目前临床中诊断胰腺囊性肿瘤主要通过联合影像技术、EUS 以及囊液分析,但诊断准确率仍未能令人满意。近年来有报道胰腺囊液 DNA 突变分析鉴别良恶性的临床应用价值。这一研究共纳入 158 例患者,均接受 EUS-FNA 以及囊液 DNA 分析,结果表明,63% 细胞学分析报告结果为"无法诊断(non-diagnostic)",无法进行进一步的分析。在所有群组中,*KRAS* 基因突变诊断恶性肿瘤的灵敏度为 100%、特异度为 75%,而基因杂合性缺失的灵敏度为 50%、特异度为 53%。在所有高危患者亚组分析中,*KRAS* 基因突变诊断恶性肿瘤的灵敏度为 100%、特异度为 85%。单独使用影像学诊断的曲线下面积(area under curve, AUC)为 0.51(95%CI:0.27~0.76),影像学联合 DNA 分析的 AUC 为 0.89(95%CI:0.80~0.97,P=0.000 7)。研究结果表明,*KRAS* 基因突变分析在检测恶性肿瘤时具有高度的灵敏度,与影像学联合可提高诊断能力。

首都医科大学附属北京朝阳医院的研究者通过 EUS-FNA 获取胰腺组织标本,进行 *CEACAM6*、*S100P* 和 *14-3-3σ* 基因 mRNA 表达水平的检测,结果显示,RNA 提取成功率为 84.62%(44/52)。细胞学检测诊断胰腺癌的灵敏度、特异度和准确率分别为 67.65%、100% 和 75%。胰腺癌患者 EUS-FNA 标本和手术标本中 CEACAM6、S100P 和 14-3-3σ 的表达水平均显著高于相对正常的胰腺组织。以 EUS-FNA 标本中 *CEACAM6* mRNA 表达水平 >0.000 178 1 为阳性诊断标准,检测胰腺癌的灵敏度、特异度和准确率分别为

64.71%、100% 和 72.73%；以 *S100P* mRNA 表达水平 >0.001 352 为阳性诊断标准，检测胰腺癌的灵敏度、特异度、准确率分别为 52.94%、100% 和 63.64%；以 *14-3-3*σ mRNA 表达水平 >3.494×10⁻⁵ 为阳性诊断标准，检测胰腺癌的灵敏度、特异度和准确率分别为 47.06%、80% 和 54.55%。

胰腺囊液的二代测序是评估胰腺囊肿患者的一种有用的辅助手段。美国相关研究者在多机构的胰腺囊性病变的患者队列中，对二代测序进行了一项前瞻性评估。研究者首先对 22 个基因的二代测序检测结果进行回顾性验证，然后在 2 年的时间框架内，前瞻性地对来自 31 家机构的超声内镜引导下细针穿刺胰腺囊液进行评估。该研究共纳入 EUS-FNA 获得的 1 832 例患者的 1 887 例囊液标本。结果发现，根据囊液二代测序数据，总共在 1 050 例（56%）病例中检测到 *MAPK* 基因和 *GNAS* 基因突变。*KRAS* 和 *GNAS* 多重突变分别在 138 例（7%）和 26 例（1%）囊肿中发现。*MAPK/GNAS* 突变对黏液囊肿的灵敏度为 90%，特异度为 100%（阳性预测值 100%，阴性预测值 77%）。在排除低水平变异后，研究者得出结论：*MAPK/GNAS* 和 *TP53/SMAD4/CTNNB1/mTOR* 基因突变的联合检测对晚期肿瘤的灵敏度为 88%，特异度为 98%。将细胞病理学评估纳入，可以将灵敏度提高至 93%，并保持 95% 的高特异度。

胰腺导管内乳头状黏液性肿瘤（intraductal papillary mucinous neoplasm，IPMN）主要分为 3 个亚型，即主胰管型（main-duct IPMN，MD-IPMN）、分支胰管型（branch-duct IPMN，BD-IPMN）或混合型（mixed-type IPMN，MT-IPMN）。有研究报道了细胞学与组织学诊断 IPMN 的比较。该研究选取同时接受 EUS-FNA 和胰腺切除术的患者 58 例。EUS 检查发现 9 例患者（15%）有壁结节，16 例患者（27%）有局限性肿块。EUS-FNA 检查 IPMN 异型增生的灵敏度为 75%，特异度为 76%，阳性预测值（positive predictive value，PPV）为 75%，阴性预测值（negative predictive value，NPV）为 73%。对于异型增生程度不同的 IPMN 来说，异型增生程度低的 IPMN 的 NPV 较高（92%），而程度高的 IPMN 的特异度较高（94%）。根据细胞学检查明确手术指征（重度不典型增生和癌变）的 PPV 为 96%，NPV 为 73.5%，特异度为 98%。9 例后来证实癌变的患者先前的 EUS-FNA 检查得到假阴性的诊断，但患者仍然接受了手术治疗，因为 EUS 图像显示有 4 例直径 >2cm，3 例大结节，1 例疣状赘生物以及 1 处浸润性生长。研究表明，EUS 和 FNA 细胞学结果可以在一定程度上预示 IPMN 病变程度的组织学分级，但不应根据细胞学的非阳性结果或证据不足而延误手术治疗，因为各种恶性程度不同的病变，可能得到相同或相似的细胞学检查结果。

十、并　发　症

EUS-FNA 的并发症发生率略高于普通胃镜检查，明显低于其他部位内镜检查，尤其低于经内镜逆行胰胆管造影术（endoscopic retrograde cholangiopancreatography，ERCP）。EUS-FNA 在临床上应用渐多，但关于其并发症的报道甚少，其发生率为 0.5%~1%。综合文献报道，常见的并发症为急性胰腺炎、出血、感染和穿孔，偶见气胸、一过性腹泻和发热，均通过对症治疗或外科手术治疗后症状好转或治愈。Wiersema 报道，在 457 例 EUS 引导下 FNA 的患者中，仅 5 例发生并发症（1.1%），包括胰腺假性囊肿出血 1 例、发热 2 例、穿孔 2 例；胰腺囊性病灶穿刺后，发热或出血等并发症发生率为 14%，远高于实质性病灶（0.5%）。至今仅有 1 例 EUS 引导下 FNA 后死亡的报道，系腹主动脉瘤破裂所致。上海长海医院消化内科 2005 年 1 月至 2007 年 6 月间行胰腺 EUS-FNA 的 119 例患者中，仅 1 例发生急性胰腺炎，发生率为 0.84%，9 例出现高淀粉酶血症，发生率为 7.6%，未见其他并发症。由上海长海医院牵头的全国多中心临床研究发现，急性胰腺炎的发生率为 0.4%，高淀粉酶血症的发生率为 4.7%，穿孔 2 例。将 1966 年 1 月至 2007 年 12 月间 PubMed 和 EMBASE 数据库收录的涉及胰腺病灶 EUS-FNA 并发症的论著进行荟萃分析，总共 8 246 例患者行 EUS-FNA，其中 7 337 例为胰腺实性病灶，909 例为囊性病灶，85 例（1.03%）报道出现并发症，其中 36 例发生急性胰腺炎，占所有穿刺病例的 0.44%（36/8 246），其中轻度胰腺炎为 27 例（75%），中度胰腺炎 6 例（16.67%），重度胰腺炎 3 例（8.33%）。因胰腺炎死亡 1 例，病死率为 2.78%。31 例患者术后出现疼痛，发生率为 0.38%，出血的发生率为 0.1%，发热 0.08%，感染为 0.02%。在对胰腺实性病灶行 EUS-FNA 时 60 例（0.82%）患者出现了并发症，囊性病灶则有 25 例出现了并发症，发生率为 2.75%。进一步的亚组分析显示，关于胰腺实性病灶 EUS-FNA，前瞻性研究中的并发症发生率较回顾性研究明显增高（2.44% *vs.* 0.35%）；而在胰腺囊性病灶中也是如此（5.07% *vs.* 2.33%），囊性病灶行 EUS-FNA 的并发症发生率明显高于实性病灶。

过去曾有胰腺癌经皮穿刺引起皮肤种植转移的报道。对于 EUS-FNA 能否引起肿瘤播散的问题一直是人们所关注的，目前普遍认为这种风险很小。Paquin 等报道了一例对胰尾腺癌行 EUS-FNA 后造成肿瘤种植转移到消化道壁，除此之外无其他种植转移的报道。若胰头癌行 EUS-FNA 时，穿刺针仅通过十二指肠壁，即使发生了针道种植转移，在行胰十二指肠切除手术时，种植部位一般也在切除范围内。一项回顾性分析共纳入 256 例基线特征相似的患者，其中非 EUS-FNA 组 48 例、EUS-FNA 组 208 例。有 207 例患者出现复发，随访时间中位数为 23 个月。19 例患者出现胃或腹膜复发，其中非 EUS-FNA 组 6 例、EUS-FNA 组 13 例，两者差异无统计学意义。3 例患者胃壁复发，其中非 EUS-FNA 组 1 例、EUS-FNA 组 2 例，两者差异也无统计学意义。共有 16 例患者出现腹膜复发，其中非 EUS-FNA 组 5 例（12.8%）、EUS-FNA 组 11 例（6.5%），两者差异无统计学意义。在一项国际多中心前瞻性研究中，结果也表明，术前 EUS-FNA 与胰腺癌切除患者胃癌或腹膜癌复发率增加无关。另外多项研究均表明，术前 EUS-FNA 对胰腺体癌和胰尾癌是一种安全的方法，对总生存期或无复发生存期没有负面影响，但 EUS-FNA 后的针道播种仍有可能存在。

日本大阪大学医学部的研究者回顾性分析了 217 例经细胞病理学确诊为胰腺癌的 EUS-FNA 操作，分为既往接受 ERCP 组和既往接受 EUS-FNA 组（平均随访时间为 545 天和 599 天），利用腹部 CT 或随访期间的细胞学检查来评估有无胰腺癌的腹膜转移。结果表明，ERCP 组和 EUS-FNA 组患者发生腹膜恶性转移的比例分别为 14.9%（24/161）和 17.9%（10/56）。多因素分析显示，淋巴结受累（*HR* 2.19，95%*CI*：1.03~4.63，*P*=0.04）和病灶不可手术切除（*HR* 2.64，95%*CI*：1.11~6.25，*P*=0.03）是胰腺癌腹膜转移的危险因素，而 EUS-FNA 并未显著增加胰腺癌腹膜转移的风险（*HR* 1.35，95%*CI*：0.62~2.95，*P*=0.45）。

Kakuya 等对 155 例胰腺疾病患者行 EUS-FNA 后出现了 1 例急性门静脉栓塞，具体病因尚不清楚。目前也没有研究表明，使用抗生素可以预防急性门静脉栓塞的发生。

2012 年欧洲胃肠内镜学会在 *Endoscopy* 杂志上颁布了 EUS-FNA 指南，指南认为 EUS-FNA 的总并发症发生率在 1.2% 左右，EUS-FNA 死亡率为 0.04%。而根据 2020 年的一项针对 EUS-FNA 安全性的荟萃分析显示，近年来 EUS-FNA 相关研究报道的 EUS-FNA 的总并发症发生率小于 1%，而 EUS-FNA 死亡率除了一项研究为 0.8% 外，其余均为 0，因此该项技术是一种安全的操作。

（张德宇　金震东　张平平　王凯旋　杨晓钟）

参 考 文 献

[1] ROSCH T, LORENZ R, BRAG C, et al. Endoscopic ultrasound in pancreatic tumor diagnosis[J]. Gastrointest Endosc, 1991, 37(3): 347-352.

[2] MAIRE F, COUVELARD A, HAMMEL P. Intraductal papillary mucinous tumors of the pancreas[J]. Gastrointes Endosc, 2003, 58(5): 701-706.

[3] YLAGAN L R, EDMUNDOWICZ S, KASAL K. Endoscopic ultrasound guided fine-needle aspiration cytology of pancreatic carcinoma: A 3-year experience and review of the literature[J]. Cancer, 2002, 96(6): 362-369.

[4] HOLLERBACH S, KLAMANN A, TOPALIDIS T. Endoscopic ultrasonography(EUS) and fine-needle aspiration(FNA) cytology for diagnosis of chronic pancreatitis[J]. Endoscopy, 2001, 33(10): 824-831.

[5] FRITSCHER-RAVENS A, BRAND L, KNOFEL W T, et al. Comparison of endoscopic ultrasound-guided fine needle aspiration for focal pancreatic lesions in patients with normal parenchyma and chronic pancreatitis[J]. Am J Gastroentrol, 2002, 97(11): 2768-2775.

[6] WANG K, BEN Q, JIN Z, et al. Assessment of morbidity and mortality associated with EUS-guided FNA: A systematic review[J]. Gastrointest Endosc, 2011, 73(2): 283-290.

[7] CHANG K J, ALBERS C G, ERICKSON R A, et al. Endoscopic ultrasound-guided fine needle aspiration of pancreatic carcinoma[J]. Am J Gastroenterol, 1994, 89(2): 263-266.

［8］ELOUBEIDI M A, TAMHANE A, VARADARAJULU S, et al. Frequency of major complications after EUS-guided FNA of solid pancreatic masses：A prospective evaluation［J］. Gastrointest Endosc, 2006, 63（4）：622-629.

［9］ELOUBEIDI M A, TAMHANE A. EUS-guided FNA of solid pancreatic masses：A learning curve with 300 consecutive procedures［J］. Gastrointest Endosc, 2005, 61（6）：700-708.

［10］HAREWOOD G C, WIERSEMA M J. Endosonography-guided fine needle aspiration biopsy in the evaluation of pancreatic masses［J］. Am J Gastroenterol, 2002, 97（6）：1386-1391.

［11］LARGHI A, VERNA E C, STAVROPOULOS S N, et al. EUS-guided trucut needle biopsies in patients with solid pancreatic mass：A prospective study［J］. Gastrointest Endoscopy, 2004, 59（2）：185-190.

［12］AL-HADDAD M, WALLACE M B, WOODWARD T A, et al. The safety of fine-needle aspiration guided by endoscopic ultrasound：A prospective study［J］. Endoscopy, 2008, 40（3）：204-208.

［13］PAQUIN S C, CHUA T S, TESSIER G, et al. A first report of tumor seeding by EUS-FNA［J］. Gastrointest Endosc, 2004, 59（5）：235.

［14］MATSUMOTO K, YAMAO K, OHASHI K, et al. Acute portal vein thrombosis after EUS-FNA of pancreatic cancer：Case report［J］. Gastrointest Endosc, 2003, 57（2）：269-271.

［15］FERNÁNDEZ-ESPARRACH G, GINÈS A, GARCÍA P, et al. Incidence and clinical significance of hyperamylasemia after endoscopic ultrasound-guided fine-needle aspiration（EUS-FNA）of pancreatic lesions：A prospective and controlled study［J］. Endoscopy, 2007, 39（8）：720-724.

［16］PAQUIN S C, GARIÉPY G, LEPANTO L, et al. A first report of tumor seeding because of EUS-guided FNA of a pancreatic adenocarcinoma［J］. Gastrointest Endosc, 2005, 61（4）：610-611.

［17］MICAMES C, JOWELL P S, WHITE R, et al. Lower frequency of peritoneal carcinomatosis in patients with pancreatic cancer diagnosed by EUS guided FNA vs. percutaneous FNA［J］. Gastrointest Endosc, 2003, 58（5）：690-695.

［18］SHAH J N, FRAKER D, GUERRY D, et al. Melanoma seeding of an EUS-guided fine needle track［J］. Gastrointest Endosc, 2004, 59（7）：923-924.

［19］王凯旋, 金震东, 湛先保, 等. 超声内镜引导下胰腺病灶细针穿刺抽吸术的安全性分析［J］. 中华消化内镜杂志, 2008, 25（3）：112-125.

［20］POLKOWSKI M, LARGHI A, WEYNAND B, et al. Learning, techniques and complications of endoscopic ultrasound（EUS）-guided sampling in gastroenterology：European Society of Gastrointestinal Endoscopy（ESGE）technical guideline［J］. Endoscopy, 2012, 44（2）：190-206.

［21］KANNO A, ISHIDA K, HAMADA S, et al. Diagnosis of autoimmune pancreatitis by EUS-FNA by using a 22-gauge needle based on the International Consensus Diagnostic Criteria［J］. Gastrointest Endosc, 2012, 76（3）：594-602.

［22］WANG X, GAO J, REN Y, et al. Detection of *KRAS* gene mutations in endoscopic ultrasound-guided fine-needle aspiration biopsy for improving pancreatic cancer diagnosis［J］. Am J Gastroenterol, 2011, 106（12）：2104-2111.

［23］LARGHI A, CAPURSO G, CARNUCCIO A, et al. Ki-67 grading of nonfunctioning pancreatic neuroendocrine tumors on histologic samples obtained by EUS-guided fine-needle tissue acquisition：A prospective study［J］. Gastrointest Endosc, 2012, 76（3）：570-577.

［24］IKEZAWA K, UEHARA H, SAKAI A, et al. Risk of peritoneal carcinomatosis by endoscopic ultrasound-guided fine needle aspiration for pancreatic cancer［J］. J Gastroenterol, 2013, 48（8）：966-972.

［25］POLKOWSKI M, JENSSEN C, KAYE P, et al. Technical aspects of endoscopic ultrasound（EUS）-guided sampling in gastroenterology：European Society of Gastrointestinal Endoscopy（ESGE）technical guideline-March 2017［J］. Endoscopy, 2017, 49（10）：989-1006.

［26］SAGAMI R, NAKAHODO J, MINAMI R, et al. True diagnostic ability of EUS-guided fine-needle aspiration/biopsy sampling for small pancreatic lesions ≤10 mm and salvage diagnosis by pancreatic juice cytology：A multicenter study［J］. Gastrointest Endosc, 2024, 99（1）：73-80.

[27] AMENDOEIRA I, ARCIDIACONO P G, BARIZZI J, et al. New digital confocal laser microscopy may boost real-time evaluation of endoscopic ultrasound-guided fine-needle biopsy (EUS-FNB) from solid pancreatic lesions: Data from an international multicenter study[J]. EBioMedicine, 2022, 86: 104377.

[28] YOON S B, MOON S H, SONG T J, et al. Endoscopic ultrasound-guided fine needle aspiration versus biopsy for diagnosis of autoimmune pancreatitis: Systematic review and comparative meta-analysis[J]. Dig Endosc, 2021, 33（7）: 1024-1033.

[29] OH D, KONG J, KO S W, et al. A comparison between 25-gauge and 22-gauge Franseen needles for endoscopic ultrasound-guided sampling of pancreatic and peripancreatic masses: A randomized non-inferiority study[J]. Endoscopy, 2021, 53（11）: 1122-1129.

[30] KUDO T, KAWAKAMI H, KUWATANI M, et al. Influence of the safety and diagnostic accuracy of preoperative endoscopic ultrasound-guided fine-needle aspiration for resectable pancreatic cancer on clinical performance[J]. World J Gastroenterol, 2014, 20（13）: 3620-3627.

[31] BEANE J D, HOUSE M G, COTÉ G A, et al. Outcomes after preoperative endoscopic ultrasonography and biopsy in patients undergoing distal pancreatectomy[J]. Surgery, 2011, 150（4）: 844-853.

[32] KIM S H, WOO Y S, LEE K H, et al. Preoperative EUS-guided FNA: Effects on peritoneal recurrence and survival in patients with pancreatic cancer[J]. Gastrointest Endosc, 2018, 88（6）: 926-934.

[33] TAKAHASHI K, YASUDA I, HAYASHI N, et al. EUS-guided fine-needle biopsy sampling of solid pancreatic tumors with 3 versus 12 to-and-fro movements: A multicenter prospective randomized controlled study[J]. Gastrointest Endosc, 2023, 97（6）: 1092-1099.

[34] KATAOKA K, ISHIKAWA T, OHNO E, et al. Randomized trial comparing 15 vs 5 actuations per pass during endoscopic ultrasound-guided fine-needle biopsy for specimen acquisition of solid pancreatic lesions[J]. J Gastroenterol Hepatol, 2023, 38（9）: 1647-1655.

[35] CHENG B, ZHANG Y, CHEN Q, et al. Analysis of fine-needle biopsy vs fine-needle aspiration in diagnosis of pancreatic and abdominal masses: A prospective, multicenter, randomized controlled trial[J]. Clin Gastroenterol Hepatol, 2018, 16（8）: 1314-1321.

[36] ITONAGA M, YASUKAWA S, FUKUTAKE N, et al. Comparison of 22-gauge standard and Franseen needles in EUS-guided tissue acquisition for diagnosing solid pancreatic lesions: A multicenter randomized controlled trial[J]. Gastrointest Endosc, 2022, 96（1）: 57-66.

[37] VANBIERVLIET G, NAPOLÉON B, SAINT PAUL M C, et al. Core needle versus standard needle for endoscopic ultrasound-guided biopsy of solid pancreatic masses: A randomized crossover study[J]. Endoscopy, 2014, 46（12）: 1063-1070.

[38] YOUSRI M, ABUSINNA E, TAHOUN N, et al. A comparative study of the diagnostic utility of endoscopic ultrasound-guided fine needle aspiration cytology (EUS-FNA) versus endoscopic ultrasound-guided fine needle biopsy (EUS-FNB) in pancreatic and non-pancreatic lesions[J]. Asian Pac J Cancer Prev, 2022, 23（6）: 2151-2158.

[39] KARSENTI D, PALAZZO L, PERROT B, et al. 22G Acquire vs. 20G Procore needle for endoscopic ultrasound-guided biopsy of pancreatic masses: A randomized study comparing histologic sample quantity and diagnostic accuracy[J]. Endoscopy, 2020, 52（9）: 747-753.

[40] CRINÒ S F, LE GRAZIE M, MANFRIN E, et al. Randomized trial comparing fork-tip and side-fenestrated needles for EUS-guided fine-needle biopsy of solid pancreatic lesions[J]. Gastrointest Endosc, 2020, 92（3）: 648-658.

[41] BANG J Y, HEBERT-MAGEE S, NAVANEETHAN U, et al. Randomized trial comparing the Franseen and Fork-tip needles for EUS-guided fine-needle biopsy sampling of solid pancreatic mass lesions[J]. Gastrointest Endosc, 2018, 87（6）: 1432-1438.

[42] KUDO T, KAWAKAMI H, HAYASHI T, et al. High and low negative pressure suction techniques in EUS-guided fine-needle tissue acquisition by using 25-gauge needles: A multicenter, prospective, randomized, controlled trial[J]. Gastrointest Endosc, 2014, 80（6）: 1030-1037.

［43］LI S Y, SHI L, YAO J, et al. Optimal sampling technique for EUS-guided fine-needle biopsy of solid pancreatic lesions using a 25-gauge ProCore needle: A multicenter randomized crossover superiority study［J］. Endosc Ultrasound, 2022, 11（6）: 466-477.

［44］FACCIORUSSO A, DEL PRETE V, BUCCINO V R, et al. Diagnostic yield of Franseen and Fork-Tip biopsy needles for endoscopic ultrasound-guided tissue acquisition: A meta-analysis［J］. Endosc Int Open, 2019, 7（10）: E1221-E1230.

［45］GOPAKUMAR H, PULI S R. Value of endoscopic ultrasound-guided through-the-needle biopsy in pancreatic cystic lesions. A systematic review and meta-analysis［J］. J Gastrointest Cancer, 2024, 55（1）: 15-25.

［46］LI S Y, WANG Z J, PAN C Y, et al. Comparative performance of endoscopic ultrasound-based techniques in patients with pancreatic cystic lesions: A network meta-analysis［J］. Am J Gastroenterol, 2023, 118（2）: 243-255.

［47］BANG J Y, JHALA N, SETH A, et al. Standardisation of EUS-guided FNB technique for molecular profiling in pancreatic cancer: Results of a randomised trial［J］. Gut, 2023, 72（7）: 1255-1257.

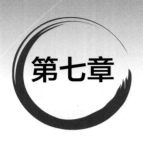

第七章

ERCP 引导下胰腺微创病理取材

内镜下逆行胰胆管造影（endoscopic retrograde cholangiopancreatography，ERCP）可获取胰腺细胞学标本。除可通过收集纯胰液外，还可通过 ERCP 下胰管刷检（pancreatic duct brushing，PDB）以及胰管活检获得标本。近年来 SpyGlass 直视下胰管病灶定向活检和胰液肿瘤分子检测的开展，将早期胰腺癌的诊断与鉴别诊断提升到新高度。目前，随着 ERCP 下获得胰腺病理学标本在国内外的广泛应用和深入研究，它已经成为诊断胰腺恶性肿瘤的重要临床技术。

第一节　ERCP 引导下胰液收集及检查

一、概　　述

内镜下逆行胰胆管造影主要是从影像上提供一些形态学的诊断资料，因此不能作为疾病定性诊断的依据，尤其在当仅影像学表现为胰管狭窄，无明确肿块依据时，易造成诊断困难。ERCP 结合细胞学诊断技术有助于提高胰腺疾病的诊断准确率。

胰腺癌 95% 以上由胰管上皮而来，且癌细胞比正常细胞黏着力弱，容易剥离而出现在胰液中，因此通过 ERCP 一次性收集纯胰液（pure pancreatic juice，PPJ）或留置鼻胰管做胰液连续抽吸细胞学检查（ERCP-guided serial pancreatic-juice aspiration cytologic examination，SPACE）为胰腺癌诊断提供了重要手段，特别适用于仅表现为胰管狭窄，或超声引导下细针穿刺比较困难、并发症相对较多的小于 1cm（T_{1a} 期）肿瘤，或体尾部肿瘤针道种植风险较高的病例。

二、适应证与禁忌证

（一）适应证

临床怀疑胰胆疾病者皆为适应证，主要有：

1. 胰腺占位性病变。
2. 不明原因的胰管扩张。
3. 胰管狭窄　主要用于胰管良恶性狭窄的鉴别诊断。
4. 临床怀疑胰腺癌　特别对早期的、仅局限于胰管的小胰癌诊断价值极大。
5. 疑有十二指肠乳头或壶腹部炎症、肿瘤或梗阻性黄疸且原因不明者。
6. 胆道梗阻疑为胰新生物引起。
7. 慢性胰腺炎及复发性胰腺炎缓解期。

（二）禁忌证

1. 有上消化道内镜检查禁忌者，如上消化道梗阻、狭窄等。

2. 碘过敏者,对比剂虽非直接进入血循环,但有可能通过胰管管壁渗透吸收进入血循环,然后再从肾脏排出,因此也有可能发生严重的过敏反应。若病情迫切需要,应在作好一切抢救准备工作后进行。

3. 促胰液素过敏者,应禁用促胰液素刺激。

4. 严重的心肺功能不全、急性心肌梗死、大的主动脉瘤以及精神失常对检查不能合作者等。

5. 急性胰腺炎或慢性胰腺炎急性发作时(除外结石阻塞胰管引起的急性胰腺炎)。

6. 胆管急性炎症或化脓性感染者。

三、术 前 准 备

(一)患者准备

1. 术前应向患者作解释工作,以消除顾虑,争取积极配合。

2. 碘过敏及抗生素过敏试验。

3. 使用促胰液素刺激患者术前应行促胰液素划痕试验。

4. 术前禁食 6 小时以上。

5. 口服去泡剂。

6. 咽喉局部麻醉。

7. 术前给丁溴东莨菪碱(解痉灵)10mg 静脉注射,患者精神紧张者可给地西泮 5mg 静脉注射或哌替啶(杜冷丁)50mg 静脉注射。

(二)器械准备

内镜及附属用具:

1. 内镜　十二指肠镜如 Olympus JF-260 系列等。

2. 导管　目前种类较多,有内置导丝的导管如 ERCP-1、ERCP-1-BT、ERCP-1-ST、ERCP-1-LT、ERCP-1-LMT 及 ERCP-1-T35 等(Wilson-Cook)。常用的 PR-4Q 为外径 1.6~1.7mm、长 1.6m 的塑料导管,对胰管造影主要用 PE-10Q,末端标有刻度借以了解插入乳头的深度(Olympus)。

3. 对比剂　目前临床常用新一代碘对比剂如碘海醇(iohexol)、碘克沙醇(iodixanol)等,无须做碘过敏试验,较泛影葡胺(urografin)的不良反应发生率低。

4. 鼻胰管　日本 Olympus 公司和美国 Cook 公司均有成套产品供应。具体包括:一条鼻胰管、不同型号的导引钢丝、一条短的鼻咽管或鼻胃管。Olympus 公司供应直径为 5Fr 和 7Fr 两种;Cook 公司供应直径为 5Fr、6Fr 和 7Fr 三种,目前临床常用的直径为 5Fr。鼻胰管长度为 260cm,鼻胰管先端 10cm 处分为反 α 型和直型,先端有数个侧孔有利于胰液充分引流。标准的导引钢丝长度为 480cm,直径为 0.088 9cm,与胰管接触的一端质软而圆钝,以免损伤胰管。专为经鼻腔引出"鼻胰管"而设计的"鼻咽管",其长度为 25cm,直径为 16Fr,头端圆钝而光滑,无侧孔,如果没有特制的"鼻咽管",可将任何种类的 16Fr Levine 管或胃管剪至 25~30cm 长而代之(图 7-1)。

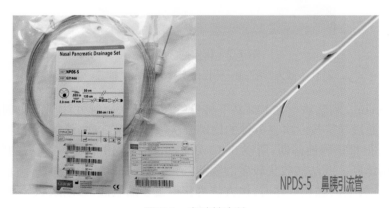

图 7-1　鼻胰管套件

5. 其他

（1）配有屏幕显示器的 X 射线机。

（2）操作人员的防护设备。

（3）常规 ERCP 检查所必需的用品。

四、操 作 方 法

1. 内镜下胰管插管直接抽吸收集法　将内镜插至十二指肠降部，找到十二指肠乳头开口后，将导管经乳头插入胰管，先做造影，然后再从导管内吸取胰液。也有主张先吸取胰液，拔管（图 7-2），再重新插管造影，此法的不足为收集的胰液量不够多。

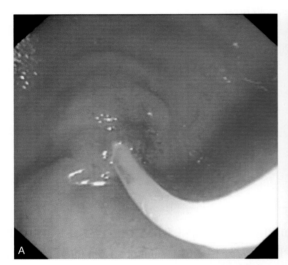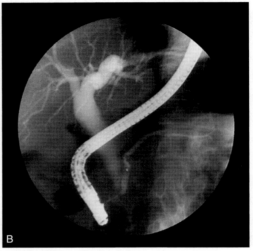

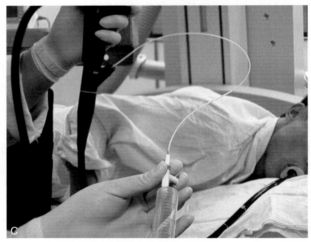

图 7-2　直接抽吸收集法

A. 经乳头插入导管；B. 导管位于胰管内；C. 抽吸收集胰液。

2. 促胰液素（secretin）刺激法　在 ERCP 下将导管缓慢插入胰管并注射对比剂进行观察，静脉注射促胰液素（1U/kg）后，通过导管按一次 5 分钟的比例分次吸取胰液 3 次，最初 5 分钟采取的部分由于混有对比剂且核固缩明显，很难正确地诊断，所以 5~10 分钟时尤其是 10~15 分钟采取的胰液成分能较好地保持细胞形态，易于早期诊断。此法能收集较多的胰液，适用于当直接抽吸收集法不能获取足够胰液或者需要抽吸胰管内产黏液性肿瘤的黏稠液体时，该方法可获得更多的胰液，诊断胰腺导管腺癌的灵敏度要高于直接抽吸收集法。缺点是操作时间长，部分患者有颜面潮红、恶心呕吐、上腹部疼痛症状，多数症状轻微，可自行缓解。

3. 留置导管胰液连续抽吸细胞学检查（SPACE）　ERCP胰管造影观察胰管后，在X线透视下将导丝插入胰管内，然后沿着导丝置入鼻胰管，撤出导丝，留置鼻胰管，2~3天内共收集6次胰液，每次至1ml。方法类同鼻胆管引流术，此法的优点为引流收集的胰液量大（图7-3），可以多次取胰液进行检测，理论上能获得更多的肿瘤脱落细胞。

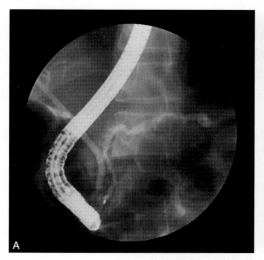
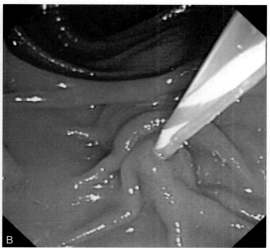
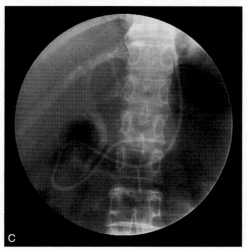

图7-3　鼻胰管引流收集法操作程序
A. 胰管造影；B. 置入引导钢丝；C. 置入鼻胰管。

4. 深部导管插入法　Nakamura等近期发表的一项多中心前瞻性研究结果显示，SPACE诊断胰头癌的灵敏度显著高于胰尾部癌。可能原因是鼻胰管头端往往放置于胰腺体部，即胰头部狭窄胰管的上游位置，导管在经过胰头部病变狭窄处时的机械刺激使肿瘤脱落细胞增加，而导管头端位于胰尾部肿瘤下游胰管处，所产生的脱落细胞相对较少。为了更多地采取体尾部的脱落细胞，在内镜下向胰管深部插入导管采取胰液（简称深部导管插入法），方法如下：通过ERCP胰管造影观察胰管后，在X线透视下将导丝插入胰管内，一直伸到胰管异常部位，然后沿着导丝插入导管，最好越过胰管狭窄部位撤出导丝，分次经导管负压抽吸胰液。

所取得的胰液量与细胞学诊断结果明显相关，真阳性患者获取的胰液量高于假阴性患者。若取得足量的胰液（>3ml），其诊断灵敏度可达80%，为了正确诊断，有必要采取足量的胰液。有人为防止采集的胰液内细胞变性，主张将胰液直接注入内装50%乙醇的玻璃瓶中，玻璃瓶四周置以冰块。

如果先造影再吸取胰液，则吸取的胰液中混有对比剂，对比剂由于其相对密度高（1.42左右），离心时势必影响细胞沉渣的收集。可采用正压过滤法,将胰液加压通过微孔滤器,以去除对比剂。

收集的胰液以 1 500~2 000r/min 离心 5 分钟,沉渣涂片,用含酒精、乙醚各 50% 或 95% 乙醇固定液固定,行 HE 染色,亦可采用帕帕尼科拉乌(Papanicolaou)染色法(巴氏染色法),它对细胞核、细胞质以及胞质颗粒着色均好,细胞透明度高。染色后镜检,查找癌细胞。

五、术　后　处　理

1. 临床观察　ERCP 及胰液收集术后 4~6 小时及翌晨抽血检测血清淀粉酶,第二天常规检查血白细胞计数与分类。单纯淀粉酶升高而无症状者,可继续观察淀粉酶变化,无须特殊处理。如血清淀粉酶升高的同时伴发热、腹痛、白细胞升高等现象,则应按急性胰腺炎处理。并发重症胰腺炎者须胃肠减压。

2. 饮食　术后患者应卧床休息,禁食 1 天,第二天能否进食,根据血清淀粉酶来决定,禁食期间注意补液与电解质平衡。

3. 引流液　如放置鼻胰管引流胰液,则应观察引流物的量、颜色、性状以及鼻胰管是否通畅,引流胰液应迅速行脱落细胞学检查或冷冻保存。

六、并 发 症 及 预 防

1. 强调消毒和无菌技术。
2. 术后常规用抗生素 2~3 天。
3. 乳头切开大小应适宜,切开或活检时如有渗血,应及时予以镜下止血。
4. 术后应观察腹痛、发热和便血,检查血淀粉酶和白细胞计数。

七、临　床　应　用

胰液脱落细胞学检查

国际抗癌联盟(Union for International Cancer Control, UICC)指出,小于 1cm 的早期胰腺癌 5 年生存率可达 80.4%。日本胰腺协会《胰腺癌临床实践指南(2019)》推荐,对于仅有主胰管狭窄,管径变化或分支胰管扩张,而无明确肿块时,应行 ERCP 引导下胰液细胞学检查。

ERCP 下获取纯胰液行细胞学检查具有较高的诊断准确率,特别是对小胰癌,肿瘤越小,其细胞学诊断正确率越高,原因是大的肿瘤在肿瘤边缘产生纤维化,或引起胰管闭塞,使胰腺功能减退,癌细胞很难从乳头流出。相反,早期胰腺癌,特别是局限于胰管上皮的胰腺癌,癌组织多沿主胰管内生长,而且仍有胰腺分泌功能,癌细胞很容易出现在胰液中。ERCP 细胞学检查还能检测位于分支胰管的胰腺癌,据文献报道胰腺实质性肿瘤可能来源于分支胰管比主胰管更常见,而内镜活检不能检测到位于分支胰管的小胰癌,从这点看,ERCP 细胞学检查优于内镜活检。

1974 年 Endo 等首先报道经纤维十二指肠镜进行胰液脱落细胞学检查,从而为胰腺肿瘤的细胞学诊断开创了一条安全、可靠的新途径,特别对早期胰腺癌的诊断有较高的价值。直接抽吸收集法的缺点是胰液一次性收集量不足,从而导致诊断灵敏度较低。综合较早期的文献报道,该方法对胰腺疾病的诊断灵敏度为 33%~70%。Takeda 等近期报道注射合成分泌素后进行胰液收集,可以提供具有足够细胞数量的样本进行细胞学分析,能将胰腺癌诊断阳性率从 50.9% 提高到 74.0%,并且额外有 13 例 EUS-FNA 结果阴性而经该方法诊断胰腺癌。

为获得充足胰液以提高胰腺癌诊断灵敏度,近年来学者们研究革新了多种胰液收集方法。鼻胰管收集最大的特点是可重复多次取材,有助于提高检出率。Iiboshi 等首先报道 SPACE 对早期胰腺癌具有重要的诊断价值,该研究纳入 20 例胰管狭窄病例,通过鼻胰管平均连续收集 5.3 次胰液,细胞学检查阳性 15 例,其中 7 例为影像学无肿块的原位癌,该方法总灵敏度为 100%,特异度为 83.3%,准确率为 95%。Ikemoto 等近期报道 SPACE 能将诊断胰腺癌的灵敏度由单次 38% 提高至 75%。Nakamura 等于 2023 年报道的一项纳入 82 例疑似可切除胰腺癌的前瞻性多中心研究结果显示,经过 6 次胰液收集的标本充足率为

78.6%,总灵敏度和特异度分别为 46.7% 和 95.5%,累计阳性率为 58.3%,诊断小于 1cm 胰腺癌的灵敏度为 100%,术后胰腺炎发生率为 7.3%,均经保守治疗缓解(表 7-1)。以上结果表明 SPACE 能显著提高对胰腺癌,特别是小胰癌的诊断效能,且安全性好。胰腺癌位置对胰液细胞学检查的诊断效能有较大影响,其对胰头癌的灵敏度要显著高于体尾部癌,文献报道深插管后收集胰液细胞学检查诊断胰腺癌的灵敏度可达 67%~79%,浅插管只为 40%~50%。

表 7-1　肿瘤特征与诊断过程对胰液收集法诊断效能的影响

	例数 / 例	阳性例数 / 例	灵敏度 /%	P
肿瘤位置				0.045
头	29	17	58.6	
体	19	10	52.6	
尾	12	2	16.7	
肿瘤大小				0.073
≤10mm	4	4	100	
11~20mm	28	14	50	
>20mm	28	11	39.3	
主胰管狭窄				0.032
有	46	26	56.5	
无	14	3	21.4	
导管直径				0.500
4Fr	50	23	46.0	
5Fr	10	6	60.0	
细胞刷检				0.511
有	19	8	42.1	
无	41	21	51.2	

胰液细胞学联合胰液分子检测已得到越来越多的报道和关注。Yokode 等报道在 10 例胰液细胞学为高级别上皮内瘤变患者中有 9 例检测到 KRAS 突变,p53 过表达率低和 SMAD4 缺失,Hosoda 等也发现在同类患者中 p53 或 SMAD4 失活。Okada 等报道,在无恶性肿瘤证据患者的胰液中检测到 KRAS 突变。以上结果提示,当胰液标本较少或胰液细胞学阴性时,联合胰液分子检测可能会提高诊断早期胰腺癌的灵敏度,具有一定的临床应用前景。

胰液细胞学诊断局限性主要表现在以下几个方面。第一,各家报道的诊断准确率不高且差异较大,肿瘤越大反而阳性率越低,假阴性率高,难以如 EUS-FNA 标本进一步行免疫组织化学检查;第二,无法诊断胰腺腺泡癌、神经内分泌瘤、实性-假乳头状肿瘤等与主胰管不相通的肿瘤,并且对胰尾部肿瘤诊断困难;第三,有一定的术后胰腺炎等并发症发生率。以往研究报道 SPACE 较直接单次抽吸法术后胰腺炎发生率低,留置 4Fr 导管较 5Fr 导管在诊断效能上无差异,但术后胰腺炎发生率更低。

第二节　ERCP 下胰管细胞学检查

一、概　述

内镜逆行胰胆管造影下获取细胞学标本除可通过收集纯胰液外,ERCP 下胰管刷检(pancreatic duct brushing,PDB)细胞学诊断也为胰腺肿瘤的诊断与鉴别诊断开辟了一条新的途径。经内镜途径胰管刷检细胞学检查在诊断性 ERCP 的同时即可完成,操作更加简便。1975 年 Weidenmiller 首次进行胰管细胞刷检,仅用于主胰管,但由于导管细胞胰腺癌比腺泡细胞或胰岛细胞胰腺癌更常见,故具有较高的诊断价值。同年,Osnes 等亦报道了利用 ERCP 行胰管细胞刷检,17 例胰腺癌患者中,10 例获得正确诊断。近年来基因分析在胰管刷检细胞学诊断中亦得到应用,例如 *KRAS* 基因第 12 密码子点突变明显高于传统的细胞学检查。检测其突变率可解决形态学上的诊断困难,特别是标本量不足时尤为适合。

目前,ERCP 下胰管刷检在国内外已得到广泛开展,除具有较高的准确率外,该方法也相对安全、可靠,是胰腺肿瘤细胞学诊断的重要手段。

二、适应证与禁忌证

(一)适应证

1. 胰管良恶性狭窄的鉴别诊断。
2. 疑有胰腺肿瘤,特别对早期、仅局限于胰管的小胰腺癌的诊断。
3. 胰腺肿瘤和局限性胰腺炎的鉴别诊断。
4. 阻塞性黄疸的鉴别诊断。
5. 原发灶不明的转移性腺癌,怀疑来自胰腺者。
6. 胰腺囊肿性病变。

(二)禁忌证

1. 有 ERCP 检查禁忌者。
2. 凝血功能明显障碍,有出血倾向者。全身情况衰竭,或心、肺、肝、肾等重要器官功能失代偿者。
3. 急性胰腺炎或慢性胰腺炎急性发作时。
4. 碘过敏。

三、术 前 准 备

(一)患者准备

1. 检查出血时间、凝血时间、血小板计数、凝血酶原时间和肝功能。
2. 阻塞性黄疸患者须常规肌内注射维生素 K 3~5 天。
3. 术前禁食 6 小时以上。
4. 一般患者不需术前用药,但对病情较重、精神紧张的患者,宜用地西泮 5mg 或哌替啶 50mg 肌内注射。对有胆系感染患者,术前需用抗生素。

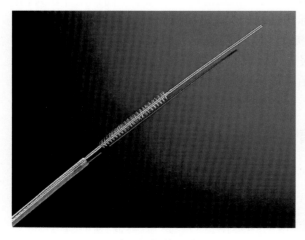

图 7-4 胰管细胞刷

(二)器械准备

1. 内镜及附属用具 十二指肠镜如 Olympus 公司的 JF 及 TJF 系列产品等。

2. 细胞刷 目前常用的 ERCP 中胰管刷检的细胞刷子大多为一次性刷子,如 Olympus BC-17W 型,适用管道 1.7mm,有效长度 2 500mm,刷径 1.0mm,刷长 5.0mm。而 Cook 公司特殊设计的细胞刷子主要由一个外套管、导丝及细胞刷体组合在一起。细胞刷体远端有一个 30mm 长的柔韧的引导端,外套管为一聚乙烯管,其远端和细胞刷体末端均有一个不透 X 射线的标记(图 7-4)。该细胞刷可提高刷检的准确率和阳性率。BOSTON 公司的细胞刷还具有负压吸引的作用,可能会提高刷检的阳性率。

四、操 作 方 法

ERCP下胰管细胞刷检一般在ERCP显影后进行,其方法为导丝插入胰管,沿导丝推入细胞刷,透视下将细胞刷送至病变部位,将刷头推出,病变处往复摩擦5~10次,然后把细胞刷头退至外套管中拔出,以避免将细胞遗落在管道内。细胞刷取出后,应立即置入液基细胞保存液中,为提高细胞收集率,可以将细胞刷头剪断,一同置入液基细胞保存液中送病理科检验。也可以涂片做HE染色。

五、注 意 事 项

1. ERCP及胰管刷检通常是安全的,但偶有并发症发生,如胆道感染急性胰腺炎等,家属应予理解并签署知情同意书。

2. 注意器械的消毒和无菌技术。

3. 操作应轻柔,如出现局部不适,可给予局部护理或给予适量解痉镇痛药物等对症处理。

4. 碘过敏者禁忌检查,过敏性体质者应做过敏试验。

5. 术后应观察发热、腹痛和便血等。检查血清淀粉酶及白细胞计数。

六、术 后 处 理

1. ERCP中胰管刷检术后患者应卧床休息,4~6小时及次日清晨抽血查血清淀粉酶,第二天常规检查血白细胞计数与分类。注意观察血压、脉搏和全身状况的变化,应特别注意是否有消化道出血。

2. 术后禁食1~2天,逐渐恢复流质及半流质饮食。

3. 根据是否感染选用抗生素,并加用止血药和维生素K,注意补充电解质3~5天。

七、并 发 症

ERCP下胰管刷检的并发症除ERCP引起外,与胰管刷检或相关的并发症发生率是较低的,未见有严重并发症及死亡的报道。可能的并发症有以下几种:

1. 术后胰腺炎　文献报道58例胰管刷检患者中,2例出现术后胰腺炎(3.4%),主要表现为手术后24小时内腹痛、血清淀粉酶增高3倍以上,均为轻症,经治疗后缓解。

2. 出血　胰管刷检以及乳头切开时可出现出血,偶有胃肠道出血。

3. 感染　胰源性败血症是较严重的并发症,发生率为0.3%。

八、临 床 应 用

(一)细胞学诊断标准

胰管细胞刷检简单、快速,涂片迅速固定、保存,细胞形态保持完好,染色质类型清晰,对鉴别良恶性胰腺疾病特别有实用价值。Layfield等总结了108例胰胆管刷检细胞的形态学特征。胰管刷检正常细胞呈立方或柱状,核小、圆形或椭圆形,染色质细,核仁缺乏或不明显;化生细胞通常有类似的核特征,但含有单个、大的细胞质内空泡或表皮样分化;异型细胞核轻度增大,核膜光滑,染色质细、核仁小,核质比低;轻度间变的细胞特征为核轻至中度增大,核仁明显,染色质稍粗,核膜仍保持光滑;重度间变的细胞特征为核明显增大,核质比增加,染色质粗,核仁明显,核膜轻度不规整。癌细胞的特征与重度间变的细胞特征类似,但细胞核变化更明显。一般说来,胰腺癌细胞具有以下特点:①细胞大小不等,排列紊乱,相互重叠;②细胞质内空泡明显;③核质比增大;④核增大,核外形不规则,染色质粗;⑤核仁明显(图7-5)。

值得注意的是,慢性胰腺炎的胰管上皮细胞可有程度不等的化生和异型,其中以杯状化生和扁平上皮化生较为多见,异型细胞也表现为细胞和核增大,核质比增加,核染色质不规则凝聚和分布。慢性胰腺炎异型细胞与癌细胞的主要区别是染色质类型,成簇分布的慢性胰腺炎异型细胞显示完全相同的核染色质不规则凝聚、分布及着色力,反映了一个再生过程。

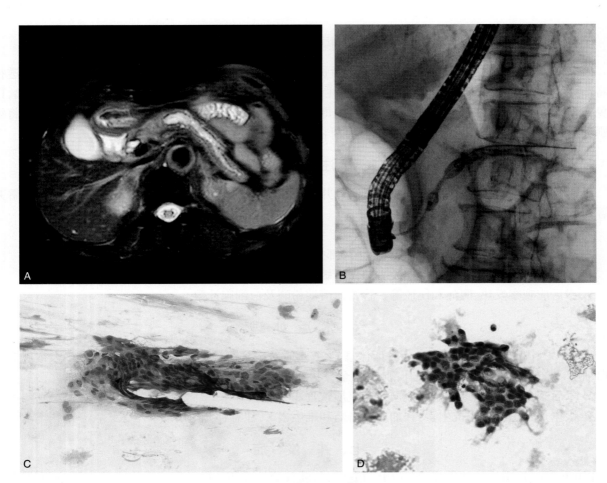

图 7-5　胰腺癌胰管细胞刷检

A. MRI T_1 加权见颈部胰管狭窄,上游胰管扩张;B. ERCP 见颈部胰管狭窄段长度约 11mm;C、D. 细胞刷检涂片(C,HE 染色,低倍)和液基细胞(D,HE 染色,低倍)见团簇异形细胞,手术后病理证实为胰腺导管腺癌。

(二)临床评价

在各种胰腺细胞学检查方法中,ERCP 中胰管刷检细胞学诊断最为简单、实用。一般 ERCP 中胰管刷检细胞学检查可与 ERCP 结合进行,ERCP 显示胰胆管狭窄,疑为胰腺肿瘤的病例,均可做此检查。ERCP 下胰管刷检能正确地到达病变部位,获得新鲜的细胞标本,其细胞质、细胞核染色质及核仁保存较好。既往文献报道胰管刷检细胞学检查的灵敏度为 33.3%~65.8%,准确率为 46.7%~76.4%,与单纯胰液抽吸法相当,但低于 SPACE。标本获取量不足是其主要原因。Yamaguchi 等研究发现,细胞刷检查后行胰液直接抽吸检查,可以将单纯胰液检查和单纯细胞刷检查的灵敏度分别从 40.9% 和 48.8% 提高到 61.4%;但近期日本学者研究结果显示,细胞刷检查后行 SPACE 与单纯 SPACE 对胰腺癌的诊断效能并无明显差异,故两种方法联合的作用有待进一步研究明确。

为获取充足的标本量,学者们通过改进细胞刷样式使刷头更长或更硬,刷力更强,但报道的研究结果各异,不能显著提高阳性率。刷检次数和操作者经验影响阳性率,Uchida 等报道在 58 例胰管刷检病例中,刷检 30 次以上的灵敏度为 85.7%(18/21),准确率为 90.9%(30/33),阴性预测值为 80%(12/15);刷检 15~20 次的灵敏度为 70%(7/10),准确率为 80%(12/15),阴性预测值为 62.5%(5/8),两者有显著差异,但并发症发生率无显著增加。研究显示,随着 ERCP 技巧的提高,胰管细胞刷检的阳性率也随之提高。

胰腺癌病变部位亦影响 ERCP 下胰管刷检细胞学检查结果,头、体部胰腺癌胰管刷检细胞学检查阳性率高于钩突、尾部细胞学检查阳性率(表 7-2)。头、钩突部及体部胰腺癌胰管刷检细胞学检查准确率可达到 100%,尾部仅为 50%。若行乳头括约肌切开后,可提高胰管刷检准确率。

表 7-2 胰腺癌部位与细胞刷细胞学检查

部位	例数 / 例	阳性例数 / 例	阳性率 /%
头	26	22	84.6
钩	4	1	25.0
体	8	7	87.5
尾	4	2	50.0
弥散	30	29	96.9
合计	72	61	84.7

除了技术因素对细胞刷阳性率的影响外,更重要的是由于标本获取不足导致灵敏度低,因此许多针对脱落细胞的分析方法应用于临床研究。例如利用数字影像分析(digital image analysis,DIA)技术分析刷检细胞的 DNA 倍体,判断细胞的良恶性。一般来说,恶性细胞染色体呈非整倍体改变。近年来研究均表明,利用 DIA 技术可以提高常规细胞学诊断的灵敏度。荧光原位杂交(fluorescence in situ hybridization,FISH)技术利用荧光标记的 DNA 探针,来评估细胞染色体的异常。Emily 等于 2010 年报道 FISH 技术与常规细胞刷诊断良恶性胆胰管狭窄的灵敏度分别为 34% 和 15%,特异度为 91% 和 98%。5 年后 Emily 等又合成了针对胆胰上皮细胞染色体特异度更高的新型 DNA 探针,与 UroVysion 探针和常规细胞刷诊断胆胰管狭窄的灵敏度分别为 64.7%、45.9% 和 18.8%,特异度分别为 92.9%、90.8% 和 100%。

胰管刷检 KRAS 突变检测诊断胰腺癌的灵敏度、特异度和准确率分别为 70%、90% 和 3%。Laethem 等在 ERCP 下对胰管造影见有主胰管狭窄的 45 例患者进行刷检,检测刷检物 KRAS 点突变,并与传统的细胞学涂片进行比较,24 例胰腺癌中有 20 例 KRAS 点突变,突变率为 83%,16 例慢性胰腺炎及 5 例胰管内黏蛋白高分泌瘤均阴性,其中 6 例肿瘤直径小于 2cm 的胰腺癌均有 KRAS 点突变,而细胞学检查的阳性率仅有 54%。Finkelstein 等对胰管细胞刷标本上清液进行 KRAS 点突变检测,结果发现 28 例胰腺癌患者中有 25 例检测到了 KRAS 点突变,而手术证实为良性病灶的 5 例患者均未检测到 KRAS 点突变。ERCP 下刷检物 KRAS 点突变率明显高于传统的细胞学检查(表 7-3),并且 KRAS 点突变发生在胰腺癌早期,更有利于临床早期诊断。

表 7-3 KRAS 点突变与细胞刷检查的比较

	KRAS 点突变	细胞刷检查		KRAS 点突变	细胞刷检查
灵敏度 /%	83	76	阴性预测值 /%	80	71
特异度 /%	100	83	准确率 /%	90	58
阳性预测值 /%	100	86			

第三节 ERCP 下胰腺组织学检查

一、概　述

ERCP 下胰腺组织学检查在诊断性 ERCP 检查的同时即可进行。1984 年林田等在内镜十二指肠乳头括约肌切开术(EST)后进行胰管活检,1985 年山崎等动物实验证实胰管活检的安全性,并在非十二指肠乳头括约肌切开的情况下进行胰管活检。活检取材能掌握组织结构上的异常,诊断特异性强,对鉴别良恶性困难的病例有重要的临床应用价值。近年来随着在 ERCP 下 SpyGlass 的应用和不断进步,使得胰管内直视下精准活检成为可能,大大提高了胰管活检的成功率和准确率。

<h2 style="text-align:center">二、适应证与禁忌证</h2>

（一）适应证

1. 胰胆管良恶性狭窄的鉴别诊断。
2. 胰腺肿瘤和慢性胰腺炎的鉴别诊断。
3. 可疑有早期胰腺肿瘤、胆管癌。
4. ERCP 检查有可疑发现，做进一步检查。
5. 原发灶不明的转移性腺癌，怀疑来自胰腺者。
6. 胰腺囊肿性病变。

（二）禁忌证

1. 有 ERCP 检查禁忌者。
2. 凝血功能明显障碍，有出血倾向者。全身情况衰竭，或心、肺、肝、肾等重要器官功能失代偿者。
3. 急性胰腺炎或慢性胰腺炎急性发作期。
4. 胆管急性炎症及化脓性胆管炎。
5. 严重腹水，伴有肝硬化或凝血酶原时间明显延长。

<h2 style="text-align:center">三、术　前　准　备</h2>

（一）器械准备

1. 内镜及附属用具　基本同 ERCP 胰液收集及检查器械准备。

2. 活检钳　Olympus 公司专门设计针对胰胆管活检的活检钳主要有 FB-39Q-1、FB-40Q-1、FB-45Q-1 和 FB-46Q-1 型，有效长度为 1 950mm，适用管道 2.2mm 和 2.8mm。该活检钳外套管为聚四氟乙烯材料，摩擦性极低，柔韧性好，易于通过弯曲的胰胆管（图 7-6）。

3. SpyGlass 下胰管活检设备　SpyGlass 是一种新型的子镜系统，完全不同于以往胰管镜系统。SpyGlass 探头包括一根 6 000 像素的传像束。在远端尖端有一个镜头连接至传像束，且具有 2 个工作孔道，可以通过导丝及专用活检钳。SpyGlass 工作长度 231mm，最大插入部 0.81mm，最大直径 0.9mm，所需最小工作孔道直径 1mm。在 SpyGlass 下可进行胰管直视下活检，专用活检钳 SpyBite（图 7-7）直径 0.99mm，钳口外径 1.0mm，钳口开度 4.1mm，工作长度 286cm，所需内镜工作通道 1.2mm。

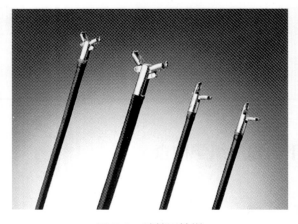

图 7-6　胰管活检钳

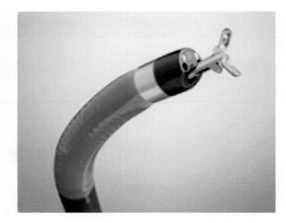

图 7-7　SpyBite 活检钳

（二）患者准备

1. 检查出血时间、凝血时间、血小板计数，凝血酶原时间和肝功能。
2. 阻塞性黄疸患者须常规肌内注射维生素 K_1 3~5 天。
3. 术前禁食 6 小时以上。

4. 行局部咽喉麻醉，术前15分钟静脉注射解痉剂、镇静剂，如丁溴东莨菪碱20mg、地西泮5~10mg或哌替啶50mg肌内注射或静脉注射。对有胆系感染患者，术前需用抗生素。

5. 资料准备　超声检查、CT等有关胰胆影像检查资料。

四、操 作 方 法

做胰管活检时，通过ERCP对胰胆管进行全面的观察，初步确定活检的部位，然后调整内镜插入的深度和角度，在透视下将活检钳经乳头插入胰管，必要时可行十二指肠乳头括约肌切开，并使活检钳尽可能垂直指向活检部位，在病变处活检（图7-8），每例活检组织2块及以上。活检钳取组织的部位极为重要，如选择恰当，可大大提高活检阳性率。胰管活检阳性率偏低的主要原因为取材过小或未取到癌组织而不能诊断，胰管中断者不易取到癌组织，有待改进活检钳的取材性能。

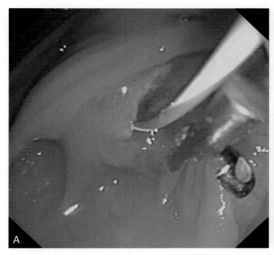
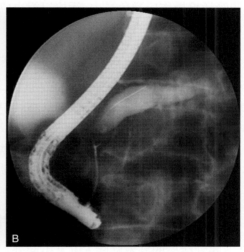

图7-8　胰管活检
A. 胰管活检内镜下图像；B. 胰管活检X线下图像。

SpyGlass镜是一种新型的胆胰管子镜系统，二代系统的头端有4个可调方向，操作部可以固定在十二指肠镜的镜身上，由一位内镜医师就可以完成操作（图7-9）。操作过程类似胰管镜，先完成ERCP显影，

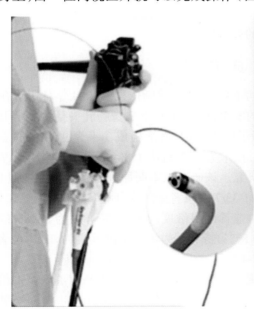
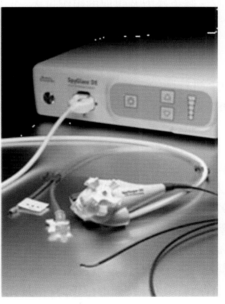

图7-9　SpyGlass镜系统

胰管显影后,将导丝置入胰管,沿导丝将 SpyGlass 镜置入胰管内观察,发现病灶后,从通过导丝的孔道送入专用活检钳 SpyBite 进行直视下活检,活检可以反复进行。活检标本的处理,用小镊子将组织块由活检钳中取出放在小纸片上,然后连同小纸片一起放入 10% 甲醛溶液中固定,石蜡包埋,HE 染色后切片观察。

五、注 意 事 项

1. ERCP 及胰管活检均是微创伤性检查,仍有较多并发症,有时还会很严重,家属应予理解并签署知情同意书。

2. 注意器械的消毒和无菌技术。

3. 碘过敏者禁忌检查,过敏性体质者应做过敏试验。

4. 操作应轻柔,如出现局部不适,可给予局部护理或给予适量解痉镇痛药物等对症处理。

5. 胰胆管活检操作应避免暴力,活检组织也应避免过大、过深。

6. 术后应注意观察是否发热、腹痛和便血等。检查血清淀粉酶及白细胞计数。

六、术 后 处 理

1. ERCP 下胰管活检术后患者应卧床休息,4~6 小时及翌晨抽血查血清淀粉酶,第二天常规检查血白细胞计数与分类。注意观察血压、脉搏和全身状况的变化,应特别注意是否有发热、腹痛便血及黄疸。必要时行超声检查及腹部 X 线检查。

2. 术后禁食 1~2 天,逐渐恢复流质及半流质饮食。

3. 术后应常规应用抗生素,注意补充电解质 3~5 天,并发重症胰腺炎者须胃肠减压,必要时给予输血。

七、并 发 症

ERCP 下胰管活检的并发症除 ERCP 引起外,与胰管活检或相关的并发症发生率是较低的,未见有严重并发症及死亡的报道。可能的并发症有以下几种:

1. 急性胰腺炎　其发生的危险性要高于单纯 ERCP,主要表现为手术后 24 小时内腹痛、血清淀粉酶或脂肪酶增高 4 倍以上。

2. 出血、穿孔　胰管活检以及十二指肠乳头括约肌切开时,可出现术中或术后出血。胰胆管活检亦可致穿孔,故应该避免暴力及钳取的组织过大、过深。

3. 感染　胆道感染及胰源性败血症是较严重的并发症。

八、临 床 应 用

结合 ERCP 进行胰管活检,也是术前获取病理学的一个重要诊断依据。1984 年林田等在 EST 后进行胰管活检,1985 年山崎等动物实验证实胰管活检的安全性,并在非十二指肠乳头括约肌切开的情况下进行胰管活检。Kubota 等对 43 例胰胆导管狭窄进行了胰胆管活检,活检成功率为 95.3%,胰腺癌活检阳性率为 71.4%。综合文献报道其灵敏度为 40%~60%,技术失败率高达 15%。El Hajj 等在 2017 年报道了一项目前关于单人经口胰管镜最大样本量的回顾性研究。该研究以不明原因胰管狭窄或疑似 IPMN 为研究对象,通过单人经口胰管镜检查和直视下活检,42%(33/79)患者诊断为肿瘤(12 例腺癌,21 例 IPMN),技术成功率为 97%。其单人经口胰管镜的镜下胰管肿瘤诊断灵敏度为 87%,特异度为 86%,准确率为 87%;单人经口胰管镜直视和/或辅助活检诊断灵敏度为 87%,特异度为 100%,准确率为 92%;两者联合诊断的灵敏度为 91%,特异度为 95%,准确率为 94%(表 7-4)。

胰管黏膜光滑且无明显突起或肿瘤血管往往提示良性狭窄病变,仍需要 SpyGlass 下的组织活检排除恶性肿瘤。胰管通常直径较小,走行较曲折,且无法充分显示分支病变,因此 SpyGlass 对于胰管检查及活检较胆管在技术上更具挑战性,术后胰腺炎发生的风险更高。Nagayoshi 等报道了在主胰管未扩张的患者

表 7-4　经口胰管镜及镜下活检的诊断效能

诊断方法	灵敏度 /%	特异度 /%	阳性预测值 /%	阴性预测值 /%	准确率 /%
POP 视觉诊断	87	86	83	91	87
PDB 和 / 或 PAB 诊断	87	100	100	84	92
联合诊断	91	95	94	93	94

注：POP，经口胰管镜（peroral pancreatoscopy）；PDB，经口胰管镜直视下活检（peroral pancreatoscopy directed biopsies）；PAB，经口胰管镜辅助活检（peroral pancreatoscopy assisted biopsies）。

中使用 SpyGlass 评估 IPMN 的有效性。12 例患者行胰镜检查，92% 病例获得清晰、明确的图像，10 例患者发现突起样病灶，但由于角度过大、活检钳无法触及，只有 7 例患者进行了活检。其直视靶向活检的灵敏度为 25%，特异度为 100%。但是在联合 SpyGlass 下灌洗细胞学检测恶性肿瘤的灵敏度和特异度均达到 100%。在 SpyGlass 直视下活检前对胰管狭窄部位扩张，有助于获得充足的组织标本。Parbhu 等对 5 例不明原因胰管狭窄用 4mm 柱状球囊扩张狭窄部位，有 4 例（80%）能够在直视下获得活检，所有病例活检均为良性，该研究同时纳入 16 例超声内镜疑似 IPMN 病例，SpyGlass 直视组织活检成功率达到 100%，准确率达 75%。

胰管活检有较多优点：①能够确定组织学类型和分化程度；②能显示胰腺癌形成的腺管及对神经周围和血管的浸润现象；③对于一些分化较好的胰腺癌、囊腺癌、产黏蛋白肿瘤等细胞诊断较为困难，特别是胰管刷检细胞对慢性胰腺炎异型细胞与高分化胰腺癌细胞有时难以区别，而组织学可作出明确诊断；④对于慢性胰腺炎症细胞学仅能报告未见癌细胞，而组织学可作出明确诊断；⑤胰腺硬癌，特别在大量增生的纤维组织中间分布少量癌细胞的病例，胰管刷检可能取不到癌细胞，而胰管活检组织学诊断却很有帮助。随着 SpyGlass 技术的不断应用与推广，近年来内镜检查联合直视下活检诊断胰管狭窄的诊断效能不断提高，ERCP 下胰管活体组织检查不失为一种安全、可靠的胰腺疾病诊断和鉴别诊断方法。

（刘　枫　李兆申）

参 考 文 献

［1］IIBOSHI T, HANADA K, FUKUDA T, et al. Value of cytodiagnosis using endoscopic nasopancreatic drainage for early diagnosis of pancreatic cancer: Establishing a new method for the early detection of pancreatic carcinoma in situ［J］. Pancreas, 2012, 41（4）: 523-529.

［2］KAWAMURA R, ISHII Y, SERIKAWA M, et al. Optimal indication of endoscopic retrograde pancreatography-based cytology in the preoperative pathological diagnosis of pancreatic ductal adenocancer［J］. Pancreatology, 2022, 22（3）: 414-420.

［3］MIKATA R, ISHIHARA T, TADA M, et al. Clinical usefulness of repeated pancreatic juice cytology via endoscopic naso-pancreatic drainage tube in patients with pancreatic cancer［J］. J Gastroenterol, 2013, 48（7）: 866-873.

［4］NAKAMURA S, ISHII Y, SERIKAWA M, et al. Diagnostic ability and safety of repeated pancreatic juice cytology using an endoscopic nasopancreatic drainage catheter for pancreatic ductal adenocarcinoma: A multicenter prospective study［J］. Diagnostics, 2023, 13（16）: 2696.

［5］YAMAGUCHI K, OKUSAKA T, SHIMIZU K, et al. Clinical practice guidelines for pancreatic cancer 2016 from the Japan Pancreas Society: A synopsis［J］. Pancreas, 2017, 46（5）: 595-604.

［6］OKUSAKA T, NAKAMURA M, YOSHIDA M, et al. Clinical practice guidelines for pancreatic cancer 2019 from the Japan Pancreas Society: A synopsis［J］. Pancreas, 2020, 49（3）: 326-335.

［7］ENDO Y, MORII T, TAMURA H, et al. Cytodiagnosis of pancreatic malignant tumors by aspiration, under direct vision, using a duodenal fiberscope［J］. Gastroenterology, 1974, 67（5）: 944-951.

［8］TAKEDA Y, MATSUMOTO K, KURUMI H, et al. Efficacy and safety of pancreatic juice cytology by using synthetic secretin in the diagnosis of pancreatic ductal adenocarcinoma［J］. Dig Endosc, 2018, 30（6）: 771-776.

［9］ YAMAGUCHI T, SHIRAI Y, NAKAMURA N, et al. Usefulness of brush cytology combined with pancreatic juice cytology in the diagnosis of pancreatic cancer：Significance of pancreatic juice cytology after brushing［J］. Pancreas, 2012, 41（8）: 1225-1229.

［10］ IKEMOTO J, SERIKAWA M, HANADA K, et al. Clinical analysis of early-stage pancreatic cancer and proposal for a new diagnostic algorithm：A multicenter observational study［J］. Diagnostics（Basel）, 2021, 11（2）: 287.

［11］ IMAMURA T, KOIZUMI Y, KOYAMA R, et al. Effectiveness of cytodiagnosis with pancreatic duct lavage fluid for pancreatic ductal carcinoma-new sampling technique［J］. Gastroenterological Endosc, 2009, 51: 84-90.

［12］ MIE T, SASAKI T, TAKEDA T, et al. Diagnostic yield of serial pancreatic juice aspiration cytologic examination with brush cytology for pancreatic ductal stenosis［J］. Pancreas, 2022, 51（8）: 995-999.

［13］ UCHIDA N, KAMADA H, TSUTSUI K, et al. Utility of pancreatic duct brushing for diagnosis of pancreatic carcinoma［J］. J Gastroenterol, 2007, 42（8）: 657-662.

［14］ UEHARA H, TATSUMI K, MASUDA E, et al. Scraping cytology with a guidewire for pancreatic-ductal strictures［J］. Gastrointest Endosc, 2009, 70（1）: 52-59.

［15］ NOMA Y, KAWAMOTO H, KATO H, et al. The efficacy and safety of single-session endoscopic ultrasound-guided fine needle aspiration and endoscopic retrograde cholangiopancreatography for evaluation of pancreatic masses［J］. Hepatogastroenterol, 2014, 61（134）: 1775-1779.

［16］ VOLMAR K E, VOLLMER R T, ROUTBORT M J, et al. Pancreatic and bile duct brushing cytology in 1000 cases：Review of findings and comparison of preparation methods［J］. Cancer, 2006, 108（4）: 231-238.

［17］ PEREIRA P, PEIXOTO A, RODRIGUES-PINTO E, et al. Pancreatic duct cytology, an underused diagnostic tool［J］. Dig Liver Dis, 2017, 49（12）: 1377-1378.

［18］ MALAK M, MASUDA D, OGURA T, et al. Yield of endoscopic ultrasound-guided fine needle aspiration and endoscopic retrograde cholangiopancreatography for solid pancreatic neoplasms［J］. Scand J Gastroenterol, 2016, 51（3）: 360-367.

［19］ KHAN J, LA SANCHA C, SAAD M, et al. The role of fluorescence in situ hybridization in pancreatobiliary brushing cytology：A large retrospective review with histologic correlation［J］. Diagnostics（Basel）, 2022, 12（10）: 2486.

［20］ FRITCHER E G, HALLING K C. Advanced cytologic approaches for the diagnosis of pancreatobiliary cancer［J］. Curr Opin Gastroenterol, 2010, 26（3）: 259-264.

［21］ BARR FRITCHER E G, VOSS J S, BRANKLEY S M, et al. An optimized set of fluorescence in situ hybridization probes for detection of pancreatobiliary tract cancer in cytology brush samples［J］. Gastroenterol, 2015, 149（7）: 1813-1824.

［22］ FINKELSTEIN S, BIBBO M, LOREN D, et al. Molecular analysis of centrifugation supernatant fluid from pancreaticobiliary duct samples can improve cancer detection［J］. Acta Cytol, 2012, 56（4）: 439-447.

［23］ SATOH K, HAMADA S, KANNO A, et al. Evaluation of MSX2 mRNA in brush cytology specimens distinguished pancreatic carcinoma from chronic pancreatitis［J］. Cancer Sci, 2011, 102（1）: 157-161.

［24］ DAVEY E, D'ASSUNCAO J, IRWIG L, et al. Accuracy of reading liquid based cytology slides using the ThinPrep Imager compared with conventional cytology：Prospective study［J］. BMJ, 2007, 335（7609）: 31.

［25］ KANNO A, MASAMUNE A, HANADA K, et al. Multicenter study of early pancreatic cancer in Japan［J］. Pancreatol, 2018, 18（1）: 61-67.

［26］ EL HAJJ I I, BRAUER B C, WANI S, et al. Role of per-oral pancreatoscopy in the evaluation of suspected pancreatic duct neoplasia：A 13-year U.S. single-center experience［J］. Gastrointest Endosc, 2017, 85（4）: 737-745.

［27］ PARBHU S K, SIDDIQUI A A, MURPHY M, et al. Efficacy, safety, and outcomes of endoscopic retrograde cholangiopancreatography with per-oral pancreatoscopy：A multicenter experience［J］. J Clin Gastroenterol, 2017, 51（10）: e101-e105.

［28］ NAGAYOSHI Y, ASO T, OHTSUKA T, et al. Peroral pancreatoscopy using the SpyGlass system for the assessment of intraductal papillary mucinous neoplasm of the pancreas［J］. J Hepatobiliary Pancreat Sci, 2014, 21（6）: 410-417.

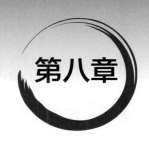

胰腺微创病理学检查的结果判断及临床意义

第八章

第一节　临床与病理联系的意义

细胞病理学检查不同于手术切除标本的组织病理学检查。手术切除标本能够获得完整的肿瘤组织进行全面检查,因此术后病理诊断成为诊断的"金标准";而由于细胞学取样的局限性,加上细胞学样本无法保留组织结构及评估间质浸润情况,诊断的准确率受到很大影响,存在一定的误诊率和漏诊率,因此细胞学诊断更应密切结合临床病史及影像学检查结果。

病理学检查申请单是临床与病理联系的重要手段,准确、完整地填写病理申请单,以及临床与病理的及时沟通对提高诊断准确率有很大帮助。对细胞学诊断影响较大的一些信息务必填写完整。

1. 患者的性别、年龄　某些肿瘤在特定的性别和年龄段高发,例如胰腺的实性-假乳头状肿瘤以青年女性多见,腺泡细胞癌多见于老年人,胰母细胞瘤多见于婴儿和儿童,黏液性囊腺瘤以女性较多见等。充分的临床信息可以为病理医师的诊断提供思路。

2. 肿瘤的穿刺部位和取样方法　不同的部位和取样方法,涂片中污染的非肿瘤成分有所不同。例如胰头部的肿块经由十二指肠壁穿刺,常有十二指肠上皮的污染;胰尾部肿瘤经由胃壁穿刺,可能有胃上皮细胞或间皮细胞的成分,有时可见到胰岛细胞;胰胆管刷检的样本以柱状上皮为主,常见较大的组织断片;CT或超声引导下经皮胰腺穿刺常有成片的腹膜间皮细胞,还可能有其他腹腔脏器细胞污染等。病理医师了解穿刺部位和取材方法,可以避免将污染的正常细胞误判为肿瘤细胞。

3. 相关病史、治疗史　对于已经确诊的胰腺肿瘤术后复发或转移的病灶,了解原病史可以增加细胞学诊断的把握,必要时可以调阅原手术病理切片进行对照观察;对于其他脏器已经确诊肿瘤的病例,进行胰腺细胞学诊断时,还应考虑到转移性肿瘤的可能。另外,局部放疗、胰胆管结石、胰胆管放置支架等机械刺激均可引起上皮细胞的反应性改变,导致细胞出现核增大、异型,核仁明显等表现。如果病理医师不了解这些病史,有可能造成过度诊断。

4. 影像学检查结果、临床诊断

(1) 申请单中应提供影像学检查结果及临床诊断,这对判定样本满意度和细胞学诊断非常重要。如果细胞学诊断与临床诊断明显不符,影像学检查提示恶性而细胞学诊断良性者,有可能是由于取样未准确取到病灶细胞,可考虑重复穿刺或换用其他取样方法;影像学检查未见占位而细胞学有异型者,诊断恶性更应谨慎,细胞的形态异常有可能为反应性改变、癌前病变或早期癌的改变,应仔细核对样本,并与临床医师沟通,全面了解患者情况。

(2) 影像学报告占位是囊性还是实性,涉及不同的标本处理方法以及细胞学诊断思路(图8-1),是影响肿瘤诊断准确率的重要原因。对于实性占位,病理医师首先依据细胞形态特点判断肿瘤来源于导管上皮还是非导管上皮,导管上皮来源者需要依据细胞异型程度判断慢性胰腺炎、胰腺上皮内瘤变和导管腺癌,非导管上皮来源者往往需要借助免疫组织化学(免疫组化)检查,鉴别腺泡细胞癌、神经内分泌肿瘤和

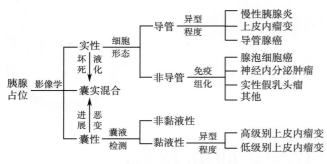

图 8-1　胰腺占位的细胞学诊断思路

实性 - 假乳头状肿瘤等肿瘤；对于囊性肿瘤，需要首先借助辅助检查方法鉴别囊液性质，区分黏液性或非黏液性；对于黏液性肿瘤，进一步根据细胞异型程度，判断是否合并高级别上皮内瘤变或低级别上皮内瘤变。囊实混合性占位可能来自实性肿瘤的坏死、囊性变，也可能来自结构复杂的囊性肿瘤，或囊性肿瘤进展、恶变。

对于临床医师而言，临床与病理的沟通也同样重要：一方面，如果临床医师每次穿刺后都可以得到穿刺样本充分性的反馈，可以提高穿刺水平；另一方面，充分了解细胞学分级的意义和处理建议，可以指导后续的诊疗。

第二节　微创取材样本的快速现场评估

国外多中心研究提示，由细胞病理学医师在 FNA 现场进行快速现场评估（rapid on-site evaluation，ROSE），有助于提高穿刺的成功率。快速现场评估是在穿刺得到细胞学或组织学样本时，取部分细胞在现场手工涂片，快速染色后光镜观察，评估吸出物质量并及时反馈给内镜医师，以指导后续处理。如果样本质量足以作出诊断，则停止穿刺，剩余吸出物送病理科，进行后续的细胞学诊断或辅助检测；如果样本质量不足以诊断，可再行穿刺。这样既能保证穿刺取样的充分性和准确率，又能减少不必要穿刺对胰腺的损伤。

一、制　片　染　色

ROSE 的制片通常采用手工涂片，Diff-Quik 染色。穿刺现场需提前准备好载玻片、Diff-Quik 染色液、无水乙醇、立式染缸、电吹风，这些物品可以放在可移动的手推车上，现场需要有水池、操作台和显微镜。穿刺后将针头对准载玻片，放入针芯，推出穿刺液前面的 1~2 滴在载玻片的一端，用针头均匀涂开，要求尽量薄而均匀，避免来回反复涂抹。或使用拉片法（详见第九章第三节），比较简便易学。如果涂片过厚，细胞堆叠，内部结构显示不清；如果涂片手法过重，可能造成细胞挤压破坏，核染色质外溢。

涂片需要彻底干燥后，再进行 Diff-Quik 染色（染色流程详见第九章第四节）。如果涂片干燥不彻底，会造成同张涂片内细胞肿胀程度不同，未完全干燥的区域细胞体积偏小、颜色偏深，干燥区域细胞体积较大、染色偏淡，不利于观察比较，可以用电吹风的冷风吹干涂片以节省时间。Diff-Quik 染色过程快速、简便，整个过程约 1 分钟，但由于在涂片干燥的过程中细胞会逐渐肿胀，细胞核结构较模糊，对细胞核结构细节的展示不如巴氏染色。因此 Diff-Quik 染色的涂片仅用于评估穿刺质量，不可用于正式的细胞学诊断。建议只用少量样本进行 ROSE，尽量将大部分吸出物留做液基细胞学制片和巴氏染色，切记不能把所有吸出物全部做成 ROSE 涂片！

二、评　估　内　容

ROSE 评估的内容主要包括三个方面。

1. 是否取到病变细胞？需要密切结合临床诊断进行判断。如果涂片中见到上皮细胞，需要区分来源于消化道污染的上皮细胞，还是胰腺内的上皮细胞。即使涂片里看到了胰腺的细胞，如果这些细胞不能解释临床的病变，也不能算作满意的标本。例如影像学有明确占位，而涂片里仅有胰腺的腺泡细胞，无法解释影像学上的占位性病变，应建议再行穿刺。如果影像学提示囊性占位，涂片中即使很少或没有上皮细胞，但有囊液的成分（例如稠厚的黏液），也算作满意的标本。

2. 取到的细胞量是否足够？穿刺的细胞量在细胞学的诊断指南里没有严格的数量要求，如果有异型细胞,即使只有一团,也是满意的标本,但是做 ROSE 为避免剩余细胞量太少导致后续的标本不足以进行细胞学诊断,通常要求涂片中的上皮细胞团 >3 团(不包括污染的食管和胃肠上皮等细胞)。

3. 初步诊断与分流。阅片后作出初步诊断,并根据穿刺吸出物的性质指导后续标本的处理。如果涂片中找到可疑癌细胞或确定的癌细胞,即可停止穿刺;如果吸出物为囊肿液,直接涂片的细胞通常很少,做 ROSE 的意义不大,因此不推荐做 ROSE,样本需要送病理科进行离心以富集细胞,还可以送一部分囊液做生化检测和肿瘤标志物检测;如果吸出物为坏死、脓液,或者 ROSE 涂片看到了肉芽肿性病变(怀疑结核),可以将吸出物送病原学检测或细菌培养;如果涂片中看到淋巴细胞增生性病变,因为细胞学在诊断淋巴瘤方面有一定困难,可以再次穿刺留取一些活细胞做流式细胞检测,或换粗针穿刺留取组织条做免疫组织化学标记;如果 ROSE 涂片中见到特殊类型的肿瘤,往往需要做免疫组织化学才能进一步确诊,就要尽量留取组织条或制作细胞蜡块,方便后续的免疫组织化学和分子病理检测。

三、执行人员与替代方法

ROSE 的执行人员由专业的细胞病理学医师担任最为理想。他们阅片时思路更广,遇见罕见病变或不典型病变能够灵活应对。但是国内专业的细胞病理学医师非常稀缺,多数医院无法满足在穿刺现场专门配备一名细胞病理学医师这一要求。因此我们可以培训相关技术人员学习简单的涂片染色,并利用数字切片扫描和远程图像传输系统或显微镜实时镜下视野共享系统,将显微镜下的图像传输到细胞病理学医师的电脑或手机上,由细胞病理学医师进行远程阅片,也能使内镜医师得到及时的意见反馈。一些内镜中心通过培训内镜医师和医技人员完成 ROSE 工作,也可以在一定程度上弥补细胞病理学医师或技师的不足。实践证明,即使没有病理基础,经过有效的理论培训和实操训练的内镜医师也基本可以满足大部分 ROSE 工作的需求。

在无法提供 ROSE 的情况下,还可以采用大体标本现场评估(macroscopic on-site evaluation,MOSE)以替代 ROSE。MOSE 是指超声内镜医师通过对 FNA/B 获取的标本进行肉眼现场评估,从而判断是否获得了适合病理评估的标本。内镜医师一般采用 19G FNA 穿刺针或新型 FNB 穿刺针获取组织条标本,并将其进行分类切割,主要分为宏观可见核心(macroscopic visible core,MVC)、血凝块和糊状或液体状标本。MVC 被定义为具有明显体积的白色或淡黄色组织碎片。MVC 和血凝块被分装进不同的甲醛溶液(福尔马林)瓶中,糊状和液体状标本则被用于细胞学制片。组织体积(标本充分性)与组织学诊断性能之间存在正相关关系,在 MOSE 中,将穿刺获取的 MVC 长度作为其标本充分性的评估指标,但现有的研究对该长度临界值定义尚未达成共识。

ROSE 的应用主要受限于缺乏现场细胞病理学医师,因此开发计算机辅助诊断工具以取代手动 ROSE 至关重要,可大大节约病理医师资源。另外,不同于手术病理可保有完整的形态结构,穿刺病理可能含有大量碎片化的组织成分,增加了病理医师的诊断难度,现有的很多研究都表明,将 AI 用于胰腺穿刺病理诊断可帮助提高病理医师的诊断效能,提高 EUS-FNA 对胰腺疾病鉴别诊断的准确率。已有很多研究进行 ROSE-AI 系统的构建及评估,认为其诊断准确率与病理医师相当,并高于经过训练的内镜医师。总之,AI 进行实时病理评估,具有节约病理医师资源、不依赖评估者的经验水平、提供稳定和客观的评估结果等优势,有良好的应用价值。尽管 EUS-FNA 中的人工智能仍处于起步阶段,其临床应用需要更多的前瞻性随机对照研究数据进一步支持,但随着临床数据的不断输入和计算机技术的进步,有望使计算机辅助诊断和治疗更加可行。

四、意义和局限性

总体来说,在胰腺穿刺现场进行 ROSE 检测,有助于即时评估样本满意度,初步定性诊断,并反馈给内镜医师,指导后续的处理,尤其是对于初学穿刺的新手医师来说,可以提高穿刺成功率,减少额外穿刺的次数,进而减少并发症。但是该方法也有一定局限性,需要安排有细胞学判读能力的现场医师,可能增加等待的时长和费用,而且快速涂片的清晰度不如液基细胞学,可能报告的级别与最后的细胞学诊断不符。还要注意的是,Diff-Quik 染色为涂片干燥后染色,细胞肿胀变大,细胞形态受染色技术影响较大,染色效果不够稳定,应避免过度诊断。因此,ROSE 仅用于现场评估、决定是否再行穿刺,不可作为创伤性治疗的依据。

第三节　胰腺细胞病理学的报告模式及临床意义

细胞病理学报告是临床与病理沟通的重要桥梁,临床医师需要了解胰腺细胞学的分级方法以及各个级别对应的临床意义,以决定后续的治疗。胰腺细胞病理学的报告模式和诊断术语在国内尚无统一的规范,目前国内采用比较多的报告模式主要包括传统的四级分类法和巴氏细胞病理学会(Papanicolaou Society of Cytopathology,PSC)2015 年出版的 PSC 胰胆管细胞学报告系统。2023 年世界卫生组织(World Health Organization,WHO)出版了新的胰胆管细胞学报告系统,在 PSC 报告系统的基础上进行了完善,与 WHO 的组织病理学分类有更好的一致性,有望在国内逐步推广使用。统一的分级方法和规范的诊断术语有助于临床与病理的交流以及不同医院间的交流。

一、四级分类法

传统的非妇科细胞学样本大多采用四级分类法,即阴性(未找到恶性细胞)、异型、可疑恶性和恶性四个等级。最初胰腺细胞学的报告多参照这种方法。

1. 阴性 / 未找到恶性细胞　意义:对于细胞学阴性的报告,可能是真阴性,即良性病变;也可能是假阴性,即患者虽然患有恶性肿瘤,但由于取材未取到病变细胞、制片染色技术问题导致细胞看不清或病变细胞的异型程度不足以诊断而报告阴性。

2. 找到异型细胞　意义:细胞形态有异常,不能明确意义,对应的组织学诊断可能为反应性改变、非典型增生、低度恶性肿瘤甚至形态不典型的高分化癌等,通常细胞数量少,仅凭细胞形态无法定性。

3. 找到可疑癌 / 可疑恶性细胞　意义:病变细胞的异型性较"异型"更为明显,对应的组织学诊断可能为非典型增生、原位癌或浸润性癌,但诊断恶性尚无十足把握,应结合临床及影像学检查综合考虑。

4. 找到癌 / 恶性细胞　意义:通常病变细胞异型性明显,能确定恶性,病变细胞有上皮分化特征的,细胞学报告为"找到癌细胞",对应的组织学诊断多数为导管腺癌及其亚型。病变细胞非上皮来源,或者分化特征不明显、无法辨认组织来源的,细胞学报告为"找到恶性细胞",对应的组织学诊断可能为未分化癌、间变性癌、间叶源性恶性肿瘤、小细胞癌或淋巴瘤等。然后根据细胞形态提示组织来源,但往往需要免疫组织化学检查进一步证实。

传统的四级分类法是围绕"样本细胞是否为癌细胞"作出的诊断,但这种诊断方法不涉及癌前病变和交界性肿瘤,不能为临床提供更多有用的信息。目前的 FNA 细胞学不仅能观察单个细胞的形态,也能观察到细胞团内细胞的排列和生长方式;不仅能诊断肿瘤性疾病,也能诊断非肿瘤性疾病,有可能作出类似组织病理学的诊断。为更好地适应临床需要,2015 年巴氏细胞病理学会出版了胰胆细胞学的 PSC 报告系统。

二、PSC 胰胆细胞学报告系统(2015 年版)

该报告系统和原来的四级分类法相比,增加了样本满意度的判断,以评估取样制片染色的效果,并增加了"肿瘤"这一级别,将常见的良性肿瘤、癌前病变和细胞形态相似的低度恶性肿瘤归入其中。PSC 报告系统采用六级分类法。

1. 无法诊断(nondiagnostic)　PSC 报告系统中样本满意度的判断,将由于取样、制片和染色技术造成的阴性结果从"阴性"分级中分离出来,提示样本无法提供有用的临床信息,需要考虑重新穿刺,或采用其他方法获取病理诊断。样本满意度的判断没有严格的细胞数量要求,需紧密结合临床及影像学结果,考虑吸出物的成分能否解释临床和影像学改变。如果涂片中有异型细胞,即使数量很少,也是满意的标本;如果影像学有明确的实性占位,而涂片中没有上皮细胞,或者仅有胃肠道污染的上皮细胞,或者即使有正常胰腺腺泡成分,但不能解释影像学的占位,也需报告"无法诊断";如果影像学提示囊性占位,涂片中很少或没有上皮细胞,但有囊液的成分(例如稠厚的黏液),也算作满意的标本。

造成样本无法诊断的常见原因包括：①由于涂片固定、制片或染色等技术因素，使细胞形态无法辨认；②涂片中既无上皮细胞，也无囊液成分；③仅见胃肠道污染的上皮细胞；④影像学有明确占位，而涂片中仅见胰腺腺泡等。传统的手工涂片常存在涂片过厚、血凝块遮盖细胞或者因固定不及时导致细胞肿胀等情况，致使细胞结构不清，无法辨认。液基细胞学可以使穿刺物及时固定，并去除血液污染，制片染色效果更加清晰，可以大大减少报告"无法诊断"的比例。

2. 阴性（negative for malignancy）　"阴性"是指涂片中未见提示恶性或异型的细胞，主要包括良性非肿瘤性病变（良性肿瘤归入 4 级"肿瘤"）。对于影像学不明确或没有明显占位的情况，穿刺涂片中见到良性胰腺组织（导管细胞、腺泡细胞）表明穿刺到位，可以报告"阴性"。一些常见的良性病变在细胞涂片中有特殊的表现，如急性胰腺炎、慢性胰腺炎、自身免疫性胰腺炎、假性囊肿、淋巴上皮性囊肿、副脾等（详见第十章第二节），细胞学报告可在"阴性"级别下进一步提示属于何种病变，临床可以根据这些诊断采取对应的治疗措施。但是如果影像学高度怀疑恶性，即使细胞学报告为"阴性"，仍然不能排除恶性诊断。

3. 非典型（atypical）　"非典型"是指涂片中的细胞与正常细胞相比，大小、形态和排列结构等出现了一定差异，但还不足以诊断恶性。出现细胞非典型可能是上皮细胞的反应性改变，如慢性胰腺炎、胰管结石或支架的刷检标本，也可能是癌前病变甚至高分化的癌。这一级别属于不确定性诊断，需结合临床和影像学，可能需要重新穿刺并进行必要的辅助检测，或者采用其他方式获取活检组织。此类诊断缺乏明确的标准，在病理医师之间的一致性也较差，可以请其他更有经验的细胞病理学专家进行会诊。

4. 肿瘤（neoplastic）　PSC 报告系统中的"肿瘤"包含了良性肿瘤、产黏液性囊性肿瘤和一组低度恶性的实性肿瘤。在这一类别下进一步分为两个亚级，即"良性"和"其他"。其中"良性"包括浆液性囊腺瘤、神经内分泌微腺瘤、淋巴管瘤等，通常这类肿瘤吸出物涂片内细胞量少，很难通过细胞学获得诊断；"其他"包括产黏液性囊性肿瘤伴各级异型增生、高分化神经内分泌肿瘤（pancreatic neuroendocrine tumor，PanNET）、实性 - 假乳头状肿瘤（solid pseudopapillary neoplasm，SPN）等。

常见的产黏液性囊性肿瘤有导管内乳头状黏液性肿瘤（intraductal papillary mucinous neoplasm，IPMN）和黏液性囊性肿瘤（mucinous cystic neoplasm，MCN）。这两类肿瘤属癌前病变，上皮细胞均可伴有轻、中、重度异型增生，或伴有侵袭性癌。即使是同一肿瘤的不同部位，病变程度也有可能不同。病理诊断需要术后全面取材后按照最重的病变级别报告，而由于穿刺取材的局限性，细胞学无法区分是 IPMN 还是 MCN，涂片中看到的异型程度也可能与术后病理不一致。囊性病变的穿刺物涂片中如果有典型的胶样黏液，提示产黏液性囊性肿瘤；如果黏液较稀薄，不易与胃肠道污染的黏液鉴别，可借助特殊染色（如黏液卡红染色、阿尔辛蓝染色等）进行鉴别，囊液 CEA 检测和 KRAS 突变检测有助于诊断；如果看到上皮有不同程度的异型性，应在诊断中予以注明，例如：产黏液性肿瘤，伴上皮轻 / 中 / 重度异型增生（详见第十章第三节）。如果出现明显异型、黏附性差、凝固性坏死背景等提示恶性的信息，考虑伴有侵袭性癌，则应归入 6 级"恶性"。PanNET 和 SPN 也归入 4 级"肿瘤"，二者的涂片细胞形态有很多相似之处，甚至与分化好的腺泡细胞癌也不易区分，常需要免疫组织化学鉴别（详见第十章）。

5. 可疑恶性（suspicious for malignancy）　这一级别的细胞排列和细胞形态都出现明显的异型性，根据细胞的异型程度高度怀疑恶性，但作出明确的恶性诊断尚无十足把握。在胰腺的恶性肿瘤里，绝大部分是导管腺癌及其亚型，异型性表现为：细胞团失去正常的蜂窝状结构，细胞极性消失，核增大，大小不等，染色质增粗、核仁明显，核膜不规则等，有时可见细胞质内黏液，其形态特征有明确的诊断标准（详见第十章第四节）。当涂片中仅有少数细胞符合"恶性"的诊断标准，或细胞形态特征只符合"恶性"诊断标准中的一部分，直接报告"恶性"可能存在风险，可报告为"可疑恶性"，后续处理需结合临床、影像学结果综合判断，或借助免疫组织化学进一步明确。

6. 恶性（positive or malignancy）　在直接报告"恶性"的涂片中，细胞通常有显著的异型性。在胰腺的恶性肿瘤中 90% 以上为导管腺癌及其亚型，常见的亚型包括腺鳞癌、胶样癌、未分化癌、伴破骨样巨细胞的未分化癌等，都有特征性的细胞学特点（详见第十章第四节）。其他常见的恶性肿瘤还包括腺泡细胞癌、胰母细胞瘤、淋巴瘤和转移性恶性肿瘤，胆管细胞刷中常见的胆管细胞癌等。应注意的是，在 PSC 报告系统中，高分化的 PanNET 属于 4 级"肿瘤",低分化的神经内分泌癌(小细胞癌、大细胞癌)归属 6 级"恶性";产黏液性肿瘤(IPMN、MCN 等)伴轻、中、重度异型增生时归属 4 级"肿瘤",合并侵袭性癌时归属 6 级"恶性"。

PSC 胰胆细胞学报告系统推广应用以来,病理医师在诊断时有了更明确的诊断标准,也为临床与病理沟通提供了更多有效的信息,但是在这个系统中,简单地把不能诊断腺癌或其他侵袭性癌的标本都分级为"肿瘤",这一级别包含了良性肿瘤、导管内肿瘤 / 癌前病变和低度恶性的肿瘤(PanNET 和 SPN)。这种分级容易给临床医师进行后续处理时造成混乱,也很难进行恶性风险的评估。因此,2023 年 WHO 出版了新的胰胆细胞学报告系统,在 PSC 报告系统的基础上进行了一些改良。

三、WHO 胰胆细胞学报告系统(2023 年版)

WHO 胰胆细胞学报告系统在原来 PSC 报告系统的六级分类法的基础上进行了改良,主要的改动在 PSC 报告系统中的 4 级"肿瘤"这一类别,将其中的不同肿瘤参考 WHO 消化系统肿瘤分类(第 5 版)进行重新归类:将几乎无恶性风险的良性肿瘤(例如浆液性囊腺瘤、淋巴管瘤等)直接归入"良性",将低度恶性的 PanNET 和 SPN 归入"恶性",仍然保留了"肿瘤"这一级别,主要包括导管系统的非侵袭性癌前病变。这类癌前病变再根据细胞形态学,分为低级别 / 低风险和高级别 / 高风险。

新的 WHO 胰胆管细胞学报告系统采用七级分类法,并在总结大量既往文献的基础上评估了每一级的恶性风险(risk of malignancy,ROM),即此类诊断的病例最终被诊断为"恶性"的概率,并依据 ROM 为各诊断级别提供了相应的临床建议。

1. 无法诊断(nondiagnostic)　此类诊断的标准与 PSC 报告系统类似,样本中细胞量少、细胞成分无法解释影像学上的占位或制片技术原因造成的细胞结构不清晰,均可归入"无法诊断",并尽量注明原因。根据文献报道,EUS-FNA 中此类诊断的 ROM 在 5%~25%,胰胆管刷检由于导管狭窄处取样困难,"无法诊断"比例较高,ROM 高达 28%~69%。对于这类诊断推荐的临床处理建议取决于无法诊断的原因。未准确穿刺到病变组织的需要重新穿刺,现场 ROSE 可以有效减少"无法诊断"的发生;如果由于纤维化严重难以穿刺出细胞,可以换用粗一些的穿刺针(FNB 或空心针),尝试获取组织条;如果是手工制片导致细胞结构不清晰,可换用液基细胞学以改善细胞保存效果。

2. 阴性 / 未见恶性细胞(negative for malignancy)　"阴性"诊断指样本中细胞量充足,无恶性或异型细胞。与 PSC 报告系统不同,此类诊断不仅包括良性非肿瘤性病变,还包括良性肿瘤。如果根据细胞成分能够辨认出是某种特殊的良性疾病或良性肿瘤,可在此类诊断下说明。"良性"分级中包括急性胰腺炎、慢性胰腺炎、自身免疫性胰腺炎、假性囊肿、淋巴上皮囊肿、副脾、浆液性囊腺瘤、淋巴管瘤、神经鞘瘤等。EUS-FNA 中此类诊断的 ROM 较低,文献报道在 0~15%。此类诊断的患者多数不需要手术切除,根据具体疾病分类采取相应的治疗,假性囊肿可以引流手术治疗,较大或生长较快的肿瘤可能仍需要切除。胰胆管刷检的假阴性率较高,报告"阴性"的 ROM 高达 55%,需结合临床决定后续处理。

3. 非典型(atypical)　"非典型"指细胞形态结构出现一定异型性,超出了良性反应性改变的范畴,但异型程度或数量上都不足以诊断恶性,也不属于导管内肿瘤或囊性肿瘤。报告"非典型"可能是肿瘤本身的原因,比如一些分化好的肿瘤(如高分化导管腺癌、腺泡细胞癌)本身细胞异型性小,导致能观察到的恶性特征少;也可能是技术的原因,例如涂片中细胞数量较少、制片染色质量不佳使细胞细节显示不清楚等,导致恶性诊断的证据不足。这是一类不确定性的诊断,容易给临床医师造成困惑,而且在不同病理医师之间的一致性较低,也容易导致不必要的检查,因此应尽可能少用此类诊断。"非典型"级别的 ROM 在 EUS-FNA 样本中为 30%~40%,在胰胆管刷检样本中为 25%~77%。对于此类诊断,建议请经验丰富的细胞病理专家会诊或多学科讨论,如果样本充足,可以进行辅助检测(免疫组织化学或分子检测),仍无法确诊的建议重复穿刺,可在 ROSE 存在的情况下穿刺或换用粗针穿刺活检。

4. 胰胆肿瘤 - 低级别(pancreaticobiliary neoplasm, low-risk/grade, PaN-low)　此类诊断的细胞具有导管内肿瘤或囊性肿瘤伴低级别上皮内瘤变的特点。导管内肿瘤和囊性肿瘤的上皮细胞可出现轻至中度异型增生(低级别上皮内瘤变)和重度异型增生(高级别上皮内瘤变),区分低级别和高级别对患者的后续治疗非常重要。PaN-Low 的 ROM 为 4.3%，在没有其他高危因素的情况下，该级别的患者可以根据临床和影像学特征选择观察随访。产黏液性囊性肿瘤主要包括 IPMN 和 MCN，二者在细胞学上不易区分，因为穿刺样本很难见到 MCN 上皮下的卵巢样间质。低级别的 IPMN 通常表现为胃型和 / 或肠型上皮，与胃肠道污染的上皮不易区分，对囊液进行 CEA 分析有助于区分肿瘤性黏液和胃肠道污染黏液，当 CEA>192ng/ml 时，诊断产黏液性肿瘤的准确率可达 80%。

5. 胰胆肿瘤 - 高级别（pancreaticobiliary neoplasm, high-risk/grade, PaN-High）　此类诊断的细胞具有导管内肿瘤或囊性肿瘤伴高级别上皮内瘤变的特点。高度异型的上皮细胞可见于高级别异型增生，也可见于侵袭性癌，二者在囊肿液中很难鉴别。出现中度异型细胞难以归类时，辅助免疫组织化学及基因检测有助于鉴别诊断（详见第九章第六节）。PaN-High 大部分为 IPMN 伴高级别上皮内瘤变，其他还包括扁平型高级别胰管 / 胆管上皮内瘤变、高级别导管内嗜酸细胞乳头状肿瘤、导管内管状乳头状肿瘤和 MCN 伴高级别上皮内瘤变等。PaN-High 的 ROM 为 60%~95%，临床处理建议是条件允许的患者应考虑手术切除，但因为手术风险高，如果影像学没有高危风险且患者一般情况较差的也可以保守观察。

6. 可疑恶性（suspicious for malignancy）　细胞具有恶性肿瘤的细胞学特征，但在质或量上尚不足以明确诊断。这一级别仍为不确定性诊断，但比"异型"诊断的把握更大，ROM 在 EUS-FNA 样本中为 80%~100%，在胰胆管刷检中为 74%~100%。造成不确定诊断的原因包括细胞量少、制片染色技术限制、细胞异型性小或报告医师较谨慎等。报告"可疑恶性"不能直接作为创伤性治疗和手术的依据，必须结合临床和影像学综合判断，也可进行辅助检测。如果临床和影像学也强烈支持恶性，则可以进行最终的治疗。

7. 恶性（positive for malignancy）　当涂片中的细胞有明确的恶性的细胞病理学特征时，可以直接报告"恶性"，并依据细胞学特征提示可能的组织学类型。大部分胰腺 EUS-FNA 中的恶性细胞都是导管腺癌及其亚型。导管腺癌有明确的细胞病理学诊断标准，各个亚型也有其独特的细胞学特征（详见第十章第四节）。除此之外，"恶性"级别还包括胰腺腺泡细胞癌、神经内分泌癌、胰母细胞瘤、淋巴瘤、转移性恶性肿瘤和梭形细胞肿瘤等，原来归属于 PSC 系统中 4 级"肿瘤"的 PanNET 和 SPN 在 WHO 系统中归入"恶性"级别，这是与第 5 版 WHO 胰腺肿瘤病理分类一致的。此级别的 ROM 在 EUS-FNA 样本中为 97%~100%，胰胆管刷检中为 96%~100%。临床可依据此类诊断进行手术、放化疗等，具体治疗取决于肿瘤的类型。

新版 WHO 胰胆管细胞学报告系统的分类与 WHO 第 5 版消化系统肿瘤分类一致，并给每个类别一个量化的 ROM，更有利于临床医师理解细胞病理学报告，采取合理的处理措施。该报告系统在未来的几年有望在全国推广使用。

第四节　微创样本的组织病理学诊断及临床意义

一、胰腺肿瘤的组织病理学分类

第 5 版（2019 年版）WHO 消化系统肿瘤分类系统对多种消化系统肿瘤的类型均进行了多方面的更新和重新整理，包括肿瘤的发生部位、临床特征、病因学、发病机制、肿瘤分期和组织病理学特征等，尤其是加入了更多的分子遗传学和免疫组织化学新标记等内容，不仅更加细致和精确，也更好地反映了肿瘤的分子生物学特征和预后。对于胰腺肿瘤而言，2019 年版将其中的非上皮源性肿瘤（包括软组织肿瘤和淋巴造血系统肿瘤）以及胰腺转移性肿瘤分至另外的章节，而将胰腺原发性上皮源性肿瘤单独列为一个独立的章节，分为三大部分：良性上皮性肿瘤及前驱病变、恶性上皮性肿瘤、胰腺神经内分泌肿瘤（表 8-1）。

（一）胰腺良性上皮性肿瘤及前驱病变

通过 EUS 可实时动态近距离扫查囊性病灶，并能很好地显示囊内分隔、壁结节等囊腔内细节以及血流情况。超声内镜结合影像学检查如 CT 和 MR 能较好地提高胰腺囊性肿瘤诊断的准确率。对于不能明确性质的胰腺囊性肿瘤，可行超声内镜下穿刺，不仅能获取囊液进行进一步的生化分析，还能对囊壁上

表 8-1　胰腺原发性上皮源性肿瘤分类

良性上皮性肿瘤及前驱病变	恶性上皮性肿瘤
胰腺腺泡囊性转化	胰腺导管腺癌
胰腺浆液性囊性肿瘤	胰腺腺泡细胞癌
胰腺上皮内瘤变	胰母细胞瘤
胰腺导管内乳头状黏液性肿瘤	胰腺实性 - 假乳头状肿瘤
胰腺导管内嗜酸性乳头状肿瘤	胰腺神经内分泌肿瘤
胰腺导管内管状乳头状肿瘤	无功能性胰腺神经内分泌肿瘤
胰腺黏液性囊性肿瘤	功能性胰腺神经内分泌肿瘤
	胰腺神经内分泌癌
	混合性神经内分泌 - 非神经内分泌肿瘤

存在的壁结节或怀疑恶变的区域进行活检以明确性质。胰腺囊性肿瘤主要包括囊腺瘤（浆液性囊腺瘤和黏液性囊腺瘤）和导管内肿瘤（导管内乳头状黏液性肿瘤、导管内嗜酸性乳头状肿瘤及导管内管状乳头状肿瘤）；极少数为腺泡细胞来源，如腺泡囊性转化（acinar cystic transformation of the pancreas，ACTP），罕见。继发于其他类型肿瘤的囊性变，如 PanNET 和 SPN，则在相应章节中详细描述。

1. 胰腺上皮内瘤变（pancreatic intra-epithelial neoplasm，PanIN）　2019 年版 WHO 分类将 PanIN 以及导管内病变、黏液性囊腺瘤统一纳入良性肿瘤及其前驱病变，并将原有对异型增生的三级分类法（轻、中、重度或 PanIN-1、2、3 级）改为了二级分类法（低级别和高级别），其中低级别上皮内瘤变包括原有分类中的轻度（PanIN-1 级）和中度异型（PanIN-2 级），高级别上皮内瘤变为原有分类的重度异型增生（PanIN-3 级）。PanIN 往往在手术标本内浸润性癌的周边胰腺组织内可见，穿刺标本中很难取到，因此对于穿刺组织而言，单纯"PanIN"的诊断并不是很恰当；而且一些分化较好的导管腺癌的细胞异型性通常不是很明显，形态比较接近 PanIN，鉴别比较困难。免疫组织化学标记 SMAD4 和 p53，如果出现突变型改变，则更支持导管腺癌的诊断。

2. 浆液性囊性肿瘤（serous cystic neoplasm，SCN）　浆液性囊性肿瘤的基本组织学形态为囊壁内衬单层立方上皮，细胞质透明，核型温和。因为细胞质富含糖原，PAS 染色呈阳性，囊腔内含清亮液体。根据囊腔的不同形态，可分为微囊型（microcystic）、寡囊型（macrocystic/oligocystic）和实性浆液性腺瘤（solid serous adenoma）。少数情况下，SCN 可与 PanNET 合并存在，称为"混合性浆液性 - 神经内分泌肿瘤"，往往与 VHL 综合征有关。这两种肿瘤成分可以相邻或相互交错存在，目前尚不明确这种类型是真正双向分化的混合性肿瘤还是"碰撞瘤"。SCN 几乎不发生恶变，浆液性囊腺癌的诊断十分严格，向局部周围组织浸润并不能诊断为恶性，只有当出现胰腺外器官转移时才能诊断。临床上，SCN 通常根据影像学、超声内镜和囊液生化就能明确诊断，细针穿刺往往很难获得满意的组织。

3. 黏液性囊性肿瘤（mucinous cystic neoplasm，MCN）　好发于女性，90% 病例位于胰体尾部，胰头部少见，与胰管并不相通。大体上表现为多房囊性，囊内富含黏液。囊壁被覆黏液型上皮，上皮下的"卵巢"样间质是 MCN 的特征性标志，有时也能看到类似卵巢白体样的结构。2019 年版 WHO 分类将黏液上皮的异型性分为低级别和高级别两个等级。伴有高级别上皮内瘤变的 MCN 伴有浸润性腺癌的概率大大增加，浸润成分以经典型导管癌为主，此外也会出现导管腺癌的其他组织亚型，如未分化癌、腺鳞癌等。浸润的病灶有时比较局限，对于根治标本需要广泛取材。因此，对于细针穿刺的小标本，仅看到良性区域并不能完全排除恶性变的可能。

4. 导管内乳头状黏液性肿瘤（intraductal papillary mucinous neoplasm，IPMN）　是指起源于大导管或分支导管的肉眼可见（>5mm）的导管内肿瘤，主要由产黏液细胞构成。根据产黏液细胞的分化特征，将 IPMN 分为肠型、胃型和胰胆管型。2019 年版分类将原有分类中的嗜酸性细胞亚型列为一种独立的导管内肿瘤类型（导管内嗜酸性乳头状肿瘤，详见下文）。其中，肠型和胰胆管型 IPMN 中多见被覆上皮呈高级别上皮内瘤变，胃型 IPMN 则以低级别上皮内瘤变为主。约 2/3 发生于大导管的 IPMN 伴有浸润性癌，主要为胶样癌和经典型导管腺癌。患者预后也取决于浸润性癌的类型，胶样癌要优于经典型导管腺癌。伴胶样癌者多见于肠型 IPMN,伴经典型导管腺癌者则多见于胰胆管型和胃型 IPMN。对黏液上皮进行免疫组织化学检测,分析不同类型的黏蛋白表达情况有助于区分以上这三种亚型。细针穿刺如果没有看到典型的乳头样结构,单凭黏液上皮很难区分 IPMN 和 MCN,同样也需要与消化道正常的黏膜上皮鉴别。当穿刺组织中出现乳头结构时,有助于 IPMN 的诊断。少数情况下,如果黏液上皮存在不同程度的异型增生,也需要怀疑是否存在 IPMN 恶性变。

5. 导管内管状乳头状肿瘤(intraductal tubule papillary neoplasm, ITPN) 主要表现为导管内高度增生的结节,以背靠背腺管样及筛孔样排列为主,乳头状结构比较少见。细胞一般呈高级别上皮内瘤变改变,核分裂象多见,并没有明确的黏液分泌。约 70% 病例可伴有浸润性癌,浸润范围往往比较局限。需要与ITPN 鉴别的就是胰胆管型 IPMN,可以通过黏蛋白表达的不同种类加以区分。穿刺组织还需要与腺泡细胞癌相鉴别,一些特征性的免疫标记如 trypsin、MUC6 和 BCL-10 能加以鉴别。

6. 导管内嗜酸性乳头状肿瘤(intraductal oncocytic papillary neoplasm, IOPN) 比较少见,约占导管内肿瘤的 4.5%。2019 年版分类将 IOPN 从 IPMN 中划分出来,作为一种独立的组织学类型。胰头部多见,通常位于扩张的导管内形成体积较大的实性结节,很少有黏液产生。组织学特征主要表现为形成复杂的分支乳头状结构和筛状结构。乳头由多层上皮被覆,细胞质呈嗜酸性颗粒样,上皮细胞间可见散在分布的杯状细胞。上皮细胞的异型性明显,通常呈高级别上皮内瘤变,因此癌变概率也高,约 30% IOPN 伴有浸润性癌成分。因为 IOPN 细胞密度比较大,组织结构比较复杂,穿刺样本中注意不要误诊为导管腺癌。

(二)胰腺导管腺癌(pancreatic ductal adenocarcinoma, PDAC)

胰腺导管腺癌是起源于导管上皮的恶性肿瘤,也是胰腺上皮源性恶性肿瘤中最常见的组织学类型。因其患者预后较差,5 年生存期不足 5%,也被称为 "癌中之王"。多见于胰头部,约占 2/3,常伴有胆总管梗阻和黄疸,而胰体尾部癌则多表现为后背疼痛或体重减轻,突然发生的糖尿病也是胰腺癌的症状之一。大部分表现为单发结节,偶见多结节或弥漫型分布。肿瘤大体表现为质硬肿块,边界不清,如黏液成分较多可呈胶冻样,如伴出血坏死,局部亦可呈囊性改变。

胰腺导管腺癌经典的组织学形态主要由不同分化程度的腺样或管状结构组成,间质成分往往比较丰富,癌性腺体在纤维间质中杂乱无章地穿插生长。正是由于胰腺癌的间质较多,造成大部分肿瘤的质地较硬,因此对超声内镜下细针穿刺的操作造成一定的困难。根据肿瘤细胞的分化程度和细胞异型性,导管腺癌可分为高、中、低三种等级。如果肿瘤内部存在几种分化程度的异质性,则以最高级别为最终分级,即使该种分化占比较少(<50%)。高分化导管腺癌中,形成的腺管结构更接近正常导管。当合并慢性胰腺炎时,腺癌成分往往与萎缩或腺泡导管化的结构相互交错分布,尤其当穿刺组织比较小时,更需要鉴别。鉴别要点包括:癌性腺管具有 "带角管腔"、分支复杂或筛样结构,最具特征性的是腺腔内可见细胞碎片或小灶坏死。中分化导管腺癌中,腺管结构的异型性更明显,常能找到显著的筛孔状、乳头状、微乳头状或 "迷路" 样腺腔结构,尤其在纤维间质中能找到一些形态更为幼稚的小腺管或单个游离的肿瘤细胞。部分肿瘤细胞可以产生细胞内或细胞外黏液,形成细胞质透明或类似泡沫细胞样改变,以及细胞外黏液湖。泡沫样细胞形成的腺腔结构也是穿刺组织中识别导管腺癌的一个标志性特征。低分化导管腺癌中,则以条索样或小巢状结构为主,腺管结构较少,间质反应也更明显。肿瘤细胞异型性明显,以圆形、卵圆形或多角形细胞为主,细胞核大、深染,核相较正常细胞增大 3~4 倍以上。神经侵犯是胰腺导管腺癌非常明显的生物学特征,尤其是胰外和胰周神经丛的侵犯,偶尔在细针穿刺的标本里可以看到。

胰腺导管腺癌还具有其他不同于经典形态的组织学亚型,如胶样癌、肝样腺癌、差黏附性癌 / 印戒细胞癌、腺鳞癌、髓样癌、未分化癌、伴有破骨样巨细胞的未分化癌、大细胞癌伴横纹肌样表型、微乳头状癌等,其中微乳头状癌是 2019 年版 WHO 胰腺肿瘤分类中新增加的类型。

1. 腺鳞癌(adenosquamous carcinoma) 当导管腺癌中出现了鳞状分化,且占比至少 30% 时,可以诊断为腺鳞癌,占导管腺癌的 1%~4%,比较少见。单纯的鳞状细胞癌且不伴有腺样分化或产生黏液者罕见,必须首先排除转移性,如肺鳞癌或食管鳞癌来源。鳞状分化区域的肿瘤细胞往往呈多角形,细胞质丰富且红染,有时能看到细胞间桥。表达免疫标记如高分子量角蛋白 CK5/6、p63 和 p40,能与腺癌区域相区分。穿刺组织中,腺鳞癌常见大片坏死,坏死物中可以找到散在分布的腺癌和鳞状分化成分。

2. 胶样癌（colloid carcinoma）　肿瘤细胞产生大量细胞外黏液并形成黏液湖,肿瘤细胞呈小巢状、腺样或散在漂浮于黏液湖内。产黏液比较明显的导管腺癌的一些区域也可以找到类似黏液湖的结构,当黏液湖的占比超过80%时,即诊断为"胶样癌"。大多数胶样癌继发于肠型IPMN癌变,因此肿瘤细胞可以高表达肠型标志物如MUC-2和CDX-2。肿瘤组织内富含黏液,因而在穿刺物中往往也会带有较多的黏液成分,对后续的标本取材和制片会有一定的影响。胶样癌的预后要显著优于经典型导管腺癌。

3. 肝样腺癌（hepatoid adenocarcinoma）　是一种罕见的导管腺癌亚型,预后很差。通常指约50%肿瘤细胞表现为肝细胞样分化,包括细胞呈多角形、细胞质丰富嗜酸性以及表达肝细胞标志物如HPC和GPC-3等。一部分病例可产生甲胎蛋白（AFP）,也被称为"产AFP的癌"。但是AFP对肝样腺癌的特异性不高,在胰腺其他类型的肿瘤包括神经内分泌肿瘤和腺泡细胞癌中均可表达。因此,诊断仍需以出现肝细胞样的形态学特征为主要依据。同时,也必须排除肝细胞癌转移到胰腺的情况。

4. 差黏附性癌（poorly cohesive carcinoma）/ 印戒细胞癌（signet-ring cell carcinoma）　至少80%的肿瘤组织由单个散在的、黏附性较差的细胞构成。肿瘤细胞常可见细胞内黏液而呈"印戒"样改变,可以伴有不同程度的细胞外黏液。胰腺原发的印戒细胞癌罕见,必须首先排除胰腺外器官来源,尤其是胃癌。

5. 髓样癌（medullary carcinoma）　肿瘤实质成分比较丰富,而纤维间质稀少,肿瘤边缘呈推压式改变,而不像经典型导管腺癌向周围组织呈蟹足样浸润,常伴有丰富的淋巴细胞浸润。肿瘤细胞边界不清,呈合体样生长,排列成片状或巢状,腺样结构很少见。髓样癌可出现DNA错配修复基因的缺失（dMMR型）,因此有一部分可能与Lynch综合征有关,对免疫治疗也有一定的反应。

6. 未分化癌（undifferentiated carcinoma）和伴有破骨样巨细胞的未分化癌（undifferentiated carcinoma with osteoclast-like giant cells）　未分化癌是一种高度恶性的肿瘤,大部分肿瘤细胞没有明确的分化方向。肿瘤细胞呈多形性或巨细胞改变,细胞间的黏附性比较差,核异型性十分明显。未分化癌可以分为间变性（anaplastic）、肉瘤样（sarcomatoid）和癌肉瘤（carcinosarcoma）三种形态模式。当肿瘤中出现较多破骨样巨细胞时,诊断为伴有破骨样巨细胞的未分化癌。破骨样多核巨细胞表达单核组织细胞标记,而不表达上皮标记,因此并不是肿瘤,可能为反应性成分。相较于未分化癌和经典型导管腺癌,伴有破骨样巨细胞的未分化癌的预后要更好一些。

7. 微乳头状癌（micropapillary carcinoma）　当50%区域出现悬浮在间质空隙中的小巢状肿瘤结构时,可以诊断为微乳头状癌。微乳头状癌在乳腺癌和尿路上皮癌中比较多见,胰腺癌中比较少见。更常见的情况是,在胰腺导管腺癌的局部区域出现微乳头样的形态,而并非肿瘤的大部分。微乳头状癌的生物学行为具有更强的侵袭性,脉管侵犯的概率也更高。

（三）腺泡细胞癌（acinar cell carcinoma, ACC）

腺泡细胞癌是一种具有腺泡细胞分化的上皮性恶性肿瘤。肿瘤细胞以细胞质内含有外分泌性酶为主要特征。肿瘤通常体积较大,平均直径为8~10cm,细胞含量丰富,呈小叶状生长,间质很少,因而质地较软。如果出现大小不等的囊腔,则诊断为"腺泡细胞囊腺癌"。经典型腺泡细胞癌的组织学特征为类似正常胰腺的腺泡样结构,细胞质嗜酸性颗粒样,也会出现没有腔隙的实性区域,类似神经内分泌肿瘤。可出现其他少见特征,如导管内生长和乳头状结构。免疫组织化学标志物如胰蛋白酶（trypsin）、糜蛋白酶（chymotrypsin）和BCL-10被认为是比较特征性的抗体。因为肿瘤体积大、间质少,所以细针穿刺通常能获得比较满意的组织量,结合免疫组织化学得到明确诊断。混合性腺泡 - 神经内分泌肿瘤、混合性腺泡 - 导管腺癌和混合性腺泡 - 神经内分泌 - 导管腺癌都很少见,根据定义每种分化成分均要大于30%,同样可以通过免疫组织化学确定各种分化方向的区域。

（四）实性 - 假乳头状肿瘤（solid pseudo-papillary neoplasm, SPN）

实性 - 假乳头状肿瘤是一种低度恶性的肿瘤。通常为实性结节,有时出现大片出血坏死而形成假囊性的空腔。特征性形态表现为肿瘤细胞松散地贴在玻璃样间质或黏液样纤维血管束上,细胞间黏附性较差。细胞核往往远离血管轴心和基底膜,出现了"极向反转"。当细胞从间质或血管束上脱落下来时,就形成了缺乏血管轴心的"假乳头"结构。这种类似树杈样的纤维血管束在穿刺细胞涂片中十分典型。有时,间质中可见胆固醇结晶、异物巨细胞和泡沫样细胞。SPN被认为具有一定的复发和转移的潜能,生物学行为不可预测。2019 年版分类又将伴有高级别恶性转化灶的 SPN 单独列为一种亚型,预示该种亚型具有更强的侵袭性和更差的预后。

（五）胰母细胞瘤（pancreatoblastoma）

胰母细胞瘤是儿童常见的胰腺肿瘤之一,成人型胰母细胞瘤罕见。肿瘤体积往往较大,常伴有出血、坏死。组织学上由丰富的肿瘤细胞构成的小叶状结构组成,低倍镜下形成类似地图样或淋巴滤泡样的外观。小叶内的肿瘤细胞排列成腺泡样、实性或梁状的器官样结构,类似腺泡细胞癌。免疫标记上,胰母细胞瘤可出现内分泌部和外分泌部的多重分化。鳞状细胞巢是胰母细胞瘤的特征性改变,分布可多可少。穿刺标本往往很难获得鳞状细胞巢,因此与腺泡细胞癌鉴别比较困难。

（六）胰腺神经内分泌肿瘤（pancreatic neuroendocrine tumor, PanNET）

神经内分泌肿瘤是仅次于导管腺癌的第二大类型的胰腺肿瘤。既往将胰腺内分泌肿瘤称为"胰岛细胞瘤"。2019 年版和上一版 WHO 胰腺肿瘤分类均已将其更名为"神经内分泌肿瘤（neuroendocrine tumor, NET）",同时 2019 年版分类对胰腺神经内分泌肿瘤进行了更详细的划分,主要分为功能性 NET、无功能性 NET、神经内分泌癌（neuroendocrine carcinoma, NEC）和混合性神经内分泌 - 非神经内分泌肿瘤（mixed endocrine-non-endocrine neoplasm, MiNEN）。功能性 NET 是指肿瘤细胞能产生并分泌具有活性的神经内分泌激素,并导致患者出现相关的临床表现,如胰岛素瘤（insulinoma）、胃泌素瘤（gstrinoma）、胰高血糖素瘤（glucagonoma）、血管活性肠肽瘤（VIPoma）、生长抑素瘤（somatostatinoma）等。一些无功能性 NET 即使可以表达相关内分泌激素,但并没有产生相应的临床症状,仍然不属于"功能性"NET。2022 年新出版的 WHO 神经内分泌肿瘤独立分册中对 PanNET 的改动并不多,主要为以下两点:①将直径小于 0.5cm 的小病灶更名为"神经内分泌微瘤",极少数情况下也会出现淋巴结转移;②增加了 NET 异常产生的激素种类,包括促肾上腺皮质激素释放激素（CRH）、甲状旁腺激素（PTH）、甲状旁腺激素释放激素（PTHrP）、生长激素（GH）、促生长激素释放激素（GHRH）、黄体生成素（LH）和促卵泡激素（FSH）等。

基于临床表现、流行病学、遗传学、组织学和预后等几个方面的特征,PanNET 分为高分化的 NET 和低分化的 NEC。这两大类肿瘤在形态学及发生机制上存在较大差异,属于两个肿瘤亚家族。NET 为高分化类型,根据核分裂象个数（每 $2mm^2$）和 Ki-67 增殖指数分为 G1、G2、G3。G1 指核分裂象 <2 个 $/2mm^2$ 或 Ki-67 增殖指数 <3%;G2 指核分裂象为 2~20 个 $/2mm^2$ 或 Ki-67 增殖指数 3%~20%;G3 指核分裂象 >20 个 $/2mm^2$ 或 Ki-67 增殖指数 >20%。NEC 为低分化类型,细胞异型性和增殖活性都很高（Ki-67 增殖指数 >20%）。根据细胞形态,又分为小细胞神经内分泌癌（small cell neuroendocrine carcinoma, SCNEC）和大细胞神经内分泌癌（large cell neuroendocrine carcinoma, LCNEC）。细针穿刺的取样比较局限,只能体现肿瘤很小的一部分区域,因此无法进行精准分级（G1~G3）。少数情况下 NET G3 和 NEC 也会难以鉴别,可以通过免疫标记以及一些抑癌基因的表达情况加以区分。NET G3 通常表现为 p53 野生型、RB 野生型和生长抑素受体 2（SSTR2）高表达;NEC 则表现为 p53 突变型、RB 和 SSTR2 缺失表达。

MiNEN 是指肿瘤组织内可见多个分化方向,不仅包括混合性导管腺癌 - 神经内分泌癌（mixed ductal adenocarcinoma-NEC）,也包括混合性腺泡细胞癌 - 神经内分泌癌（mixed acinar cell carcinoma-NEC）、混合性导管腺癌 - 神经内分泌肿瘤（mixed ductal adenocarcinoma-NET）、混合性腺泡细胞癌 - 导管腺癌 - 神经内分泌癌（mixed acinar cell carcinoma-ductal adenocarcinoma-NEC）,诊断中必须明确含有哪几种类型的分化方向。虽然根据定义,MiNEN 中每种分化组分需要超过 30%,但如果非神经内分泌肿瘤中伴有局灶小于 30% 的分化比较差的神经内分泌癌（如 SCNEC）成分,则需要在诊断中明确指出,因为 SCNEC 预后更差,具有很显著的临床意义。MiMEN 的诊断中,建议对神经内分泌组分和非神经内分泌组分分别进行分级评估。因为导管腺癌与 NEC 的预后都比较差,对混合性导管腺癌 - 神经内分泌癌也可以沿用上一版 WHO 分类中"混合性腺 - 神经内分泌癌（mixed adenoneuroendocrine carcinoma, MANEC）"的诊断名字,以体现其临床意义,无须再对 NEC 进行分级。混合性导管腺癌 -NET 比较少见,对于这类 MiMEN 的预后与单纯导管腺癌有无差别,尚需要进一步研究。

（七）胰腺间叶源性肿瘤

胰腺原发的间叶源性肿瘤非常少见,仅占胰腺肿瘤的 1%~2%。其中,良性肿瘤包括神经鞘瘤、血管瘤、淋巴管瘤、脂肪瘤等,恶性肿瘤包括脂肪肉瘤、淋巴瘤等。

（八）胰腺转移性肿瘤

相较于肝脏和小肠,胰腺并不是转移性肿瘤的常见靶器官,占整个消化系统的 5% 左右。胰腺转移性肿瘤的诊断标准如下:①具有明确的其他部位肿瘤的病史,且原发灶经过病理确诊;②单发及多发均可见;③形态学、免疫表型或分子表型具有原发肿瘤的特点。转移性肾细胞癌是最多见的肿瘤类型,其次为转移性肺小细胞癌,其他如恶性黑色素瘤、肺鳞状细胞癌、消化系统其他部位的腺癌甚至肉瘤均可转移到胰腺。确定转移灶的组织来源不仅要详细了解病史,也需要进行包括免疫组织化学标志物的筛选,甚至各类分子标志物的检测。

二、胰腺微创检查的临床意义和局限性

胰腺微创穿刺标本的组织病理诊断与术后胰腺组织病理诊断基本一致,但有其独特的临床意义和局限性。

1. 对于胰腺肿瘤而言,微创穿刺对胰腺实性病灶有明显的临床价值,对制定临床治疗策略和预后观测均具有积极的意义,尤其是晚期肿瘤患者失去了手术的最佳时机,通过微创获得组织学标本,不仅能明确诊断,也能进行免疫组织化学和分子检测,指导下一步治疗方向。术前应用新辅助治疗可对肿瘤进行降期,缩小肿瘤体积,为后续的手术开辟道路。因此,有了穿刺标本也能选择更优化的化疗甚至免疫治疗的方案。相较于 CT 或普通超声引导下穿刺,EUS-FNA/B 具有更高的灵敏度和诊断准确率,而且穿刺并发症（如急性胰腺炎、继发感染或出血等）的发生率也较低。与经皮穿刺相比,EUS-FNA/B 出现针道种植的概率也很低。对于胰腺良性的实性病灶,如局限性胰腺炎和自身免疫性胰腺炎,也需要通过微创标本的组织学明确诊断并排除恶性可能。相较于实性病变,胰腺囊性病变通过微创穿刺获取组织标本的满意率则比较低,获得的组织细胞量比较少,单纯依靠穿刺细胞学或组织病理学可能无法获得明确的诊断,还需要结合其他检测手段,如超声内镜引导经穿刺针活检钳活检术（endoscopic ultrasound-guided through-the-needle biopsy, EUS-TTNB）、细针型共聚焦显微镜、囊液生化分析等综合判断。

2. 由于微创穿刺取样的局限性和肿瘤的异质性,会出现穿刺组织的病理诊断与根治手术标本的病理诊断不一致的情况。一般可分为以下几种:①穿刺物很少,并没有得到核心肿瘤组织,难以明确诊断,只能根据病理切片里的具体细胞形态作出描述性诊断,提示临床医师要结合其他检查结果或重新穿刺。②肿瘤分化程度的判读存在差异,如穿刺病理为高分化或中分化,而手术病理为低分化;穿刺病理为 NET G1/2,手术病理中可见 G3 成分。③某些肿瘤的病理诊断需要结合病灶整体的改变,如淋巴瘤、Castleman 病以及淋巴结反应性增生等,微创穿刺往往只能得到很局限的一部分,而且由于组织挤压,很难看清肿瘤的分布情况,如同"盲人摸象",很难得到明确诊断。

3. 随着 EUS-FNA/B 临床应用越来越广泛,也给穿刺标本的细胞学和组织学诊断带来更大的挑战。临床医师希望细胞病理医师能够明确经 FNA/B 得到的细胞是否为良性或恶性,以指导下一步治疗或随访策略。但是现实往往并不十分理想,有相当部分病例的细胞学诊断使用了"异型细胞"或"可疑癌"这类不确定名词。目前对胰胆管疾病的细胞学诊断标准主要参照 2015 年版 PSC 胰胆管细胞学报告系统。该标准也于 2023 年进行了改版（详见本章第三节）。临床工作中比较难处理的是六级分类法中的"异型细胞"和"可疑恶性"这两种不确定的细胞学分类。有研究分析了 FNA 穿刺为"异型细胞"和"可疑恶性"这两种不确定的细胞学诊断与最终病理结果的符合情况。79.2%"异型细胞"的病例最后确诊为恶性,而96.3%"可疑恶性"的病例最后明确为恶性。由此看来,"可疑恶性"的病例罹患恶性肿瘤的风险更高。

4. 细胞学与组织学诊断的不一致性。液基细胞学和组织病理学是微创穿刺中的两种不同检测方法。液基细胞学主要针对穿刺液中的游离细胞成分进行制片,优点是制片流程较快,缺点是无法进行后续的免疫组织化学和分子检测,而且在鉴别癌细胞的组织来源上作用比较有限,除了一些有特殊细胞学特征的肿瘤类型如小细胞神经内分泌癌、鳞癌、淋巴瘤等外。另外,对于一些低异型性的恶性肿瘤,液基细胞学容易漏诊或诊断不足。虽然经由细胞沉淀可以制作细胞蜡块,也能进行后续免疫组织化学和分子检测,但是组织条不仅能更好地保留肿瘤的细胞形态和组织轮廓,也能满足后续免疫组织化学和基因检测对样本充足性的要求。部分胰腺占位,尤其是发生于胰头部和钩突部的占位,穿刺的角度比较困难,通常只能采用较

灵活的 25G 穿刺针,针道很细,有时很难获取到完整的组织条,只能抽取到一些组织碎屑用于液基细胞学检查。笔者发现,随着 FNB 的广泛应用,对于一些质地较硬的胰腺癌也能获取比较满意的组织条,而这部分病例由于促结缔组织反应很明显,肿瘤细胞往往于纤维间质内交错生长,穿刺时游离到液体中的细胞成分就比较少,因而也会造成液基细胞学诊断"阴性"而组织学诊断为"癌"的情况。

5. 有些单位除了微创穿刺的液基细胞学和组织学以外,也会开展穿刺物的手工细胞涂片。大多数情况下,液基细胞制片更加规范,细胞结构更加清晰,能大大降低细胞重叠和细胞肿胀的概率。液基细胞学的标本前处理过程能够去除大部分血液和黏液,防止血液和黏液遮盖导致的细胞结构不清楚。但是对于 SPN 和黏液性囊性肿瘤,这种处理可能去掉了有用的背景成分。肿瘤性黏液在手工涂片中较在液基细胞学中更容易辨认。对于囊性肿瘤,将这两种细胞学制片方法相结合,能提高诊断的准确率。需要注意的是,手工细胞涂片的点样量不宜过多,尽可能还是要保证液基细胞的样本量,以免造成标本的浪费。

（高　莉　陈　颖　陈星晔）

参 考 文 献

[1] CAZACU I M, LUZURIAGA CHAVEZ A A, SAFTOIU A, et al. A quarter century of EUS-FNA: Progress, milestones, and future directions [J]. Endosc Ultrasound, 2018, 7（3）: 141-160.

[2] LI S Y, GAO L, ZHANG P P, et al. Endosonographers performing on-site evaluation of solid pancreatic specimens for EUS-guided biopsy: A formal training method and learning curves [J]. Endosc Ultrasound, 2021, 10（6）: 463-471.

[3] GIRI S, UPPIN M S, KUMAR L, et al. Impact of macroscopic on-site evaluation on the diagnostic outcomes of endoscopic ultrasound-guided fine-needle aspiration [J]. Diagn Cytopathol, 2023, 51（9）: 569-574.

[4] QIN X, RAN T, CHEN Y, et al. Artificial intelligence in endoscopic ultrasonography-guided fine-needle aspiration/biopsy（EUS-FNA/B）for solid pancreatic lesions: Opportunities and challenges [J]. Diagnostics（Basel）, 2023, 13（19）: 3054.

[5] PITMAN M B, LAYFIELD L J. The papanicolaou society of cytopathology system for reporting pancreaticobiliary cytology: Definitions, criteria, and explanatory notes [M]. Switzerland: Springer, 2015.

[6] ZHOU W, GAO L, WANG S M, et al. Comparison of smear cytology and liquid-based cytology in EUS-guided FNA of pancreatic lesions: Experience from a large tertiary center [J]. Gastrointest Endosc, 2020, 91（4）: 932-942.

[7] IAC-IARC-WHO Joint Editorial Board. WHO reporting system for pancreaticobiliary cytopathology（WHO reporting systems for cytopathology, 2）[M]. Lyon: International Agency for Research on Cancer, 2022.

[8] PITMAN M B, CENTENO B A, REID M D, et al. The World Health Organization reporting system for pancreaticobiliary cytopathology [J]. Arta Cytol, 2023, 67（3）: 304-320.

[9] World Health Organization. WHO classification of tumours: Digestive system tumors [M]. 5th ed. Lyon: International Agency for Research on Cancer, 2019.

[10] WANG Y Z, LU J, JIANG B L, et al. Intraductal oncocytic papillary neoplasm of the pancreas: A systematic review [J]. Pancreatology, 2019, 19（6）: 858-865.

[11] MUNLEY J, CHANG M D, THOMAS R M. Intraductal oncocytic papillary neoplasm of the pancreas [J]. J Gastrointest Surg, 2021, 25（1）: 319-321.

[12] BOECKER J, FEYERABEND B, TIEMANN K, et al. Adenosquamous carcinoma of the pancreas comprise a heterogeneous group of tumors with the worst outcome: A clinicopathological analysis of 25 cases identified in 562 pancreatic carcinomas resected with curative intent [J]. Pancreas, 2020, 49（5）: 683-691.

[13] HALBROOK C J, LYSSIOTIS C A, PASCA DI MAGLIANO M, et al. Pancreatic cancer: Advances and challenges [J]. Cell, 2023, 186（8）: 1729-1754.

[14] RINDI G, METE O, UCCELLA S, et al. Overview of the 2022 WHO classification of neuroendocrine neoplasms [J]. Endocr Pathol, 2022, 33（1）: 115-154.

[15] KONUKIEWITZ B, JESINGHAUS M, STEIGER K, et al. Pancreatic neuroendocrine carcinomas reveal a closer relationship to ductal adenocarcinomas than to neuroendocrine tumors G3 [J]. Hum Pathol, 2018, 77: 70-79.

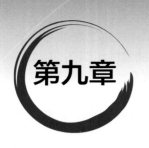

第九章

胰腺微创取材标本的处理技术和辅助检查方法

第一节　胰腺微创病理学检查的基本流程和质量管理

胰腺微创病理学检查的准确率受到取样准确率、样本保存、制片、染色以及病理医师的经验、临床与病理沟通等多种因素的影响,各个检查环节的规范化和质量控制是提高诊断准确率的关键。微创取材样本的病理学检查流程包括临床取材环节和病理科检验环节。

一、检验前程序

由临床医师完成取样过程。临床医师需逐项认真填写细胞学检查申请单,提供必要的临床信息,与标本一起送检。送检玻片或标本瓶标签上需清晰写明患者至少两种信息(例如姓名 + 住院号)以备查对。

EUS-FNA 检查取出的样本可以分为三个部分:吸出液体的前面 1~2 滴推出到载玻片上,手工涂片,干燥后 Diff-Quik 染色,用于 ROSE;剩余部分可以制成手工涂片,湿片固定送检,用于细胞学检查;也可注入液基细胞保存瓶,并用生理盐水冲洗针管,将冲洗液放入液基细胞保存瓶,用于液基细胞学检查;挑出载玻片上或瓶内的组织条或血凝块,放入 10% 中性甲醛中固定、送检,用于做石蜡切片;如果没有穿刺到组织条,病理科也可利用液基细胞制片后剩余的样本包埋制作细胞蜡块。组织条或细胞蜡块均可重复切片,用于免疫组织化学检测。

胰胆管刷检取样后可以现场制作手工涂片,立即放入 95% 乙醇中固定送检;也可以将毛刷在液基细胞保存液中涮洗,或直接将刷头剪下来放入液基细胞保存瓶内送检,用于液基细胞学检查;胰胆管刷检通常不需要做 ROSE。

与手工涂片相比,液基细胞学能够及时固定样本,更好地保存细胞形态,免去了临床医师涂片的麻烦,降低了不满意样本的比例,因此在有条件进行液基细胞学检查的单位首选液基细胞学。但是对某些囊性肿瘤,液基细胞学的标本前处理程序可能会过滤掉有用的黏液、血液等背景信息,因此对囊性肿瘤样本可以同时采用手工涂片和液基细胞学两种制片方法。

二、检验中程序

病理科接收标本后,认真核对申请单和标本上的患者信息,根据标本制片染色的要求做不同处理。手工涂片需及时固定,可采用 HE 染色或巴氏染色,以更好地显示细胞核结构;液基细胞学样本离心后用缓冲液清洗、纱布过滤,可以去除组织碎块或血凝块,使涂片背景干净,便于观察(制片染色过程及要求详见本章第三节);液基制片后剩余的沉淀物可以包埋制作细胞蜡块,便于长期保存和进一步做免疫组织化学或分子检测;组织条的处理与病理活检小标本相同。

主检医师收到涂片后,认真阅读申请单,必要时与有关临床医师了解更详细的临床信息,细致、全面地阅片,写出初步诊断。诊断标准参考最新国际细胞学分类和 WHO 肿瘤病理分类。主检医师不能明确诊断的病例交上级医师诊断,必要时科内讨论,提出处理意见。疑难病例应用辅助诊断技术,如特殊染色、免疫组织化学等协助诊断,必要时组织疑难病例讨论或外出会诊。

三、检验后程序

病理医师须及时签发和审核报告,当诊断结果与临床不符时,及时与临床沟通联系,查找原因。定期随访,将微创取材的细胞学和组织学检查结果与术后病理对照,回顾分析,有助于提高诊断水平。

第二节　微创取材样本的固定方法与固定剂

所谓"固定",就是使要观察的组织细胞的形态结构尽量接近于它生前的状态。组织或细胞从体内取出后,失去血液供应,细胞逐渐死亡。如不立即处理,则细胞内的酶会使蛋白质分解为氨基酸渗出细胞,使细胞溶解破坏,组织变形,不利于形态学诊断。固定的主要对象是蛋白质,固定的目的是用化学药品使蛋白质凝固,保持其原有结构。

一、手工涂片的固定

经影像引导下的穿刺吸取物或胰胆管毛刷刷取物均可直接涂抹在玻片上,进行固定染色。手工涂片的固定方法依染色要求而不同。

（一）湿固定法

即涂片后立即置入固定液中固定,保证涂片在固定前为湿润状态。标本在新鲜湿润时及时固定是保证染色效果的重要因素,因此固定液应放在手边便于取用处,涂片后应即刻放入固定液,不可迟疑。如果涂多张涂片,应涂好一张、固定一张,不能等几张涂片涂好再一起固定,因为涂好的涂片材料非常薄,几秒的延迟也会造成空气干燥现象。值得注意的是,如果穿刺样本内含液体（血液、囊肿液）过多、涂片过厚时,湿片立即置入固定液可能造成细胞脱落,这种情况下可略等涂片潮干、竖起玻片无液体流动时固定,这时涂片边缘较薄的部分可能已经干燥,细胞胀大,在阅片时应予注意。如果等玻片完全干燥,会使细胞退变、胀大,细胞内结构不清,造成诊断困难。

1. 适用范围　细胞学诊断常用的 HE 染色、巴氏染色、酶组织化学染色、免疫细胞化学染色等均要求采用湿固定法。

2. 优缺点　这种方法能够较完好地保存细胞的形态结构,避免固定不当造成的人为假象。染色鲜艳,核质分明,核内结构清晰。

3. 固定时间　湿固定的时间应在 15 分钟以上,通常不要超过 1 周。

4. 固定液选择　湿固定法采用的固定液以醇类为主要成分,最常用的是 95% 乙醇,配制方法:95ml 无水乙醇,加蒸馏水 5ml,配成 100ml 95% 乙醇。经其固定的涂片细胞结构清晰、染色鲜艳、易于判读。近年来也有市售的喷雾固定剂（如 Cytofix fixation）可供选用,其主要成分也是 95% 乙醇,另含 5% 聚乙二醇。在涂片后立即将喷雾固定液均匀喷洒在涂片上,在涂片表面形成一层保护膜,既保证了湿片固定,又不用担心细胞在固定液中脱落。

涂片中红细胞过多时,常会遮盖上皮细胞影响判读,对于此类血性涂片可用 Carnoy 固定液固定 3~5 分钟,再转入 95% 乙醇固定。Carnoy 固定液的配制方法为:无水乙醇 60%、氯仿 30%、冰醋酸 10%。冰醋酸可以溶解红细胞,并防止乙醇使细胞高度收缩。

纯甲醇也是常用的固定液,作用迅速,细胞收缩轻微,形态结构保存较好,并有较好的保存抗原作用,可用作常规细胞学及免疫细胞化学染色的固定液。丙酮固定的细胞收缩严重,因此很少在常规细胞学中用作固定液,但它对细胞中的酶类和抗原也有较好的保存作用,被广泛应用于酶组织化学和免疫细胞化学染色的固定。另外,也可将甲醇和丙酮 1∶1 混合,用作免疫细胞化学染色的固定液。甲醇和丙酮都具有挥发性和毒性,在使用时应注意操作人员的防护。

涂片置入固定液中以后,可能有细胞脱落于固定液中,为防止污染,凡使用过的固定液,应过滤后再行使用。定期更换新的固定液,以免使用一段时间后乙醇浓度降低。

（二）干固定法

即让涂片自然风干,或用吹风机吹干,然后进行染色。

1. 适用范围　适用于 Diff-Quik 染色、瑞氏染色、瑞氏 - 吉姆萨染色等。如果要求在现场进行快速染色,进行样本满意度评估时,常采用此种方法。

2. 优缺点　这种方法快速、简单,常用作现场样本满意度评估。另外,细胞质内结构清晰,也适合淋巴造血系统肿瘤的细胞学诊断。缺点是风干后的细胞高度肿胀,核呈现浮雕状或蚀刻状外观,核大、核内结构不清晰,进行细胞学判读时应避免过度诊断。如果涂片干燥不彻底,还会造成同张涂片内细胞肿胀程度不同,未完全干燥的区域细胞体积偏小、颜色偏深,干燥区域细胞体积较大、染色偏淡,不利于观察比较。

二、组织条的固定

穿刺获得的样本如果有肉眼可见的组织条,应将组织条挑出,放入 4% 甲醛或中性甲醛中固定,用于制作石蜡切片。刷检样本、胰管或胆管的引流液中如果有组织颗粒,也应尽量挑出,用滤纸包裹后固定。细胞蜡块的制作同样需要甲醛或中性甲醛固定液。

甲醛水溶液渗透力强,固定均匀,对组织收缩少,配制方便。4% 中性甲醛不仅较好地保存形态结构,对大部分抗原保存也令人满意,因此有条件做免疫组织化学的实验室最好使用 4% 中性甲醛固定。

甲醛固定液配制方法:40% 甲醛 10ml,水 90ml,配成 100ml 甲醛溶液。

中性甲醛固定液配制方法:40% 甲醛 10ml,0.01mol/L pH 为 7.4 的 PBS 缓冲液 90ml,配成 100ml 中性甲醛。

三、液基细胞学保存方法

如果采用液基细胞学的方法制片,则大大简化了临床医师的涂片固定步骤,并可保证将取出的样本及时固定和全部送检。临床医师只要将取得的样本全部转移至装有液基细胞保存液的保存瓶中即可。保存液为含有甲醇或乙醇以及稳定剂的溶液,在室温中保存细胞可长达 3 周之久,保存的细胞也可用于免疫组织化学、DNA 检测等。

对于穿刺样本,将穿刺针头对准保存液瓶,将穿刺吸取物全部注入,再用少量生理盐水冲洗针头、针筒,冲洗出的液体也注入保存液瓶。对于胰胆管刷检样本,将胰胆管刷检的毛刷浸没入保存液中充分涮洗,使刷毛上的细胞尽量洗脱到保存液中,或将一次性刷头直接剪入保存瓶,送病理科后经振荡仪充分振荡以洗脱毛刷上的细胞。振荡保存液并对光观察,如果在保存液中看到组织条或较大的组织颗粒,可用镊子挑出,用滤纸包裹后转入 4% 中性甲醛中固定,用于制作石蜡切片;剩余的保存液旋紧瓶盖、在标签纸上填写标本信息后同申请单一起送检,进行液基细胞学制片。

第三节　微创取材样本的制片

一、常规细胞学制片

1. 胰胆管刷检样本　将毛刷上的细胞顺一个方向涂抹到玻片上,边抹边转动毛刷（图 9-1）。注意将细胞涂在玻片右侧 2/3 的部分,左侧留出贴标签或标记空间。涂片力度应适度,过重会造成样品挤压变形,过轻会有较多细胞残留在毛刷上被丢弃。涂片应避免反复来回涂抹,涂好后立即固定,防止涂片干燥。

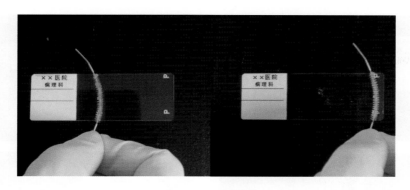

图 9-1　毛刷抹片

2. 细针穿刺样本　针孔向下对着玻片,将吸出物推出到玻片一端。可以用针头放平将吸出物涂开(图 9-2);或用另一张玻片的一端倾斜 45°~90°,靠近吸出的液滴,像推血片一样将样本推开;或用"拉片法"将两张玻片互相贴合,待吸出物在两张玻片之间散开时将两张玻片迅速向相反的方向轻轻拉开(图 9-3)。注意涂片手法过重会使细胞挤压变形,过轻细胞不能充分散开,互相重叠影响观察,应对照染色效果反复体会。拉片法通常较薄而均匀。不管何种涂片方法,均应立即置入固定液中固定。

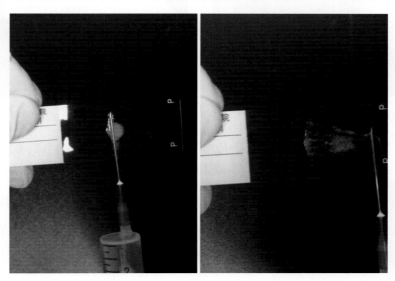

图 9-2　针头涂片

如果吸出物多而稀,或混有较多血液,可将吸出物全部推出到玻片上迅速涂开,然后将玻片竖起,用针头从一侧吸去多余液体(图 9-4),这样去除多余的液体,组织碎片仍然留在玻片表面。吸出的多余液体也可用同样方法涂在下一张玻片上,待玻片潮干后固定。血多的样本,涂片时动作要迅速,防止血液凝固后无法涂薄,过多的红细胞会遮盖上皮细胞,使染色模糊不清,影响观察。

3. 吸出物为囊肿液或胆管、胰管引流液样本　囊液较多时,放入离心管中离心 1 000r/min×10min,弃上清,将沉淀物吸出在玻片上涂开,潮干后放入固定液中;或小心用吸管吸去上清液,用棉签蘸取沉淀物,快速地轻轻点印在玻片上,可以整齐地点印 10 余个点,然后立即置入固定液中固定。这样既可以保证印片的湿固定,又不会因水分过多导致细胞脱落。上清液可用于其他生化检测或肿瘤标志物检测。

如果液体内含血液较多,离心后分 3 层,上方为上清液,底部主要为红细胞,二者交界处有一层白色沉淀物,为有核细胞聚集的部分。用吸管吸取上清与红细胞交界面的白色沉淀物,滴在玻片一端轻轻涂开;或用长吸管直插入试管底部,从下方缓慢吸出多余的红细胞,尽量将红细胞吸出,留取交界面的一层白色沉淀物,再次离心,弃上清后可以用棉签法蘸取沉淀物,点印涂片。

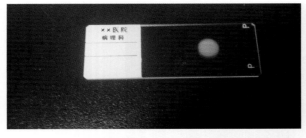

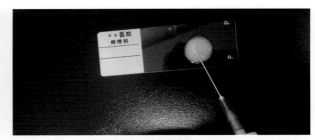

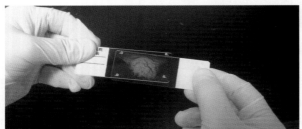

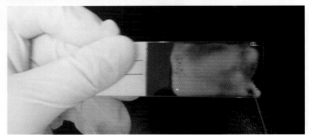

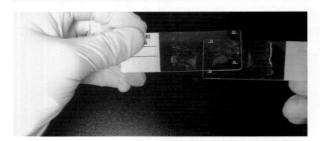

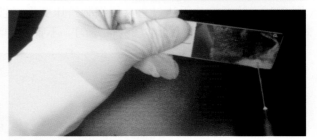

图9-3　拉片法

图9-4　液体较多的标本

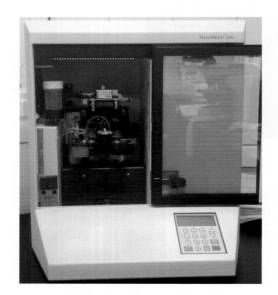

图9-5　TCT制片仪

如果是细胞含量不多的少量液体,或冲洗穿刺针头的洗液,可将液体放入细胞离心涂片机内2 000r/min×5min,自动制片。

二、液基细胞学制片

目前常用的液基细胞学制片方法主要有两大类:膜式液基薄层细胞学检查(thin-prep cytology test, TCT)制片及沉降式液基细胞学检查(liquid-based cytology test, LCT)制片。二者都是将样本置于特定保存液中保存固定,简化了临床医师的涂片步骤,避免了固定不及时造成的诊断困难,并保证了临床医师取到的样本全部送检。后续的制片方法有所不同,制片效果及细胞学特点也略有差异。本图谱中的细胞学图片除手工涂片外,液基细胞学均为LCT制片、巴氏染色。

(一)TCT制片

TCT保存瓶送达病理科后,首先振荡保存瓶,观察吸出物性状,如果里面混有较多血液或黏液,需离心后加入专用的消化液进行预处理,去除血液和黏液。然后在膜式液基薄层细胞学制片仪上完成制片(图9-5)。TCT制片的过滤器为圆柱形,顶端带有微孔滤膜,布满直径为5μm的微孔。将过滤器和标本瓶放在机器规定位置,按"启动"按钮,机器即自动完成制片步骤。TCT制片仪的制片过程包括以下三个步骤。

1. 细胞混匀　机轴将过滤器放入标本瓶,在机器带动下高速旋转,使液体旋动,以分散黏液,混匀细胞。

2. 负压过滤　过滤器停止转动,负压抽吸使液体通过滤膜进入过滤器。细胞不能通过滤膜而贴附于滤膜外表面。

3. 细胞转移　滤膜的微孔被细胞盖满后,过滤膜翻转接触上方的玻片,通过过滤器内微弱正压及正负电荷作用,滤膜上的细胞转移到玻片上,形成直径为2cm的细胞薄层。然后玻片自动转入固定液中固定。

玻片固定好后,根据需要手工进行HE染色或巴氏染色,光镜观察。

（二）LCT制片

LCT保存瓶内的液体经涡旋振荡器振荡混匀后,由程控离心机进行两次离心。第一次离心2 000r/min×10min,弃上清,加入10ml缓冲液,振荡后纱布过滤,去除组织碎块或血凝块,取适量滤出液转移至标记好的12ml离心管内。第二次离心2 000r/min×6min,将有诊断意义的细胞沉淀于试管底部。在沉降式液基细胞学制片仪上（图9-6）,试管底部的细胞经机械手装置重新悬浮、混匀,转入沉降管中自然沉降,并黏附在涂有黏附剂的载玻片上,形成一个直径为1.3cm的细胞薄层,并完成自动染色。PrepStain液基细胞自动制片仪最多可同时处理48份标本,整个制片染色过程约2小时。

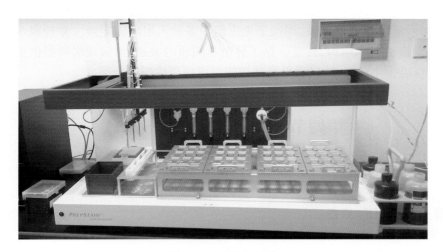

图9-6　LCT制片仪

沉降式液基细胞学制片过程为细胞自然沉降,能更好地保存穿刺细胞团的三维立体结构,细胞在玻片上更为集中,而且自动化程度较高,制片及染色过程由微电脑控制,可根据需要设定HE染色或巴氏染色。应注意LCT制片的细胞体积较TCT制片和手工涂片中的细胞更小,在观察评判细胞大小时应注意寻找内参照（如淋巴细胞）。另外LCT制片立体感强,核更透亮,阅片时应不断调整微调焦距以观察不同层面细胞核内的微细结构。

三、细胞蜡块的制作

如果穿刺吸取物为液体,或胆管、胰管引流液,量多时可直接离心制备细胞蜡块。液基细胞制片后,试管底部剩余的部分也可以包埋做成细胞蜡块。细胞蜡块便于长期保存和重复切片,可用于进一步行免疫组织化学检测,并在一定程度上保存了吸出的组织颗粒的组织结构,例如腺管或乳头状的排列。但细胞蜡块中通常没有肿瘤间质成分,无法判断肿瘤有无间质反应及浸润性生长,因此阅片主要关注的还是细胞形态,仍属细胞学范畴而非组织学范畴。

细胞蜡块的制作方法:

1. 对于手工涂片的样本,完成直接涂片后,用生理盐水冲洗针头或针筒,或充分涮洗胰胆管刷检的毛刷,将剩余的细胞材料或血块冲洗出来,离心2 000r/min×10min收集细胞。胆管、胰管的引流液离心2 000r/min×10min收集细胞。血性样本可加冰醋酸、乙醇振荡,破坏红细胞后再次离心收集细胞。

2. 对于液基细胞学样本,TCT 制片完成后剩余的液体仍在保存瓶内,转移至离心管中,离心 2 000r/min×10min 收集细胞。LCT 制片过程中,在完成两次离心后将部分沉淀物转入全自动制片染色仪上完成沉降制片,剩余的沉淀物可用于制备细胞蜡块。

3. 制备细胞蜡块可采用预装琼脂、底部可拆卸的专用细胞蜡块制备管。提前将细胞蜡块制备管放入干式恒温器预热,使管内预装的琼脂融化。

4. 离心收集的细胞沉淀物弃去上清,加入 5 倍体积的 4% 中性甲醛预固定 10 分钟。

5. 将预固定后的细胞混悬液加入细胞蜡块制备管中,立即离心 3 000r/min×5min。然后放入 4℃冰箱冷却。

6. 待琼脂凝固后取出,切下细胞端放入包埋盒,4% 中性甲醛固定,常规脱水、浸蜡,石蜡包埋切片。

四、组织条的制作

胰腺细针穿刺的针头通常用 19~22G 细针,主要以获取细胞学样本为目的,但有时也能获得肉眼可见的组织条或组织块,此时应尽量取出,放入 4% 甲醛或中性甲醛中固定,用于制作石蜡切片。手工涂片时在玻片上看到组织条或颗粒,用针头挑出放入甲醛固定液。如果用液基细胞学制片,将吸出物放入保存液后振荡保存瓶,可以看到漂浮的组织条,用镊子夹出组织条放入甲醛固定液。常规脱水、包埋。组织条在一定程度上保存了肿瘤的组织结构,甚至保存了肿瘤与间质的关系,为病理医师提供更多的诊断信息,并可重复切片进行免疫组织化学染色,以获得更确切的组织病理诊断和分型。

第四节　微创取材样本的染色

一、常规染色方法

(一)苏木精 - 伊红(HE)染色

1. 常规 HE 染色步骤

(1)从固定液中取出的玻片放蒸馏水中浸泡 1 分钟。

(2)移入 Harris 苏木精染液中染色 3~8 分钟。

(3)自来水冲洗 1 分钟,沥去多余水分。

(4)移入 1% 盐酸乙醇分化液中分化 3~5 秒。

(5)自来水冲洗返蓝 2 分钟。

(6)浸入 95% 乙醇 1 分钟。

(7)移入伊红 Y 染液中染色 30 秒。

(8)浸入 60%、80%、95% 乙醇脱水各 1 分钟。

(9)浸入无水乙醇 3 分钟 ×2 次。

(10)浸入二甲苯透明 3 分钟 ×2 次。

(11)中性树胶湿封片。

2. 快速 HE 染色步骤

(1)固定液固定 30 秒。

(2)从固定液中取出玻片自来水冲洗 5 秒。

(3)移入 Harris 苏木精染液中染色 30 秒。

(4)自来水冲洗 10 秒。

(5)放入 3% 碳酸锂溶液中碱化促蓝 5 秒。

(6)自来水冲洗 10 秒。

（7）移入伊红 Y 染液中染色 10 秒。

（8）浸入 95% 乙醇 5 秒 ×2 次。

（9）浸入无水乙醇 5 秒 ×2 次。

（10）浸入二甲苯透明 5 秒 ×2 次。

（11）中性树胶湿封片。

3. 染色结果　染色后细胞核呈紫蓝色,细胞质呈粉红色,红细胞呈橘红色。颜色清晰、艳丽,核质对比突出。细胞蜡块及组织条多采用 HE 染色,石蜡切片染色之前还需要脱蜡至水化的步骤,与组织切片的染色步骤相同。国内的细胞学涂片也较多使用该种染色方法,便于与组织学对比观察。

4. 注意事项　苏木精浸染的时间为 5 分钟左右,一般刚配好的染液所需时间短,用一段时间后可延长染色时间。室温低时,适当延长时间。盐酸乙醇分化必须严格掌握时间,过浅或过深都会影响细胞学诊断结果。分化后立即入自来水中洗涤返蓝,浸入 50℃温水中可缩短返蓝时间。

（二）巴氏（Papanicolaou）染色

1. 常规巴氏染色步骤

（1）将固定后的涂片依次放入 75% 乙醇、50% 乙醇、蒸馏水各 1 分钟。

（2）浸入苏木精染液中染色 4 分钟。

（3）蒸馏水冲洗 1 分钟。

（4）移入盐酸乙醇分化液分化 3~5 秒。

（5）蒸馏水冲洗返蓝 2 分钟。

（6）涂片依次置入 70%、80%、95% 乙醇各 1 分钟。

（7）浸入橘黄 -G 染液中染色 3~5 分钟。

（8）放入 95% 乙醇 1 分钟 ×2 次。

（9）浸入 EA-50 染液染色 3~5 分钟。

（10）浸入 95% 乙醇 1 分钟 ×3 次。

（11）无水乙醇脱水 1 分钟 ×3 次。

（12）二甲苯透明 1 分钟 ×2 次。

（13）中性树胶封片。

2. 快速巴氏染色步骤

（1）涂片在固定液中固定 30 秒。

（2）取出玻片浸入 70% 乙醇 5 秒。

（3）自来水冲洗 5 秒。

（4）浸入苏木精染液中染色 10 秒。

（5）自来水冲洗 5 秒。

（6）浸入 3% 碳酸锂溶液中碱化促蓝 5 秒。

（7）自来水冲洗 5 秒。

（8）浸入 95% 乙醇 5 秒。

（9）浸入橘黄 -G10 染液中染色 5 秒。

（10）放入 95% 乙醇 5 秒。

（11）浸入 EA-65 染液中染色 30 秒。

（12）浸入 95% 乙醇 5 秒。

（13）无水乙醇脱水 5 秒 ×2 次。

（14）二甲苯透明 5 秒 ×2 次。

（15）中性树胶封片。

3. 染色结果　细胞核为紫蓝色,核仁呈红色,细胞质大多呈蓝绿色,高分化鳞癌细胞的细胞质有角化时为粉红色或橘红色;腺癌细胞质呈蓝绿色;嗜酸性粒细胞的细胞质颗粒呈棕褐色;红细胞为粉红色,黏液为淡蓝色、紫蓝色或蓝绿色。该方法能清晰显示细胞核的微细结构,尤其是细胞核内的染色质结构、核仁、核膜轮廓等细节的显示较 HE 染色更为清晰,可以反映出细胞在炎症刺激下和癌变后的形态变化。缺点是染色步骤较多,且不便与 HE 染色的石蜡切片对照。

4. 注意事项　EA 染液的 pH 应在 6.2~6.5,pH 不恰当会影响细胞质染色结果,例如 pH 偏高会使细胞质染色偏红,可用少许磷钨酸纠正;pH 偏低会使细胞质染色偏蓝或绿色,可加少量饱和碳酸锂溶液纠正。

（三）Diff-Quik 染色

Diff-Quik 染色为在 Wright 染色的基础上改良的快速染色方法,适用于在现场快速染色进行样本评估。市售的 Diff-Quik 染色试剂盒包括固定液、红色 Diff-Quik 染色液（主要成分为曙红）、蓝色 Diff-Quik 染色液（主要成分为亚甲蓝）三种试剂。

1. 染色步骤
（1）涂片干燥后浸入固定液中固定 10~20 秒。
（2）取出涂片直接浸入红色 Diff-Quik 染色液中上下浸染 5~10 秒,甩去多余液体。
（3）取出涂片直接浸入蓝色 Diff-Quik 染色液中上下浸染 5~10 秒,甩去多余液体。
（4）取出涂片在流水下洗去多余染液。
（5）无水乙醇快速脱水 2 次,自然干燥,光镜观察。

2. 染色结果　细胞核呈深蓝色至紫蓝色,细胞质呈淡蓝色或蓝灰色,红细胞呈粉红色。该方法染色简便、快速,背景清晰、无沉渣,适用于在现场快速染色进行样本满意度评估。

（四）May-Gruenwald-Giemsa（MGG）染色

1. 染色液配制　临用前取 May-Gruenwald 染液与 MG 磷酸盐缓冲液等量混合,即为 May-Gruenwald 工作液;取 Giemsa 染液与 Giemsa 磷酸盐缓冲液等量混合,即为 Giemsa 工作液。不宜预先配制。

2. 染色步骤
（1）涂片干燥后置入甲醇浸泡 3 分钟。
（2）入 May-Gruenwald 工作液中染色 15 分钟,甩去多余染液。
（3）入 Giemsa 工作液中染色 15 分钟,甩去多余染液。
（4）无水乙醇快速洗去余液,涂片晾干后镜检。

3. 染色结果　细胞核呈紫红色,细胞质和核仁呈蓝色,红细胞呈橘红色。细胞干燥后染色,核较湿片固定的涂片明显胀大,核结构较模糊,阅片时应注意避免过度诊断。该方法适合淋巴造血系统疾病的涂片。

（五）瑞氏-姬姆萨（Wright-Giemsa）复合染色

1. 染色液配制　瑞氏-姬姆萨复合染液与磷酸盐缓冲液等量混合,即为 Wright-Giemsa 工作液。临用前配制,不宜预先配制。

2. 染色步骤
（1）涂片干燥,滴加 Wright-Giemsa 工作液数滴覆盖涂片区域。
（2）染色 1 分钟后加缓冲液适量,轻轻晃动混合。
（3）5 分钟后倾去染液。
（4）自来水冲洗,晾干,镜检。

3. 染色结果　基本同 MGG 染色,但染色较鲜艳。该方法染色快速、简便,适用于在现场快速染色进行样本满意度评估。但核较湿片固定的涂片明显胀大,核结构模糊,阅片时应注意。

（六）甲苯胺蓝染色

1. 染色步骤
（1）涂片制好后立即放入 95% 乙醇中固定 15 秒,注意湿片固定。
（2）取出玻片竖立于纸巾上吸去多余液体,在玻片上滴加数滴甲苯胺蓝染色液,加盖玻片染色 10~15 秒。

（3）将玻片竖立于纸巾上吸去多余染料,光镜观察。

2. 染色结果　细胞核呈深蓝色,细胞质呈浅蓝色,核仁呈紫红色。该方法染色快捷,适用于在现场快速染色进行样本满意度评估。初步观察后还可用乙醇洗去染色,重新进行巴氏染色。

二、常用特殊染色方法及用途

特殊染色采用组织化学的方法,显示特定组织结构或细胞的特殊成分,可以为细胞学诊断提供有用的信息。例如在涂片细胞中见到的褐色色素颗粒,有可能为含铁血黄素、脂褐素或胆色素、黑色素等,通过特殊染色的方法可予鉴别;涂片细胞的细胞质呈空泡状时,可通过特殊染色鉴别是脂肪空泡、黏液空泡还是糖原空泡;特殊染色还可用于显示病原微生物,如真菌、细菌、抗酸的结核分枝杆菌等;AgNOR 染色反映细胞增殖活性,有助于鉴别肿瘤的良恶性等。特殊染色方法多种多样,多有市售的试剂盒可用。本节仅就胰腺组织或细胞学诊断中常用的特殊染色方法作一简要介绍。

（一）普鲁士蓝染色

1. 染色步骤

（1）涂片用 95% 乙醇固定后取出,蒸馏水冲洗。

（2）取 2% 亚铁氰化钾溶液和 2% 盐酸水溶液各 10ml,临用前混合,玻片浸入染色 20 分钟。

（3）蒸馏水漂洗 1 分钟 ×3 次。

（4）浸入 1% 核固红溶液中 30 秒。

（5）蒸馏水漂洗 1 分钟 ×3 次。

（6）95% 乙醇脱水 1 分钟 ×2 次。

（7）无水乙醇脱水,二甲苯透明,中性树胶封片。

2. 染色结果　含铁血黄素呈蓝色,细胞核呈红色。

（二）黑色素染色（Masson-Fontana 银浸法）

1. 染色步骤

（1）涂片用 95% 乙醇固定后,放置低浓度乙醇后再蒸馏水冲洗。

（2）投入 Fontana 银液,置于室温下暗处 18~48 小时,后置蒸馏水洗涤数次。

（3）用 0.2% 氯化金水溶液处理 5 分钟,后置蒸馏水洗涤 3 分钟。

（4）用 5% 硫代硫酸钠水溶液固定 2 分钟,后置蒸馏水洗 2 分钟。

（5）用 1% 核固红溶液染色 1 分钟,后置蒸馏水洗 1 分钟。

（6）95% 乙醇、无水乙醇脱水,二甲苯透明,中性树胶封固。

2. 染色结果　黑色素及嗜银细胞颗粒显黑色,细胞核呈红色。

（三）胆色素染色

1. 染色步骤

（1）涂片用 95% 乙醇固定后取出,蒸馏水冲洗。

（2）入 Fouchet 液中 5 分钟。

（3）蒸馏水漂洗 2 分钟 ×3 次。

（4）在 Van Gieson 液中复染 5 分钟。

（5）95% 乙醇、无水乙醇快速分化与脱水。

（6）二甲苯透明,中性树胶封片。

2. 染色结果　胆色素呈绿色,其他呈复染的黄色与红色。

（四）PAS（糖原）染色

1. 染色步骤

（1）涂片用 95% 乙醇固定后取出,蒸馏水冲洗。

（2）入过碘酸氧化液 10~20 分钟。

（3）充分蒸馏水洗。

（4）Schiff 液染色 10 分钟（如果室温在 15℃以下时,可稍加温以加快反应）。

（5）流水冲洗 10 分钟（对着色较深的玻片可缩短时间）。

（6）可用苏木精染液染核 3~5 分钟。

（7）0.5% 盐酸乙醇分化。

（8）无水乙醇脱水,二甲苯透明,中性树胶封片。

2. 染色结果 糖原及其他 PAS 反应阳性物质呈红色,细胞核呈蓝色。

（五）黏液卡红染色

1. 染色液配制 临用前取黏液卡红原液 1 份、蒸馏水 4 份混合,即为工作液。

2. 染色步骤

（1）涂片用 95% 乙醇固定后取出,蒸馏水冲洗。

（2）置 Lillie-Mayer 苏木精染液中 3 分钟。

（3）流水充分洗涤。

（4）0.5% 盐酸乙醇分化。

（5）流水冲洗 10 分钟。

（6）黏液卡红染液中浸染 20~30 分钟。

（7）流水充分冲洗。

（8）无水乙醇脱水,二甲苯透明,中性树胶封片。

3. 染色结果 细胞核呈蓝色,黏液物质呈红色。

（六）AB-PAS 染色

1. 染色步骤

（1）涂片用 95% 乙醇固定后取出,蒸馏水冲洗。

（2）入 3% 醋酸溶液中 3 分钟。

（3）入阿尔辛蓝液中 30 分钟或更长时间。

（4）入 3% 醋酸溶液中 3 分钟。

（5）蒸馏水冲洗多次。

（6）入过碘酸氧化 10 分钟。

（7）自来水冲洗,蒸馏水浸洗 2 次。

（8）在 Schiff 液中 10~20 分钟。

（9）流水冲 2~5 分钟,蒸馏水洗（不宜在水中停留时间过长,以免过于深红）。

（10）Harris 苏木精染液淡染。

（11）0.5% 盐酸乙醇分化。

（12）蒸馏水洗多次。

（13）无水乙醇脱水,二甲苯透明,中性树胶封片。

2. 染色结果 中性黏液物质呈红色,酸性黏液物质呈蓝色,中性和酸性黏液物质的混合物呈紫红色。

（七）网状纤维染色（Gomori 银染色）

1. 染色步骤

（1）涂片用 95% 乙醇固定后取出,蒸馏水冲洗。

（2）Gomori 氧化剂氧化 5 分钟,自来水洗 1 分钟。

（3）2% 草酸漂白 2 分钟,水洗 2 分钟。

（4）硫酸铁铵媒染 5 分钟,水洗 1 分钟。

（5）蒸馏水浸洗 2 次,滴加网状纤维染色液（改良 Gomori 银氨法）3 分钟。

（6）蒸馏水浸洗 2 次。

（7）入 Gomori 还原剂中 1 分钟。蒸馏水浸洗 2 次。

（8）用丽春红苦味酸染色液复染 3 分钟。

（9）无水乙醇脱水,二甲苯透明,中性树胶封片。

2. 染色结果　网状纤维呈黑色,胶原纤维呈红色,背景呈黄色。

（八）脂肪染色（苏丹Ⅲ染色）

1. 染色步骤

（1）涂片用 10% 甲醛固定后取出,蒸馏水冲洗。

（2）Harris 苏木精染液中染色约 1 分钟。

（3）自来水洗,0.5% 盐酸乙醇分化,再水洗直至细胞核返蓝为止。

（4）蒸馏水洗后移入 70% 乙醇内浸洗一下。

（5）浸入苏丹Ⅲ染液中约 30 分钟或更长时间。如果置于 56℃温箱中,可适当缩短时间。

（6）70% 乙醇中分化数秒。

（7）将涂片浸于蒸馏水底部,洗去标本浮色。

（8）把涂片周围的水分抹干,立即用甘油明胶封固。

2. 染色结果　脂肪呈橘红色,脂肪酸不着色,细胞核呈淡蓝色。

（九）淀粉样物质染色（Freudenthal 改良刚果红法）

1. 染色步骤

（1）涂片用 10% 甲醛固定 15~30 分钟。

（2）直接浸入刚果红染色液 15 分钟。

（3）经自来水洗 2 分钟,蒸馏水稍洗。

（4）浸入 Mayer 苏木精染液 2 分钟。

（5）自来水洗后入 0.5% 盐酸乙醇分化,充分水洗返蓝。

（6）无水乙醇脱水,二甲苯透明,中性树胶封片。

2. 染色结果　淀粉样物质呈鲜红色,细胞核呈蓝色。

（十）真菌染色（PAS- 皂黄染色）

1. 染色步骤

（1）涂片用 95% 乙醇固定后取出,蒸馏水冲洗。

（2）用 1% 过碘酸水溶液氧化 5~10 分钟。

（3）水洗 2 分钟后蒸馏水洗。

（4）用 Schiff 液染色 10~15 分钟倾去染液,直接用亚硫酸氢钠溶液 2 分钟。

（5）用流水冲洗 5~10 分钟。

（6）用硫酸铝钾苏木精染液浅染细胞核 1 分钟。

（7）水洗后用 0.5% 盐酸乙醇分化,充分水洗返蓝。

（8）用 0.25% 皂黄染液复染 2 分钟。

（9）稍水洗。

（10）无水乙醇脱水,二甲苯透明,中性树胶封片。

2. 染色结果　真菌中的荚膜及菌丝体呈紫红色,背景呈黄色。

（十一）革兰氏染色

1. 染色步骤

（1）制备常规热固定涂片,涂片厚度与脱色时间关系很大。

（2）用 Hucker 结晶紫浸泡涂片 1 分钟。

（3）洗掉多余染料。最好把涂片放在烧杯里,自来水冲洗约 5 分钟。

（4）用 Burke 碘液浸泡涂片,倒掉碘液,再加碘浸泡 1 分钟。

（5）用水彻底冲洗。

（6）95% 乙醇脱水。用滴瓶让乙醇流过涂片表面 15~60 秒。

（7）冲洗掉脱色剂。

（8）0.25% 番红浸泡 1 分钟。

（9）轻轻冲洗后，吸干，检查。

2. 染色结果　革兰氏阳性微生物染成蓝黑色，革兰氏阴性微生物染成红色。

（十二）抗酸染色（Ziehl-Neelsen 热染法）

1. 染色步骤

（1）涂片用 95% 乙醇固定后取出，蒸馏水冲洗。

（2）滴加 Ziehl-Neelsen 复红染色液，用火焰微热至出现蒸汽，一般该染色过程至少 5 分钟（必要时应补加染液，以防止染液蒸发）。

（3）蒸馏水冲洗。

（4）用 Ziehl-Neelsen 脱色液脱色至无红色为止，一般 1 分钟即可，蒸馏水冲洗。

（5）用亚甲蓝染色液染色 1 分钟，蒸馏水冲洗。

（6）轻轻吸干水分，自然干燥。油镜镜检。

2. 染色结果　抗酸杆菌呈红色，其他组织呈复染色。

（十三）AgNOR 染色

1. 染色液配制　取 AgNOR 银溶液和 AgNOR 胶溶液等量混合即为工作液，临用时配制。

2. 染色步骤

（1）涂片自然干燥后用乙醇：醋酸（3：1）固定 5 分钟，再干燥，入 95% 乙醇、80% 乙醇、75% 乙醇中各 2 分钟，至水洗，用双蒸水洗 2 次。

（2）在 AgNOR 工作液中染色 40~60 分钟（镜下控制）。

（3）在双蒸水中洗 2 次。

（4）用无水乙醇浸洗 2 次，二甲苯透明，中性树胶封固。

3. 染色结果　细胞核及细胞质背景为淡黄色，AgNOR 呈棕黑色颗粒状。

第五节　微创取材样本的常用辅助检测方法

一、免疫组织化学或免疫细胞化学

免疫组织化学（immunohistochemistry，IHC）或免疫细胞化学（immunocytochemistry，ICC）是根据特异性抗原抗体反应的原理来定位组织或细胞内的抗原或抗体成分，是非常成熟的病理学辅助检测技术，在临床的应用非常广泛。虽然目前绝大多数单位已经采用自动免疫组织化学染色仪，从石蜡切片以后到最后封片前的所有流程均可自动化、标准化完成，但是在某些特殊情况下可能仍需要手工操作。

（一）组织条或细胞蜡块 IHC

1. 切片，厚度在 3~5μm。65℃烤片 15~20 分钟。

2. 二甲苯脱蜡 20 分钟，梯度乙醇水化。

3. 根据不同需要选用不同的修复液，高压锅抗原修复，上汽后维持 2 分钟。快速冷却后开锅，拿出切片置于蒸馏水中。

4. 3% H_2O_2 进行内源性过氧化物酶封闭，室温 10 分钟。

5. PBS 缓冲液冲洗后，滴加一抗。此过程中，要保证片子不干又不能水分太多。4℃过夜。（CXCL-13 血清封闭室温 10 分钟，不冲洗，沥干，滴加一抗）

6. PBS 缓冲液冲洗后,滴加二抗。根据一抗种属不同或需要的灵敏度不同,选用不同的二抗系统。①Kit5030:室温 10~15 分钟;②PV9000:增强剂 37℃ 20 分钟,PBS 冲洗,二抗 37℃ 30 分钟;③Kit9709 抗羊二抗:C 试剂室温 10 分钟,PBS 冲洗,D 试剂室温 10 分钟。

7. PBS 冲洗后,滴加 DAB 显色液。镜下观察显色程度足够时,及时终止并流水冲洗。

8. 苏木精染液复染约 1 分钟,1% 盐酸乙醇分化,返蓝。

9. 梯度乙醇脱水,二甲苯透明,中性树胶封片。

（二）细胞涂片 ICC

1. 制备多张手工涂片或液基细胞学涂片。

2. 中性甲醛固定 15 分钟,65℃烤片 15~20 分钟。

3. 根据不同需要选用不同的修复液,高压锅抗原修复,上汽后维持 2 分钟。快速冷却后开锅,拿出切片置于蒸馏水中。

4. 3% H_2O_2 进行内源性过氧化物酶封闭,室温 10 分钟。PBS 缓冲液冲洗后,滴加一抗。此过程中,要保证片子不干又不能水分太多。4℃过夜。(CXCL-13 血清封闭室温 10 分钟,不冲洗,沥干,滴加一抗)

5. PBS 缓冲液冲洗后,滴加二抗。根据一抗种属不同或需要的灵敏度不同,选用不同的二抗系统。①Kit5030:室温 10~15 分钟;②PV9000:增强剂 37℃ 20 分钟,PBS 冲洗,二抗 37℃ 30 分钟;③Kit9709 抗羊二抗:C 试剂室温 10 分钟,PBS 冲洗,D 试剂室温 10 分钟。

6. PBS 冲洗后,滴加 DAB 显色液。镜下观察显色程度足够时,及时终止并流水冲洗。

7. 苏木精染液复染约 1 分钟,1% 盐酸乙醇分化,返蓝。

8. 梯度乙醇脱水,二甲苯透明,中性树胶封片。

二、原位杂交及荧光原位杂交技术

原位杂交(in situ hybridization)是应用已知碱基顺序并带有标志物的核酸探针与组织、细胞中待检测的核酸按碱基配对的原则进行特异性结合而形成杂交体,然后再应用与标志物相应的检测系统,通过组织化学或免疫组织化学方法在被检测的核酸原位形成带颜色的杂交信号,在显微镜或电子显微镜下进行细胞内定位。

荧光原位杂交(fluorescence in situ hybridization, FISH)采用荧光标记的 DNA 探针,根据探针与被检测样本中 DNA 序列的互补性,探针与样本 DNA 杂交后,在荧光显微镜下检测荧光信号而得出结果。

（一）细胞学 FISH 检测的基本流程

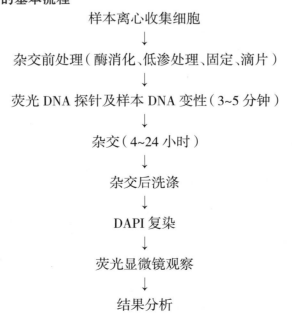

样本离心收集细胞
↓
杂交前处理(酶消化、低渗处理、固定、滴片)
↓
荧光 DNA 探针及样本 DNA 变性(3~5 分钟)
↓
杂交(4~24 小时)
↓
杂交后洗涤
↓
DAPI 复染
↓
荧光显微镜观察
↓
结果分析

（二）所需试剂及配制方法

胶原酶 B（0.005g/5ml Hank's BSS）　　　　固定液（甲醇：冰乙酸 =3：1）

胃蛋白酶储存溶液（20mg/ml）　　　　　　2×SSC（pH 7.0）

乙醇：70%、85%、100%　　　　　　　　　HCl：0.1mol/L、0.01mol/L

变性液：70%（V/V）甲酰胺 /2×SSC　　　　洗涤液：50%（V/V）甲酰胺 /2×SSC

洗脱液：0.1% NP-40/2×SSC

1. 20×SSC，pH 5.3

氯化钠	88g
柠檬钠	44g
去离子水	400ml

充分溶解，室温下 12mol/L HCl 调节 pH 至 5.3，用去离子水定容至 500ml。高压灭菌。使用期间 2~8℃储存。保存期不要超过 6 个月，若试剂出现浑浊或污染应丢弃。

2. 2×SSC，pH 7.0±0.2

20×SSC（pH 5.3）	100ml
去离子水	800ml

充分混匀，室温下 10mol/L NaOH 调节 pH 至 7.0±0.2，用去离子水定容至 1L。使用期间 2~8℃储存。保存期不要超过 6 个月，若试剂出现浑浊或污染应丢弃。

3. 变性液　70%（V/V）甲酰胺 /2×SSC

甲酰胺	35ml
20×SSC（pH 5.3）	5ml

充分混匀，室温下调节 pH 至 7.0~8.0，用去离子水定容至 50ml。使用期间 2~8℃储存，若试剂出现浑浊或污染应丢弃。试剂配制 7 天后或用于 20 张玻片杂交后应丢弃。

4. 乙醇溶液　70%、85%

将 700ml、850ml 无水乙醇用去离子水分别稀释至 1L，使用期间 2~8℃储存。试剂配制 1 个月后或用于 20 张玻片杂交后应丢弃，若试剂出现浑浊或污染应丢弃。

5. 甲酰胺洗涤液　50%（V/V）甲酰胺 /2×SSC

甲酰胺	75ml
20×SSC（pH 5.3）	15ml

充分混匀，室温下调节 pH 至 7.0~8.0，用去离子水定容至 150ml。使用期间 2~8℃储存，若试剂出现浑浊或污染应丢弃。等量分装至 3 个考普林瓶，分别标记为"1""2"和"3"。试剂配制 7 天后或用于 20 张玻片杂交后应丢弃。

6. 0.1% NP-40/2×SSC 洗脱液，pH 7.0±0.2

20×SSC（pH 5.3）	40ml
NP-40	0.4ml
去离子水	300ml

充分混匀，室温下 10mol/L NaOH 调节 pH 至 7.0±0.2，用去离子水定容至 400ml。使用期间 2~8℃储存，试剂配制 6 个月后应丢弃，若试剂出现浑浊或污染应丢弃，该试剂不得重复使用。

7. 胶原酶 B（0.005g/5ml Hank's BSS）

称取胶原酶 B（Sigma，C6885）5mg，用 5ml Hank's BSS 液溶解，37℃搅拌溶解 1 小时，4℃过夜，滤过消毒，−20℃分装储存。

8. 固定液（甲醇：冰乙酸 =3：1）

量取 30ml 甲醇和 10ml 冰醋酸，充分混合，现用现配。

9. 20mg/ml 胃蛋白酶储存溶液

溶解 20mg 胃蛋白酶（Sigma, P7000）于 1ml 无菌蒸馏水中,煮沸 15 分钟,冷却至室温,–20℃分装储存。

10. 1mol/L HCl

| 浓 HCl | 8.2ml |
| 去离子水 | 80ml |

用去离子水定容至 100ml,室温储存。试剂配制 1 个月后应丢弃,若试剂出现浑浊或污染应丢弃。

11. 0.01mol/L HCl　取 0.4ml 1mol/L HCl,加去离子水定容至 40ml。

12. 0.1mol/L HCl　取 5ml 1mol/L HCl,加去离子水定容至 50ml。

（三）样本玻片制备程序

1. 取 5~10ml 采集的细胞样本在 1 000r/min 下离心后,弃上清。

2. 用 5ml 胶原酶 B 重新吹打悬浮细胞后,置于 37℃水浴 20 分钟。

3. 1 000r/min 离心 10 分钟,弃上清。

4. 加 5ml 去离子水（使用前在 37℃水浴中预热 20 分钟）重新吹打悬浮细胞,置 37℃水浴箱中孵育 20~40 分钟。（TCT 方法采集的细胞样本建议孵育 40 分钟;生理盐水方法采集的细胞样本建议孵育 20 分钟）

5. 缓慢加 2ml 固定液（甲醇：冰乙酸 =3：1）于试管中,混匀。

6. 1 000r/min 离心 10 分钟,弃上清,轻轻吹打悬浮细胞,室温下缓慢加入 5ml 固定液（甲醇：冰乙酸 =3：1）后室温放置 10 分钟。

7. 1 000r/min 离心 10 分钟,弃上清,轻轻吹打悬浮细胞,室温下缓慢加入 5ml 固定液（甲醇：冰乙酸 =3：1）后室温放置 10 分钟。

8. 缓慢弃去上清液至原体积的 1/10~1/5。重新吹打悬浮细胞,滴片。制作完一张玻片后可在白光源显微镜下观察样本细胞浓度,浓度适宜后即可继续滴片。

9. 56℃环境中老化玻片 30 分钟或室温下过夜老化玻片。

（四）样本玻片预处理程序

1. 将 HCl（0.01mol/L）40ml 倒入一个考普林瓶中并置于 37℃水浴箱中,将胃蛋白酶 160μl 储存液加入干燥预热至 37℃的另一个考普林瓶中。

2. 室温下于 2×SSC（pH 7.0）溶液中漂洗 2 次,每次 5 分钟。

3. 室温下于 0.1mol/L HCl 溶液中浸泡玻片 10 分钟。

4. 室温下于 2×SSC（pH 7.0）溶液中漂洗 2 次,每次 5 分钟。

5. 将已预热的 40ml 0.01mol/L HCl 倒入装有胃蛋白酶储存液的考普林瓶中混匀,将玻片置于 37℃胃蛋白酶溶液中 10 分钟。

6. 室温下于 2×SSC（pH 7.0）溶液中漂洗 2 次,每次 5 分钟。

7. 将玻片依次置于预冷的 70% 乙醇、85% 乙醇中各 2 分钟脱水,100% 乙醇中室温浸泡 10 分钟。自然干燥玻片。

8. 加热玻片至 56℃。

（五）FISH 操作步骤

1. 标本准备及变性处理

（1）用钻石笔在玻片背面固定标本的对应位置标记出杂交区域。

（2）开始实验前将盛有变性液的容器置于（73±1）℃水浴箱中 30 分钟,使溶液达到所需温度。试验时应确保变性温度为（73±1）℃。

（3）将玻片在变性液中浸泡 5 分钟（注意:考普林瓶中最多可同时浸入 4 张玻片）。

（4）将玻片依次置于预冷的 70%、85% 和 100% 乙醇溶液中各 3 分钟进行梯度脱水。待玻片自然干燥后,可置于 45~50℃烤片机上预热待与变性的探针杂交。

2. 探针混合物准备及加温变性处理

(1)室温下将下列液体依次加入微量离心管中。

(2)台式离心机离心 3 秒(瞬间)。

(3)用涡旋振荡器振荡混匀后再次离心 3 秒(瞬间)。

(4)将装有 10μl 以上 FISH 探针混合物的试管置于(73±1)℃水浴箱中加热变性 5 分钟之后,将该试管置于 45~50℃水浴箱中,杂交前取出。

3. 探针与样本杂交

(1)将 10μl 变性后的探针混合物滴于玻片杂交区域,立即加盖盖玻片,用橡皮胶封边。避免盖玻片与玻片之间产生气泡。

(2)将玻片置于预热的湿盒中,42℃保温箱中过夜杂交(注意:将浸湿的纸巾置于密封容器中,制备湿盒)。

4. 玻片洗脱

(1)洗脱液准备:室温下将 50% 甲酰胺 /2×SSC 溶液(A 液)倒入三个分别标记为"1""2"和"3"的考普林瓶中各 50ml。使用前将盛有溶液的考普林瓶置于(46±1)℃水浴箱中至少 30 分钟,使溶液达到所需温度。

(2)分别将 2×SSC 溶液(B 液)和 2×SSC/0.1% NP-40 洗液(C 液)各 50ml 倒入考普林瓶中,使用前将盛有溶液的考普林瓶置于(46±1)℃水浴箱中 30 分钟,使溶液达到所需温度。所有溶液只能使用 3~7 天(注意:一次最多洗脱 4 张玻片;当最后一张玻片放入考普林瓶后开始计时)。

(3)移去盖玻片,立即将玻片置于盛有 50% 甲酰胺 /2×SSC 溶液(A 液)的瓶"1"中,晃动玻片 1~3 秒。按此重复另外几张玻片。

(4)5 分钟后取出玻片。

(5)将玻片置于盛有 A 液的瓶"2"中,晃动玻片 1~3 秒,5 分钟后取出玻片。

(6)将玻片置于盛有 A 液的瓶"3"中,晃动玻片 1~3 秒,5 分钟后取出玻片。

(7)将玻片置于盛有 2×SSC 溶液(B 液)的瓶中,晃动玻片 1~3 秒,10 分钟后取出玻片。

(8)将玻片置于盛有 2×SSC/0.1% NP-40 洗液(C 液)的瓶中,晃动玻片 1~3 秒,5 分钟后取出玻片。

5. 观察

(1)暗处自然干燥玻片。

(2)将 15μl DAPI 复染剂滴加于杂交区域位置,立即盖上玻片。暗处放置 10~20 分钟后,在荧光显微镜下选用合适的滤波片组观察玻片。

6. 储存　完成杂交的玻片置于 –20℃避光保存。

三、PCR 技术

基因突变的常用检测方法包括 PCR 测序、二代测序(next-generation sequencing,NGS)或高通量测序等。以下简介微创取材样本的 PCR-DSM(direct sequencing method,DNA 序列直接测定)的操作步骤。

(一)提取 DNA

1. 样本转入离心管,加入 200μl Buffer TL 和 20μl Proteinase K 置 55℃水浴锅消化过夜。

2. 加 220μl Buffer BL,振荡混合,于 70℃孵育 15 分钟。

3. 加 220μl 无水乙醇振荡混合约 20 秒。

4. 12 000r/min 离心 1 分钟。

5. 取上清转入收集柱中,12 000r/min 离心 2 分钟。

6. 将收集柱置一个新的收集管上,加入 500μl HB solution,室温放置 5 分钟。

7. 12 000r/min 离心 2 分钟。

8. 加入 700μl wash Buffer, 12 000r/min 离心 2 分钟。

9. 将收集柱置一个新的收集管上,加入 700μl wash Buffer, 12 000r/min 离心 2 分钟。

10. 弃收集管内液体,12 000r/min 离心 2 分钟。

11. 将收集柱放入一个新的大 1.5ml 离心管内,加入 50μl 70℃ 预热的洗脱液,室温放置 1~2 分钟,12 000r/min 离心 4 分钟滤液即为模板 DNA。

（二）聚丙烯酰胺凝胶电泳

3μl loading Dye+2μl DNA,电泳,显像,判断 DNA 浓度。

（三）PCR 扩增及电泳

PCR 反应体系（总体系 20μl）:

- 10×PCR Buffer
- HotStarTaq DNA Polymerase
- Mg^{2+}
- dNTP mix
- Primer U
- Primer L
- 模板 DNA
- Distilled water

根据试剂盒指示加量。

PCR 反应条件:置 PCR 扩增仪中 95℃ 预变性,退火 1 分钟,延伸 1 分钟,共循环 10 次,变性 50 秒,退火 1 分钟,延伸 1 分钟,共循环 30 次,最后于 72℃ 延伸 10 分钟。

1.5% 琼脂糖凝胶电泳检测扩增结果。

（四）PCR 产物纯化

1. 每管内加入 100μl PCR-A 液,混匀,转入纯化柱内,12 000r/min 离心 2 分钟。

2. 弃收集管内液体,加入 700μl washing Buffer, 12 000r/min 离心 2 分钟。

3. 弃收集管内液体,加入 400μl washing Buffer, 12 000r/min 离心 2 分钟。

4. 弃收集管内液体,12 000r/min 离心 2 分钟。

5. 柱内加入 30μl 70℃ 预热洗脱液,12 000r/min 离心 3 分钟。

（五）测序

反应体系:

- 0.8μl BigDye
- 1.5μl BigDye Seq Buffer
- 3μl 引物
- 1μl PCR 纯化产物
- 3.5μl ddH₂O

测序 PCR 热循环条件:96℃ 10 秒→96℃ 10 秒→50℃ 5 秒→60℃ 4 分钟 ×25 个循环→60℃ 4 分钟→4℃ 保温。

（六）测序产物纯化

10μl 反应体系,96 孔板,乙醇 /EDTA/NaAc 法。

1. 每管加入 1μl 125mmol/L EDTA 到管底,每管加入 1μl 3mol/L NaAc 到管底。

2. 每管加入 100μl 100% 乙醇,振荡混匀,室温放置 15 分钟。

3. 10℃、4 000r/min 离心 30 分钟,马上倒置,1 200r/min 离心 1 分钟。

4. 每管加入 100μl 70% 乙醇,离心 15 分钟;5℃、3 600r/min 离心 30 分钟,马上倒置,1 200r/min 离心 1 分钟。

5. 室温挥发净乙醇,加入 10μl Hi-Di Formamide 溶解 DNA。

6. 95℃变性 5 分钟,4℃ 4 分钟,加样上机。

四、DNA 倍体分析技术

正常细胞(即 DNA 二倍体细胞,2C 细胞)及肿瘤细胞在生长增殖时,细胞核内 DNA 结构及含量都会发生变化。通过对细胞核内的 DNA 测定,能了解正常细胞周期变化及发现恶性增殖的肿瘤细胞。DNA 倍体分析常用的方法包括流式细胞术和 Feulgen 染色结合计算机图像扫描分析两种方法。流式细胞术对 DNA 含量测定较为精确,能够发现近二倍体的异倍体细胞,但需要制备细胞悬液,测定后悬液丢弃,结果不能重复。Feulgen 染色结合计算机图像扫描分析的优点是结果直观,可以同时观察细胞核的形态,玻片可长期保存,结果可重复。目前临床多采用后一种方法。该方法制片后用 Feulgen 染色法对细胞核染色、显微摄像,通过逐一检测每一个细胞核的积分吸光度值,转化成数学信号,经计算机处理,将运算产生的各种参数储存的图像和数据进一步分析诊断。该系统对细胞 DNA 含量的定量分析,可获得单纯从形态上难以得到的肿瘤生物学特征信息,不仅为形态学评估肿瘤生物学特征提供了有价值的补充,而且也有助于提高对形态学的认识水平。

(一)DNA 染色(Feulgen 染色)

1. 染液配制

(1)5mol/L 盐酸:量取 116ml 蒸馏水倒入试剂瓶中,再缓缓加入 84ml 浓盐酸,混匀备用(注意是将浓盐酸加入蒸馏水中)。

(2)Bohm-Sprenger 固定液:甲醇、甲醛、冰乙酸按 80%：15%：5% 比例混合,搅拌混匀,于试剂瓶中封存备用。

(3)DNA 染液:(因配制过程中产生 SO_2,需在通风橱或过滤橱中配制)0.2g 乙酸硫堇和 0.2g 偏重亚硫酸钠放入棕色搅拌瓶,加入 196ml 蒸馏水和 4ml 5mol/L 盐酸,在生化培养箱中避光搅拌 1~1.5 小时[(25±2)℃],过滤染液,温度不得低于搅拌温度(染液应呈蓝紫色,过滤后没有可见沉淀物即可)。

2. 染色步骤

(1)将切片置 Bohm-Sprenger 固定液中固定 50 分钟。

(2)流水洗涤 4~5 次。

(3)5mol/L 盐酸酸解 1 小时[(25±2)℃]。

(4)流水洗涤 4~5 次。

(5)将切片置染液中染色 75 分钟[(25±2)℃]。

(6)流水洗涤 4~5 次后,水中继续浸洗 15 分钟。

(7)脱水:置 50%、75%、100%、100%、100% 乙醇中逐级脱水,各 1 分钟。

(8)湿式封片:切片迅速依次转入无水乙醇:二甲苯(1:1)→ 100% 二甲苯 → 100% 二甲苯,各 1~3 分钟;最后逐张取出,滴加中性树胶封片。

3. 结果　细胞核为深蓝 - 紫色,细胞质不着色。

4. 注意事项

(1)试剂应密闭储存于避光、干燥处,温度控制在 25~30℃。

(2)为了达到最佳染色效果,DNA 染液不重复使用,现配现用;Bohm-Sprenger 固定液及 5mol/L 盐酸需提前配制。

(3)配制 DNA 染液时应避光进行,搅拌、过滤、染色要尽量在同一温度下进行,否则搅拌时已经溶解的染色剂会由于温度降低而被析出,造成结晶,影响染色与扫描结果。

(4)在配制染液时,磁力搅拌子形成的漩涡高度在 2cm 左右会较好,且漩涡应均匀,不要有气泡产生,否则会将空气引入染液。

(5)从脱水到封片过程中要迅速,防止切片在湿空气中吸取水分,出现云雾状。

（6）封片应湿封,二甲苯浸片后勿干即滴加树胶封片,防止产生细胞收缩、龟裂或切片出现黑色结晶样小点。

（7）制片要求外观干净,条码要贴正,边缘不得超出载玻片。无树胶堆积或溢出。盖玻片要贴正,无气泡及因细胞干燥引起的收缩所形成的胞质内褐色皱褶。

（二）计算机图像扫描分析及质量控制

每天扫描临床标本片前,须在每台设备上扫描质控标准片以检查其性能。质控标准片扫描后主要定量检查以下三项:①系统 DNA 测量线性情况;②二倍体峰 IOD（DNA amount）;③变异系数（CV）或二倍体峰宽度。

质控合格结果:二倍体峰 IOD 为 108~122;二倍体峰 CV≤5%;线性化,即四倍体峰 IOD 平均值与二倍体峰 IOD 平均值的比率在 1.9~2.1。

（三）DNA 检测结果判读

常见的 DNA 倍体分析报告包含直方图、散点图、细胞组、参数选项、细胞核图库、细胞核放大图像（图 9-7）。

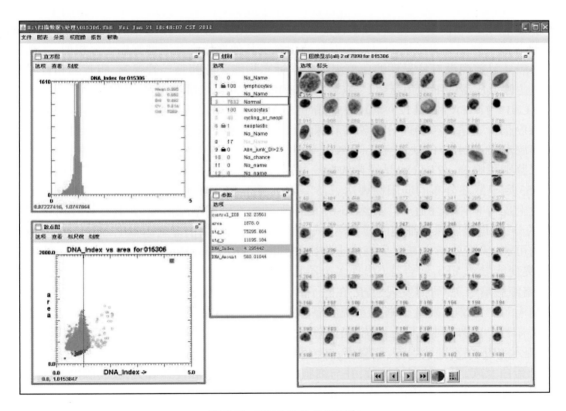

图9-7　DNA 倍体分析报告

直方图中纵坐标默认为细胞数,横坐标常设置为 DNA index（DI,或称 DNA 指数,即待测细胞核 IOD 与正常二倍体细胞核 IOD 的比值）。散点图的纵坐标通常设置为 area（核面积）,横坐标设置为 DNA index。细胞组别显示细胞种类及每种细胞的数目,包括粒细胞、正常二倍体细胞（报告中用绿色表示其低风险度）、正常增生或疑似病变细胞（报告中用橙色表示可能存在风险）和病变细胞（报告中用红色表示 DI≥2.5 的阳性细胞）。细胞核图库可按照 DI 由大到小显示细胞核的图像,直观显示细胞核形态,去除明显的垃圾和重叠的细胞。对于不能清晰辨认的细胞,需进行镜下复核。

DNA 倍体分析结果的判读包括:

1. 样本满意度　阳性的标本无论细胞数量多少,均判为满意标本。对于阴性的样本,理论上样本中的细胞数量越多结果越可信,至少要求样本中细胞形态完好的细胞数量≥200个。

2. 病例诊断　重点观察:①有无 DI ≥2.5 的细胞;②有无异倍体峰;③增生细胞的比例。

阴性(-):未见 DNA 倍体异常细胞。

可疑阳性(±):可见少量 DNA 倍体异常细胞,DI≥2.5 的细胞仅 1~2 个。

阳性(+):可见 DNA 倍体异常细胞,DI≥2.5 的细胞数量超过 3 个。

第六节　胰腺微创取材样本相关辅助检查的应用

一、免疫组织化学或免疫细胞化学检测标志物的选择

胰腺肿瘤不仅包括外分泌部和内分泌系统起源的上皮性肿瘤,也包括间叶源性肿瘤和转移性肿瘤,类型非常复杂,通过 IHC 技术检测组织或细胞中特定蛋白的表达,可以帮助明确胰腺肿瘤的类型和分级、预测患者预后、评估靶向治疗或免疫治疗的可行性,具有非常重要的临床价值。在实际诊断中,病理医师需要综合考虑临床病史、影像学表现、病理学特征和免疫组织化学结果,以作出准确的诊断和鉴别诊断。

1. 导管腺癌　胰腺导管腺癌的免疫表型与消化系统其他部位产黏液型腺癌十分相似,尤其是胆管细胞癌和胃腺癌。目前尚没有特异性的免疫组织化学标志物能区分胰腺导管腺癌、胆管癌和胃腺癌。导管腺癌主要表达腺上皮型的细胞角蛋白(如 CK7、CK8/18、CK19 等)、酸性黏蛋白 MUC5AC 和其他一些肿瘤标志物(如 CA19-9、CEA 和 CA125 等)。中性黏蛋白 MUC2 主要由肠型黏膜上皮分泌,尤其是杯状细胞,胰腺导管腺癌很少表达。神经内分泌肿瘤和腺泡细胞癌的免疫标记也通常为阴性。约一半的胰腺导管腺癌存在抑癌基因 *SMAD4* 的缺失突变,免疫组织化学检测时 SMAD4 表达阴性,而正常组织则为阳性,因而可以用于鉴别胰腺癌。*TP53* 也是经典的抑癌基因,突变型 p53 的表达模式为细胞核过表达或无表达,而野生型 p53 则呈散在分布的弱阳性表达。75%~80% 胰腺癌存在 *TP53* 突变,p53 的免疫标记能较好地区分肿瘤性上皮与非肿瘤性上皮。虽然 Ki-67 能体现肿瘤细胞的增殖活性,尤其在神经内分泌肿瘤中决定了 NET 的分级,但是胰腺癌细胞的增殖活性通常不高,因此在微创穿刺标本中,低 Ki-67 增殖活性并不能排除癌的可能,仍需要结合其他免疫标志物协同判断。*VHL*(von Hippel-Lindau)也是一种肿瘤抑制基因,该基因突变能导致 VHL 综合征(出现多个器官的良性或恶性肿瘤如肾细胞癌、中枢神经系统血管母细胞瘤、嗜铬细胞瘤等)。研究发现,*VHL* 在除了肾细胞癌以外的多种恶性肿瘤中均有表达,如卵巢和子宫透明细胞癌等。大部分发生于消化系统的癌包括胰腺癌为 *VHL* 阴性,而正常胰腺导管上皮和腺泡细胞则为 *VHL* 阳性。此外,同属胆道系统,胆囊癌和肝外胆管癌中 *VHL* 的表达率很低,而肝内胆管癌则高表达 *VHL*,提示 *VHL* 在鉴别胰腺癌、胆囊癌、肝内胆管癌和肝外胆管癌方面具有一定的价值。S100P 属于 S100 钙结合蛋白家族,参与钙离子调节,并与细胞增殖、分化、迁移和侵袭有关,在胰腺癌、乳腺癌、前列腺癌等高表达。胰腺癌中,从上皮内瘤变(PanIN)演变到侵袭性癌的过程中,S100P 的表达水平逐渐升高,因此可作为免疫标志物用于诊断。但是 S100P 蛋白的染色往往并不均匀,包括正常反应性的导管上皮也能出现局灶表达,有时也会出现背景染色,因此不建议作为病理诊断的主要依据。根据文献报道以及笔者的临床实践经验,胰腺导管腺癌诊断的最佳免疫标志物组合应包括以下指标:CK7、CA19-9、MUC5AC、SMAD4、p53 以及 Ki-67。对于免疫组织化学结果需要结合各项标志物进行综合判断,尤其是微创穿刺组织,不能依赖单一标志物就作出诊断,还需要鉴别诊断并且排除一些标志物的非特异性染色和假阴性结果。

除了用于病理诊断的免疫标志物以外,条件允许的情况下,靶向治疗和免疫治疗的各种分子靶点也应该进行检测,尤其是晚期肿瘤患者或将要进行新辅助治疗的患者。常用的分子靶点包括 CerbB2/Her-2(靶向治疗相关)、错配修复基因和 Claudine 18.2(细胞免疫治疗相关)等。Claudine 18.2 是一种细胞间连接蛋白,胃癌中高表达且与较差预后有关。目前针对 Claudine 18.2 阳性胃癌的 CAR-T 细胞免疫治疗取得了

不错的进展。研究发现，一部分胰腺癌细胞也表达 Claudine 18.2，对于 Claudine 18.2 阳性的晚期胰腺癌患者，如果常规化疗失败，那 CAR-T 细胞免疫治疗则可以作为另一种临床尝试。

2. 神经内分泌肿瘤（PanNET）　神经内分泌分化的广谱免疫标志物如嗜铬粒蛋白 A（chromogranin A，CgA）、突触素（synapsin，Syn）、胰岛素瘤相关蛋白 1（insulinoma-associated protein 1，INSM1）和 CD56 等。其中 CgA、Syn 和 INSM1 是非常经典的标志物，最灵敏的是 Syn 和 INSM1，几乎全身不同器官来源的神经内分泌肿瘤均可表达，而 CgA 的表达则有不同程度的强弱差异。PanNET 中这三个标志物的表达程度较高，此外还能表达 Islet-1、CDX-2 和 PDX-1。Islet-1（胰岛素基因增强蛋白 1，insulin gene enhancer protein-1）是参与胰岛内分泌细胞分化的转录因子，在 PanNET、十二指肠 NET 和结直肠 NET 中表达较高，而在其他器官 NET 中表达较低。对于转移性 NET 病灶进行 Islet-1 检测，可以区分消化系统或非消化系统来源；Islet-1 则在各个器官 NEC 中的表达均很低。*PDX-1* 是一种胰腺十二指肠的同源盒基因，在胰腺的发育及胰岛功能的调控中起到了关键作用。研究表明，PanNET 高表达 PDX-1，且与肿瘤细胞分泌的激素类型有关。大部分胰岛素瘤和胃泌素瘤通常 PDX-1 阳性，而胰高血糖素瘤和生长抑素瘤则不表达 PDX-1。大部分 PanNET 表达生长抑素受体 2 型和 5 型（SSTR2 和 SSTR5），不仅可以用于辅助病理诊断，还能为放射性核素治疗提供重要的靶点，通过结合 SSTR2/5 可以利用放射性核素标记的生长抑素类药物直接杀死肿瘤细胞。此外，SSTR2 的表达水平也能预测 PanNET 对奥曲肽等生长抑素类药物的治疗反应。

神经内分泌肿瘤可以表达广谱细胞角蛋白（CK）。PanNET 尚可表达 CK7 或 CK19 这些导管标志物，但与经典的上皮细胞表达模式不同：上皮细胞及上皮源性肿瘤为细胞膜和细胞质共同阳性，而神经内分泌细胞往往表现为单纯细胞质阳性而失去了膜表达。Ki-67 指数体现细胞的增殖活性，是神经内分泌肿瘤分级中一个必不可少的指标，根据 Ki-67 指数来区分 NEC 和 NET，前者往往具有较高的 Ki-67 指数（>20%，通常 >80%），后者一般较低（<20%）。但 NET 中的 G3 由于同样具有较高的 Ki-67 指数（>20%），需要与 NEC 相鉴别。分析 p53 和 RB1 的表达情况，有助于区分 NET G3 和 NEC（尤其是小细胞神经内分泌癌）。NEC 通常为 *TP53* 和 *RB1* 基因突变，免疫组织化学表现为 p53 弥漫强阳性或完全阴性表达，RB1 则表现为缺失表达；NET G3 通常为 p53 野生型表达模式和 RB1 阳性表达。SSTR2/5 常在 NEC 中低表达甚至无表达，而 NET 则大部分表达；此外，小细胞神经内分泌癌还会表达 TTF-1 和 P16，也都可以作为鉴别诊断的参考。研究发现，NET G3 会出现 ATRX、DAXX、menin 和 P27 的缺失表达，NEC 中则比较少见。

3. 腺泡细胞癌　腺泡细胞癌是胰腺外分泌部腺泡细胞起源的恶性肿瘤，非导管上皮起源，因此除了形态学特征以外，免疫组织化学在区分腺泡细胞分化上也发挥了重要作用。常用的抗体主要是针对腺泡细胞分泌的一些消化酶，如胰蛋白酶（trypsin）、糜蛋白酶（chymotrypsin）、脂肪酶及淀粉酶，其中胰蛋白酶和糜蛋白酶特异度和灵敏度较高，脂肪酶和淀粉酶表达率较低。此外，BCL-10 对腺泡细胞分化也具有较高的特异度和灵敏度。文献报道，联合应用 BCL-10 和胰蛋白酶对腺泡细胞癌的检出率接近 100%。腺泡细胞癌表达胰腺和十二指肠同源盒基因 -1（pancreatic and duodenal homeobox 1，PDX-1）。约 10% 腺泡细胞癌存在 β- 连环蛋白（β-catenin）基因突变并呈核表达。腺泡细胞癌中还可以出现灶性导管分化（表达 CK7 和 CK19）以及存在散在分布的神经内分泌细胞，因此需要与神经内分泌肿瘤和实性 - 假乳头状肿瘤相鉴别，尤其在微创穿刺小标本里更需要提高警惕。glypican-3（GPC-3）是一种肝细胞癌和卵黄囊瘤的免疫标志物，近年来发现一部分腺泡细胞癌也可以阳性表达，而神经内分泌肿瘤和导管腺癌为阴性，因而也能作为一个鉴别诊断的标志物。

4. 导管内肿瘤的各种亚型　导管内乳头状黏液性肿瘤（IPMN）是胰腺中相对常见的囊性肿瘤。不同类型的被覆上皮具有不同的免疫表型，主要体现在黏蛋白的类型上。肠型 IPMN 通常 MUC2、MUC-5、CDX2 和 CK20 呈阳性；胃型 IPMN 通常 MUC5AC 和 MUC6 呈阳性，MUC1 和 MUC2 均呈阴性；胰胆管型 IPMN 通常 MUC1、MUC5AC 和 MUC6 呈阳性，MUC2 和 CDX2 呈阴性。

导管内管状乳头状肿瘤（ITPN）：导管上皮标记 CK7 和 CK19 阳性，而腺泡细胞标记和神经内分泌标记阴性。与 IPMN 不同，ITPN 不表达黏蛋白 MUC5AC 和 MUC2，却表达 MUC1 和 MUC6。MUC5AC 是所有类型 IPMN 的标志性分子,当形态学上 ITPN 与胰胆管型 IPMN 鉴别困难时,尤其当穿刺组织较少时,可参考 MUC5AC 的表达情况加以鉴别。根治标本中 ITPN 与腺泡细胞癌的鉴别并不困难,主要在穿刺组织中,两者都可以出现筛样或菊形团样结构,其鉴别主要通过胰蛋白酶的表达,ITPN 并不表达外分泌酶的标记。

导管内嗜酸细胞性乳头状肿瘤(IOPN):该肿瘤具有比较特征性的嗜酸性颗粒样细胞质以及复杂的纤细分支的乳头结构和筛孔样结构。肿瘤细胞表达 MUC1、MUC-5 和 MUC6,而上皮间散在分布的杯状细胞则表达 MUC2 和 CDX-2,与 IPMN 和 ITPN 可以相鉴别。此外,肿瘤细胞还表达肝细胞标志物 HepPar-1 和间皮素(mesothelin),而 IPMN 中这些标志物的表达则较低。

5. 实性-假乳头状肿瘤(SPN)　SPN 除了比较特征性的组织学形态以外,其免疫表型也不同于腺泡细胞癌、导管腺癌和神经内分泌肿瘤等胰腺肿瘤。研究表明,超过 90% 的 SPN 存在 β-catenin 基因突变而导致肿瘤细胞出现了细胞核的异常表达。LEF-1(lymphoid enhancer-bingding factor 1)也是 Wnt/β-catenin 信号通路中的一个关键分子,主要调节淋巴细胞的增殖和生存,正常表达于 T 淋巴细胞和前 B 细胞。研究发现,LEF-1 在 SPN 也呈现高表达,与 β-catenin 在 SPN 中的表达谱十分一致,同为特征性的免疫标志物之一。SPN 可出现导管及神经内分泌的双向表达,但通常比较局限,不会弥漫表达。据文献报道,CD10、CD99 和波形蛋白(vimentin)几乎表达于接近 100% 的 SPN。还有约一半肿瘤表达 CD117,但与 c-kit 基因突变无关。SPN 好发于生育期女性,因此肿瘤细胞还表达孕激素受体(PR),但阳性强度往往不高,而且男性 SPN 患者同样也能出现 PR 弱阳性改变。

6. 间叶源性肿瘤　胰腺间叶源性肿瘤十分少见,包括神经鞘瘤、平滑肌瘤、血管瘤、淋巴管瘤和脂肪肉瘤、淋巴瘤等类型,形态及免疫表型与发生于其他部位的软组织肿瘤并没有差别。

7. 转移性肿瘤　胰腺转移性肿瘤的免疫表型具有原发肿瘤的特点,当原发灶不明确时,需要进行大量免疫组织化学标志物检测来确定肿瘤的组织来源。

二、胰腺肿瘤的分子病理检测

(一)胰腺癌的分子诊断

微创穿刺所取组织样本往往较少且易碎,给病理诊断造成一定的难度。另外,有时高分化导管腺癌与肿块性胰腺炎或分化良好的胰腺肿瘤鉴别诊断会存在一定的困难。除了免疫组织化学技术以外,基因诊断技术也可作为 EUS-FNA 的辅助诊断方法,有助于提高 EUS-FNA 对胰腺癌的诊断灵敏度和特异度。胰腺癌的遗传学背景十分复杂,从 20 世纪 80 年代就发现了从导管上皮内瘤变(PanIN)最终演变为导管腺癌的基因谱系图。随着二代测序和转录组学技术的不断发展,挖掘出越来越多的胰腺癌相关分子改变。其中最常见的几种基因为 KRAS、TP53、SMAD4 和 CDKN2A/P16。除此之外,胰腺癌中也陆续发现 TGFBR2、KDM6A、AXIN1、ACVR1B、PIK3CA、RNF43、GNAS、ATM、GLI3、ARID1A 及 RBM10 等的突变,主要涉及 KRAS、TGF-β、p16 信号通路等,在胰腺癌的诊断和治疗中均有重要意义。同样,几乎 40% 胰腺癌存在调控染色体可及性和相应基因表达的表观遗传驱动因子的缺陷,包括 COMPASS-like 复合物和 DNA 结合螺旋酶多蛋白复合物(即 SWI/SNF 复合物)。这些染色体调控因子的缺陷导致胰腺癌中出现广泛的基因转录调控异常,进而促进肿瘤生长和转移。

TP53 基因位于染色体 17p,对细胞周期的调节、基因稳定性的维护、细胞凋亡的调控发挥了重要作用。在多数人类肿瘤中突变率较高,突变的 p53 丧失了调节细胞周期的重要作用,最终导致肿瘤发生。突变的 TP53 基因或出现所编码的 p53 蛋白半衰期延长,或完全不表达,用免疫组织化学法易于检出,p53 蛋白的强表达或缺失表达通常提示存在 TP53 基因突变。TP53 基因的突变率在胰腺癌中高达 75%。研究发现,通过对 FNA 标本进行 p53 蛋白的免疫组织化学染色,发现 2/3 胰腺癌标本中有 p53 蛋白的过表达,但在慢性胰腺炎标本中未发现。p53 蛋白的免疫组织化学染色结合常规组织学检查能够增加诊断的灵敏度、特异度和准确率,提高胰腺癌的诊断率。

KRAS 是一种原癌基因,位于染色体 12p12.1,编码小分子量的 GTP 结合蛋白,即细胞内信号转导途径中"下游区"的一种信号转导蛋白,启动细胞增殖反应,对细胞的生长存活和分化等功能具有重要的影响。正常的 *KRAS* 基因产生的 Ras 蛋白可抑制肿瘤细胞生长,而一旦发生突变,就会促使细胞持续保持信号活化的增殖状态,持续刺激细胞生长,从而导致肿瘤的发生,并且还会以旁分泌的方式影响肿瘤微环境,进而诱导出现肿瘤免疫逃逸。*KRAS* 基因突变被认为是胰腺癌发生的最早期分子事件之一,在上皮内瘤变(PanIN)阶段就能检测到。超过 90% 的胰腺癌包含 *KRAS* 基因的第 12 密码子突变,是胰腺癌发生与发展过程中非常重要的分子改变。在胰液、胆管刷检以及 FNA 标本中都能检测到 *KRAS* 基因的突变。有研究表明,常规细胞学结合 *KRAS* 基因突变的检测可以增加胰腺癌的检出率。

　　SMAD4/DPC4 是胰腺癌中比较特异的抑癌基因,为 TGF-β 信号通路中的关键分子,在细胞生长、分化和凋亡等方面发挥了重要的作用。55% 胰腺癌存在 *SMAD4* 基因的缺失或突变,会导致 TGF-β 信号通路功能丧失,影响细胞的正常生理过程,从而促进胰腺癌的发生和发展。应用免疫组织化学可以检测胰腺癌细胞中 SMAD4 的表达情况,如果发生基因突变,则蛋白不表达,尤其在穿刺标本中可以用来鉴别分化较好的腺癌和导管上皮反应性增生,是较好的辅助诊断标志物。

　　此外,微创标本进行 DNA 倍体分析和 miRNA 检测也能提高诊断的灵敏度和特异度。随着二代测序(next-generation sequencing, NGS)或高通量测序平台技术的发展,对胰腺癌的全基因组测序得以实现。通过 NGS 能发现胰腺癌患者中存在的基因突变、评估肿瘤突变负荷,为胰腺癌的分子分型提供依据,也为患者的精准治疗提供新的方向。肿瘤的发生和发展是一个动态过程,单个活检标本只能反映胰腺癌某一阶段病程的信息。通过检测外周血中的循环肿瘤细胞(CTC)、游离 DNA(cfDNA)及外泌体或 miRNA 等来获取肿瘤细胞的信息,结合 NGS、全外显子或转录本测序等新一代测序技术,不仅能动态观察肿瘤的变化,还能为肿瘤的早期筛查、预后评估、微小病灶检出、精准治疗等提供个体化指导。

(二)胰腺神经内分泌肿瘤

　　胰腺神经内分泌肿瘤(pancreatic neuroendocrine tumors, PanNET)与神经内分泌癌(neuroendocrine carcinomas, NEC)在分子谱系上存在明显的差异。相较于 PanNET, NEC 的分子遗传学特征更接近导管腺癌。在 NEC 中,抑癌基因 *TP53* 和 *RB* 的异常是最常见的基因异常,广泛存在于包括胰腺在内的全身各个系统的 NEC 中。部分 NEC 可出现 *KRAS* 基因突变,但是与导管腺癌不同,*SMAD4* 基因突变在 NEC 十分少见。BCL-2 在 NEC 中常高表达,可能与 NEC 的高增殖活性有关,在 PanNET 中则较少表达。

　　最新研究发现,基于不同分化类型内分泌细胞的表观遗传学或转录组学特征,可以将胰腺无功能性 NET 分为三种表观遗传学亚型(即 A/α 细胞亚型、B/β 细胞亚型、中间亚型),具有不同的临床预后。PDX-1 和 ATRX 是鉴别这些亚型的重要分子。选择性端粒延长(alternative lengthening of telomere, ALT)是一种端粒保护、维持染色体稳定相关的机制,可能与染色体重组、DNA 复制和修复等过程有关。肿瘤细胞可以通过 ALT 机制复制和延长染色体的端粒区域,避免了因端粒缩短而导致的衰老过程,进而获得了更强的增殖能力。ATRX(alpha thalassemia/mental retardation syndrome X-linked)和 DAXX(death-domain associated protein)是两种重要的 ALT 相关蛋白,参与调控 ALT 机制。ATRX 是一种染色质重塑蛋白,其功能是通过调节染色质结构和 DNA 修复过程来维持端粒的稳定性。它与 DAXX 形成复合体,共同调节细胞中的 ALT 过程,促进端粒延长。如果出现 *ATRX* 或 *DAXX* 基因缺失突变,会导致端粒选择性延长受到抑制。

　　A 细胞亚型的肿瘤细胞具有较强的 A 型内分泌细胞特征,分泌胰高血糖素,存在有限的拷贝数变异和 *MEN1* 基因突变,预后较好。B 细胞亚型的肿瘤细胞具有 B 型内分泌细胞特征,缺乏基因拷贝数异常,无 *MEN1*、*ATRX/DAXX* 基因突变,因此不形成 ALT,预后较好。中间亚型的肿瘤细胞具有较弱的 A 细胞特征,常伴有显著的拷贝数异常和 *MEN1*、*ATRX/DAXX* 基因突变,并导致 ALT,肿瘤的侵袭性和转移性更强,预后较差。

　　虽然分子检测对于胰腺神经内分泌肿瘤的病理诊断并不是必需的,但在某些情况下,如鉴别 NET G3 和 NEC,通过 p53、RB、ATRX 和 DAXX 的免疫组织化学或基因组分析会有不小的帮助。此外,有研究证实,由 *ATRX* 或 *DAXX* 基因的缺失突变导致染色体内端粒长度改变,是胰腺神经内分泌肿瘤独立的预后因子。因此，对胰腺神经内分泌肿瘤需常规采用免疫组织化学或应用荧光原位杂交（FISH）来检测 ATRX/DAXX 表达，以评估肿瘤细胞中的 ALT 状态。

（高　莉　陈　颖　陈星晔　冯　婷　潘天琦）

参 考 文 献

［1］龚志锦，詹镕洲．病理组织制片和染色技术［M］．上海：上海科学技术出版社，1994.

［2］倪灿荣，马大烈，戴益民．免疫组织化学实验技术及应用［M］．北京：化学工业出版社，2006.

［3］ZHOU W, GAO L, WANG S H M, et al. Comparison of smear cytology and liquid-based cytology in EUS-guided FNA of pancreatic lesions：Experience from a large tertiary center［J］. Gastrointest Endosc, 2020, 91（4）：932-942.

［4］LIN F, CHEN Z E, WANG H L. Utility of immunohistochemistry in the pancreatobiliary tract［J］. Arch Pathol Lab Med, 2015, 139（1）：24-38.

［5］ZHANG D, HUANG G, LIU J, et al. Claudin18.2-targeted cancer theranostics［J］. Am J Nucl Med Mol Imaging, 2023, 13（2）：64-69.

［6］QUILLIEN L, BUSCAIL L, CORDELIER P. Pancreatic cancer cell and gene biotherapies：Past, present, and future［J］. Hum Gene Ther, 2023, 34（3-4）：150-161.

［7］HALBROOK C J, LYSSIOTIS C A, PASCA DI MAGLIANO M, et al. Pancreatic cancer：Advances and challenges［J］. Cell, 2023, 186（8）：1729-1754.

［8］SCARPA A, CHANG D K, NONES K, et al. Whole-genome landscape of pancreatic neuroendocrine tumours［J］. Nature, 2017, 543（7643）：65-71.

［9］LIU B X, TANG C T, DAI X J, et al. Prognostic value of S100P expression in patients with digestive system cancers：A meta-analysis［J］. Front Oncol, 2021, 11：593728.

［10］RINDI G, METE O, UCCELLA S, et al. Overview of the 2022 WHO classification of neuroendocrine neoplasms［J］. Endocr Pathol, 2022, 33（1）：115-154.

［11］WILENTZ R E, GOGGINS M, REDSTON M, et al. Genetic, immunohistochemical, and clinical features of medullary carcinoma of the pancreas：A newly described and characterized entity［J］. Am J Pathol, 2000, 156（5）：1641-1651.

［12］QI C, XIE T, ZHOU J, et al. CT041 CAR T cell therapy for Claudin18.2-positive metastatic pancreatic cancer［J］. J Hematol Oncol, 2023, 16（1）：102.

［13］LA ROSA S, FRANZI F, MARCHET S, et al. The monoclonal anti-BCL10 antibody（clone 331.1）is a sensitive and specific marker of pancreatic acinar cell carcinoma and pancreatic metaplasia［J］. Virchows Arch, 2009, 454（2）：133-142.

［14］HWANG W L, JAGADEESH K A, GUO J A, et al. Single-nucleus and spatial transcriptome profiling of pancreatic cancer identifies multicellular dynamics associated with neoadjuvant treatment［J］. Nat Genet, 2022, 54（8）：1178-1191.

［15］SHEN G Q, ALEASSA E M, WALSH R M, et al. Next-generation sequencing in pancreatic cancer［J］. Pancreas, 2019, 48（6）：739-748.

［16］PITMAN M B, CENTENO B A, REID M D, et al. A brief review of the WHO reporting system for pancreaticobiliary cytopathology［J］. J Am Soc Cytopathol, 2023, 12（4）：243-250.

［17］DINU A, ASCHIE M, COZARU G C, et al. NET G3 vs NEC：p53 and Rb1 immunolabeling in high-grade gastrointestinal neuroendocrine neoplasms：Is it enough for the differential diagnosis?［J］. J Gastrointestin Liver Dis, 2023, 32（2）：162-169.

［18］BOILÈVE A, FARON M, FODIL-CHERIF S, et al. Molecular profiling and target actionability for precision medicine in neuroendocrine neoplasms：Real-world data［J］. Eur J Cancer, 2023, 186：122-132.

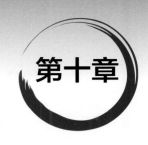

第十章

胰腺疾病微创病理组织学与细胞学图谱

第一节　胰腺微创病理学检查中的正常成分及污染物

一、胰腺导管上皮

胰腺总导管及口径较大的导管上皮细胞为单层高柱状,偶见纤毛形成。随着导管分支口径逐渐减小,上皮细胞逐渐变成矮柱状及立方形。胰胆管刷检涂片中以柱状的导管上皮为主,FNA 涂片中胰腺导管上皮呈簇状或大小不等的片状组织断片(图 10-1~图 10-7)。通常细胞排列紧密,黏附性好。组织断片中央的细胞呈立方形,单层平铺,蜂窝状排列。核小,圆形或卵圆形,形态均匀一致。染色质细,核膜光滑,轮廓规则。有的可见一个不明显的小核仁。组织断片边缘常可见上皮略呈柱状,卵圆形的细胞核呈栅栏状排列于上皮基底部,上皮表面有整齐的类似"腔缘"的结构,表面无纤毛。胰腺良性病变的 FNA 通常为导管上皮与腺泡细胞并存。在慢性胰腺炎中,胰腺腺泡萎缩,导管增生,FNA 涂片中也可以导管上皮为主,涂片背景干净,无单个散在的上皮细胞。

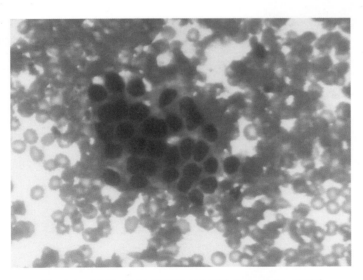

图 10-1　EUS-FNA 手工涂片(Diff-Quik 染色,高倍)
一团导管上皮,呈典型的蜂窝状排列,细胞立方形,核圆形,形态规则,大小一致,染色质细。

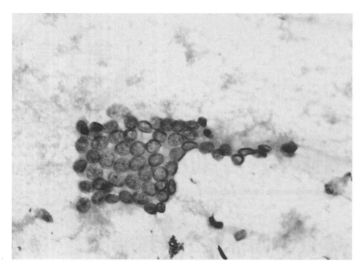

图10-2　EUS-FNA手工涂片（HE染色，高倍）

一团导管上皮，呈典型的蜂窝状排列，细胞形态温和，核圆形，大小一致，核膜光滑，染色质细。

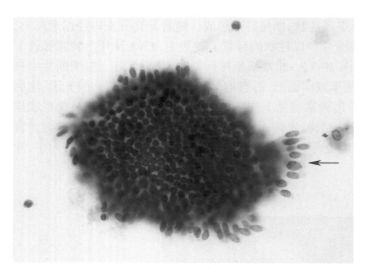

图10-3　EUS-FNA液基细胞学制片
（巴氏染色，中倍）

胰腺导管上皮常见的排列方式，注意中央蜂窝状排列的立方上皮和边缘栅栏状排列的柱状上皮（↑），柱状上皮细胞核呈卵圆形，排列方向一致（极向存在），表面有整齐的腔缘。

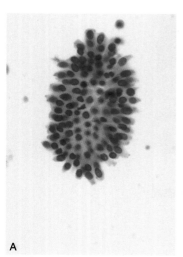
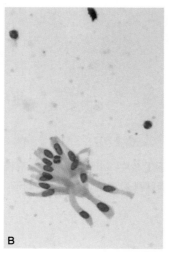

图10-4　EUS-FNA液基细胞学制片
（巴氏染色，中倍）

A. 一小簇导管上皮：中央大部分细胞呈立方形，核深染、略有重叠，但大小一致，形态规则，染色质匀细；边缘细胞呈矮柱状，极向存在。B. 一簇高柱状上皮：核大小、形状一致，排列整齐，染色均匀，细胞质丰富。

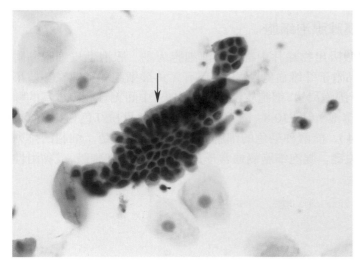

图 10-5　EUS-FNA 液基细胞学制片
（巴氏染色，中倍）

图中央为一小簇导管上皮，排列成条索状，边缘柱状
上皮细胞质丰富，上方形成整齐的腔缘（↑），提示其
腺上皮分化的特点；核卵圆形，下方局部轻度增大，深
染、重叠，但细胞核轮廓规则，染色质细，形态温和，有
正常极向，不应报告"异型"。背景中有污染的食管鳞
状上皮。

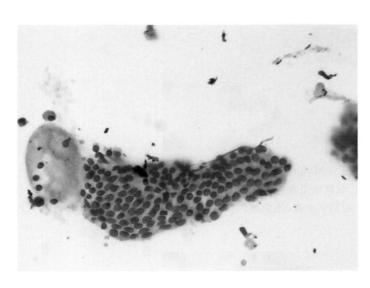

图 10-6　EUS-FNA 液基细胞学制片
（巴氏染色，中倍）

一团导管上皮，呈典型的蜂窝状排列，细胞形态温和，
核大小一致，染色质细。背景干净，少见单个散在的
上皮细胞。

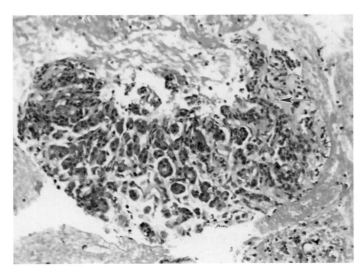

图 10-7　EUS-FNA 组织条石蜡切片
（HE 染色，低倍）

图示为一条胰腺组织，大部分细胞排列成腺泡结构，
细胞质略嗜碱性，细胞核位于基底部，大小一致。组
织条右侧可见纤维间质中条索状排列的小导管，立方
形细胞组成，细胞质呈粉红色，核圆形，居中，形态温
和（↑）。

二、胰腺腺泡细胞

在良性疾病中,除了晚期慢性胰腺炎外,多数吸出物涂片中都以腺泡细胞为主。腺泡上皮细胞黏附性好,呈小葡萄串样或成簇排列,有时可见腺泡黏附于纤维血管断片上,偶有多角形细胞单个散在。核小圆形,染色质均一,可见小核仁。细胞核一般位于腺泡周边,细胞质位于腺泡中央,中间无管腔。丰富的颗粒状细胞质,Diff-Quik 染色呈紫色(细胞质有小空泡)(图 10-8~ 图 10-10),HE 染色呈粉红色(图 10-11,图 10-12),巴氏染色呈蓝绿色(图 10-13,图 10-14)。前两种染色的细胞质颗粒可能不清楚。细胞的排列结构是鉴别良性腺泡细胞和肿瘤性腺泡细胞的关键。腺泡细胞癌通常形成大的断片和细胞簇,或黏附性差而单个散在,而不是小的、单一葡萄串样细胞簇。

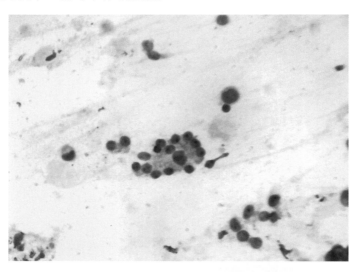

图 10-8　EUS-FNA 手工涂片(Diff-Quik 染色,中倍)

图中央一小团胰腺腺泡细胞,细胞核呈花环状排列,小圆形,位于细胞团的周边,可见小核仁;细胞质丰富,淡紫色,可见小空泡,位于细胞团中间,中央无腺腔。

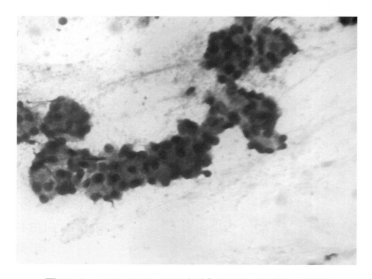

图 10-9　EUS-FNA 手工涂片(Diff-Quik 染色,中倍)

图中央一团胰腺腺泡细胞,呈葡萄串样排列,隐约可见多个拥挤在一起的腺泡细胞团,细胞核小圆形,位于细胞团的周边;细胞质丰富,紫色颗粒状,位于细胞团中间,中央无腺腔。

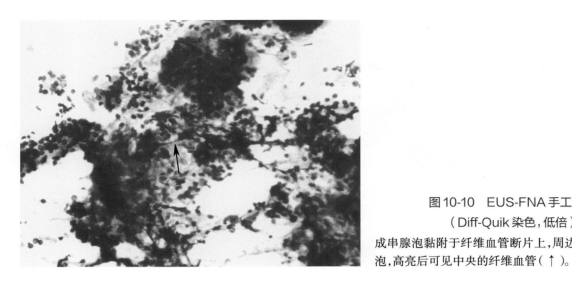

图10-10　EUS-FNA手工涂片
（Diff-Quik染色，低倍）

成串腺泡黏附于纤维血管断片上，周边可见松散的腺泡，高亮后可见中央的纤维血管（↑）。

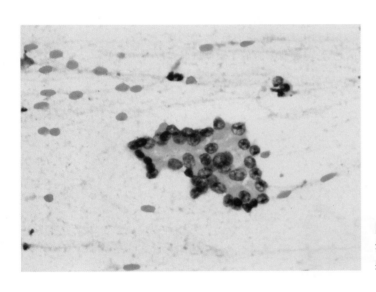

图10-11　EUS-FNA手工涂片（HE染色，中倍）

图中央见一团胰腺腺泡细胞，细胞核小圆形，位于腺泡周边，形态规则，可见小核仁；细胞质丰富，嗜酸性颗粒状，位于腺泡中间，中央无腺腔。

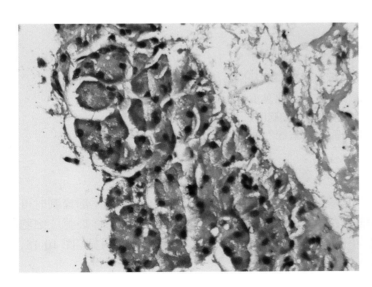

图10-12　EUS-FNA组织条石蜡切片
（HE染色，中倍）

可见胰腺腺泡呈聚集的小团状，核小圆形、深染、染色质匀细，位于腺泡周边；细胞质丰富，嗜酸性颗粒状，位于腺泡中间。细胞形态与细胞学涂片中一致。

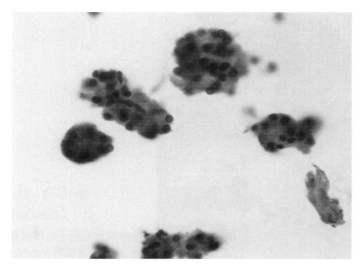

图 10-13　EUS-FNA 液基细胞学制片（巴氏染色，中倍）

胰腺腺泡细胞，腺泡状排列。小团的细胞核小圆形，位于细胞团的周边，细胞质呈深蓝绿色，致密颗粒状，位于细胞团中间，中央通常无腺腔。较大的细胞团中细胞核排列疏密不等，可有重叠，隐约可见数个细胞核呈花环样排列的趋势，与导管细胞的单层镶嵌状排列不同。

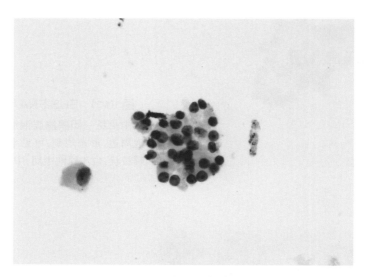

图 10-14　EUS-FNA 液基细胞学制片（巴氏染色，中倍）

一团腺泡细胞，细胞核排列疏密不等，局部可见重叠。细胞团内隐约可见数个呈花环样排列的细胞核，提示细胞团由多个腺泡组成。核大小一致，可见小核仁。细胞质丰富，蓝绿色颗粒状。

三、胰岛细胞

　　正常胰岛在胰腺穿刺涂片中少见。在慢性胰腺炎晚期，腺泡萎缩，胰岛相对集中，胰体尾部穿刺时可见。胰岛在涂片中呈现较大的细胞团片，胰岛细胞在团片中呈梁索状排列，梁索间有血窦样裂隙。细胞质丰富、疏松淡染，细胞界限不清，呈合体样。核小圆形，居中或偏位，染色质匀细，核仁不明显（图 10-15，图 10-16）。

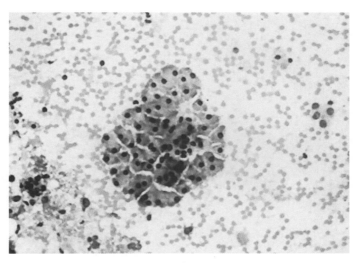

图 10-15 EUS-FNA 手工涂片（Diff-Quik 染色，低倍）

胰岛团片较大，略呈圆形。细胞呈单层片状排列，核小圆形，居中，染色质细。细胞质丰富、疏松淡染，细胞界限不清，呈合体样，细胞团中央可见血窦样腔隙。

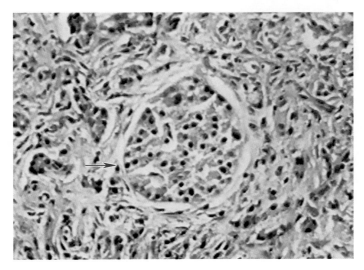

图 10-16 EUS-FNA 组织条石蜡切片（HE 染色，低倍）

图中央可见一个完整的胰岛（↑），细胞质疏松淡染，细胞界限不清，呈合体样，核小，致密深染。细胞团中央见多个不明显的腔隙。

四、间 质 成 分

通常情况下胰腺的间质成分较少出现于细胞学涂片中，在慢性胰腺炎时间质纤维组织增生明显，可出现成团纤维组织，纤维细胞呈长梭形，核细长，HE 染色及 Diff-Quik 染色呈紫红色、均质状（图 10-17），巴氏染色呈蓝绿色（图 10-18）。另外，慢性胰腺炎和胰腺导管腺癌的间质均可有明显的神经纤维增生。在穿刺细胞学涂片和组织条中偶尔也可见到神经纤维，呈束状排列，核细长，波浪状、平行排列（图 10-19~图 10-22）。

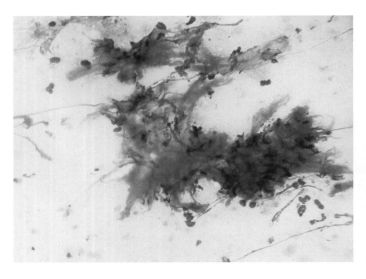

图 10-17　EUS-FNA 手工涂片
（Diff-Quik 染色，低倍）

两团纤维组织排列紧密，细胞界限不清，细胞质呈紫红色，核呈细长梭形，杂乱排列，周围可见致密红染的胶原纤维。

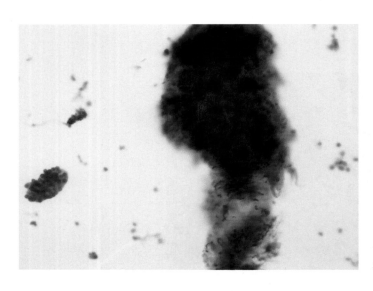

图 10-18　EUS-FNA 液基细胞学制片
（巴氏染色，低倍）

一团纤维组织排列紧密，细胞界限不清，细胞质呈蓝绿色，核呈细长梭形，平行或杂乱排列。

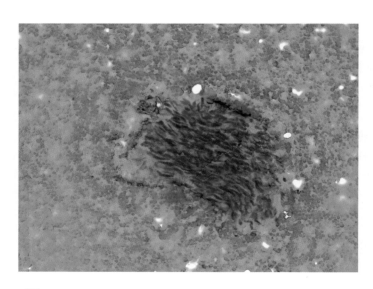

图 10-19　EUS-FNA 手工涂片（HE 染色，低倍）
一团神经纤维，核细长，波浪状、平行排列。

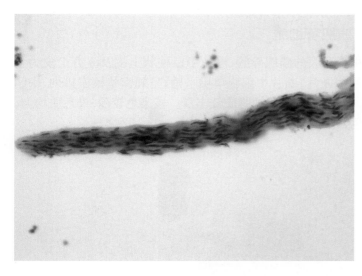

图 10-20　EUS-FNA 液基细胞学制片
（巴氏染色，低倍）
一条神经纤维，细胞呈束状排列，核细长，波浪状、平行排列。细胞质呈蓝绿色、均质状。

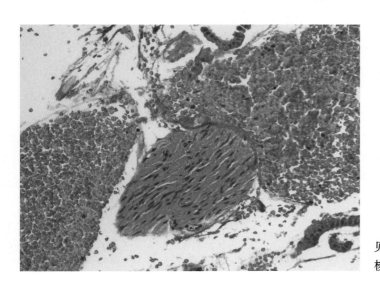

图 10-21　EUS-FNA 组织条石蜡切片
（HE 染色，低倍）
见神经纤维截面，梭形细胞束状排列，细胞核呈细长梭形、波浪状，与细胞学涂片中的细胞形态一致。

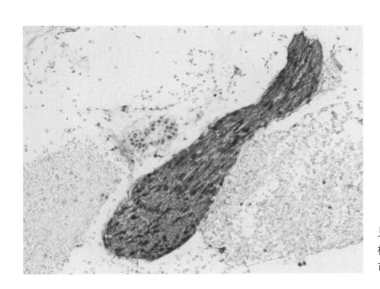

图 10-22　EUS-FNA 组织条石蜡切片
（S-100 免疫组化染色，低倍）
见一束神经纤维，梭形细胞束状排列，细胞核呈细长梭形，免疫组化显示 S-100 染色细胞核、细胞质阳性，可与其他梭形细胞肿瘤区别。

五、胰胆管细胞

在胰胆管刷检的涂片中，细胞主要来自胆总管及大的胰腺导管，涂片中以柱状上皮及立方上皮为主（图 10-23~ 图 10-25），细胞丰富，常可见较大的组织断片，断片中细胞单层平铺，呈蜂窝状镶嵌排列，中间细胞多为立方形，细胞质少，边缘可见柱状上皮，核位于基底部，细胞质较丰富。核染色较深，染色质均匀，有的可见小核仁。涂片背景中常见黄褐色的胆色素。

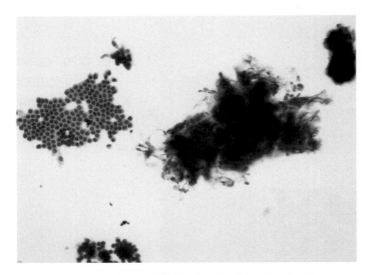

图 10-23　ERCP 下胰胆管刷检，液基细胞学制片
（巴氏染色，低倍）

此图为良性病变的胰胆管刷检细胞，左侧为一大片排列整齐的立方上皮，核单层蜂窝状；右侧为一团厚而杂乱的纤维组织，右上角尚可见黄褐色胆色素。

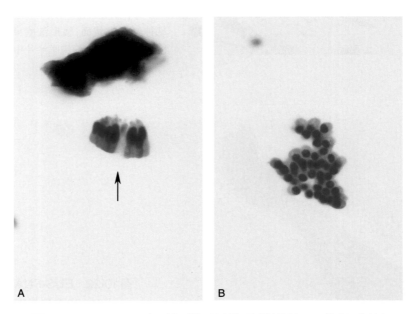

图 10-24　ERCP 下胰胆管刷检，液基细胞学制片（巴氏染色，中倍）
A. 一小簇柱状上皮，核极向存在，细胞质形成整齐的腔缘（↑），上方可见黄褐色胆色素结晶；B. 排列整齐的立方上皮。

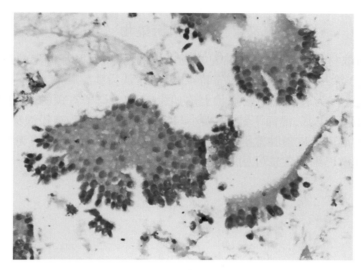

图 10-25 ERCP 胰胆管刷检,细胞蜡块切片(HE 染色,中倍)

右下角一条柱状上皮,核位于基底,细胞质形成整齐的腔缘。左侧的大片上皮为黏膜平铺切片所致。

在胰胆管结石、放置支架或引流管等机械性刺激的作用下,细胞可能出现反应性改变(图 10-26),表现为核增大、深染、拥挤、略重叠,可有明显的核仁,出现类似子宫颈修复细胞样的改变,细胞质通常较丰富,核质比不大,染色质不粗。此种情况下应避免过度诊断为癌,临床医师在填写申请单时应将此类病史或操作史注明,病理医师与临床医师及时沟通非常重要!

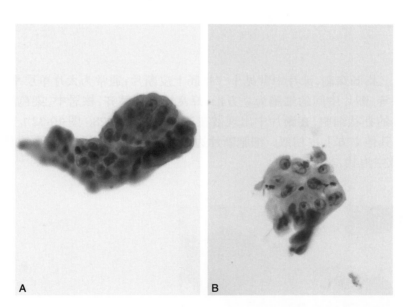

图 10-26 ERCP 胰胆管刷检,液基细胞学制片(巴氏染色,中倍)

A. 一团上皮细胞,尚可见蜂窝样排列,但核增大,较拥挤,部分细胞有明显的核仁,细胞质较丰富,细胞团上方可见整齐的细胞质腔缘,核位于底部,极向存在。B. 细胞核增大,下方部分细胞拥挤、重叠,核染色质细,核仁明显,细胞质丰富,核质比不大。临床为慢性胰腺炎,胰管结石,细胞反应性改变,应避免过度诊断。

六、消化道污染物

EUS-FNA 经消化道取材,细胞学样本中常见胃肠上皮的污染,胃肠道分泌的黏液、食管上皮甚至胃肠壁的平滑肌都可能出现于涂片中,应熟悉其形态特点,以免误认为胰腺肿瘤。

食管鳞状上皮的污染多为表层或中层鳞状上皮(图 10-27),与子宫颈的中、表层鳞状上皮形态相似,细胞体积大、多角形,细胞质丰富,薄而平铺,核大小与导管上皮核相似,疏松淡染。胰腺穿刺中若出现鳞状上皮,应注意与胰腺的淋巴上皮囊肿鉴别。淋巴上皮囊肿的图片中为有核或无核的鳞状上皮、角化物和胆固醇碎片,组织细胞和淋巴细胞背景可见。影像学检查见胰腺有囊性占位。

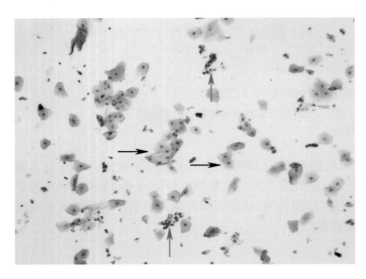

图 10-27　EUS-FNA 液基细胞学制片
（巴氏染色,低倍）

涂片中散在多角形、体积较大的鳞状细胞(黑色↑),细胞核与导管上皮的核大小相似,细胞质丰富,片状平铺,污染的食管鳞状上皮无角化现象,均为表层和中层鳞状上皮,有核,仔细观察可见胰腺细胞成分(红色↑)。

胰头部肿块经十二指肠穿刺,涂片中常见十二指肠上皮断片,通常为大片单层平铺片状排列,局部可有皱褶。细胞间距相等,断片中间的细胞为立方形,蜂窝样排列整齐,核居中,染色质均匀,细胞质较少。其间镶嵌着多少不等的杯状细胞,在断片中出现散在透亮区(图 10-28~ 图 10-32)。杯状细胞胞质丰富,空泡样,核小,形态与其他立方上皮相似。细胞断片边缘的细胞呈栅栏样排列,形成具有刷状缘的细胞质腔缘,细胞质不清晰或空泡状,非黏液性。

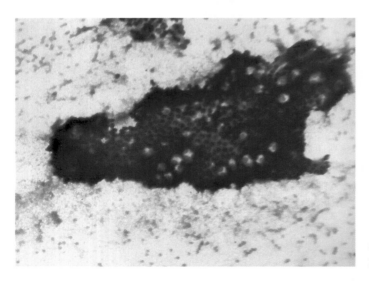

图 10-28　EUS-FNA 手工涂片
（Diff-Quik 染色,低倍）

图中见一大片十二指肠上皮,立方形细胞单层平铺,呈蜂窝样排列,核大小一致,形态规则。其间散在圆形、透亮的杯状细胞。

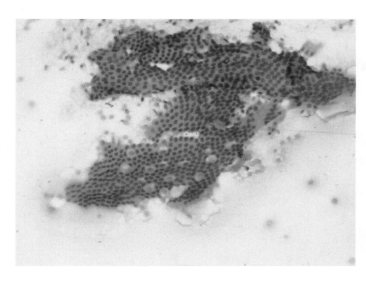

图10-29　EUS-FNA 手工涂片（ HE 染色，低倍 ）

图中见一大片十二指肠上皮，多数细胞为立方形，单层平铺，呈蜂窝样排列，核大小一致，形态规则。其间散在杯状细胞，圆形，体积较大，细胞质丰富、透亮。

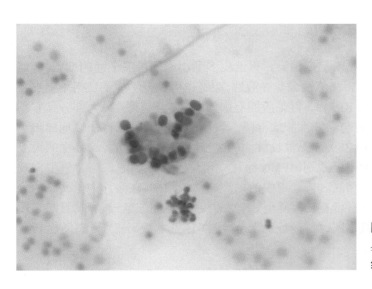

图10-30　EUS-FNA 手工涂片（ HE 染色，中倍 ）

图中见一小簇柱状上皮细胞，细胞质丰富，水样透亮，界限清楚，核位于基底，染色质致密，大小一致，位于细胞下 1/3 处。

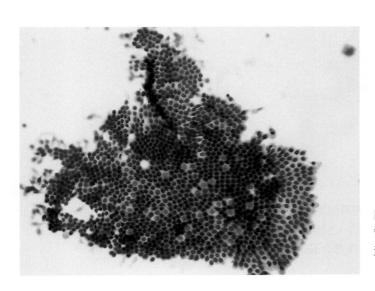

图10-31　EUS-FNA 液基细胞学制片
（ 巴氏染色，低倍 ）

图中见一大片十二指肠上皮，细胞为立方形，单层蜂窝样排列，核圆形，无异型。其间散在杯状细胞，圆形，体积较大，细胞质丰富、透亮，在细胞片中留下醒目的透亮区。

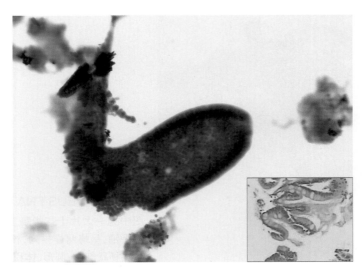

图 10-32 EUS-FNA 液基细胞学制片（巴氏染色，低倍）

一团立方上皮细胞排列似肠绒毛样，绒毛外周有整齐的细胞质边缘，细胞团内部可见散在透亮区（杯状细胞）。右下角小图为同一例的细胞蜡块切片（HE 染色，低倍），见污染的十二指肠上皮，柱状上皮间夹杂空泡样杯状细胞。

胰体尾部肿块经胃壁穿刺，涂片中常可见胃黏膜上皮污染。胃上皮多呈小簇的单层平铺的细胞片，也可能大片出现。小片的胃上皮多为柱状，胞质丰富，黏液性或非黏液性，腔缘也可见但不如十二指肠上皮常见，而且没有刷状缘。细胞核小，位于基底部（图 10-33）。胃黏膜固有腺体（尤其是胃底腺）大部分是非黏液性的，小凹细胞可显示细胞质黏液样，注意不要与黏液性肿瘤混淆。胃小凹细胞的黏液特征性地局限于细胞质的上 1/3，形成一个黏液杯（图 10-34，图 10-35），而黏液性肿瘤的黏液充满整个胞质。涂片中的胃上皮需要与胃型 IPMN 鉴别，二者在细胞形态上无明显差别，IPMN 涂片中可见肿瘤性黏液。当背景中出现黏液时，需鉴别是肿瘤性黏液还是胃肠道污染的黏液。胃肠道中的黏液通常较稀薄，在涂片中呈淡染的云雾样，边界不清，背景混有小簇或散在柱状胃上皮，可有较多碎屑、退变的裸核、炎症细胞或杂质，看起来较"脏"（图 10-36），与黏液性肿瘤的稠厚胶样黏液不同，可行囊液 CEA 检测（详见本章第三节）辅助诊断。

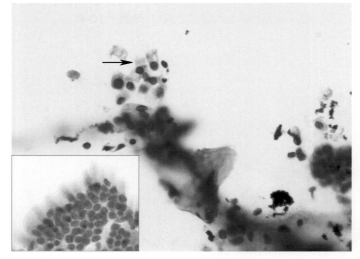

图 10-33 EUS-FNA 液基细胞学制片（巴氏染色，中倍）

图中上方见一小簇柱状上皮细胞（↑），细胞质丰富，水样透亮，界限清楚，核位于基底，染色质致密，大小一致。左下角为另一例小片黏液性柱状上皮，核排列整齐，位于细胞下 1/3 处。

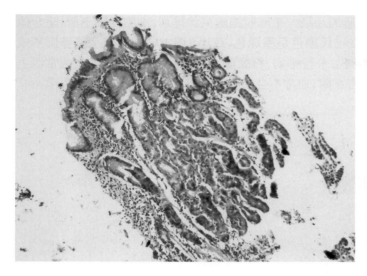

图 10-34　EUS-FNA 组织条石蜡切片
（HE 染色，低倍）

一小片胃上皮，表面及胃小凹为排列整齐的柱状上皮，核位于基底，细胞质呈粉红色淡染。小凹底部有胃底腺，腺泡样排列，细胞质嗜酸性或嗜碱性。

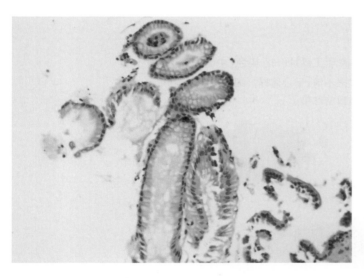

图 10-35　EUS-FNA 组织条石蜡切片
（HE 染色，低倍）

破碎的胃小凹上皮，细胞呈柱状，核位于基底部，细胞质顶部黏液样。

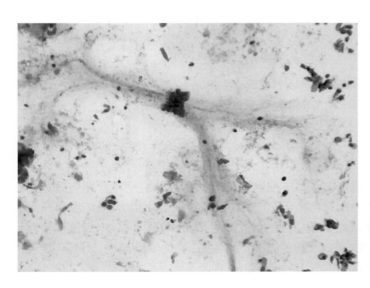

图 10-36　EUS-FNA 液基细胞学制片
（巴氏染色，低倍）

涂片中央见淡蓝色云雾样的胃肠道黏液污染物。黏液较稀薄，絮丝样，边界不清，背景混有小簇或散在柱状胃上皮或退变的裸核，可有较多碎屑、炎症细胞或杂质，看起来较"脏"。

穿刺经过胃肠壁的肌层时,有可能出现平滑肌的污染。平滑肌细胞束状排列,细胞界限不清,呈合体样。细胞质在 HE 染色中染色偏红(图 10-37),在巴氏染色呈墨绿色、较厚(图 10-38)。核呈长卵圆形或杆状,两端钝圆(与成纤维细胞的核两端较尖不同),平行排列,核膜薄,染色质匀细。穿刺物中通常以上皮细胞为主,平滑肌细胞少,排列规则,呈束状紧密黏附,通常不会与间质瘤或其他间叶源性肿瘤混淆。

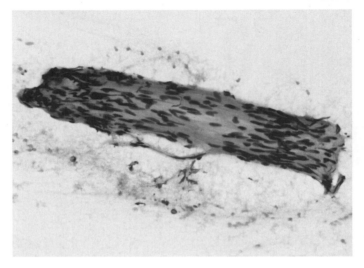

图 10-37　EUS-FNA 手工涂片(HE 染色,中倍)

图中一束平滑肌细胞,细胞界限不清,呈合体样。细胞核呈卵圆形或长杆状,两端钝圆。细胞质致密红染。

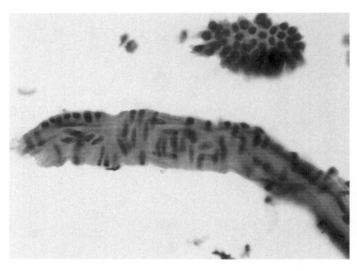

图 10-38　EUS-FNA 液基细胞学制片(巴氏染色,中倍)

图中一束平滑肌细胞,细胞界限不清,合体样。细胞核呈卵圆形或长杆状,两端钝圆。细胞质致密。平滑肌上方可见一片胰腺导管上皮。

七、间 皮 细 胞

经皮胰腺穿刺时,穿刺针经过腹腔,常见穿刺物中有间皮细胞污染。胰尾部肿块经胃壁穿刺时,也偶尔有胃壁浆膜表面的间皮细胞出现于穿刺物涂片中。穿刺得到的间皮细胞常呈小片状出现,细胞多角形,单层平铺排列,薄而扁平,核圆形或卵圆形,居中或略偏位,核膜光滑,染色质细,可见小核仁,细胞质丰富。间皮细胞表面有微绒毛,故细胞间的接触不紧密,呈现"若即若离"的状态,可见细胞间的"开窗"现象。制片染色清晰时,甚至可见类似鳞状上皮的细胞间桥(图 10-39~ 图 10-41)。

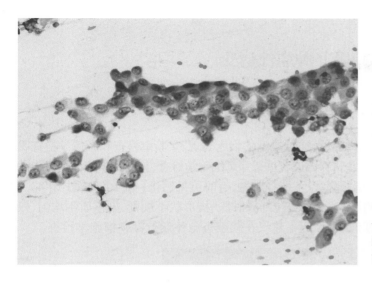

图 10-39　EUS-FNA 手工涂片（HE 染色，中倍）

一片间皮细胞单层平铺排列，多角形，细胞界限清楚，细胞间黏附松散，可见缝隙，核居中、淡染，染色质细，可见小核仁，细胞质丰富。

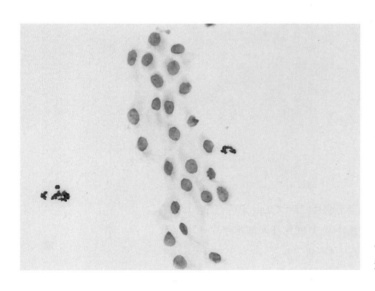

图 10-40　EUS-FNA 液基细胞学制片
（巴氏染色，中倍）

一片间皮细胞单层平铺排列，细胞界限清楚，细胞间连接松散，核居中、淡染，染色质细，细胞质丰富。

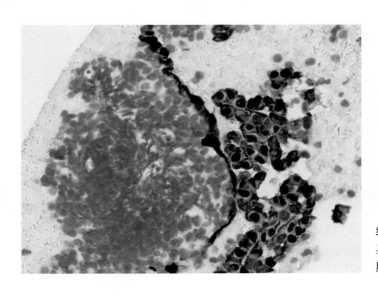

图 10-41　EUS-FNA 组织条石蜡切片
（calretinin 免疫组化染色，中倍）

组织条中污染的一片间皮细胞，单层平铺排列，细胞界限清楚，细胞核居中，大小一致，calretinin（钙视网膜蛋白）染色细胞质、细胞核阳性。

第二节　胰腺非肿瘤性病变

一、急性胰腺炎（acute pancreatitis）

急性胰腺炎是胰腺实质及周围组织的坏死和炎症,可通过典型的临床表现、实验室检查和影像学检查明确诊断,不必要进行细胞学检查或活检。偶尔有合并胰腺占位者进行穿刺细胞学检查,其细胞学特征主要为大量中性粒细胞和各种变性坏死的组织碎片,可见脂肪坏死、泡沫样细胞,有时可见钙化（图 10-42,图 10-43）。由于炎症刺激,胰腺导管上皮可出现不同程度的反应性改变,包括核肿胀、核形状不规则、染色质不均匀、核仁明显等（图 10-44,图 10-45）,有可能导致过度诊断,因此不建议在胰腺炎急性期行穿刺细胞学检查。

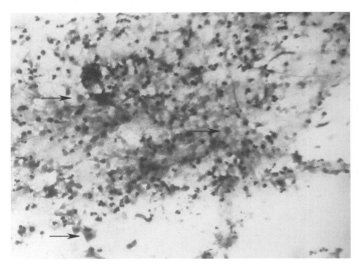

图10-42　EUS-FNA手工涂片（Diff-Quik染色,低倍）
涂片中见大量中性粒细胞弥漫分布,其间见坏死细胞碎片（↑）,细胞核消失,仅余细胞轮廓。

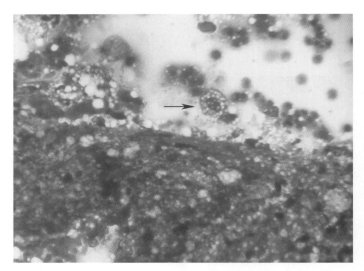

图10-43　EUS-FNA手工涂片（Diff-Quik染色,中倍）
图下方见一大片脂肪坏死,脂肪细胞轮廓模糊,紫蓝色泡沫样。上方可见吞噬脂质的泡沫样细胞（↑）。

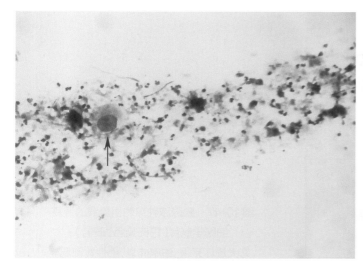

图 10-44　EUS-FNA 手工涂片

（Diff-Quik 染色，低倍）

涂片中见大量中性粒细胞和坏死细胞碎片，其中见一个巨大的组织细胞，细胞质丰富，核肿大，可见核仁（↑），注意勿过度诊断。

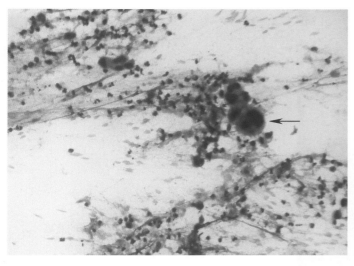

图 10-45　EUS-FNA 手工涂片

（Diff-Quik 染色，低倍）

涂片中见大量中性粒细胞和坏死细胞碎片，其中见一团导管上皮，核增大、深染，大小不等（↑），注意勿过度诊断。

　　急性重症胰腺炎中晚期的严重者可并发胰腺脓肿（pancreatic abscess），治疗方法包括剖腹切开引流、经皮穿刺置管引流、低位小切口不经腹引流及超声内镜下穿刺引流术等。引流出的液体通常为灰黄色脓液，可做涂片细胞学检查及细菌培养辅助诊断。涂片中可见大量中性粒细胞和坏死细胞碎片（图 10-46~10-50）。

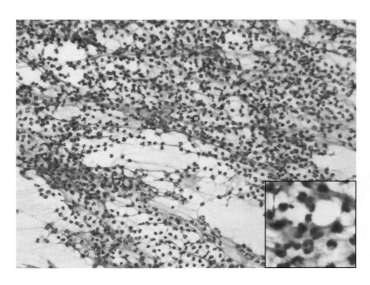

图 10-46　胰腺脓肿穿刺引流液手工涂片

（HE 染色，低倍）

见大量中性粒细胞，坏死物及细胞碎片。

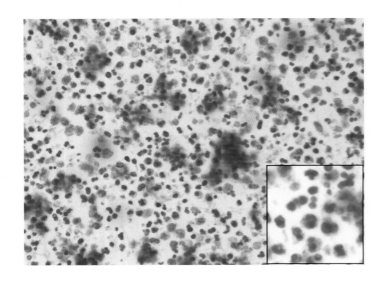

图 10-47　胰腺脓肿穿刺引流液的液基
　　　　　细胞学制片（巴氏染色，低倍）

见大量坏死物、细胞碎屑，中性粒细胞。

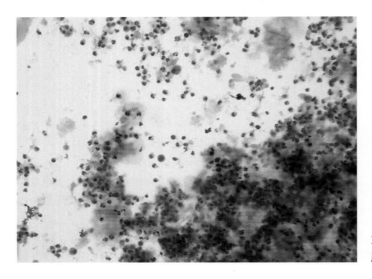

图 10-48　胰腺脓肿穿刺引流液的液基
　　　　　细胞学制片（巴氏染色，低倍）

大量散在或成堆中性粒细胞，细胞碎屑，少量巨噬细
胞，并可见黄色的类胆红素碎片。

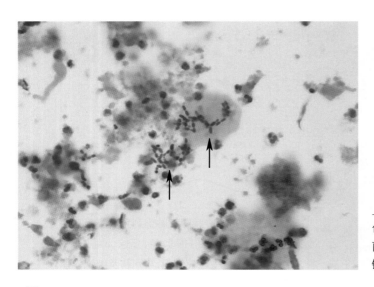

图 10-49　胰腺脓肿穿刺引流液的液基
　　　　　细胞学制片（巴氏染色，中倍）

上例的局部放大，见大量中性粒细胞、细胞碎屑和黄
色的类胆红素碎片。胰腺脓肿的脓液中常可检出细
菌或真菌，此例为真菌感染，视野中央有排列成分枝
链状的真菌芽孢（↑）。

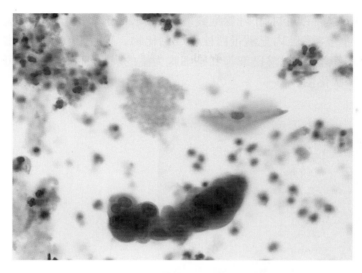

图10-50 胰腺脓肿穿刺引流液的液基细胞学制片（巴氏染色，中倍）
炎症或引流管机械刺激可致上皮细胞出现一定的反应性改变，此
例可见一团上皮细胞，核拥挤、重叠，核膜厚，核仁明显，但细胞质
尚丰富，炎症背景明显，应避免过度诊断。

二、慢性胰腺炎（chronic pancreatitis，CP）

慢性胰腺炎可由急性胰腺炎反复发作形成，或与胆道结石、炎症、慢性酒精中毒、饮食失调、蛋白质及脂肪代谢紊乱有关。典型的慢性胰腺炎影像学显示不规则的导管扩张，常与CP狭窄形成、闭塞、钙化有关。慢性胰腺炎中扩大的纤维化灶在EUS下与癌表现相似，可通过EUS-FNA进行鉴别诊断。

慢性胰腺炎的胰腺切面呈结节状，灰白色，质地硬，正常小叶结构丧失，由宽窄不一的纤维组织间隔，有时纤维化严重可形成较大的瘢痕样区域，这些改变以胰头部较为明显，与胰腺癌相似（图10-51）。大小导管呈不同程度的扩张，常伴钙化和结石形成。

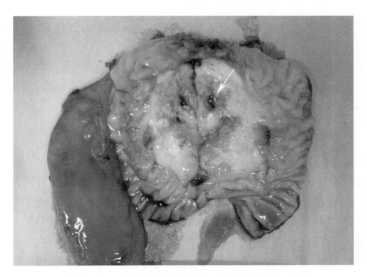

图10-51 慢性胰腺炎手术切除标本（大体照片）
胰头部切面呈灰白色，原有小叶结构模糊不清，见灰白色纵横交错
的纤维间隔，箭头示扩张的胰腺导管，切面还可见多处粉白色钙
化灶。

慢性胰腺炎的组织病理学特点包括小叶腺泡萎缩消失,纤维组织增生,其间可见残留的胰岛(图10-52,图10-53)。部分腺泡、导管扩张,腔内充满蛋白栓子或钙化物。导管上皮可发生增生和鳞状化生,甚至发生异型增生。间质纤维组织增生,以淋巴细胞和浆细胞为主的炎症细胞浸润,也可出现神经纤维增生、血管增厚闭塞和导管上皮鳞状化生。

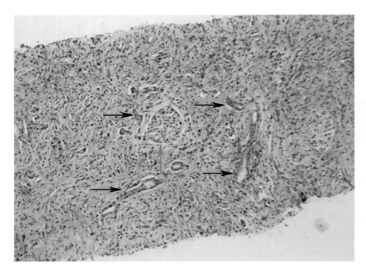

图10-52　EUS-FNA组织条石蜡切片
(HE染色,超低倍)

胰腺组织大部分腺泡萎缩,间质纤维组织增生,淋巴细胞浸润,其间散布大小、形状不等的小导管(黑色↑),中央尚可见到残留的胰岛(红色↑)。

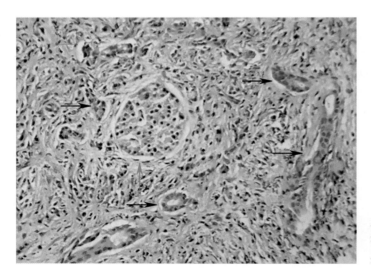

图10-53　EUS-FNA组织条石蜡切片
(HE染色,低倍)

上例的局部放大,显示间质的纤维增生,淋巴细胞浸润,中央为一个胰岛(红色↑),周围有不规则小管状、条索状排列的小导管(黑色↑)。

慢性胰腺炎常伴明显的间质纤维化,由于组织致密,FNA涂片中通常上皮细胞量较少。如果细胞量不足导致无法诊断,可换用较粗的空心针、增大负压吸引重新穿刺。细胞学涂片中以导管上皮为主,单层平铺排列,细胞黏附性好,少有单个细胞,核极性存在,少有核重叠,可有轻度的大小差异,核膜平滑,核分裂象少见。同时还常见大而紊乱的纤维组织断片,其间混杂着淋巴细胞,散在中性粒细胞(图10-54~图10-57)。正常胰腺组织穿刺很少见到胰岛细胞,但在慢性胰腺炎晚期由于腺泡萎缩,胰岛相对集中,穿刺涂片中可见到成片的胰岛细胞,有时周围可见纤维组织包绕。胰岛细胞丰富时,应注意与胰腺高分化神经内分泌肿瘤鉴别,胰岛细胞呈黏附紧密的团状排列,而后者的细胞量更丰富,排列更松散。涂片中还可能出现梭形的成纤维细胞(图10-58,图10-59),核较肥胖,空泡状,核仁明显,应注意与梭形细胞肿瘤鉴别。背景中也常见散在的淋巴细胞和巨噬细胞,无凝固性坏死,有时可见脂肪坏死和钙化(图10-60~图10-62),这种背景强烈提示炎症。

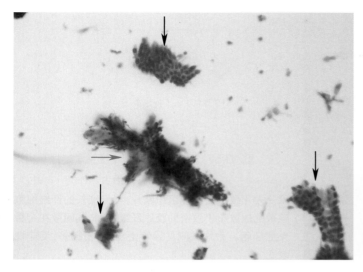

图 10-54 EUS-FNA 液基细胞学制片
（巴氏染色，低倍）

中央为一片纤维组织断片（红色↑），细胞核呈细长梭形，呈束状或杂乱排列，细胞界限不清，周围是致密深染的胶原纤维，纤维束中混杂少量淋巴细胞。还可见数团胰腺导管上皮（黑色↑），蜂窝状排列，核无异型，极性存在。背景散在淋巴细胞。

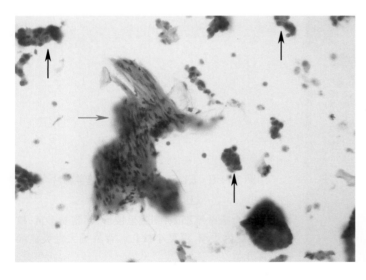

图 10-55 EUS-FNA 液基细胞学制片
（巴氏染色，低倍）

中央为一片纤维组织断片（红色↑），细胞核呈细长梭形，平行排列，细胞界限不清，纤维束中混杂少量淋巴细胞。背景可见腺泡细胞（黑色↑），核无异型。

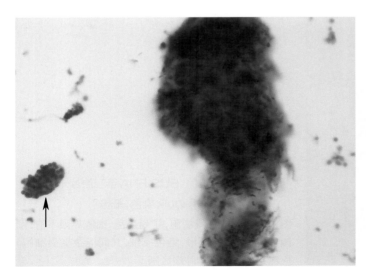

图 10-56 EUS-FNA 液基细胞学制片
（巴氏染色，低倍）

图片右方有一大片致密的纤维组织断片，可见细长的纤维细胞核杂乱地散布于致密的胶原纤维之间。涂片左侧为一团较完整的胰岛细胞（↑），背景散在淋巴细胞。

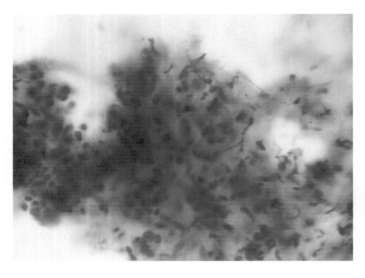

图10-57　EUS-FNA液基细胞学制片
（巴氏染色，中倍）

见一大片致密的纤维组织断片，可见细长的纤维细胞核杂乱地散布于致密的胶原纤维之间，其间散在大量炎症细胞。涂片左侧见导管上皮，核稍拥挤，反应性改变。

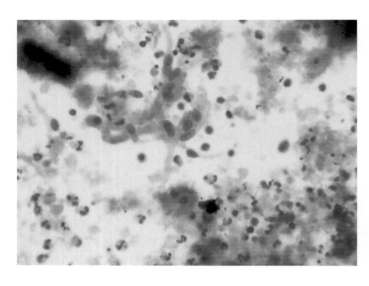

图10-58　EUS-FNA液基细胞学制片
（巴氏染色，中倍）

图中央数个成纤维细胞，细胞呈梭形，细胞质丰富，核卵圆形，染色质细，可见小核仁。背景见大量炎症细胞及坏死物。

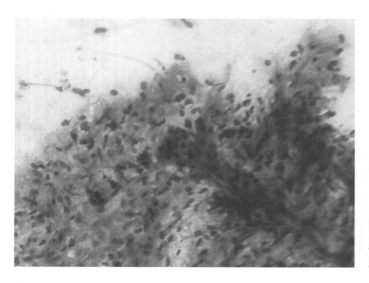

图10-59　EUS-FNA手工涂片
（Diff-Quik染色，低倍）

图中一大团成纤维细胞，排列杂乱，细胞界限不清，细胞呈梭形，核卵圆形，染色质细，其间混杂炎症细胞。应注意与梭形细胞肿瘤区别。

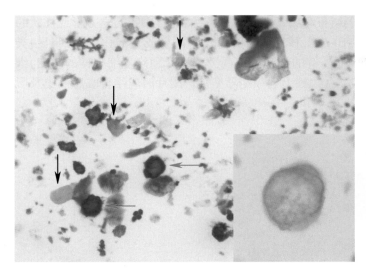

图 10-60　EUS-FNA 液基细胞学制片
（巴氏染色，低倍）

图片中可见大量变性坏死的脂肪细胞（黑色↑），图中深蓝色的不定形物质为钙化物（红色↑）。坏死脂肪细胞大小、形状与正常脂肪细胞相似，但与正常脂肪细胞呈轮廓清晰的空泡状不同，细胞边界模糊，细胞内呈淡染的毛玻璃样或细颗粒样。右下角为高倍镜下的坏死脂肪细胞。变性坏死的脂肪细胞在 FNA 涂片中不常见到，但如果出现，则强烈提示胰腺炎。

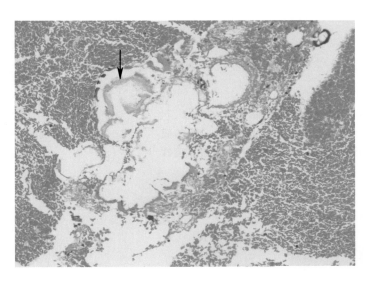

图 10-61　EUS-FNA 组织条石蜡切片
（HE 染色，低倍）

图片中可见变性坏死的脂肪细胞，轮廓模糊，细胞质出现红染无定型颗粒样物（↑）。

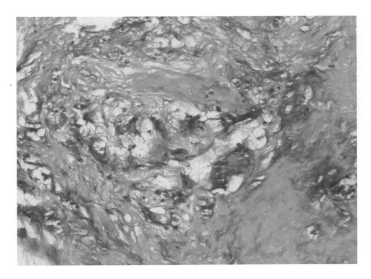

图 10-62　慢性胰腺炎手术切除组织石蜡切片
（HE 染色，低倍）

图示为一团变性坏死的脂肪，细胞轮廓模糊，细胞内呈粉染毛玻璃样或有紫蓝色钙化颗粒。周围为致密的玻璃样变性的胶原纤维。

　　在慢性胰腺炎合并胰管内结石的情况下,由于结石对胰管上皮的机械性刺激,成团的立方形或柱状的导管上皮也可出现程度不等的异型性(图10-63~10-69),核增大、拥挤重叠,深染或空泡化,核仁明显,类似于高分化腺癌细胞。上皮反复损伤脱落、再生修复,有的细胞可出现类似子宫颈修复细胞样的改变,细胞具有水流样的极向,具有丰富的细胞质和明显的核仁,核出现一定异型性。阅片时应结合临床病史及影像学检查,全面观察涂片背景,避免过度诊断。

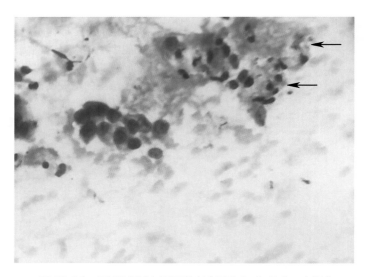

图10-63　EUS-FNA手工涂片(Diff-Quik染色,中倍)
一团导管上皮,核略增大,轻度拥挤,核仁明显,但大小一致,核膜光滑。背景可见坏死物及炎症细胞(↑),提示上皮为炎症反应性改变。

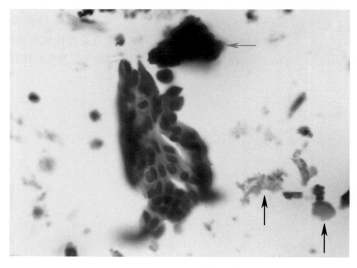

图10-64　EUS-FNA液基细胞学制片(巴氏染色,中倍)
可见一片导管上皮,核大小不等,略深染,可见明显的小核仁,排列疏密不等,中央有腺样腔隙。但细胞膜尚光滑,染色质匀细。背景可见坏死细胞碎屑(黑色↑)及钙化物(红色↑),提示炎症。导管细胞出现的异型改变可能为反应性改变,不应过度诊断。

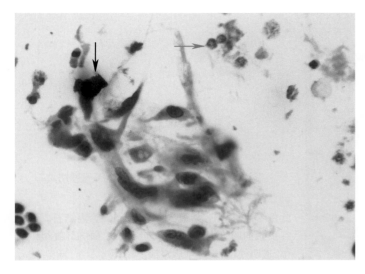

图10-65　EUS-FNA液基细胞学制片

（巴氏染色，中倍）

上一病例的另一视野，图中细胞呈多角形或梭形，排列具有水流样的极向，细胞质丰富，双核或多核，核大小不等，核膜不光滑，核仁明显。细胞间可见一形状不规则的深染钙化物（黑色↑），背景中有淋巴细胞（红色↑）。此例术后病理证实为慢性胰腺炎，胰管结石。

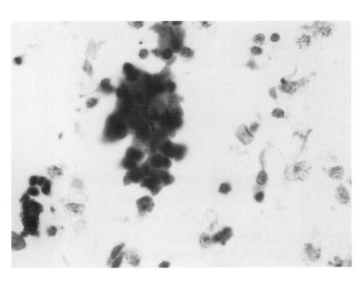

图10-66　EUS-FNA液基细胞学制片

（巴氏染色，中倍）

图中央一团上皮细胞排列疏密不等，核拥挤重叠，核膜不光滑，形状不规则，染色明显加深，可见小核仁。

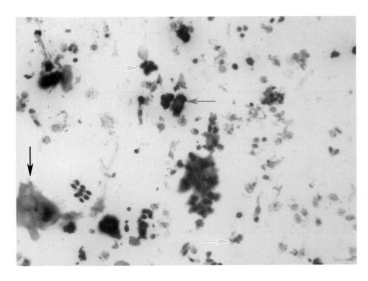

图10-67　EUS-FNA液基细胞学制片

（巴氏染色，低倍）

此图为图10-66的低倍镜下照片，可见细胞成分复杂，有变性坏死的脂肪细胞（黑色↑）、深染的无定形钙化物（红色↑）、黄褐色的类胆红素结晶（黄色↑）、散在的淋巴细胞，其他视野还有纤维组织断片，显示出慢性胰腺炎的典型背景，不应过度诊断。

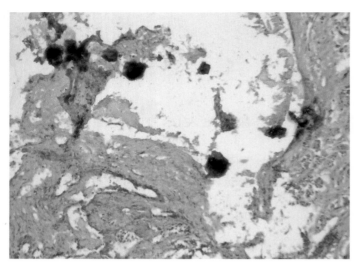

图 10-68 前例患者的术后组织病理切片
（HE 染色, 低倍）

此例术后病理证实为慢性胰腺炎, 胰管内结石。图示
一扩张的胰管内散在紫蓝色钙化物, 周围纤维组织增
生, 透明变性, 炎症细胞浸润。

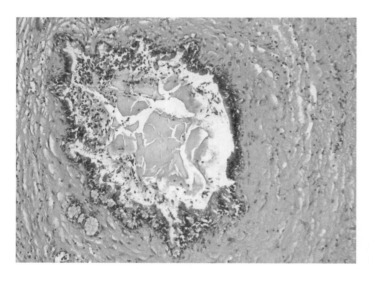

图 10-69 前例患者的术后组织病理切片
（HE 染色, 低倍）

图中央一扩张的胰腺导管, 管内充满蛋白栓子, 导管
上皮增生, 呈反应性改变。胰管周围纤维组织增生,
透明变性, 散在淋巴细胞浸润。

由此可见, 对于慢性胰腺炎的病例, 诊断胰腺癌应更严格。观察涂片切忌一上来就用高倍镜, 应先在
低倍镜下全面观察切片, 了解细胞成分和背景。如果细胞成分复杂、有纤维增生及炎症细胞背景, 坏死的
脂肪或钙化, 对上皮细胞出现的异型诊断应谨慎, 避免过度诊断。

小结

细胞学特点:
1. 致密的纤维组织断片混杂炎症细胞
2. 导管上皮可有修复性或反应性改变, 出现异型性
3. 腺泡少, 常见胰岛
4. 炎症细胞背景, 出现脂肪坏死、钙化有助于诊断
5. 可出现核肥胖、核仁明显的成纤维细胞

鉴别诊断:
1. 导管上皮出现反应性改变时应与高分化腺癌鉴别
2. 胰岛细胞丰富时应与内分泌肿瘤鉴别
3. 成纤维细胞与梭形细胞肿瘤鉴别

三、自身免疫性胰腺炎（autoimmune pancreatitis，AIP）

自身免疫性胰腺炎是与自身免疫反应有关的少见的胰腺慢性炎症，临床表现及影像学检查与胰腺癌相仿，影像学检查可显示有肿块存在。大体标本可表现为弥漫性胰腺肿大，或仅影响胰头部。受累的胰腺纤维化明显，质地坚硬，但通常没有界限清楚的肿块。该病用类固醇治疗有效，因此正确的微创诊断对减少不必要的手术非常重要。由于 AIP 纤维化明显，EUS-FNA 涂片中通常细胞量少，常见致密的透明变性的纤维组织和炎症细胞（图 10-70~ 图 10-73）。组织条切片中 AIP 表现为腺泡组织萎缩，间质显著纤维化和淋巴细胞、浆细胞浸润，偶尔有嗜酸性粒细胞浸润。胰腺导管周围炎症细胞浸润更为明显，有时可见淋巴滤泡形成。免疫组织化学染色显示间质大量 IgG4 和 CD38 阳性的淋巴细胞、浆细胞，有助于 AIP 的诊断（图 10-74~ 图 10-77）。

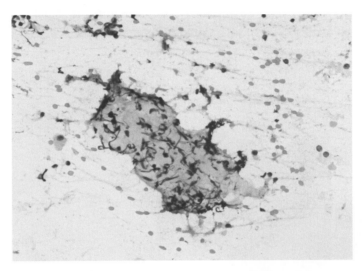

图 10-70　EUS-FNA 手工涂片（HE 染色，低倍）

视野中央见一团透明变性的纤维组织，核细长梭形，排列杂乱，胶原纤维致密，透明变性，其间混杂炎症细胞。

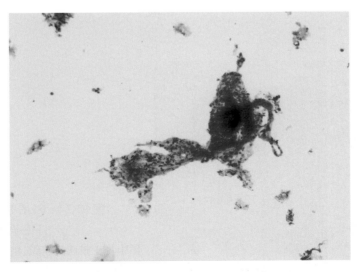

图 10-71　EUS-FNA 液基细胞学制片（巴氏染色，低倍）

涂片中上皮细胞少，中央一团纤维组织中混杂大量淋巴细胞。

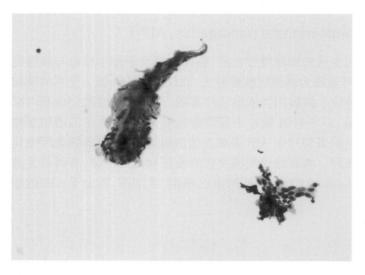

图10-72　EUS-FNA 液基细胞学制片
（巴氏染色，低倍）

左侧一团纤维组织，可见梭形细胞杂乱排列，核细长，细胞质致密深染，其间散在淋巴细胞。右下角一团无异型的导管上皮。

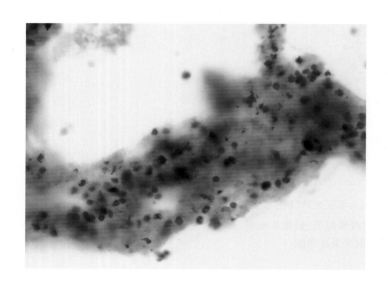

图10-73　EUS-FNA 液基细胞学制片
（巴氏染色，中倍）

涂片中上皮细胞少，仅见散在淋巴细胞。

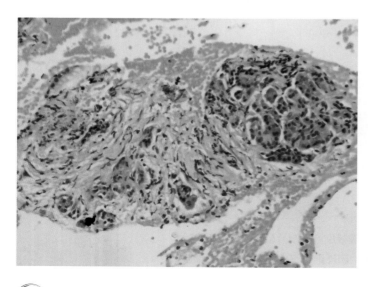

图10-74　EUS-FNA 组织条石蜡切片
（HE 染色，低倍）

图中见少量胰腺组织，组织条右侧有一团腺泡细胞，间质较多淋巴细胞浸润。组织条左侧纤维组织增生明显，胶原纤维透明变性，其间散在小导管及淋巴细胞。

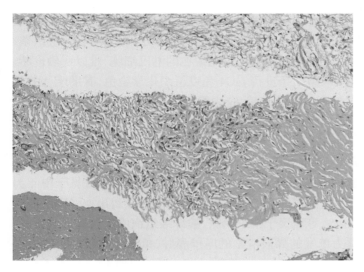

图 10-75　EUS-FNA 组织条石蜡切片
（HE 染色，低倍）

纤维组织增生明显，胶原纤维透明变性，其间散在小导管及淋巴细胞。

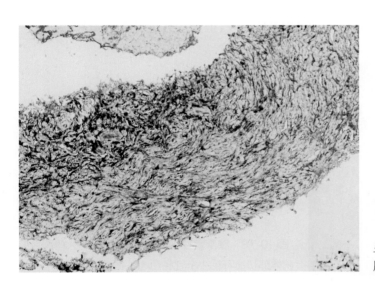

图 10-76　EUS-FNA 组织条石蜡切片
（免疫组织化学染色，低倍）

显示显著的间质纤维化，淋巴细胞、浆细胞浸润，浆细胞的细胞质显示 IgG4 染色阳性。

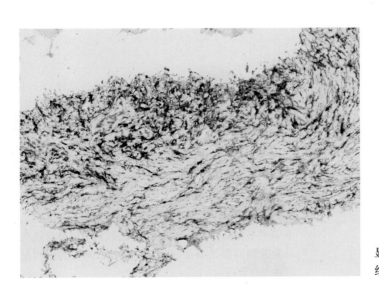

图 10-77　EUS-FNA 组织条石蜡切片
（免疫组织化学染色，低倍）

显示间质显著纤维化，围绕胰腺导管的淋巴细胞、浆细胞浸润，浆细胞的细胞质显示 CD38 染色阳性。

虽然病理学检查是诊断 AIP 的"金标准",但是通过细针穿刺诊断 AIP 仍然十分困难。原因是 AIP 组织硬化显著,细针穿刺难以获得充足有效的组织细胞;而且 AIP 的病变并非均匀分布,即使取到组织条,也未必能显示该病的典型病变;细胞学涂片中的细胞成分更是稀少,仅见散在的淋巴细胞,难以明确诊断。因此建议换用较粗的空心针、增大负压吸引,尽量获取组织条进行 IgG4 免疫组织化学染色,有助于 AIP 的诊断。AIP 中的导管上皮也可出现核增大、轻度异型等反应性改变,应注意与高分化腺癌鉴别。

四、胰腺假性囊肿(pancreatic pseudocyst)

胰腺假性囊肿是常见的胰腺囊性非肿瘤性病变,多继发于胰腺炎、胰腺外伤或手术,大约 10% 急性胰腺炎患者会发展为假性囊肿,常见于酗酒者,年龄和性别无差异。酒精相关的假性囊肿更常见于中年男性,而继发于创伤、胆道疾病和遗传性胰腺炎者男女比例相近。由于胰腺实质的破坏导致出血、坏死,或胰酶释放引起胰腺组织自身消化,坏死物、渗出液和血液等积聚于组织间隙,被纤维组织增生包裹形成囊肿,无内衬上皮。假性囊肿多见于胰腺体、尾部,通常为单发的界限清楚的厚壁囊肿,单房无隔膜(图 10-78)。体积一般较大,圆形或椭圆形。大体观察囊肿表面光滑,质软有弹性,有波动感。囊壁厚薄不一,无合并症的囊液通常稀薄、清亮或褐绿色,不含黏液。有合并症的假性囊肿可由于炎症产生淡黄色浑浊黏稠液体,有出血坏死时囊液呈棕黄色。假性囊肿可继发破裂、侵蚀血管引起出血、破坏周围结构以及感染。镜下囊肿壁由纤维结缔组织构成,无内衬上皮(图 10-79)。假性囊肿可以药物治疗,但大多数行引流术或手术切除。

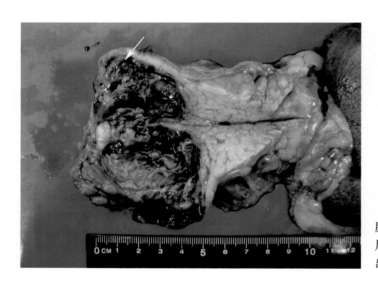

图 10-78　胰腺假性囊肿手术切除标本(大体照片)
胰体部切面可见一个直径约 5cm 的囊性肿块(↑),与周围胰腺组织界限清楚。囊壁为纤维组织,囊液已流出,囊内壁有血凝块附着。

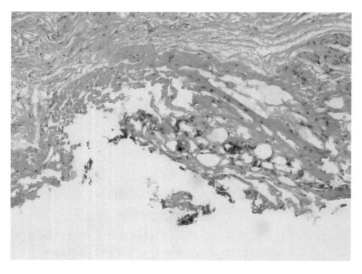

图 10-79　假性囊肿手术切除组织石蜡切片
(HE 染色,低倍)
显微镜下囊壁主要由纤维组织构成,其中可见含铁血黄素及胆固醇结晶,内壁无上皮衬覆,周围胰腺可呈慢性炎症改变。

　　假性囊肿的 FNA 吸出物为淡黄色或黄褐色浑浊囊肿液,离心涂片内的细胞成分复杂,常呈多彩状,包括坏死的囊壁碎片、急慢性炎症细胞、组织细胞、吞噬含铁血黄素的巨噬细胞、吞噬脂质的泡沫细胞、含铁血黄素或黄色的类胆红素碎片等(图 10-80~图 10-84)。根据定义,囊肿液内应该没有上皮细胞,但是胃肠上皮污染,尤其是胃上皮污染时可能导致误诊为黏液性囊性肿瘤。为除外黏液性囊性肿瘤,可用离心涂片进行特殊染色,包括黏液卡红染色和 AB-PAS 染色。囊液淀粉酶分析和 CEA 化学分析也有助于诊断。由于囊肿与胰腺导管系统相连,囊液淀粉酶持续升高。如果囊液淀粉酶水平低下(<250U/L),不支持假性囊肿的诊断。典型的假性囊肿的囊液 CEA 水平很低(<100ng/ml),而肿瘤性黏液通常 CEA>192ng/ml。

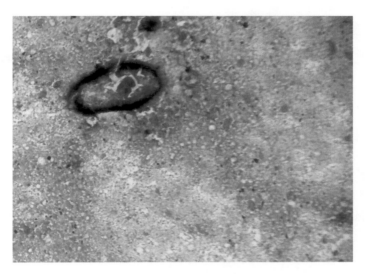

图 10-80　EUS-FNA 手工涂片(HE 染色,低倍)
见大量坏死细胞碎片、巨噬细胞,左上方有一大团紫蓝色钙化。

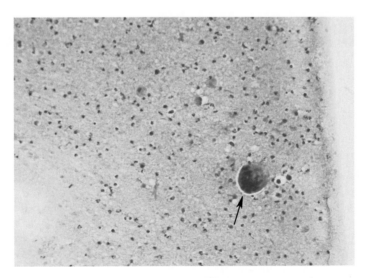

图 10-81　EUS-FNA 手工涂片(HE 染色,低倍)
涂片中见大量炎症细胞、巨噬细胞,部分细胞质呈泡沫样。右侧见一个巨大的多核巨细胞(↑)。

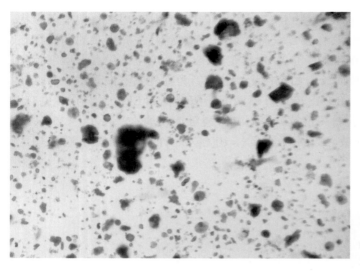

图 10-82　EUS-FNA 液基细胞学制片
（巴氏染色，低倍）

涂片内见大量坏死细胞碎片、小团退变的上皮细胞、巨噬细胞、炎症细胞、钙化物、结晶等，成分复杂。

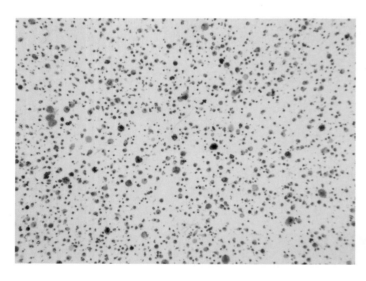

图 10-83　EUS-FNA 液基细胞学制片
（巴氏染色，低倍）

涂片内细胞丰富，成分复杂，可见多种细胞成分弥漫分布，巴氏染色呈多彩状，可见蓝绿色炎症细胞、棕褐色含铁血黄素及金黄色类胆红素结晶。

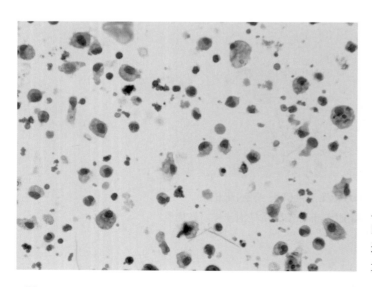

图 10-84　EUS-FNA 液基细胞学制片
（巴氏染色，中倍）

上例的局部放大，主要为淋巴细胞和巨噬细胞，部分巨噬细胞的细胞质中可见吞噬的含铁血黄素，背景中还有金黄色的类胆红素碎片和无定形的细胞碎屑。无胰腺上皮，背景无黏液。

小结

细胞学特点：
1. 细胞成分复杂、多彩状
2. 含铁血黄素、类胆红素碎片、钙化物、胆固醇结晶
3. 坏死细胞碎片、急慢性炎症细胞、巨噬细胞弥漫分布
4. 一般没有上皮细胞

鉴别诊断：
1. 有胃肠上皮污染时应与黏液性囊性肿瘤鉴别
2. 潴留性囊肿、神经纤维瘤囊性变等

五、胰腺淋巴上皮性囊肿（lymphoepithelial cyst of pancreas）

淋巴上皮性囊肿是胰腺少见的良性囊肿，内衬鳞状上皮，上皮下为非肿瘤性淋巴样组织。男女比为4∶1，平均年龄为56岁。囊肿呈单房或多房，通常有厚壁，囊内有角化物碎片，使囊看起来呈异质性，囊壁内可见淋巴样组织。淋巴上皮性囊肿可发生在胰腺各种部位，甚至出现在胰腺外。细胞学表现与表皮样囊肿相似，含有有核或无核的鳞状上皮、角化物和胆固醇碎片（图10-85，图10-86），组织细胞和淋巴细胞背景可见。鉴别诊断包括其他鳞状上皮囊肿如胰腺表皮样囊肿和脾脏表皮样囊肿，后两者都比淋巴上皮囊肿更少见。细胞学无法鉴别这几种病变，也无临床意义。假性囊肿由于含有大量坏死细胞碎片，也应与淋巴上皮性囊肿鉴别，假性囊肿无鳞状上皮和角化物。

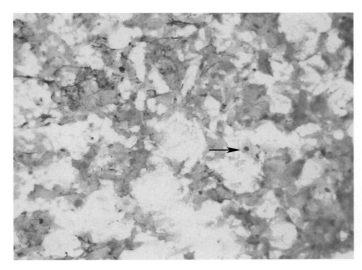

图10-85　EUS-FNA手工涂片（HE染色，低倍）
涂片内见大量无定形的粉染角化物，箭头处可见一个轮廓清楚的鳞状上皮，多角形，细胞质丰富，核小、居中。

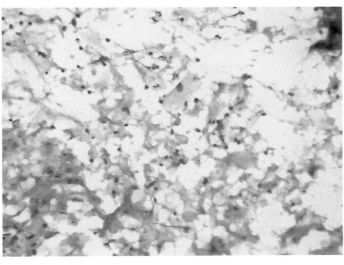

图10-86　EUS-FNA手工涂片（HE染色，低倍）
涂片内见大量角化的鳞状上皮，多角形，细胞质丰富，有核或无核。另见散在淋巴细胞。

147

六、胰腺结核 (pancreatic tuberculosis)

　　胰腺结核极为少见，缺乏特异性临床表现及可靠的诊断方法，有的胰腺结核因胰腺肿大压迫胆总管造成阻塞性黄疸、脾肿大及罕见的消化道出血，而结核的全身症状不典型，极易漏诊或误诊，大部分患者被误诊为胰腺肿瘤、胰腺炎、假性囊肿等。胰腺结核在 EUS 下表现为混合性回声肿块，边界为不规则强回声，内部有钙化点及不规则的液性暗区，胰周及后腹膜可见边界清晰的低回声淋巴结。CT 可表现为胰腺弥漫肿大、多发结节、囊性或囊实性，可有分叶。胰周淋巴结常有肿大，低密度，周边可有强化环。

　　胰腺或后腹膜淋巴结的结核 FNA 吸出物常为黄白色黏稠浑浊液体，涂片内可见大量红染坏死物，坏死较彻底，无法辨认细胞轮廓，与肿瘤的凝固性坏死不同 (图 10-87~ 图 10-89)。涂片内可找到上皮样细胞，细胞质丰富、淡染，细胞界限不清，呈合体样，细胞核细长，两端钝圆，似黄瓜样或鞋底样，核膜薄而光滑，染色质匀细，可见小核仁 (图 10-90~ 图 10-92)。偶尔可见朗汉斯巨细胞，体积大，细胞质丰富，有十余个甚至几十个小的细胞核，马蹄形或花环样排列 (图 10-93)。组织条中也可见干酪样坏死和上皮样细胞 (图 10-94~ 图 10-96)，与细胞涂片中的细胞形态相似。结核的诊断要点是典型的干酪样坏死和上皮样细胞，朗汉斯巨细胞非诊断结核所必需。如果吸出物较多，还可做涂片的抗酸染色寻找抗酸杆菌 (图 10-97)，或将吸出物进行细菌培养。

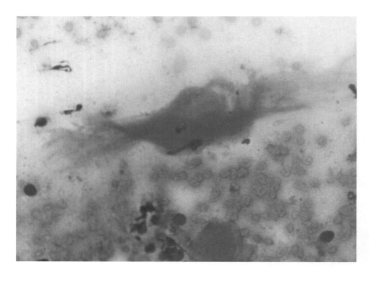

图 10-87　EUS-FNA 手工涂片
(Diff-Quik 染色，中倍)
图中央一团干酪样坏死，Diff-Quik 染色下呈紫红色无结构的物质，坏死比较彻底，无法辨认细胞轮廓。

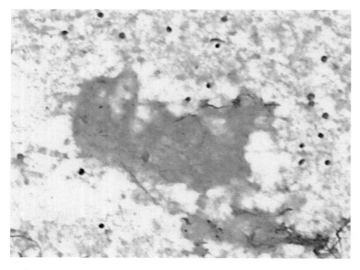

图 10-88　EUS-FNA 手工涂片 (HE 染色，低倍)
图示为干酪样坏死，HE 染色下呈红染无结构的物质，坏死比较彻底，无法辨认细胞轮廓，注意与肿瘤凝固性坏死或炎症性坏死的不同。

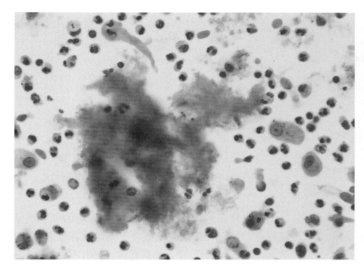

图10-89　EUS-FNA 液基细胞学制片
（巴氏染色，中倍）

巴氏染色中的干酪样坏死，为蓝绿色颗粒状无定形物。

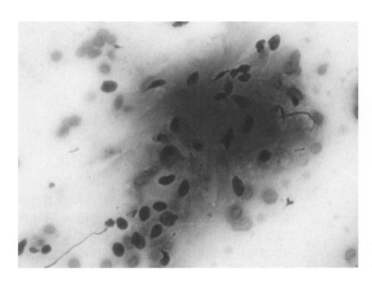

图10-90　EUS-FNA 手工涂片
（Diff-Quik 染色，中倍）

一团红染无结构的干酪样坏死物，其间混杂淋巴细胞及上皮样细胞。

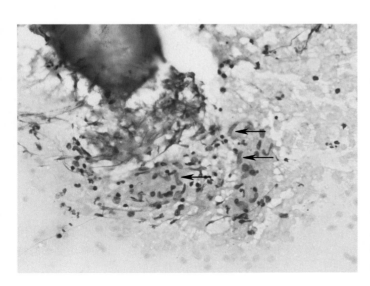

图10-91　EUS-FNA 手工涂片（HE 染色，低倍）

一团上皮样细胞，细胞界限不清，呈合体样。细胞核卵圆形或拉长，中部常见浅凹陷（↑），形状似黄瓜样或鞋底样，染色质细，可见小核仁。左上角一团钙化物。

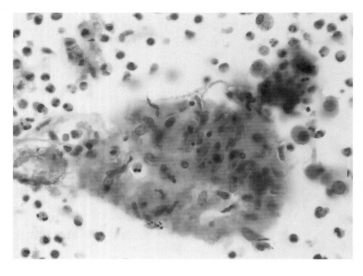

图 10-92　EUS-FNA 液基细胞学制片

（巴氏染色，中倍）

一团上皮样细胞，巴氏染色中上皮样细胞的细胞质呈蓝绿色，界限不清，细胞核漂浮于细胞质背景中，方向杂乱，核细长似黄瓜样。核膜光滑、淡染，有小核仁。

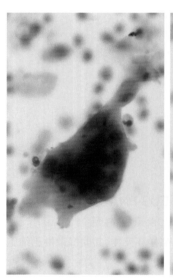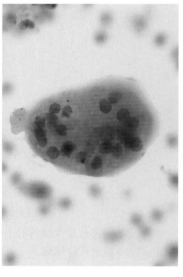

图 10-93　EUS-FNA 液基细胞学制片

（巴氏染色，中倍）

图示为两个朗汉斯巨细胞。细胞体积巨大，细胞界限清楚，细胞质丰富，核小，圆形或卵圆形，淡染，有小核仁。一个细胞内有十余个甚至几十个小的细胞核，典型朗汉斯巨细胞的细胞核沿细胞质边缘排列呈马蹄形或花环样。

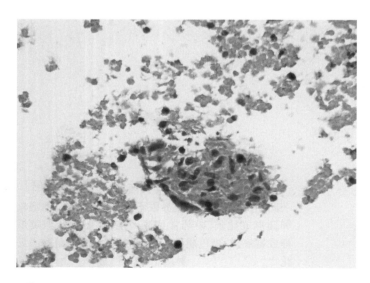

图 10-94　EUS-FNA 细胞蜡块切片

（HE 染色，中倍）

图中见颗粒状红染无定形的干酪样坏死物，中央一团上皮样细胞，混杂少量淋巴细胞。上皮样细胞形态特点与细胞学涂片中的细胞相似。

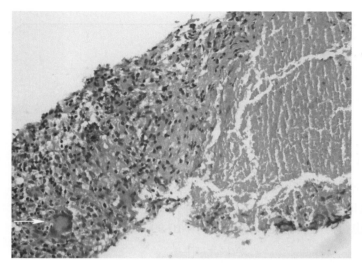

图10-95 EUS-FNA 组织条石蜡切片
（HE 染色，低倍）

典型的结核肉芽肿，右侧为红染无结构的干酪样坏
死，左侧有上皮样细胞、淋巴细胞、一个朗汉斯巨细胞
（↑）。

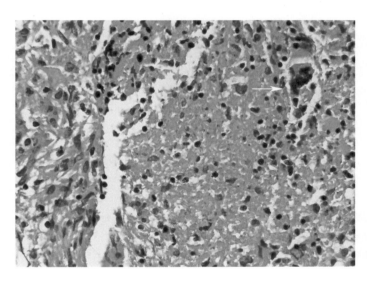

图10-96 EUS-FNA 组织条石蜡切片
（HE 染色，中倍）

中央为红染无结构的干酪样坏死，其间散在淋巴细胞，
左侧上皮样细胞的细胞核细长、淡染，呈黄瓜样或鞋底
样，染色质细。右上角一个朗汉斯巨细胞（↑）。

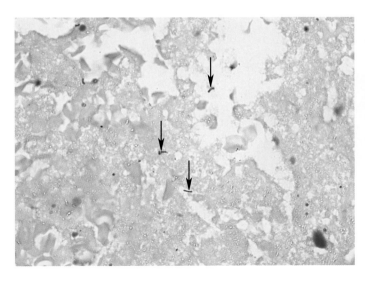

图10-97 EUS-FNA 组织条石蜡切片
（抗酸染色，高倍）

中央为红染无结构的干酪样坏死，其间可见染成红色
棒状的杆菌（↑）。

小结

细胞学特点：
1. 淋巴细胞、上皮样细胞、中性粒细胞
2. 干酪样坏死物
3. 可有朗汉斯巨细胞

鉴别诊断：
1. 胰腺脓肿
2. 假性囊肿
3. 其他肉芽肿性病变

七、胰腺异位（heterotopic pancreas）

在胰腺以外生长的胰腺组织均称为胰腺异位，多不引起症状，而于某些器官疾病活检时偶然发现（图 10-98）。少数异位于胃肠的胰腺体积较大时可引起出血、梗阻、套叠等，临床可误为肿瘤而行 EUS-FNA 检查。FNA 细胞学涂片中可以腺泡为主，也可有导管甚至胰岛出现（图 10-99，图 10-100）。

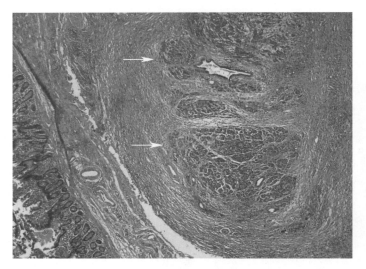

图 10-98　胰腺异位切除标本石蜡切片（HE 染色，超低倍）

胃壁黏膜下层见一灶异位的胰腺，呈多结节状（↑），胰腺腺泡呈小叶状分布，中央可见小的胰腺导管结构。

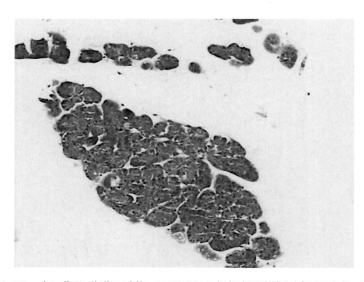

图 10-99　十二指肠黏膜下肿物，EUS-FNA 组织条石蜡切片（HE 染色，低倍）

见一团胰腺腺泡，与胰腺内的腺泡形态、结构相同，未见导管。

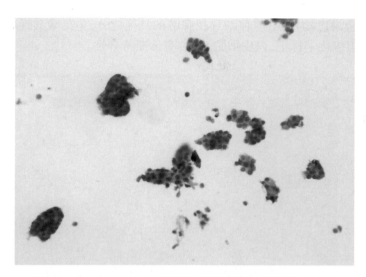

图10-100　EUS-FNA液基细胞学制片（巴氏染色，低倍）

见散在胰腺腺泡，与胰腺内的腺泡形态、结构相同，未见导管。

八、胰腺内副脾（accessory spleen in pancreas）

副脾是指在正常脾脏以外的位置出现一个或多个脾结节。多数副脾出现在脾门附近，与原脾脏分离并有自己单独的血供。胰腺内副脾占副脾的1%~2%，常见于胰尾部，偶尔也可整个埋于胰腺组织中（图10-101）。胰腺内副脾多数无明显临床症状，少数可有腹痛、背痛或恶心等症状。影像学表现为边界清楚、富于血管的胰腺肿块，临床常误诊为胰腺神经内分泌肿瘤或转移癌而行手术治疗，EUS-FNA检查结合影像学有助于正确的术前诊断。

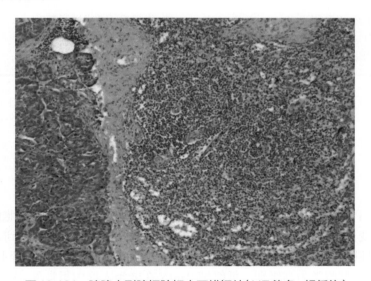

图10-101　胰腺内副脾切除标本石蜡切片（HE染色，超低倍）

胰腺组织内见一副脾结节，与图左侧的胰腺组织间界限清楚，有纤维组织间隔。副脾内见脾小体、血窦、脾索等结构，与正常脾脏结构相同。

胰腺内副脾的FNA吸出物通常富含血液，涂片内可见大量血细胞和淋巴细胞（图10-102），并可见中性粒细胞、单核细胞、浆细胞、嗜酸性粒细胞等多种脾脏白髓的细胞成分，有时还可见到薄壁毛细血管。此种薄壁血管的内皮细胞CD8免疫组织化学染色呈强阳性，提示其为脾窦的内皮细胞，因为CD8为T细胞的标志物，在全身其他血管的内皮和血管瘤中都不表达。当FNA涂片中仅有淋巴细胞时，很难与淋巴细胞增生性病变甚至霍奇金淋巴瘤鉴别,应仔细寻找脾脏的其他成分,包括嗜酸性粒细胞和脾窦内皮细胞,如果有细胞蜡块做免疫组织化学标记,内皮细胞 CD8⁺ 有诊断特异性。

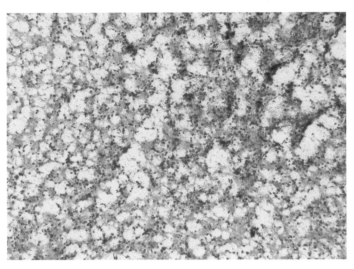

图 10-102　EUS-FNA 手工涂片(HE 染色,低倍)

涂片为血性背景,其中见大量淋巴细胞,少数中性粒细胞、嗜酸性粒细胞、单核细胞和浆细胞等。

小结

细胞学特点:

1. 血性背景和丰富的淋巴细胞
2. 各种炎症细胞
3. CD8 阳性的内皮细胞

鉴别诊断:

1. 淋巴组织增生性病变
2. 淋巴瘤

第三节　良性上皮性肿瘤及前驱病变

一、胰腺上皮内瘤变

　　胰腺上皮内瘤变(PanIN)是发生在胰腺导管内的非侵袭性肿瘤,根据上皮细胞的异型程度,分为低级别和高级别。由于病变微小,通常不产生临床症状,因此较少在细胞学样本中见到,通常出现于胰腺导管腺癌的癌旁组织或慢性胰腺炎中(图 10-103),在穿刺其他病变时偶然发现。导管上皮细胞轻度或中度异型归类为低级别,重度异型归类为高级别。低级别 PanIN 在老年人群中很常见,涂片中的导管上皮细胞仍保存了蜂窝状排列的特征,排列可轻度拥挤,核轻度增大或拉长,核质比增高,轻度深染等。高级别 PanIN 可见于大部分胰腺导管腺癌的癌旁组织,导管上皮细胞排列紧密拥挤,细胞小,核增大,核质比增高,可见核膜不规则、核深染或空泡化,偶见核仁。

　　PanIN 通常不会出现在细胞学报告中,因为其细胞形态与慢性胰腺炎的反应性改变、产黏液性肿瘤合并上皮内瘤变和高分化导管腺癌等多有重叠。由于 EUS-FNA 通常针对影像学有明确占位的病变,当涂片中出现轻、中、重度异型的上皮细胞而背景中无明显炎症或黏液时,更多考虑的是胰腺导管腺癌的可能性,细胞学报告为"异型"而非 PanIN。

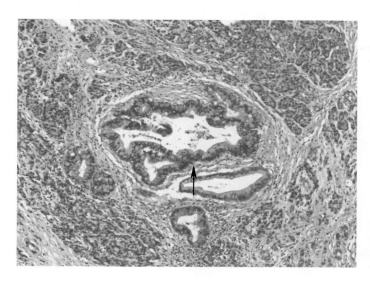

图 10-103　胰腺手术切除标本石蜡切片
（HE 染色，低倍）

图中央的胰腺导管可见胰腺上皮内瘤变（PanIN）（↑），导管上皮细胞增生，呈小乳头样向腔内突出，上皮细胞层次增多，核增大，核质比增加。

二、浆液性囊性肿瘤

　　浆液性囊性肿瘤一般为良性，称为浆液性囊腺瘤（serous cystadenoma，SCN），浆液性囊腺癌（serous cystadenocarcinoma）仅见个案报道。SCN 是较少见的胰腺良性肿瘤，占所有胰腺肿瘤的 1%~2%，女性较男性多见，发病年龄跨度大，18~91 岁，平均 58 岁。部分病例与 VHL 综合征有关，很少恶变。临床无明显症状，常在 CT 检查其他病变时发现，也可以出现疼痛、恶心、呕吐、糖尿病和体重减轻。完全的外科切除可治愈，但多数肿瘤生长缓慢，当肿瘤较小且无症状时可保守治疗，所以术前诊断很重要。

　　微囊型 SCN 靠典型的影像学表现易于诊断。肿瘤由大量平均 <2cm 的薄壁囊肿组成，EUS 表现为肥皂泡样改变；CT 显示界限清楚的肿块，含有大量甚至无数小的囊，有纤细的纤维间隔。很多肿瘤含有中央星状瘢痕和钙化（30%~40%）。

　　SCN 的大体标本表现为边界清楚的多房囊性肿块，切面呈海绵状或蜂窝状，由大小不等的囊腔组成，其间为宽窄不等的纤维性间隔，有时也可见到典型的中央星状瘢痕，常伴有钙化（图 10-104）。囊内有清亮的水样浆液，液体通常在取材时流出，因此在 HE 切片上大多看不到囊液，偶尔小的囊腔内可见粉染浆液。镜下见肿瘤内有大小不等的囊腔，间隔以宽窄不等的纤维结缔组织。多数囊腔内较空，部分囊腔内见粉染浆液，PAS 染色阳性。较大的囊腔形态不规则，内衬上皮为低立方形或扁平形，小的囊腔形态多较规

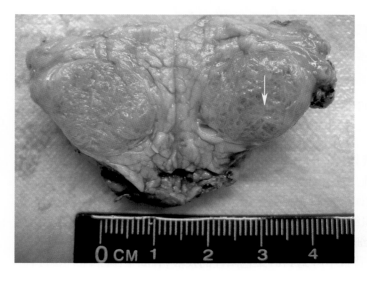

图 10-104　浆液性囊腺瘤手术切除标本（大体照片）

胰腺切面见一个直径约 2cm 的小肿瘤，切面呈海绵状，有灰白色的纤维间隔，箭头示肿瘤中央的星状瘢痕。

则,内衬立方上皮,局部可有乳头形成(图10-105,图10-106)。这种乳头无预后意义,形态也与导管内乳头状黏液性肿瘤的乳头状结构不同,后者内衬的是富含黏液的高柱状上皮。SCN的细胞界限清楚,细胞质富含糖原,粉红色或透亮,核小圆形,大小一致,均匀深染,如淋巴细胞大小,染色质细。如果做PAS染色可证实细胞质糖原的存在,以除外细胞质黏液。

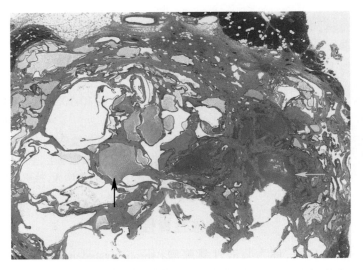

图10-105　浆液性囊腺瘤手术切除标本石蜡切片(HE染色,超低倍)

肿瘤内可见大小不等的囊腔,间隔以宽窄不等的纤维结缔组织。多数囊腔内较空,部分囊腔内见粉染浆液(黑色↑)。该病例术前曾行EUS-FNA,手术切除标本内可见穿刺后的出血灶(黄色↑)。

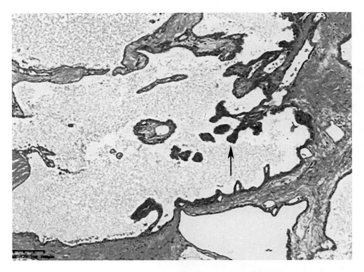

图10-106　浆液性囊腺瘤手术切除标本石蜡切片(HE染色,低倍)

此视野见囊壁内衬单层立方上皮,并可见乳头样结构向腔内突出(↑)。

　　FNA检查的吸出物是清亮稀薄或血性的液体,而不是像大多数黏液囊肿的黏液样。囊液分析应显示典型的低水平胰淀粉酶和CEA、K-ras检测阴性。涂片通常细胞少,常不足以诊断。有时吸出物主要是充满含铁血黄素的巨噬细胞,缺乏上皮,可能导致误诊为假囊肿(图10-107)。但假性囊肿的涂片背景通常较杂乱,有变性的囊壁碎片、急慢性炎症细胞、组织细胞、含铁血黄素或黄色的类胆红素碎片等,巴氏染色中涂片呈多彩状。应仔细寻找全片有无骰子状上皮细胞,如能辨认出哪怕一小簇形态温和的骰子状细胞也对诊断有帮助(图10-108~图10-113)。细胞质内及背景中可见PAS染色阳性的浆液,有助于诊断(图10-114)。

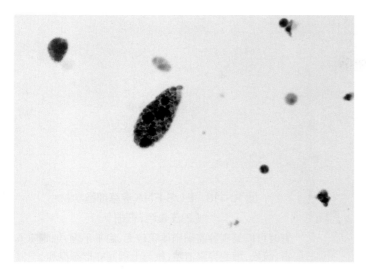

图 10-107　EUS-FNA 液基细胞学制片
（巴氏染色，中倍）

此视野仅见少量吞噬含铁血黄素的巨噬细胞，勿与胰腺假性囊肿混淆。

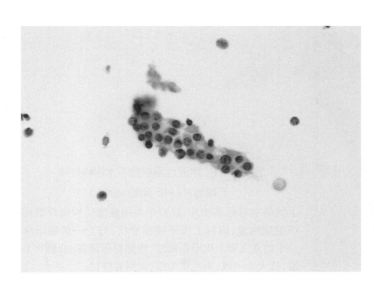

图 10-108　EUS-FNA 液基细胞学制片
（巴氏染色，中倍）

上例涂片的另一视野，可见肿瘤细胞呈单一的立方形，小簇状或平铺片状，可见清楚的细胞边界，核圆形，居中或轻度偏位。细胞质多少不等，细小空泡状或致密。核膜光滑，染色质均一，核仁不明显或无核仁。

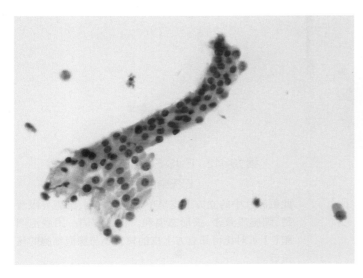

图 10-109　EUS-FNA 液基细胞学制片
（巴氏染色，中倍）

典型的立方形浆液性上皮，细胞界限清楚，细胞质致密，核圆形，大小一致，形态温和，核仁不明显。

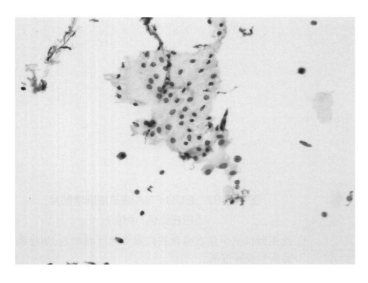

图 10-110　EUS-FNA 液基细胞学制片
（巴氏染色，低倍）

有时可以见到肿瘤细胞体积较大，扁平平铺，细胞质丰富、疏松，细胞界限清楚，核与上例同样形态温和。

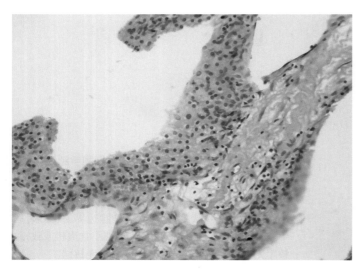

图 10-111　浆液性囊腺瘤手术切除标本
石蜡切片（HE 染色，低倍）

上例的术后标本切片，视野中央的囊壁结构由纤维结缔组织构成，内衬上皮平铺成片状，与上一细胞学涂片中的立方形上皮形态相似，细胞界限清楚，细胞质丰富，核大小一致，染色质匀细，无明显核仁。

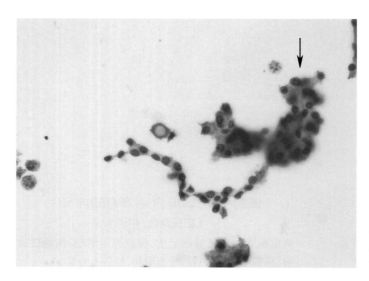

图 10-112　EUS-FNA 液基细胞学制片
（巴氏染色，中倍）

此例涂片中的立方上皮呈单行链状排列，细胞界限清楚，细胞质致密，核形态温和。视野右侧一团腺泡细胞（↑），对比可知立方上皮的核大小与腺泡细胞的核接近。

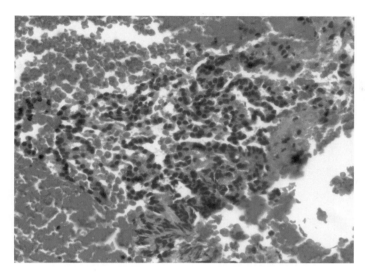

图 10-113　EUS-FNA 组织条石蜡切片（HE 染色，低倍）

经过针道挤压，穿刺组织条中囊腔并不明显，可见单行链状排列的立方上皮，部分细胞相互脱落。细胞核小，大小、形态一致，与上例细胞学涂片中的细胞形态和排列特点一致。有时也需要与标本中掺杂的间皮细胞相鉴别。

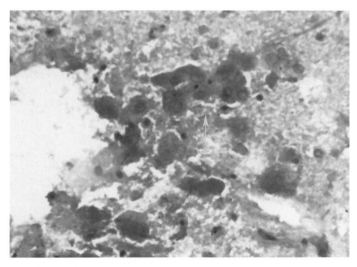

图 10-114　EUS-FNA 手工涂片（PAS 染色，中倍）

涂片中可见一团立方上皮（↑），细胞质丰富，可见 PAS 染色阳性颗粒，核居中或偏位，大小一致。背景中可见 PAS 染色阳性的浆液。

　　胰腺 SCN 的 EUS-FNA 吸出物通常较少，甚至很多病例在 FNA 吸出物中没有浆液性上皮，很难由细胞学作出明确诊断，以上特点多为回顾性研究时所见。在作出 FNA 诊断时应注意，>50% 的样本有可能有胃肠上皮的污染，应注意不要误认为浆液性囊性肿瘤；>40% 的病例涂片中可见有吞噬含铁血黄素的巨噬细胞，但背景干净，不要误认为假性囊肿。

【浆液性囊腺癌】

　　浆液性囊腺癌非常少见。发病年龄较大，多为女性，诊断仅限于胰腺 / 胰周以外有明确远处转移的行为，多为肝转移。肿瘤细胞形态无明显多形性，多为回顾性研究时发现（图 10-115，图 10-116）。

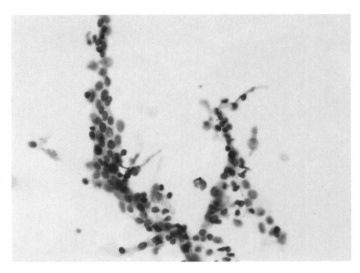

图 10-115　EUS-FNA 液基细胞学制片（巴氏染色，中倍）

涂片中见成片松散黏附的立方上皮，核圆形，轻度大小不等，核膜光滑，染色质细，无明显恶性特征，从细胞学涂片中无法判断为癌细胞，术后病理诊断为浆液性囊腺癌，为回顾性研究时发现。

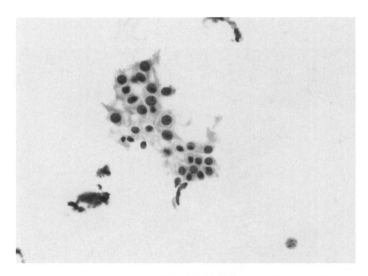

图 10-116　EUS-FNA 液基细胞学制片（巴氏染色，中倍）

小片骰子状排列的细胞，细胞轻度大小不等，核略深染，可见小核仁。但仍有清楚的细胞边界，立方形，细胞质丰富。仔细观察细胞核形态规则，较圆，核膜光滑，染色质均一、细致，无明显恶性特征。从细胞学涂片中无法判断为癌细胞，为回顾性研究时发现。

小结

细胞学特点：

1. 细胞少，界限清楚的立方上皮小片骰子状排列

2. 细胞质致密或空泡状，PAS 染色富含糖原

3. 细胞核形态温和，无异型

4. 背景干净，可有吞噬含铁血黄素的巨噬细胞

鉴别诊断：

1. 上皮少及含铁血黄素的巨噬细胞多时应与假性囊肿鉴别

2. 有胃肠上皮污染时应与胰腺黏液性肿瘤鉴别

三、产黏液性肿瘤

胰腺产黏液性肿瘤包括两大类,即导管内乳头状黏液性肿瘤(intraductal papillary mucinous neoplasm, IPMN)和黏液性囊性肿瘤(mucinous cystadenoma, MCN)。二者都可以合并低级别或高级别上皮内瘤变,甚至侵袭性癌。

产黏液性肿瘤FNA吸出物中细胞外黏液的量和上皮细胞的数量差异很大,上皮细胞异型的程度也差异较大。由于肿瘤内衬上皮的异质性高,不同区域的上皮细胞常表现出不同程度的异型性,而FNA取材的局限性使其不能反映囊壁最高级别的异型性。因此,细胞学诊断有可能低于最终组织学的等级。按照新版WHO胰胆细胞学报告系统的要求,细胞学报告中应根据异型程度提示产黏液性肿瘤伴低级别(PaN-Low)或高级别(PaN-High)上皮内瘤变。

IPMN或MCN伴低级别上皮内瘤变的典型涂片内细胞量少,表现为单个、小簇或片状平铺的温和的腺上皮,细胞质可见黏液,核位于基底,圆形、规则,染色质均匀,核仁不明显或偶然可见。IPMN肿瘤细胞可类似胃小凹的上皮细胞,常见乳头样排列;MCN肿瘤细胞多为非特异性的黏液性上皮。偶见黏液吞噬细胞(泡沫细胞)可能是唯一的囊内成分。

IPMN或MCN伴有高级别上皮内瘤变的涂片中可见上皮细胞核拥挤、极向缺失、核圆形或拉长、深染,核质比增加;也可表现为细胞小、排列紧密、芽孢样细胞簇或单个细胞,核质比高,细胞质有或无黏液。如果同一病例涂片中出现不同程度的异型性,应按照异型程度最高的级别报告。当细胞异型性明显,黏附性差,背景出现凝固性坏死时,高度怀疑合并浸润性癌。多的分隔、厚壁和囊壁结节的出现也提示肿瘤侵袭。直接侵袭邻近结构也可在EUS下看到。原位癌和侵袭性癌的细胞学无明显区别,但是坏死出现与侵袭有关。

胰腺产黏液性肿瘤(IPMN和MCN)的鉴别诊断包括胃肠上皮污染和非肿瘤性囊肿等。当吸出物为液体时,首先应区分囊液是黏液性还是非黏液性,区分是肿瘤性黏液还是胃肠道污染的黏液。因为EUS-FNA的操作通过胃肠壁进行,也可能有胃肠的黏液污染。大体观察黏液性肿瘤的吸出物为稠厚的黏性液体,光镜观察可见稠厚的胶样黏液,有时涂片中的黏液不典型,可呈局部增厚的凝块状、淡薄的云雾样、染色不均的絮丝样,或稀薄的一缕,或局灶性或弥漫性的薄的一层,其间常混杂中性粒细胞和肿瘤细胞(图10-117~图10-121)。FNA涂片中胃肠道污染的黏液不是胶样,通常较稀薄,边界不清,其中常混有炎症细胞、退变的裸核、食物残渣或小片胃肠上皮细胞等,有时可混有幽门螺杆菌,背景碎屑较多,看起来

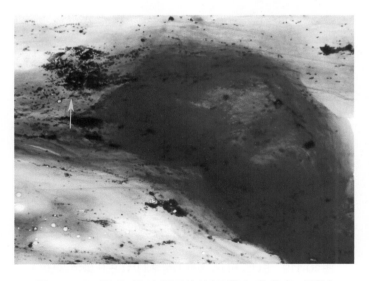

图10-117　EUS-FNA手工涂片(Diff-Quik染色,低倍)
稠厚的紫蓝色胶样黏液,其间混杂炎症细胞(↑)。

较脏（图 10-122，图 10-123）。应密切结合临床和影像学检查的结果综合判断。如果囊液充足，可分一部分制片做黏液卡红或 AB-PAS 染色，可与其他非黏液性蛋白物质区别。但黏液染色阴性的样本不能除外 MCN。化学分析囊液可帮助诊断和分类，当 CEA>192ng/ml 时考虑肿瘤性黏液。黏液潴留囊肿很少超过 1cm，不含肿瘤性的稠厚黏液。区别产黏液性肿瘤的上皮和污染的胃肠上皮更为困难，特别是胃型 IPMN 与正常胃上皮。十二指肠上皮为大片规则的单层平铺的腺上皮，有刷状缘，夹杂透亮细胞质的杯状细胞。胃上皮更常见小片出现，偶见单个柱状腺上皮细胞，细胞质呈黏液样，但黏液局限于细胞质的上 1/3。IPMN 和 MCN 伴有高级别异型增生或浸润性癌时，细胞有明显异型性，不容易与胃肠上皮混淆。

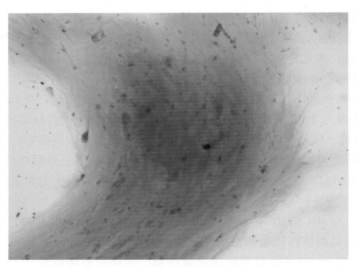

图 10-118 EUS-FNA 手工涂片（HE 染色，低倍）

稠厚的粉红色胶样黏液，其间混杂红细胞和少量固缩退变的上皮细胞。

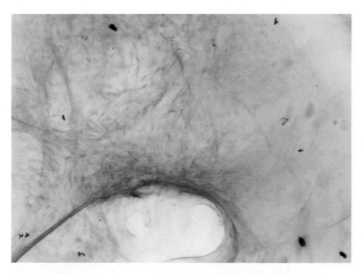

图 10-119 EUS-FNA 液基细胞学制片（巴氏染色，低倍）

絮丝样或云雾状的黏液，背景较干净，巴氏染色呈淡蓝色。注意与胃肠道污染的稀薄污秽的黏液不同。

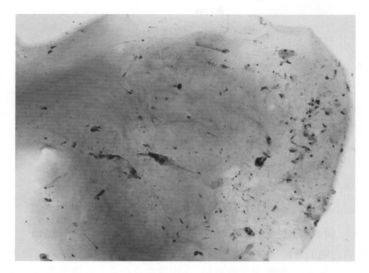

图 10-120　EUS-FNA 液基细胞学制片（巴氏染色，低倍）
黏液呈淡蓝色或淡紫蓝色，薄薄的云雾样，其中见散落的上皮细胞和炎症细胞。

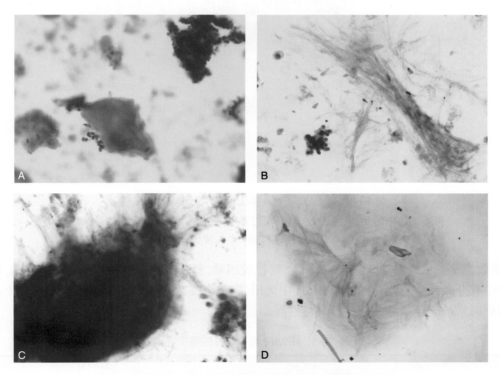

图 10-121　EUS-FNA 液基细胞学制片（巴氏染色，低倍）
涂片中黏液物质的不同表现：A. 轮廓清楚的稠厚凝块样黏液；B. 稀薄的絮丝样黏液；C. 稠厚的胶样黏液；D. 浅淡稀薄的云雾样黏液。

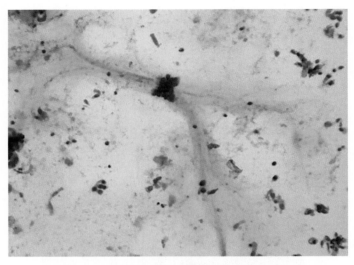

图 10-122　EUS-FNA 液基细胞学制片（巴氏染色，低倍）

胃肠道污染的黏液。污染的胃肠道黏液不是胶样，通常较稀薄，边界不清，
其中常混有炎症细胞、退变的裸核、食物残渣或小片上皮细胞等，有时可见
幽门螺杆菌，背景碎屑较多，看起来较脏。

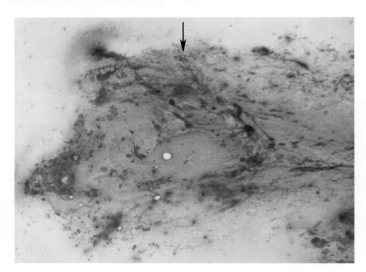

图 10-123　EUS-FNA 手工（Diff-Quik 染色，低倍）

胃肠道污染的黏液，紫红色较稀薄，边界不清，其中混有炎症细胞、肿胀退变
的裸核，紫蓝色颗粒为成堆幽门螺杆菌（↑），背景碎屑较多，看起来较脏。

　　另外，多数情况下从细胞学区分 IPMN 和 MCN 比较困难，囊液的淀粉酶水平在 MCN 不如在 IPMN 中高，
但很多病例中有升高，故在鉴别 IPMN 和 MCN 中无用，需结合临床、影像及内镜所见综合判断（表 10-1），临
床资料不明确时常被笼统诊断为胰腺产黏液性肿瘤。

表 10-1　IPMN 与 MCN 的鉴别要点

	IPMN	MCN		IPMN	MCN
与大导管的关系	源于大导管	无	平均年龄 / 岁	63	45
卵巢样间质	无	有	定位	头 > 尾	胰尾
囊的结构	多个不连续的	单个多房	乳头形成	广泛	局部
性别比（男：女）	1.5：1	1：20	卫星囊肿	无	有

1. 胰腺导管内乳头状黏液性肿瘤　胰腺导管内乳头状黏液性肿瘤（IPMN）是直接从胰腺导管上皮起源的肿瘤，源于主胰管或分支导管，多见于老年人，平均年龄为 65 岁，男性略多于女性。根据发生部位，分为主胰管型、分支胰管型、混合型。主胰管型 IPMN 大部分位于胰头，大体表现为导管扩张成囊，囊内充满黏液，囊壁内衬棕褐色柔软易碎的肿瘤组织（图 10-124），也可累及整个胰管系统，近半数可伴有侵袭性癌；分支胰管型 IPMN 大部分位于胰头钩突，1/3 为多囊性，内含黏液，相较于主胰管型恶变概率更低。IPMN 的预后依赖于肿瘤类型和侵袭范围。FNA 检查由于取材范围有限，难以反映最高级别的异型增生以及是否有局部侵袭，需要临床彻底的外科切除和全面取材。非侵袭性 IPMN 的 5 年生存率超过 90%。有侵袭者仅 40%，但还是优于导管腺癌。大多数分支胰管型 IPMN 是良性，而大部分主胰管型和联合型是高级别或侵袭性癌。

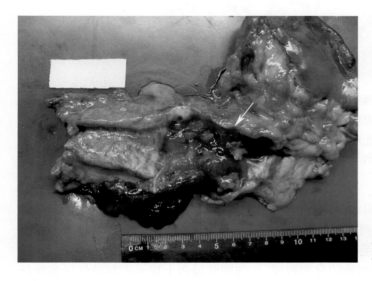

图 10-124　胰腺 IPMN 切除标本（大体照片）

胰腺切面可见扩张的胰腺导管（↑），管壁增厚、绒毛样，或有乳头状突起，胰管内充满厚的胶样黏液。

IPMN 组织学表现为扩张的导管、内衬典型的乳头状黏液性上皮（图 10-125，图 10-126）。乳头中央可见纤维血管轴心，根据黏液性上皮的分化方向，可分为胃型、肠型、胰胆管型。胃型多位于分支导管，上皮细胞与胃小凹上皮相似，以低级别上皮内瘤变为主；肠型多位于主导管，上皮细胞与肠道的绒毛状腺瘤形态相似，常伴高级别上皮内瘤变；胰胆管型少见，多位于主导管，细胞立方形或矮柱状，常形成细分支乳头结构，细胞质较少，核居中，常伴高级别上皮内瘤变。IPMN 与 MCN 的区别在于上皮下缺乏卵巢样间质，乳头主要向导管腔内生长。周围胰腺组织可呈不同程度的萎缩和慢性炎症表现。

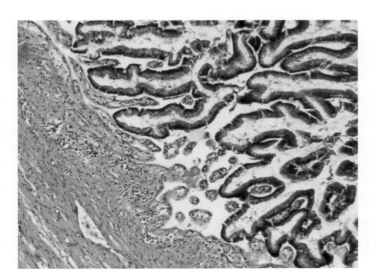

图 10-125　胰腺 IPMN 手术切除标本石蜡切片
（HE 染色，低倍）

肿瘤组织呈乳头状向管腔内突出，细胞呈高柱状，细胞质丰富、粉染，核排列整齐、位于基底，细胞形态似胃小凹上皮。上皮下方为胰腺导管的固有层和下方的平滑肌层，与 MCN 的卵巢样间质不同。

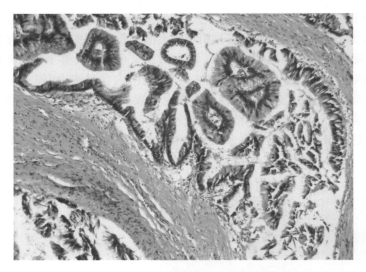

图 10-126　胰腺 IPMN(肠型)手术切除
标本石蜡切片(HE 染色,低倍)

管腔内乳头状排列的柱状上皮,排列高低不齐,少数达细胞质顶
端,细胞核多数细长或卵圆形,轻度异型,细胞形态与肠道的绒毛
状腺瘤相似。

　　IPMN 的吸出物为稠厚的胶样黏液,可透明或因混合了血液而呈红色。针吸涂片的特点包括黏液背
景及不同异型程度的柱状上皮,可呈乳头样排列。有的肿瘤细胞核位于基底,细胞质含黏液,似胃小凹上
皮;有的肿瘤细胞呈柱状,核拉长,与肠道的绒毛状腺瘤相似;有的细胞体积小,细胞质少,无明显黏液,核
质比高,核浓染(图 10-127~图 10-166)。根据细胞的异型程度,在细胞学报告上提示产黏液性肿瘤伴低
级别(PaN-Low)或高级别(PaN-High)上皮内瘤变。有时吸出物主要为胶样黏液,几乎看不到上皮细胞。
但这种典型的稠厚的胶样黏液加上影像学上充满黏液的扩张导管强烈提示 IPMN。

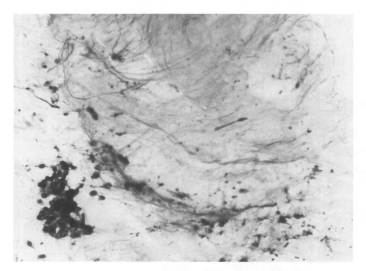

图 10-127　EUS-FNA 手工涂片(Diff-Quik 染色,低倍)

视野左下方见一团肿瘤细胞,核小圆形,形态规则,背景见紫红色
云絮样黏液。细胞学分级 PaN-Low。

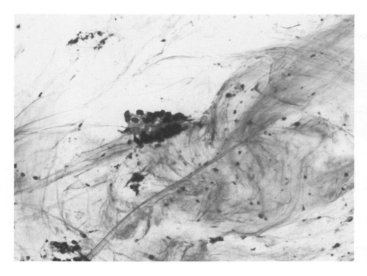

图 10-128　EUS-FNA 手工涂片
（Diff-Quik 染色，低倍）

视野中央见一团肿瘤细胞呈乳头样排列，核小圆形，大小一致，细胞质丰富，富含黏液。背景见大量紫红色云絮样黏液。细胞学分级 PaN-Low。

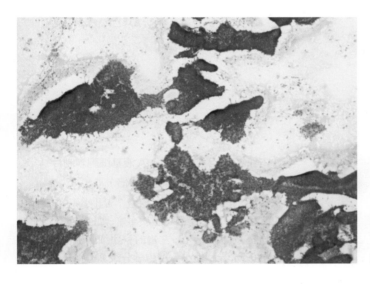

图 10-129　EUS-FNA 手工涂片（HE 染色，超低倍）

可见成片分支乳头样排列的上皮细胞，形态单一，核异型不明显。细胞学分级 PaN-Low。

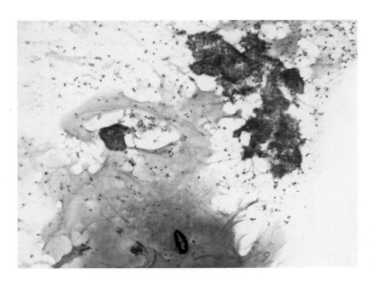

图 10-130　EUS-FNA 手工涂片（HE 染色，低倍）

视野右上方可见成片分支乳头样排列的上皮细胞，形态单一，核小，异型不明显。下方见大片稠厚胶样黏液。细胞学分级 PaN-Low。

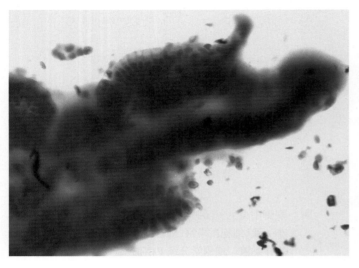

图 10-131　EUS-FNA 液基细胞学制片
（巴氏染色，中倍）

成团乳头状排列的柱状上皮，边缘光滑，边缘较薄处可辨柱状上皮的轮廓，细胞质丰富、黏液样，核位于基底，极向存在，大小一致，异型性小，边缘的细胞形态与胃小凹上皮相似，在该例的其他视野可见黏液。细胞学分级 PaN-Low。

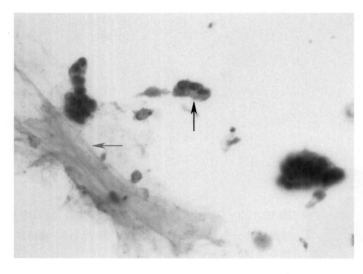

图 10-132　EUS-FNA 液基细胞学制片
（巴氏染色，中倍）

背景有絮丝样的蓝绿色黏液（红色↑），几小簇上皮细胞，箭头所示的一团细胞的细胞质丰富、黏液样（黑色↑），核排列整齐，极向存在；左边的一团细胞极向不明显，核大小一致，异型性。细胞学分级 PaN-Low。

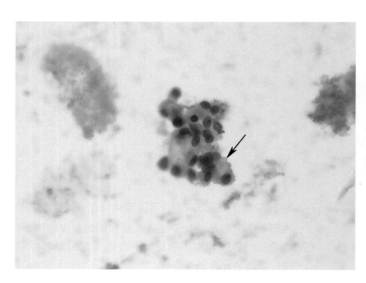

图 10-133　EUS-FNA 液基细胞学制片
（巴氏染色，中倍）

一簇柱状上皮，可见细胞质内黏液（↑），细胞核大小一致，染色质细，可见小核仁，细胞质丰富。细胞学分级 PaN-Low。

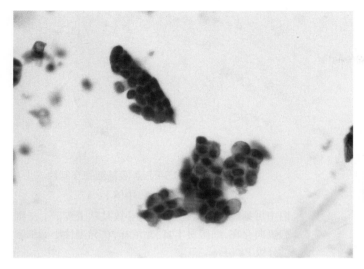

图 10-134　EUS-FNA 液基细胞学制片
（巴氏染色，中倍）

视野下方的一团细胞具有模糊的分支乳头样结构，细胞极向不明显。立方形或柱状上皮在边缘围成小腺泡样的结构，部分细胞内可见丰富的细胞质黏液。上方一小团细胞呈立方形，细胞团边缘圆整，无明显细胞质内黏液。其他视野可见丰富的细胞外黏液。细胞学分级 PaN-Low。

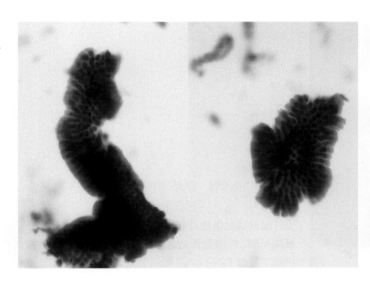

图 10-135　EUS-FNA 液基细胞学制片
（巴氏染色，低倍）

图中两个乳头状结构，与组织切片中不同，细胞涂片中的纤维血管轴心常被上皮包围在中央，不易见到，上皮细胞放射状围绕在四周，有明确的方向，细胞质丰富，核位于基底。细胞学分级 PaN-Low。

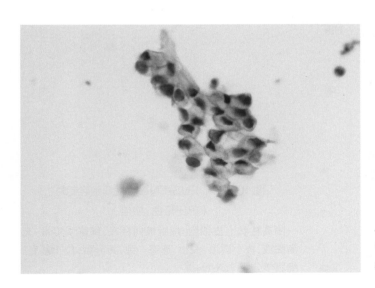

图 10-136　EUS-FNA 液基细胞学制片
（巴氏染色，中倍）

一团上皮细胞蜂窝状排列，细胞界限清楚，可见典型的"格子"样边界，细胞质丰富、黏液样。核轻度大小不等，染色质细，轻度异型。细胞学分级 PaN-Low。

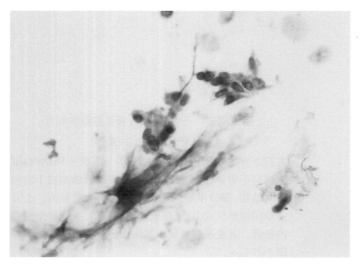

图 10-137　EUS-FNA 液基细胞学制片
（巴氏染色，中倍）

图中可见蓝染的絮丝状黏液，小簇柱状上皮。上皮细胞极向存在，细胞质丰富、黏液样，核异型性小。细胞学分级 PaN-Low。

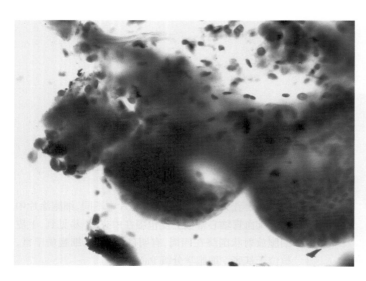

图 10-138　EUS-FNA 液基细胞学制片
（巴氏染色，中倍）

大片皱褶的黏液性柱状上皮，拥挤的蜂窝状排列，细胞极向可辨，在细胞团边缘可见丰富的细胞质内黏液。细胞学分级 PaN-Low。

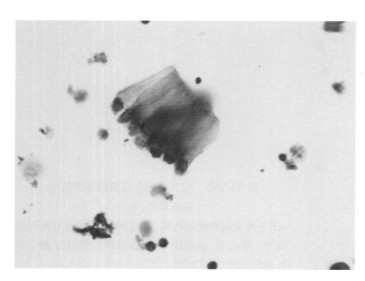

图 10-139　EUS-FNA 液基细胞学制片
（巴氏染色，中倍）

一团高柱状上皮细胞，细胞极向存在，细胞质丰富，充满黏液，核小圆形，大小、形态一致，无异型，位于基底。细胞学分级 PaN-Low。

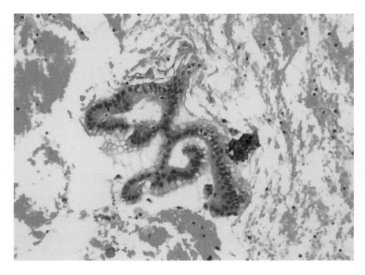

图 10-140　EUS-FNA 组织条石蜡切片
（HE 染色，低倍）

细胞蜡块内的肿瘤细胞由柱状上皮组成，排列整齐，极向存在，核位于基底，无异型，有丰富的细胞质内黏液。诊断 IPMN 伴低级别上皮内瘤变。

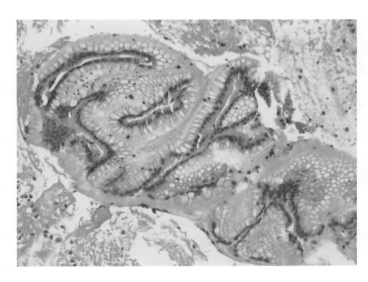

图 10-141　EUS-FNA 组织条石蜡切片
（HE 染色，低倍）

乳头状排列的柱状上皮，细胞高柱状，核单层，位于基底部，细胞质丰富，淡染，富含黏液。背景中也可见黏液。诊断 IPMN 伴低级别上皮内瘤变。

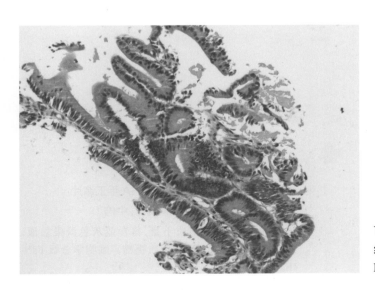

图 10-142　EUS-FNA 组织条石蜡切片
（HE 染色，低倍）

可见肿瘤细胞呈高柱状改变，排列成腺管样及乳头样，细胞核呈笔杆样，靠近基底膜，细胞极性存在。诊断为 IPMN 伴低级别上皮内瘤变。

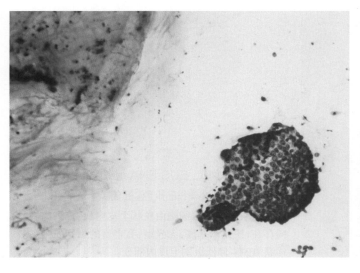

图10-143　EUS-FNA手工涂片
（Diff-Quik染色，低倍）

视野左侧见紫红色云雾样黏液，右侧见一团肿瘤细胞，核增大，大小不等，核仁明显，细胞质少。细胞学分级PaN-High。

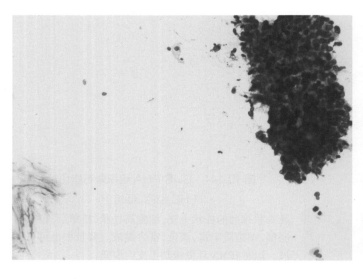

图10-144　EUS-FNA手工涂片
（Diff-Quik染色，低倍）

视野右上方见一大团肿瘤细胞，核增大，拥挤、杂乱、重叠，失去极向，细胞质少。视野左下方见紫红色絮丝样黏液。细胞学分级PaN-High。

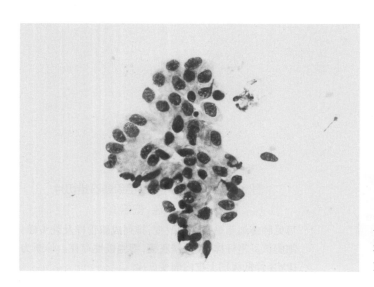

图10-145　EUS-FNA手工涂片
（Diff-Quik染色，中倍）

一团肿瘤细胞，细胞质丰富、富含蓝灰色淡染黏液，核增大，核膜不光滑，染色质粗糙。细胞学分级PaN-High。

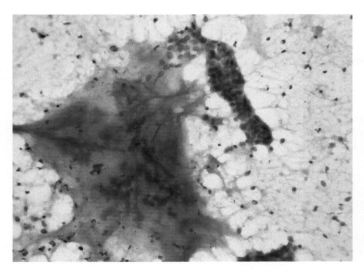

图 10-146　EUS-FNA 手工涂片（HE 染色，低倍）
可见大片稠厚的胶样黏液，一侧见一团肿瘤细胞，核大、深染、拥挤、重叠，细胞质少。细胞学分级 PaN-High。

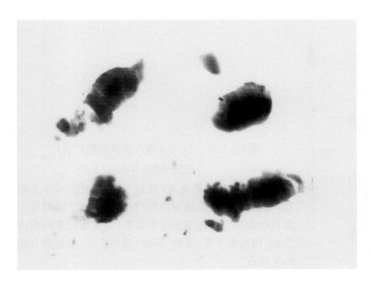

图 10-147　EUS-FNA 液基细胞学制片
（巴氏染色，中倍）
几团高柱状上皮细胞，细胞极向存在，细胞核拉长，排列高低不齐，到达细胞质的 1/2~2/3，染色略深，重度异型，细胞学分级 PaN-High。此例细胞形态与肠道的绒毛状腺瘤相似，在肠型 IPMN 中常伴有高级别上皮内瘤变。

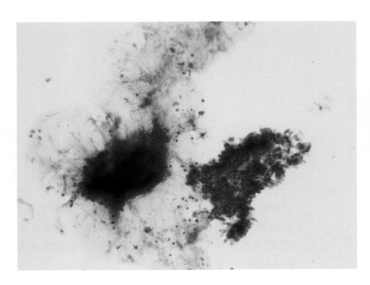

图 10-148　EUS-FNA 液基细胞学制片
（巴氏染色，低倍）
视野左侧见一团紫蓝色凝块样稠厚黏液，右侧一团乳头样排列的肿瘤细胞。

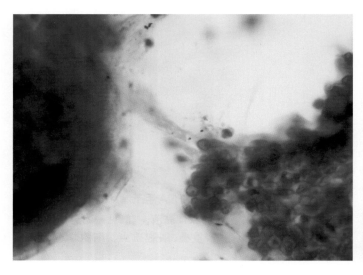

图 10-149　EUS-FNA 液基细胞学制片
（巴氏染色，中倍）

上例的高倍放大，左侧为稠厚黏液，右侧肿瘤细胞拥挤杂乱，极向不明显，核大，大小不等，核仁明显。细胞质因富含黏液而透亮，使细胞呈现"格子"样的细胞边界。细胞学分级 PaN-High。

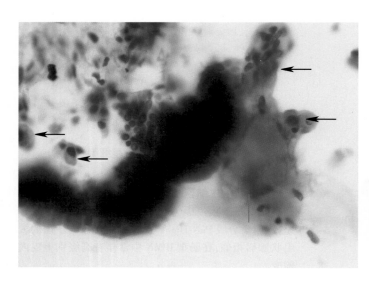

图 10-150　EUS-FNA 液基细胞学制片
（巴氏染色，中倍）

图中见稠厚、干净的黏液（红色↑）及成团柱状上皮细胞。左侧大片上皮细胞极向存在，细胞团下缘可见丰富的细胞质。周围细胞极向紊乱，可见细胞质内黏液空泡，核大小不等，深染、异型（黑色↑）。细胞学分级 PaN-High。

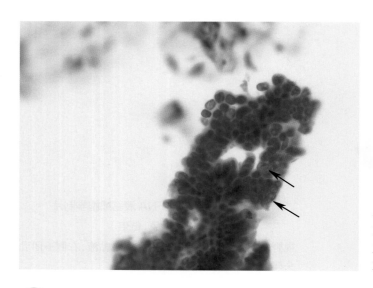

图 10-151　EUS-FNA 液基细胞学制片
（巴氏染色，中倍）

上皮细胞呈立方形或矮柱状，细胞质少，核拥挤、重叠，大小不等，深染，有的细胞核可见核膜增厚，轮廓不规则、扭曲甚至可见核沟或明显核仁（↑）。细胞学分级 PaN-High。

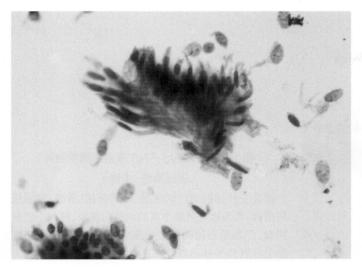

图 10-152　EUS-FNA 液基细胞学制片
（巴氏染色，中倍）

一团柱状上皮，极向存在，核拉长，深染，拥挤、重叠，排列高低不齐。细胞学分级 PaN-High。

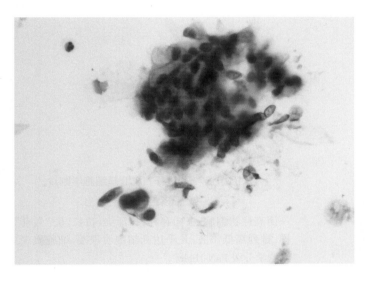

图 10-153　EUS-FNA 液基细胞学制片
（巴氏染色，中倍）

细胞呈杂乱的蜂窝状排列，可见丰富的细胞质内黏液，核增大，极向紊乱，核膜欠光滑。周围散落更大的肿瘤细胞。细胞学分级 PaN-High。

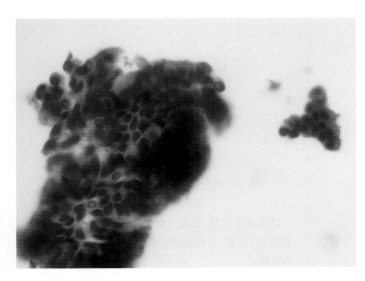

图 10-154　EUS-FNA 液基细胞学制片
（巴氏染色，中倍）

图中右侧小团细胞极向可辨，细胞质丰富、黏液样，核大小一致；左侧一大团细胞排列成拥挤的蜂窝状，细胞极向紊乱，核大小不等，深染，有的核轮廓不规则，有的可见核仁，有的可见细胞质内黏液空泡。细胞学分级 PaN-High。

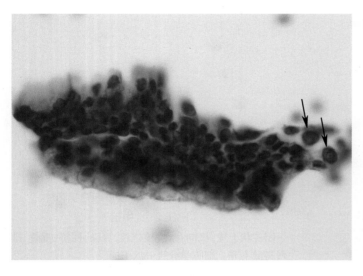

图 10-155 EUS-FNA 液基细胞学制片
（巴氏染色，中倍）

一团乳头样排列的柱状细胞，排列拥挤、重叠，细胞极向可辨，乳头边缘可见丰富的细胞内黏液，核大小差异明显，注意最右边的两个细胞（↑），核明显增大。细胞学分级 PaN-High。

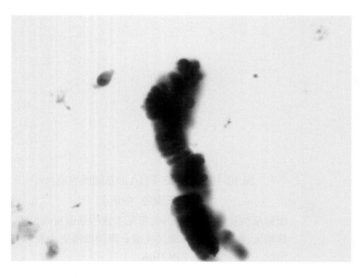

图 10-156 EUS-FNA 液基细胞学制片
（巴氏染色，中倍）

一团高柱状细胞，极向存在，核深染、拉长，呈"雪茄"样，排列高低不齐，几乎达到细胞质顶端，细胞质少。细胞学分级 PaN-High。

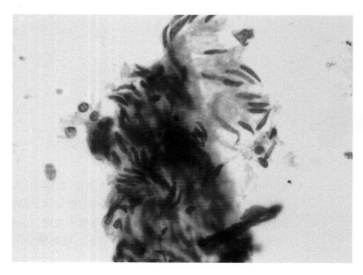

图 10-157 EUS-FNA 液基细胞学制片
（巴氏染色，中倍）

一团高柱状细胞，细胞界限不清，呈合体样，极向紊乱，核拥挤、重叠，呈明显拉长的"雪茄"样。细胞学分级 PaN-High。

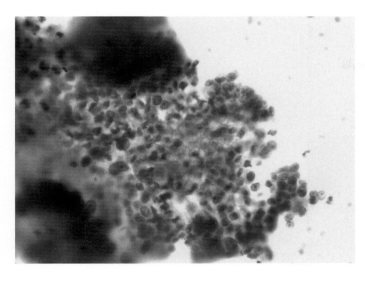

图 10-158　EUS-FNA 液基细胞学制片
（巴氏染色，中倍）
这团细胞呈杂乱的蜂窝状排列，核拥挤、重叠，大小差异明显，核膜增厚，轮廓不规则，可见明显的核仁，细胞学分级 PaN-High；视野中央可见"格子"样的细胞边界，显示黏液上皮的特点。

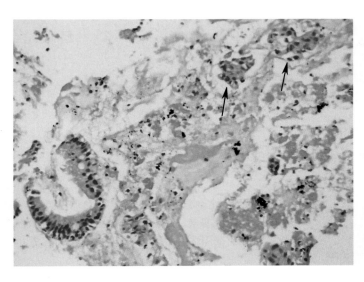

图 10-159　EUS-FNA 组织条石蜡切片
（HE 染色，低倍）
成片或簇状排列的柱状上皮，细胞高柱状，排列高低不齐，右上方几团细胞核极向紊乱，核大、异型（↑），细胞质丰富、淡染，富含黏液。背景中可见粉染的黏液。诊断为 IPMN 伴高级别上皮内瘤变。

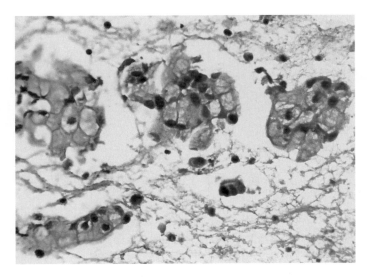

图 10-160　EUS-FNA 组织条石蜡切片
（HE 染色，中倍）
数团肿瘤细胞，核极向紊乱，大小不等，深染，异型，细胞质丰富、淡染，富含黏液。背景中也可见黏液。诊断为 IPMN 伴高级别上皮内瘤变。

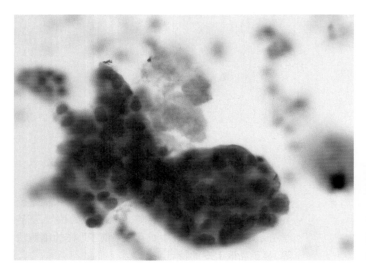

图 10-161　EUS-FNA 液基细胞学制片
（巴氏染色，中倍）

一团乳头样排列的上皮细胞，核增大，拥挤、重叠、深染，背景有凝固性坏死碎片和黏液，结合临床及影像学表现，提示 IPMN 合并浸润性癌。

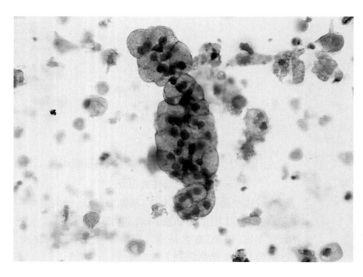

图 10-162　EUS-FNA 液基细胞学制片
（巴氏染色，中倍）

一团黏液性上皮细胞呈细乳头样排列，细胞呈圆形，细胞质丰富、充满黏液，注意细胞核的位置，显示核极性紊乱，背景有凝固性坏死和单个散落的肿瘤细胞，提示合并浸润性癌。

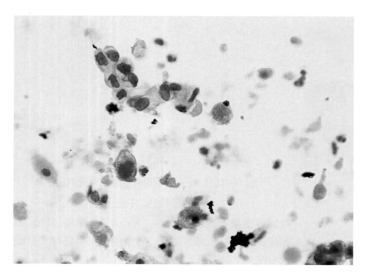

图 10-163　EUS-FNA 液基细胞学制片
（巴氏染色，中倍）

上例的另一视野，可见细胞大小与上图接近，但细胞核明显增大，深染，排列也无明显极向，细胞黏附松散，大小不等，背景凝固性坏死，提示浸润性癌。

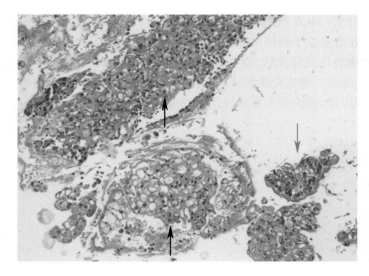

图 10-164　EUS-FNA 组织条石蜡切片
（HE 染色，低倍）

图片左上可见大片肿瘤性黏液，肿瘤细胞呈小团状聚集排列，细胞质内含明显黏液，细胞极性消失（黑色↑）。另可见少量分化较好的乳头结构（红色↑）。诊断为IPMN 恶性变。

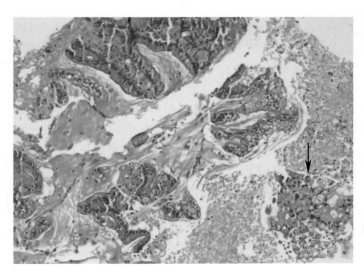

图 10-165　EUS-FNA 组织条石蜡切片
（HE 染色，低倍）

可见黏液样背景，视野左上方可见分化较好的黏液上皮形成的乳头样结构，箭头所指区域可见细胞极向紊乱，核位置不规则，提示 IPMN 恶性变。

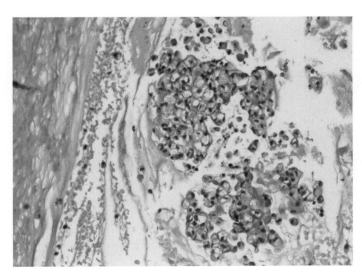

图 10-166　EUS-FNA 组织条石蜡切片
（HE 染色，低倍）

此为上一个病例的另一个恶性变区域，可见异型黏液细胞呈巢团状排列，提示恶性变成分为黏液腺癌。

2. **胰腺黏液性囊性肿瘤** 胰腺黏液性囊性肿瘤（MCN）占胰腺原发肿瘤的10%。患者多为女性，平均年龄为40~50岁，但小儿和老年人也可发生。肿瘤多位于胰体尾部，通常与胰腺导管系统无关。肿瘤呈粗大分叶状或小结节状，有完整包膜。切面呈多房囊性或蜂窝状，囊壁厚，间隔厚薄不等（图10-167）。囊壁可光滑，高级别MCN可有壁结节或乳头突入囊腔内。囊内充满胶冻样黏液。尽管寡囊型浆液性囊腺瘤也可表现为较大的囊肿，但囊壁通常比MCN要薄得多，囊内为水样浆液而非黏液。

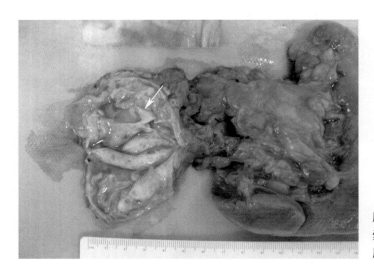

图10-167 胰腺MCN手术切除标本（大体照片）
胰体尾及脾脏切除标本，箭头示一个切开的多房厚壁囊性肿块，内壁光滑，有灰白色纤维间隔，囊内有透明胶冻样黏液。

MCN与分支胰管型IPMN都有充满黏液的多房囊腔，大体表现相似，镜下卵巢样间质是区分MCN和IPMN的关键（图10-168~图10-170），但间质成分通常在FNA样本中见不到。囊肿间隔粗细不等的纤维组织，其间可见实性肿瘤组织小灶，缺乏正常胰腺小叶与导管结构。囊壁的上皮可呈单层高柱状、立方形或扁平上皮，可呈乳头状突入囊腔。乳头上皮多为高柱状假复层排列。如果上皮细胞出现不同程度的异型性，如核增大、深染及核分裂象增多，应根据异型程度报告黏液性囊性肿瘤伴低/高级别上皮内瘤变，并多处取材寻找有无浸润灶，以确定有无恶变。侵袭性MCN的发病年龄较非侵袭性MCN大10岁左右，预后与肿瘤是否侵袭直接相关，与内衬上皮异型性无关。细胞学评估无法判断预后，外科手术后应进行全面的组织学取材，以除外局部侵袭。

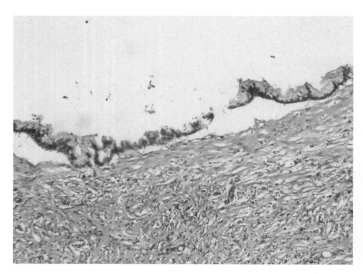

图10-168 黏液性囊性肿瘤手术切除标本石蜡切片
（HE染色，低倍）
囊壁内衬黏液性柱状上皮，细胞核整齐地排列于细胞基底部，细胞质丰富、充满粉染黏液。上皮下方为富含血管的结缔组织构成的卵巢样间质，这是与IPMN的区别点。

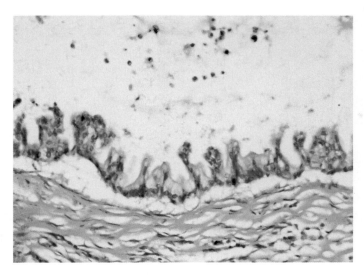

图10-169 黏液性囊性肿瘤手术切除标本石蜡切片（HE 染色，中倍）
上例的局部放大，可见内衬上皮呈小乳头状突入囊腔，上皮细胞呈
高柱状，细胞质丰富、充满黏液，细胞核位于细胞基底部，局部呈假
复层排列，轻度异型。

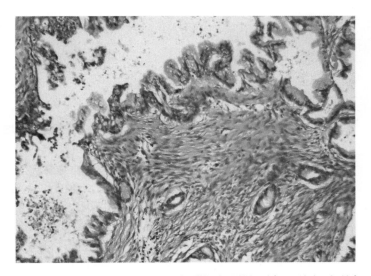

图10-170 黏液性囊性肿瘤手术切除标本石蜡切片（HE 染色，低倍）
内衬上皮可见较多乳头状结构，左上角部分乳头结构复杂，有分
支，细胞核排列高低不齐，有异型性。下方的卵巢样间质内有单层
柱状上皮排列成小管状结构。

  MCN 穿刺的吸出物为稠厚、黏滞的黏液，半透明或暗红色，胶冻样，很难吸入或推出。涂片中表现为
成片厚的胶样黏液（图 10-171），常覆盖大部分玻片。即使细胞很少，这种质量和数量的黏液对诊断黏液
性肿瘤也具有诊断意义。肿瘤细胞通常黏附性较好，蜂窝状排列，细胞界限清楚，细胞质丰富，有或无细
胞质内黏液，细胞核可出现不同程度的异型性（图 10-172~ 图 10-182）。按照新版 WHO 胰胆细胞学报告
系统的要求，细胞学报告中应根据异型程度提示产黏液性肿瘤伴低级别（PaN-Low）或高级别（PaN-High）
上皮内瘤变。当细胞异型性明显，黏附性差，背景出现凝固性坏死时，高度怀疑合并浸润性癌（图 10-183~
图 10-187）。应注意当切片中看到细胞质黏液样的肿瘤细胞时，也可能是导管腺癌伴黏液上皮的分化，诊
断 MCN 合并浸润性癌还应看到典型的黏液成分，并结合临床和影像学检查的结果。

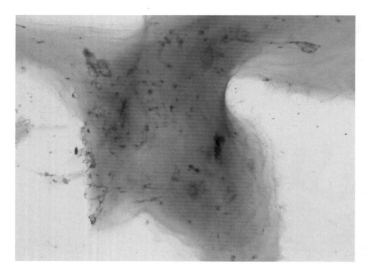

图 10-171　EUS-FNA 手工涂片（HE 染色，低倍）
可见大片稠厚的胶样黏液，其间散在炎症细胞，上皮细胞少。

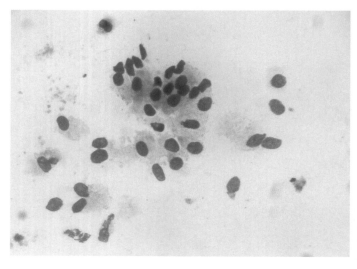

图 10-172　EUS-FNA 手工涂片
（Diff-Quik 染色，中倍）
一团肿瘤细胞蜂窝状排列，细胞质丰富、黏液样，核位于基底，染色质均匀，轻度异型。细胞学分级 PaN-Low。

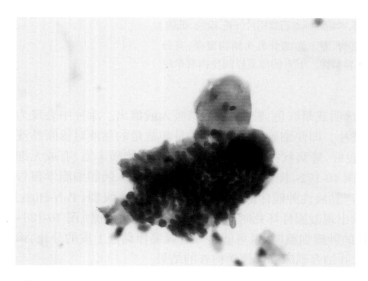

图 10-173　EUS-FNA 液基细胞学制片
（巴氏染色，低倍）
一团肿瘤细胞蜂窝状排列，核拥挤，细胞团周围可见整齐的细胞质边缘，上方一团稠厚黏液。细胞学分级 PaN-Low。

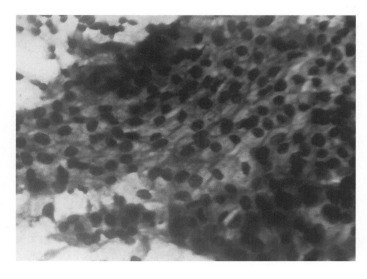

图 10-174　EUS-FNA 手工涂片
（Diff-Quik 染色，中倍）

一片上皮细胞蜂窝状排列，细胞轮廓清楚，有清晰的"格子"样的细胞边界，细胞质丰富、透亮，富含黏液，核深染，形态不规则，极向消失。细胞学分级 PaN-High。

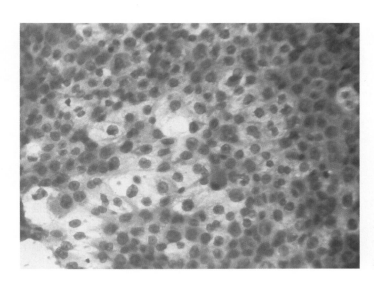

图 10-175　EUS-FNA 手工涂片
（Diff-Quik 染色，中倍）

一片上皮细胞蜂窝状排列，细胞轮廓清楚，有清晰的"格子"样的细胞边界，细胞质丰富、透亮，富含黏液，核大小不等，核仁明显。细胞学分级 PaN-High。

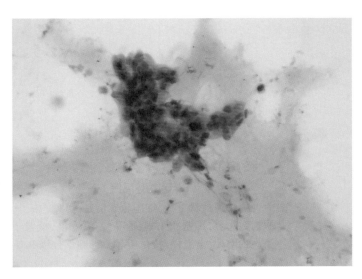

图 10-176　EUS-FNA 手工涂片（HE 染色，低倍）

粉染、稠厚的黏液背景中一团上皮细胞，排列明显拥挤、重叠，无明显极向，核增大、深染，大小不等。细胞学分级 PaN-High。

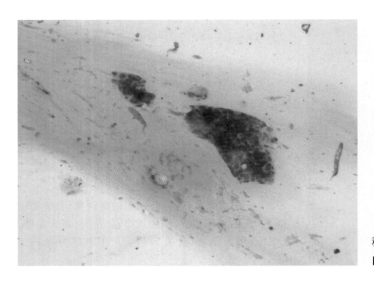

图 10-177　EUS-FNA 手工涂片（HE 染色，低倍）
稠厚的黏液背景，两团上皮细胞，排列拥挤、重叠、无极向，核增大、深染，大小不等。细胞学分级 PaN-High。

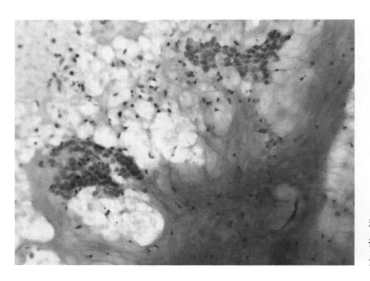

图 10-178　EUS-FNA 手工涂片（HE 染色，低倍）
稠厚的蓝色胶样背景，两团异型上皮细胞，细胞团内拥挤、重叠排列，核大小、形态差异明显，染色深。细胞学分级 PaN-High。

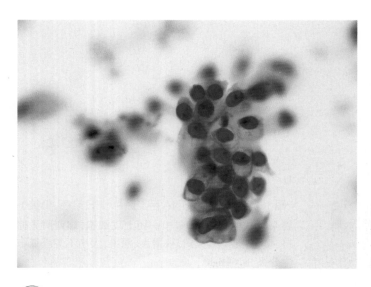

图 10-179　EUS-FNA 液基细胞学制片
（巴氏染色，高倍）
图中央的一团柱状上皮，细胞轮廓清楚，可见"格子"样的细胞边界，细胞质丰富、透亮，富含黏液，核偏于一侧。核增大，空泡样，核仁明显。细胞学分级 PaN-High。

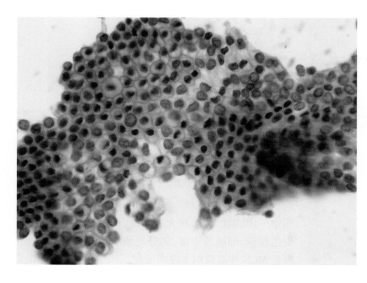

图10-180　EUS-FNA 液基细胞学制片
（巴氏染色，中倍）

上例的另一视野，一片上皮细胞蜂窝状排列，细胞轮廓清楚，有清晰的"格子"样的细胞边界，细胞质丰富、透亮，富含黏液，核大小不等，形态不规则。细胞学分级PaN-High。

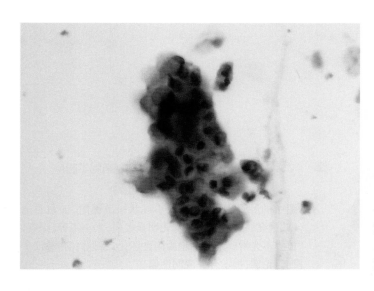

图10-181　EUS-FNA 液基细胞学制片
（巴氏染色，中倍）

一团上皮细胞排列较拥挤，核增大，注意与紧邻的右上方一小团柱状上皮相比，核增大2倍以上，深染，部分区域有重叠。细胞质丰富，黏液样。细胞学分级PaN-High。

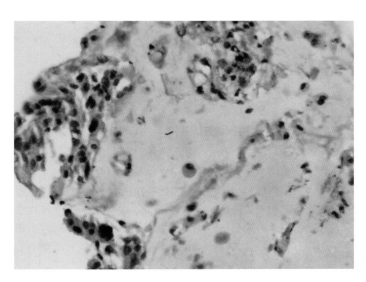

图10-182　EUS-FNA 组织条石蜡切片
（HE 染色，中倍）

粉红色云雾样黏液背景中可见散在或小团上皮细胞，核大小不等，深染、偏位，细胞质丰富，部分细胞可见细胞质内黏液空泡。报告 MCN 伴高级别上皮内瘤变。

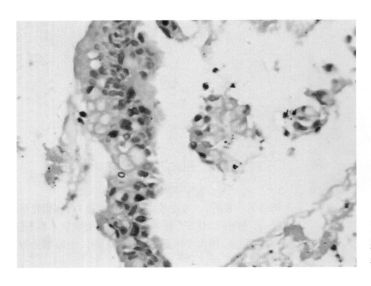

图 10-183　EUS-FNA 组织条石蜡切片
（HE 染色，中倍）

图中一团柱状上皮，核大小不等，排列高低不齐，部分染色较深，细胞质丰富，部分细胞质顶端有黏液空泡。报告 MCN 伴高级别上皮内瘤变。

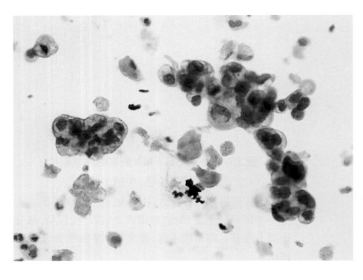

图 10-184　EUS-FNA 液基细胞学制片
（巴氏染色，中倍）

图中的肿瘤细胞呈圆形，小簇状松散黏附，细胞质丰富、透亮，核居中或偏位，无明显极向，大小不等，深染，核膜不光滑。部分细胞凝固性坏死，细胞核消失，仅余细胞轮廓，提示合并浸润性癌。

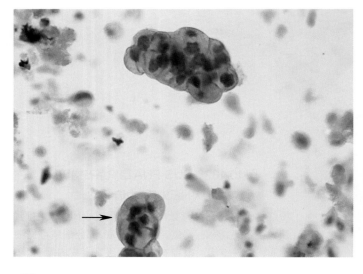

图 10-185　EUS-FNA 液基细胞学制片
（巴氏染色，中倍）

图中的两团肿瘤都有丰富的细胞质内黏液，下方一团细胞核稍小，大小一致，位于柱状上皮的基底部（细胞团中央），外围有丰富的黏液性细胞质形成整齐的细胞质边缘（↑）。上方一大团细胞核位置各异，大小不等，排列无明显极向，细胞质黏液空泡状，背景有单个散落的细胞，提示合并浸润性癌。

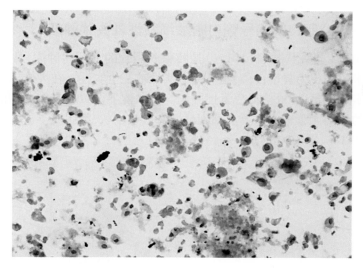

图10-186　EUS-FNA液基细胞学制片（巴氏染色，低倍）

涂片内细胞丰富，多数为单个散在或小簇状，细胞体积大，细胞质丰富、黏液样，核大、深染，背景有凝固性坏死的细胞碎屑，提示浸润性癌。

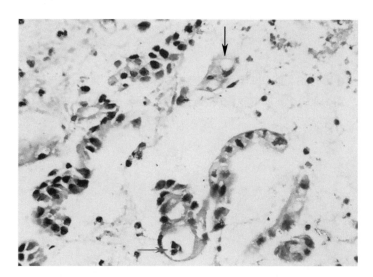

图10-187　EUS-FNA组织条石蜡切片（HE染色，中倍）

细胞呈条索状、不规则腺管状排列，有的细胞有细胞质内黏液，将细胞核挤在一边（黑色↑），核大，浓染，核质比大，排列无极向。下方一个腺管腔内有固缩坏死的细胞碎屑（红色↑）。虽然在细胞蜡块中没有间质成分，看不到肿瘤在间质的浸润性生长，但松散的黏附、紊乱的极向，异型浓染的细胞核及腺腔内的坏死物强烈提示浸润性癌。

小结

细胞学特点：

1. 稠厚的黏液背景，细胞质丰富、黏液样
2. 细胞核可有不同程度的异型性
3. 异型明显、黏附性差、凝固性坏死提示恶性

鉴别诊断：

1. 黏液少时与胃肠上皮污染鉴别
2. 黏液多时与黏液性囊肿鉴别

四、胰腺导管内嗜酸细胞性乳头状肿瘤

胰腺导管内嗜酸细胞性乳头状肿瘤（IOPN）是胰腺和胆管的上皮内肿瘤，常见于胰头部的胰管或胆管分支中，影像学检查多数表现为囊性占位，也可部分实性或完全实性。在大体标本上表现为扩张的导管内的结节状、乳头状或实性凸起，形成棕褐色囊性肿块。显微镜下，IOPN 具有典型的复杂分支的乳头状结构，乳头中央可见水肿的纤维血管轴心。上皮细胞呈立方形或柱状，细胞质丰富、嗜酸性颗粒状，核圆形或卵圆形，核仁明显（图 10-188，图 10-189）。

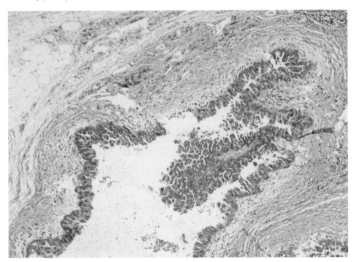

图 10-188　IOPN 手术切除标本石蜡切片（HE 染色，超低倍）
图中见一个扩张的导管，管壁上皮细胞呈乳头样向腔内突出。

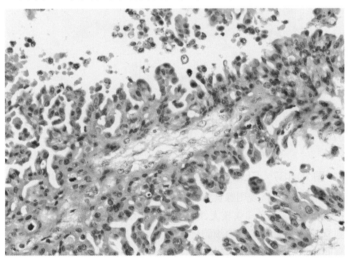

图 10-189　IOPN 手术切除标本石蜡切片（HE 染色，低倍）
上例的局部放大，见肿瘤细胞呈乳头样排列，主乳头中间可见纤维血管轴心，被覆上皮增生又形成细小的微乳头结构。肿瘤细胞的细胞质丰富、嗜酸性颗粒状，核大、核仁明显。

IOPN 在新版 WHO 胰胆细胞学报告系统中归类于高级别上皮内肿瘤（PaN-High）。细胞学涂片中细胞丰富，可见复杂分支的具有纤维血管轴心的乳头结构，细胞呈多角形，边界清楚，细胞质丰富、嗜酸性颗粒状，核质比低，核卵圆形或不规则形，深染或淡染，核仁明显，大而偏位，可见核分裂象（图 10-190~图 10-200）。背景少见黏液，常见凝固性坏死或凋亡小体。IOPN 的 WHO 细胞学分级均为 PaN-High。

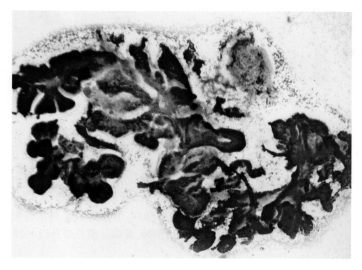

图 10-190　EUS-FNA 手工涂片
（Diff-Quik 染色，超低倍）

可见大团复杂分支的乳头样结构，部分乳头中央可见
纤维血管轴心。细胞学分级 PaN-High。

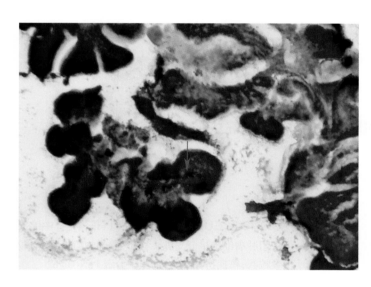

图 10-191　EUS-FNA 手工涂片
（Diff-Quik 染色，低倍）

上例的局部放大，可见大团复杂分支的乳头样结构，乳
头中央可见红色纤维血管轴心（↑）。细胞排列紧密，
核质比高，细胞质少。细胞学分级 PaN-High。

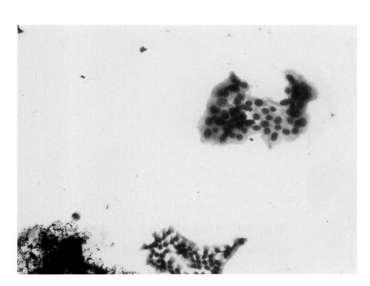

图 10-192　EUS-FNA 手工涂片（HE 染色，低倍）

图上方见一团肿瘤细胞呈乳头样排列，细胞质丰富、嗜
酸性颗粒状，核大、深染、异型，注意与下方的一团导管
上皮比较。细胞学分级 PaN-High。

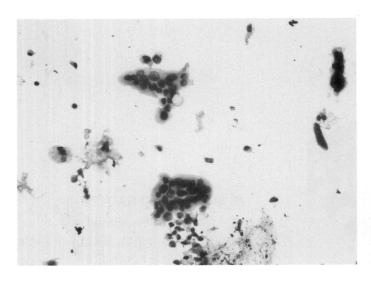

图10-193　EUS-FNA 手工涂片（HE 染色，低倍）
见两团肿瘤细胞呈乳头样排列，细胞质丰富、嗜酸性颗粒状，核拥挤杂乱，大小不等，深染。细胞学分级 PaN-High。

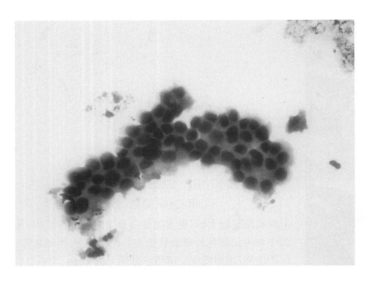

图10-194　EUS-FNA 手工涂片（HE 染色，中倍）
见一团肿瘤细胞呈分支乳头样排列，细胞质丰富、嗜酸性颗粒状，核拥挤，深染。细胞学分级 PaN-High。

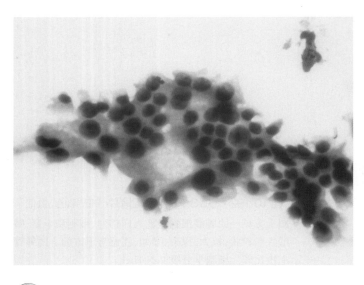

图10-195　EUS-FNA 手工涂片（HE 染色，中倍）
见一团肿瘤细胞，细胞质丰富、嗜酸性颗粒状，核大小不等，深染，部分可见核仁。细胞学分级 PaN-High。

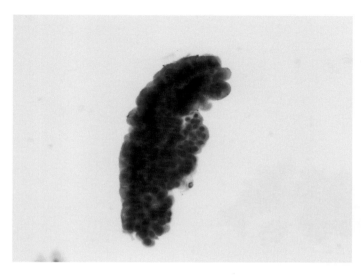

图 10-196 EUS-FNA 液基细胞学制片
（巴氏染色，低倍）

见一团肿瘤细胞呈乳头样排列，细胞质丰富，墨绿色，核排列拥挤，深染。细胞学分级 PaN-High。

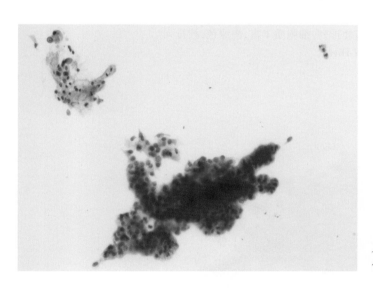

图 10-197 EUS-FNA 液基细胞学制片
（巴氏染色，低倍）

见一团肿瘤细胞呈分支乳头样排列，细胞质丰富，墨绿色，核排列拥挤杂乱，深染。细胞学分级 PaN-High。

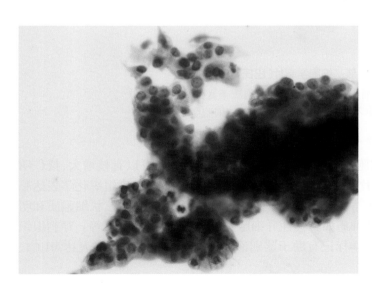

图 10-198 EUS-FNA 液基细胞学制片
（巴氏染色，中倍）

上例的局部放大，可见肿瘤细胞呈乳头样排列，细胞质丰富，墨绿色颗粒状，核拥挤杂乱、重叠，深染，可见小核仁。细胞学分级 PaN-High。

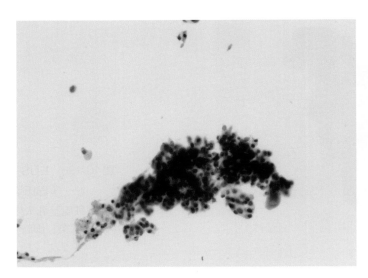

图 10-199　EUS-FNA 液基细胞学制片（巴氏染色，低倍）

见一团肿瘤细胞呈分支乳头样排列，细胞质丰富，墨绿色，核排列
拥挤，深染。细胞学分级 PaN-High。

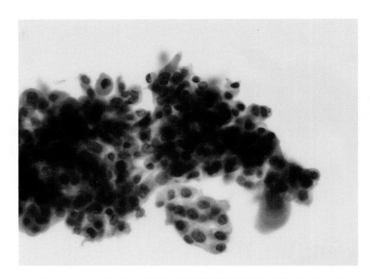

图 10-200　EUS-FNA 液基细胞学制片（巴氏染色，中倍）

上例的局部放大，见肿瘤细胞呈乳头样排列，细胞质丰富，墨绿色
颗粒状，核拥挤杂乱，大小不等，深染，可见小核仁。细胞学分级
PaN-High。

　　IOPN 在细胞学上应与其他具有嗜酸性细胞质的肿瘤鉴别，例如腺泡细胞癌，可以有核增大、核仁明
显，细胞质嗜酸性颗粒，但通常为腺泡样、实性片状或散在分布，不见分支乳头结构，免疫组织化学表达腺
泡细胞的标志物（胰蛋白酶、糜蛋白酶、BCL10 等）；某些神经内分泌肿瘤可有嗜酸性颗粒状细胞质和明
显核仁，但是神经内分泌标记阳性；还有转移性肿瘤如转移性肝细胞癌、甲状腺嗜酸细胞癌等。穿刺组织
条较破碎，常看不到完整的结构，做免疫组织化学标记有助于鉴别诊断，IOPN 的肿瘤细胞多表达 MUC1、
MUC5 和 MUC6（图 10-201~ 图 10-204）。

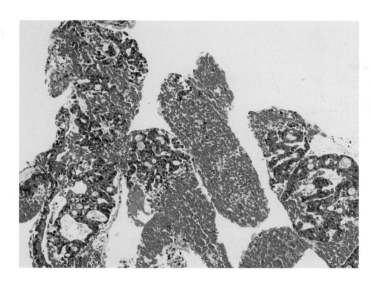

图 10-201　EUS-FNA 组织条石蜡切片
（HE 染色，低倍）

可见肿瘤细胞呈复杂筛孔及腺管样排列。

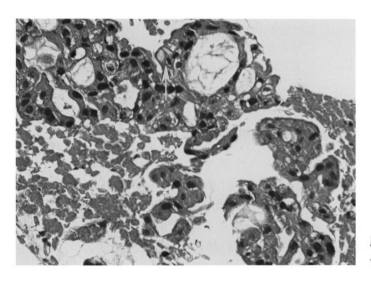

图 10-202　EUS-FNA 组织条石蜡切片
（HE 染色，中倍）

肿瘤细胞的细胞质嗜酸性，呈细颗粒，有时可见细核仁。肿瘤细胞之间可夹杂个别杯状细胞（↑）。

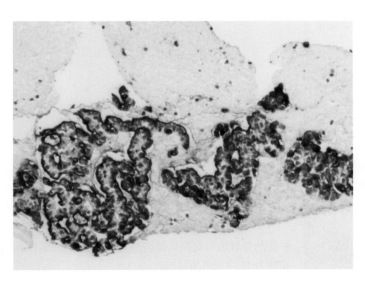

图 10-203　EUS-FNA 组织条石蜡切片
（MUC1 免疫组织化学染色，低倍）

肿瘤细胞的细胞质弥漫表达 MUC1 蛋白，阳性信号呈棕褐色。

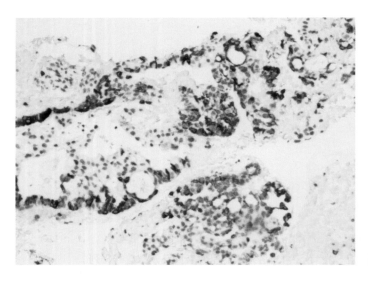

图 10-204　EUS-FNA 组织条石蜡切片

（MUC6 免疫组织化学染色，低倍）

肿瘤细胞表达 MUC6，细胞质内可见棕褐色阳性信号。

小结

细胞学特点：
1. 复杂分支的具有纤维血管轴心的乳头结构
2. 细胞质丰富、嗜酸性颗粒状，细胞核异型
3. 背景少见黏液，常见凝固性坏死或凋亡小体

鉴别诊断：
1. 腺泡细胞癌、神经内分泌肿瘤
2. 具有嗜酸性细胞质的转移性癌

五、胰腺导管内管状乳头状肿瘤

　　胰腺导管内管状乳头状肿瘤（ITPN）是胰腺和胆管的上皮内肿瘤，在扩张的导管内形成实性结节，无黏液分泌物。显微镜下可见肿瘤细胞在扩张的导管内呈筛状排列（图 10-205），细胞立方形，核异型，可见核分裂象及坏死，约半数病例可伴有浸润性癌成分。ITPN 在新版 WHO 胰胆细胞学报告系统中归类于高级别上皮内肿瘤（PaN-High）。细胞学涂片中通常细胞丰富，无黏液背景。细胞呈腺泡状、乳头状、管状、筛孔状排列，细胞立方形，核大，圆形或椭圆形，核质比增高，核膜不光滑，核仁明显，细胞质嗜碱性，缺乏细胞质颗粒和黏液（图 10-206~ 图 10-214）。ITPN 可以合并浸润性癌，在细胞学上二者无法区分。

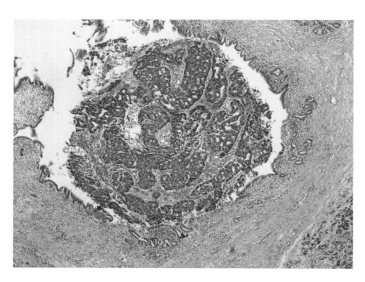

图 10-205　ITPN 手术切除标本石蜡切片

（HE 染色，超低倍）

扩张的导管内可见突入腔内的实性肿瘤团块，以筛孔结构为主，罕见乳头结构。

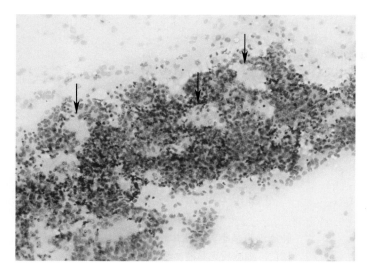

图 10-206　EUS-FNA 手工涂片（HE 染色，低倍）
涂片内细胞丰富，成分单一。肿瘤细胞呈筛状排列，团片内可见筛孔（↑），细胞质丰富，核轻度异型。背景无黏液。

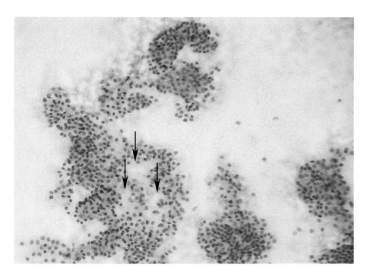

图 10-207　EUS-FNA 手工涂片（HE 染色，低倍）
肿瘤细胞呈腺泡状或团片状排列，团片中央可见筛孔样腔隙（↑）。细胞质丰富，核大小不等，深染。背景无黏液。

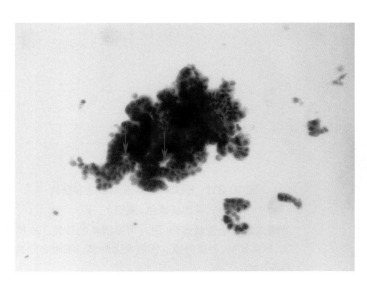

图 10-208　EUS-FNA 液基细胞学制片（巴氏染色，中倍）
肿瘤细胞呈腺泡状或团片状排列，团片中央可见筛孔样腔隙（↑），表面可见小乳头样突起。核大，核质比高，可见核仁。背景无黏液。细胞学分级 PaN-High。

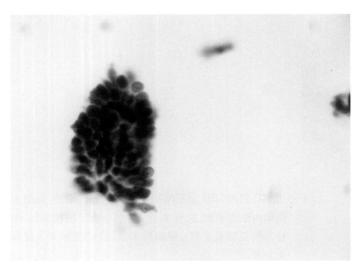

图 10-209　EUS-FNA 液基细胞学制片
（巴氏染色，中倍）

肿瘤细胞呈小乳头状排列，核稍大，核质比高，可见小核仁。细胞质无黏液。细胞学分级 PaN-High。

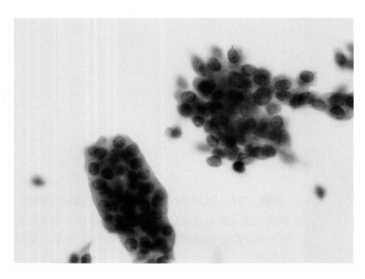

图 10-210　EUS-FNA 液基细胞学制片
（巴氏染色，高倍）

左侧可见一团细胞呈乳头样排列，核小，异型不明显，右侧一团细胞排列紧密杂乱，核大小不等，染色质粗糙，核质比高，细胞质无黏液。细胞学分级 PaN-High。

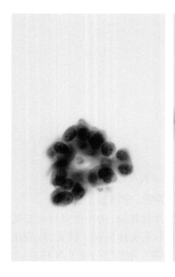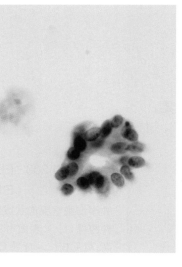

图 10-211　EUS-FNA 液基细胞学制片
（巴氏染色，高倍）

肿瘤细胞呈小管状排列，中央可见清晰的管腔。核稍大，核质比高，轻度异型。细胞质无黏液。细胞学分级 PaN-High。

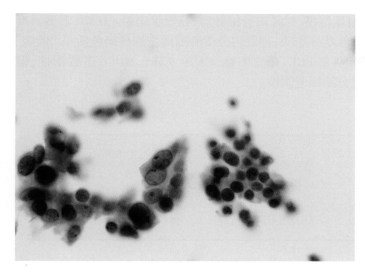

图 10-212　EUS-FNA 液基细胞学制片
（巴氏染色，高倍）

右侧一团细胞蜂窝状排列，核小，异型不明显；左侧一团细胞排列杂乱拥挤，核大小不等，染色质粗糙，核仁明显，核质比高。细胞内、外均无黏液。细胞学分级 PaN-High。

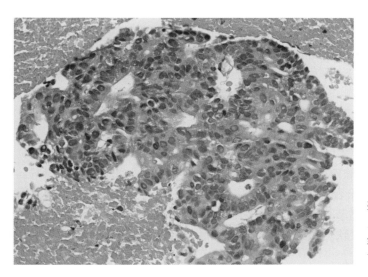

图 10-213　EUS-FNA 组织条石蜡切片
（HE 染色，中倍）

类似手术切除标本中的形态，穿刺组织中亦可见排列紧密的筛孔样结构，细胞核深染，核异型性明显，呈高级别异型增生改变。细胞质呈弱嗜碱性，并不含黏液，可与 IPMN 相鉴别。

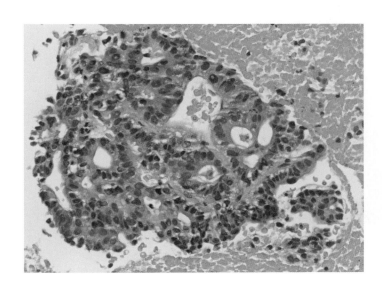

图 10-214　EUS-FNA 组织条石蜡切片
（HE 染色，中倍）

有时可见腺体排列紧密，呈背靠背和共壁改变。

鉴别诊断包括 IPMN（特别是胰胆管型）、腺泡细胞癌、神经内分泌肿瘤、导管腺癌等。IPMN 通常具有明显的细胞内、外黏液，腺泡细胞癌具有嗜酸性颗粒状细胞质，神经内分泌肿瘤的细胞核染色质呈"椒盐"样。免疫组织化学标记有助于鉴别诊断。ITPN 通常 PCK、CK7 阳性，CK19、EMA、MUC6 多数阳性，但 MUC2 和 MUC5AC 阴性。腺泡细胞标记和神经内分泌标记阴性。

小结

细胞学特点：	鉴别诊断：
1. 腺泡状、乳头状、管状、筛状结构	1. 腺泡细胞癌、神经内分泌肿瘤
2. 细胞质嗜碱性，细胞核异型	2. IPMN、IOPN
3. 背景少见黏液，常见凝固性坏死或凋亡小体	3. 高分化导管腺癌

第四节　恶性上皮性肿瘤

根据第 5 版 WHO 消化系统肿瘤分类，胰腺外分泌部的恶性上皮性肿瘤包括：①导管腺癌及其亚型：腺鳞癌、胶样癌、黏附性差的癌及印戒细胞癌、未分化癌和伴破骨样巨细胞的未分化癌、浸润性微乳头状癌、髓样癌、肝样腺癌、具有横纹肌样特征的大细胞癌等；②腺泡细胞癌及其亚型：腺泡细胞囊腺癌、混合性腺泡 - 神经内分泌癌、混合性腺泡 - 神经内分泌 - 导管癌、混合性腺泡 - 导管癌；③胰母细胞瘤；④实性 - 假乳头状肿瘤及其亚型：实性 - 假乳头状肿瘤伴高级别癌。

一、胰腺导管腺癌

胰腺导管腺癌是胰腺癌最常见的类型，占胰腺癌的 80%~90%。胰腺癌发生于胰头部者占 2/3，常导致胆道阻塞和黄疸；发生于胰体、尾部者占 1/3，临床表现主要为疼痛和体重减轻；偶见弥漫性或多结节性累及整个胰腺。肿瘤大体表现为质硬肿块或粗大结节（图 10-215），切面灰白色或黄白色，边界不清，少数可呈胶冻状、囊状或乳头状，或因出血坏死而质地较软。胰头癌常早期浸润胰管，致胰管狭窄阻塞，远端胰管扩张。

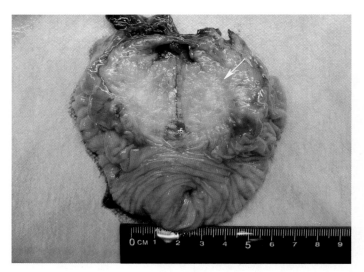

图 10-215　胰头癌切除标本（大体照片）
胰头部切面见黄白色肿块，质硬，边界不清，原有胰腺小叶结构消失。

观察细胞学涂片时首先用低倍镜浏览,一方面判断细胞量,是否满足诊断要求,另一方面观察涂片中的细胞组成和背景,避免一开始就用高倍镜。一般来说肿瘤性病变吸出物的细胞组成较为单一,仅有不同异型程度的导管上皮,如果细胞成分复杂,混杂腺泡细胞或炎症背景,要考虑此病变可能不是癌。背景如果出现凝固性坏死,则更支持腺癌的诊断(图10-216~图10-218)。肿瘤性的凝固性坏死表现为:细胞核固缩、碎裂、溶解,细胞轮廓尚可辨认,与结核的干酪样坏死不同;背景常无明显的炎症细胞,与炎症性坏死不同。然后观察组织结构的异型性和细胞的异型性(图10-218~图10-223)。组织结构的异型性指的是成片细胞的排列方式和细胞极向等。正常导管上皮是整齐的蜂窝样排列,导管腺癌时癌细胞的排列可为大片拥挤的细胞团片、小的三维立体细胞团簇或出现不规则腺管、筛孔样结构。异型细胞单个散在、黏附性差也是提示恶性的线索。细胞团片中的细胞排列紊乱,呈"东倒西歪的蜂巢状(drunken honeycomb)",核拥挤、重叠,缺乏核极向。成片细胞的边缘较薄处以及单个散在细胞的核内结构往往较清楚,易于观察细胞的异型性。细胞的异型性包括:核增大、大小不一,核质比增加(部分癌细胞可富含细胞质内黏液,导致核质比不大);核膜增厚、不规则,有的细胞可见核沟、核内空泡;有的细胞核空泡化或染色苍白,有的细胞核深染,染色质粗糙;核仁突出,可见大核仁或多核仁;可见病理性核分裂象等。

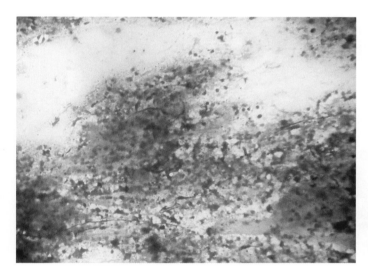

图10-216　EUS-FNA手工涂片
(Diff-Quik染色,低倍)

图示凝固性坏死的背景,见组织细胞碎片,大部分细胞核溶解,仅余细胞轮廓影;背景无明显的炎症细胞;发现此类坏死时,应仔细寻找有无保存完好的异型细胞。

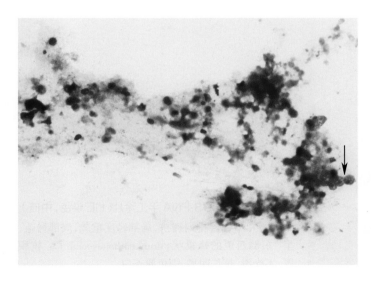

图10-217　EUS-FNA手工涂片
(Diff-Quik染色,中倍)

见大小不等的细胞碎片,大部分细胞核溶解,仅余细胞轮廓影;背景无明显的炎症细胞,仔细观察可见右边有几个形态完好的异型细胞,核大,核仁明显(↑)。

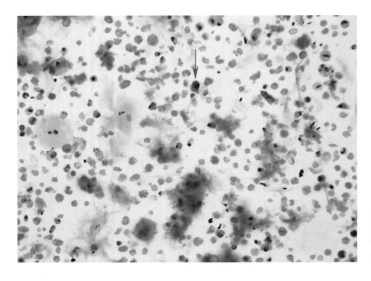

图 10-218　EUS-FNA 液基细胞学制片
（巴氏染色，低倍）

图示凝固性坏死的背景，可见大量坏死物，细胞核固缩、碎裂、溶解，细胞轮廓尚可辨认，仔细寻找可见单个散在其中的核大、深染的异型细胞（↑）。

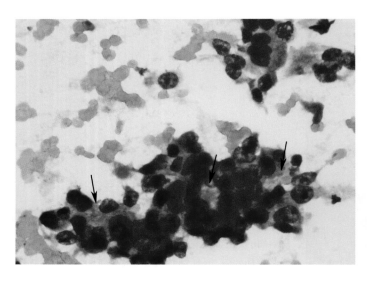

图 10-219　EUS-FNA 手工涂片
（Diff-Quik 染色，高倍）

图中两团细胞排列杂乱、拥挤，部分重叠，中央似可见腺腔（↑）。细胞核大，形状不圆整，核仁大而明显，有的可见多个核仁。

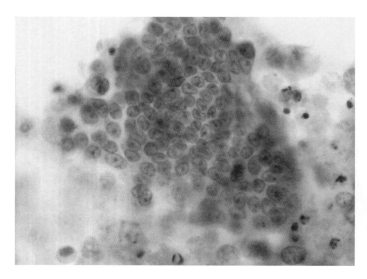

图 10-220　EUS-FNA 手工涂片（HE 染色，中倍）

细胞团片中细胞排列拥挤，局部轻度重叠，局部稀疏，呈"东倒西歪的蜂巢状（drunken honeycomb）"。核膜厚，不光滑，核仁明显，染色质苍白。

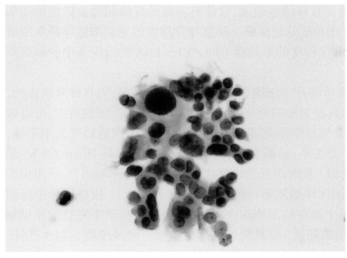

图 10-221　EUS-FNA 液基细胞学制片
（巴氏染色，中倍）

细胞团片中的细胞大小差异明显，不规则蜂窝状排列，显示其腺上皮分化的特点。细胞核圆形或卵圆形，部分细胞核明显增大、大小差异 4 倍以上，深染，部分细胞核空泡化，核仁明显，核膜不规则，显示出细胞的异型性。

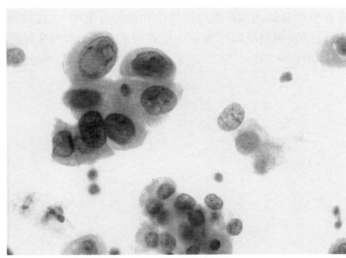

图 10-222　EUS-FNA 液基细胞学制片
（巴氏染色，高倍）

上方细胞团内细胞核明显增大，大小不等，差异明显，面积相差 4 倍以上，核膜厚，欠光滑，染色质粗糙，左上角一个细胞核内可见包涵体，其他细胞核深染、染色质粗糙，可见 1~2 个不规则的核仁。

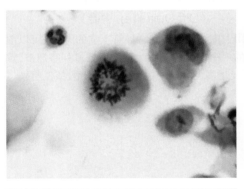
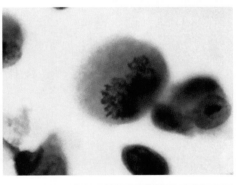
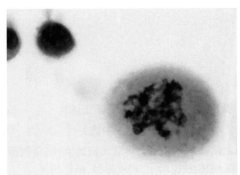
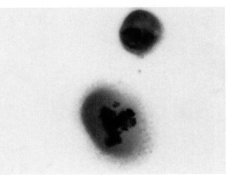

图 10-223　EUS-FNA 液基细胞学制片（巴氏染色，高倍）

图示胰腺癌细胞内的核分裂象，可见不对称、不规则或多极的病理性核分裂象。

　　胰腺导管腺癌的肿瘤组织由不同分化程度的导管样结构组成,常伴有丰富的纤维间质。依据肿瘤细胞的分化程度和排列结构不同,分为高分化、中分化和低分化腺癌。胰腺导管腺癌的穿刺细胞学样本由成群异型导管上皮构成,其诊断标准和鉴别诊断因分化程度的不同而不同。EUS-FNA 的组织条中肿瘤组织常破碎,与手术标本相比,诊断难度更大。

　　1. 高分化导管腺癌　高分化导管腺癌的细胞学涂片中细胞黏附性好,常成片出现,仍有蜂窝状排列,有的细胞团边缘可见整齐的"腔缘"样结构,提示其腺上皮的分化特点。细胞排列紊乱,细胞质少,可有细胞质内黏液空泡或泡沫样细胞质,核拥挤、重叠,常见核空泡化或苍白;组织断片内的细胞轻度大小不等,细胞核稍增大,核质比增加,但大小均匀一致,异型性小,诊断恶性比较困难(图 10-224~ 图 10-226)。最具诊断意义的特征是:细胞团内细胞间距不规则,似"东倒西歪的蜂巢状(drunken honeycomb)"、一团细胞内核大小相差 4 倍以上、核膜不规则、核空泡化、泡沫样细胞质(图 10-227~ 图 10-249)。应在涂片中仔细寻找有无符合上述特征的更异型的细胞。虽然单个散在的细胞较少见,但如果能找到单个完整的异型细胞,可支持恶性诊断。背景中的凝固性坏死(非脂肪坏死)也是间接的恶性指征。液基细胞学制片、巴氏染色的细胞无论良性或恶性多数可见清楚的核仁,出现核仁并非恶性指征,但紫红色的大核仁、多核仁或形状不规则的核仁多提示恶性。另外,导管腺癌常伴有明显的间质纤维组织增生和神经纤维增生,这两种成分也常出现在慢性胰腺炎的细胞涂片中,如果能找到癌细胞浸润纤维组织或神经的证据(虽然在细胞涂片中很难见到),也可以作为恶性的证据(图 10-232,图 10-233)。

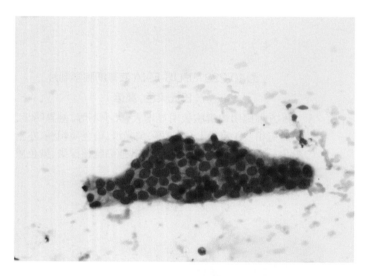

图 10-224　EUS-FNA 手工涂片
(Diff-Quik 染色,中倍)

图中一团上皮细胞接近正常导管上皮的大小(可以图片下方的一个中性粒细胞为参照),核排列略拥挤、重叠,核质比增高,部分核空泡化,轻度异型,核仁明显。

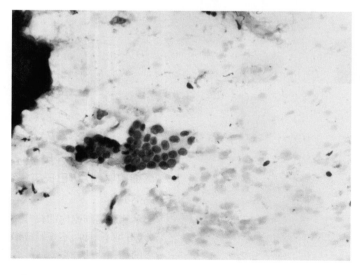

图 10-225　EUS-FNA 手工涂片
(Diff-Quik 染色,中倍)

图中一团上皮细胞接近正常导管上皮的大小,排列疏密不等,部分细胞核略增大,轻度异型,核仁明显。

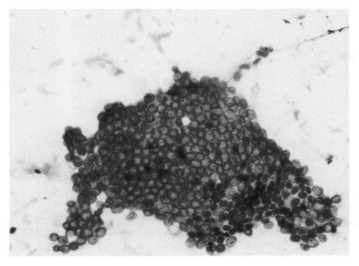

图 10-226　EUS-FNA 手工涂片
（Diff-Quik 染色，中倍）

图中一团上皮细胞，仍可见蜂窝状排列，接近正常导管上皮的大小，大小一致，但排列明显拥挤，几乎无细胞质，核苍白，核膜厚，部分可见小核仁。

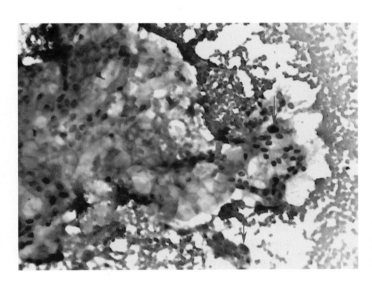

图 10-227　EUS-FNA 手工涂片
（Diff-Quik 染色，低倍）

图中上皮细胞的细胞质丰富，富含黏液，因此看起来核质比不大，但细胞核排列疏密不等，无明显极向，其中可找到核增大 4 倍以上的异型细胞（↑）。

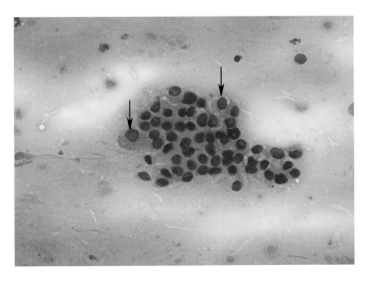

图 10-228　EUS-FNA 手工涂片（HE 染色，中倍）

图中一团细胞呈蜂窝状排列，核异型不明显，其中少数细胞核略增大，可见泡沫样细胞质（↑）。

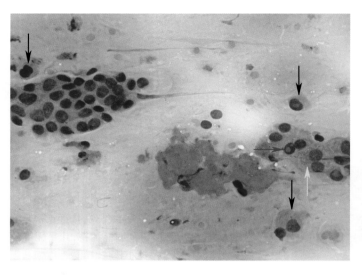

图10-229　EUS-FNA 手工涂片（HE 染色，中倍）
图中细胞呈蜂窝状排列，核异型不明显，其中少数细胞可见泡沫样细胞质（黄色↑），可见一处核内假包涵体（红色↑）。背景可见单个散落的单核或双核的异型细胞（黑色↑），表明肿瘤细胞黏附性差，提示恶性。

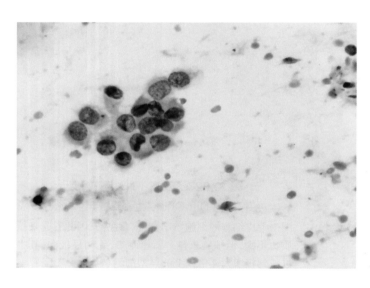

图10-230　EUS-FNA 手工涂片（HE 染色，高倍）
图中一团细胞呈蜂窝状排列，核间距疏密不等，核异型不明显，部分核膜欠光滑，可见核沟，染色质增粗。

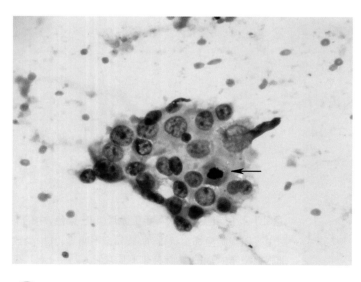

图10-231　EUS-FNA 手工涂片（HE 染色，高倍）
图中一团细胞呈蜂窝状排列，核间距疏密不等，核大小不等，核膜不光滑，核仁明显，可见一处核分裂象（↑）。

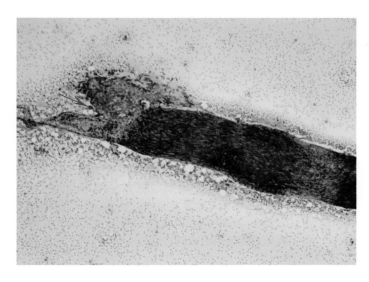

图10-232　EUS-FNA手工涂片（HE染色，低倍）
图中可见一束增粗的神经纤维，细胞核细长梭形、波浪状，平行排列。左侧见一团上皮细胞侵袭破坏神经（↑），提示恶性。

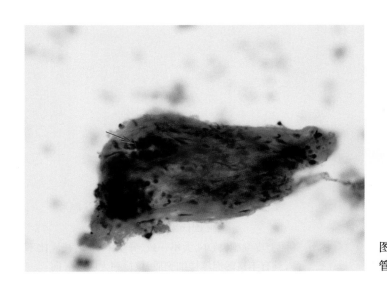

图10-233　EUS-FNA液基细胞学制片
（巴氏染色，低倍）
图中央可见一团纤维组织，其中见一个不完整的小腺管浸润生长（↑），提示恶性。

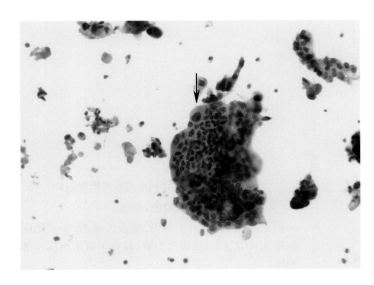

图10-234　EUS-FNA液基细胞学制片
（巴氏染色，低倍）
涂片中细胞成分较单一，均为不同异型程度的导管上皮，不见腺泡或胰岛。多数细胞核大小一致，尚可见蜂窝状排列，但细胞团中个别瘤细胞核增大超过4倍（↑）、背景中散在的单个异型细胞均提示恶性。

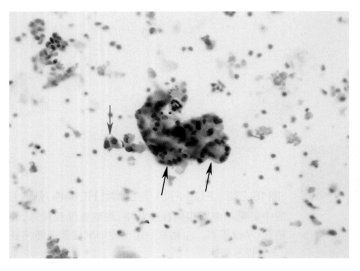

图 10-235 EUS-FNA 液基细胞学制片
（巴氏染色，低倍）

涂片中为成分单一的导管上皮，注意中央一团细胞隐约可见多个不规则腺腔（黑色↑），排列似"筛"状。细胞核接近正常导管上皮，大小不等，明显深染，轮廓不光滑。紧邻细胞团左侧有数个完整的单个散在细胞，较细胞团中的细胞异型更明显（红色↑），具有诊断意义。

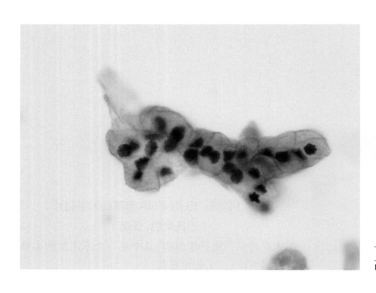

图 10-236 EUS-FNA 液基细胞学制片
（巴氏染色，高倍）

一团上皮细胞，核小，大小一致，异型不明显，核质比不高，具有丰富的泡沫样细胞质，核排列无明显极向。

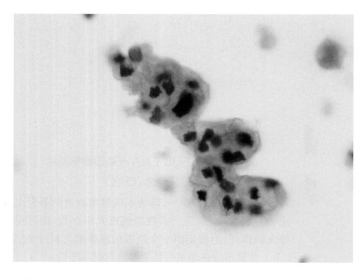

图 10-237 EUS-FNA 液基细胞学制片
（巴氏染色，高倍）

一团上皮细胞，核大小不等，核膜欠光滑，个别细胞核增大 4 倍以上，核质比不高，具有丰富的泡沫样细胞质。

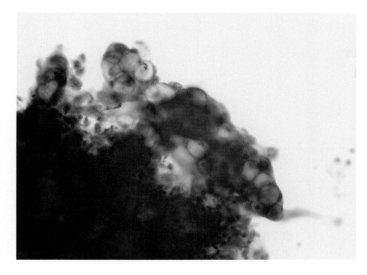

图 10-238 EUS-FNA 液基细胞学制片
（巴氏染色，中倍）

视野中央的一团上皮细胞立体感强，有明显的细胞质黏液空泡，核无明显极向。

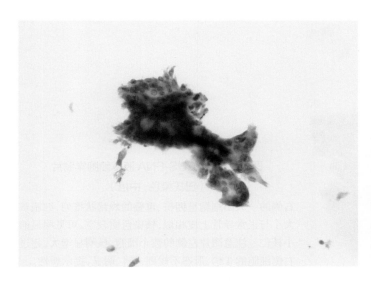

图 10-239 EUS-FNA 液基细胞学制片
（巴氏染色，低倍）

黏附紧密的细胞团，排列拥挤、重叠，似"东倒西歪的蜂巢状"，中央及右下方均可见隐约的腺管结构，提示其腺上皮分化的特点。细胞团中细胞核稍增大，大小尚一致，染色质苍白，核仁明显。

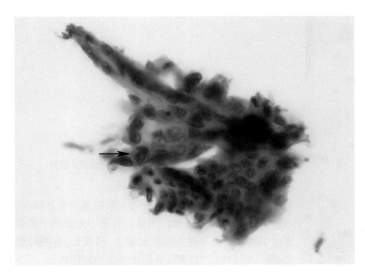

图 10-240 EUS-FNA 液基细胞学制片
（巴氏染色，中倍）

这一团细胞呈紊乱的蜂窝状排列。细胞核拥挤、重叠，疏密不等。核大小有轻度差异，注意箭头所指的细胞（↑）可见明显增厚的核膜和突出的核仁。

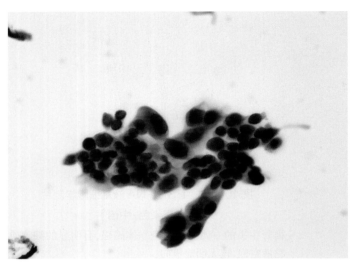

图 10-241　EUS-FNA 液基细胞学制片

（巴氏染色，中倍）

这一团细胞排列较拥挤，局部轻度重叠。细胞团中细胞核染色较深，多数与正常导管上皮大小相似，但其间数个明显增大的细胞核，直径为其他细胞核的 2~4 倍，明显深染，核膜欠光滑，提示恶性。

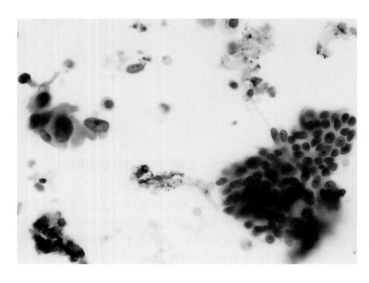

图 10-242　EUS-FNA 液基细胞学制片

（巴氏染色，中倍）

右侧的一大团细胞呈拥挤、重叠的蜂窝状排列，细胞核大小与正常导管上皮相似，核染色质较空，可见明显的小核仁。注意图片左侧的数个细胞，核明显增大，超过右侧细胞的 4 倍，形态不规则，核仁明显，提示恶性。

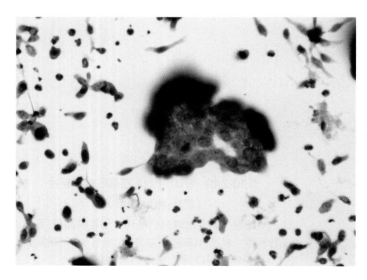

图 10-243　EUS-FNA 液基细胞学制片

（巴氏染色，中倍）

图中央的一团细胞虽然体积不大，但细胞质明显减少，核拥挤，染色质较空，核仁明显。背景中大量单个散在的上皮细胞，均表现为核质比增大，核深染，表明肿瘤细胞的黏附性较差，这也是恶性肿瘤的间接指征。

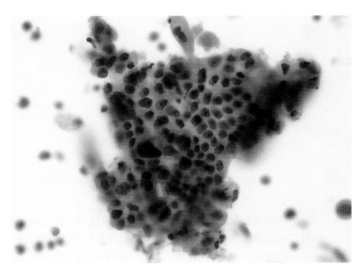

图 10-244　EUS-FNA 液基细胞学制片
（巴氏染色，中倍）

这一团细胞还可见蜂窝状排列，多数细胞接近正常导管上皮大小，但细胞团内细胞核大小差异明显，个别细胞的细胞核增大 4 倍以上，仔细观察可见核膜的轮廓欠光滑，核仁较明显。

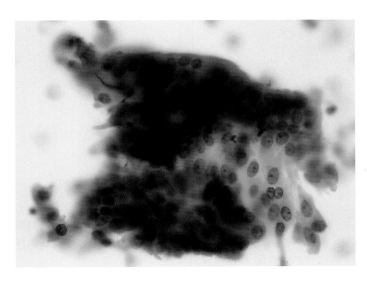

图 10-245　EUS-FNA 液基细胞学制片
（巴氏染色，中倍）

视野中央一团上皮细胞，核稍大，大小轻度不等，排列拥挤、重叠，染色质较空，核仁明显。注意细胞团上缘可见由细胞质组成的整齐的"腔缘"，提示其腺上皮分化的特征。

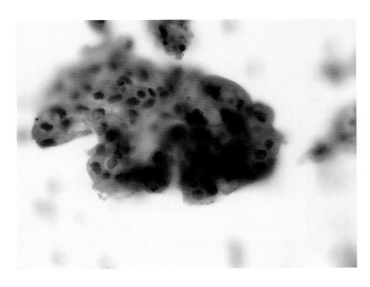

图 10-246　EUS-FNA 液基细胞学制片
（巴氏染色，中倍）

一团腺上皮，细胞质丰富，水样透亮，可见"格子"样的细胞边界，有明显腺上皮分化的特征。核稍大，核质比增加不明显，但排列较杂乱。

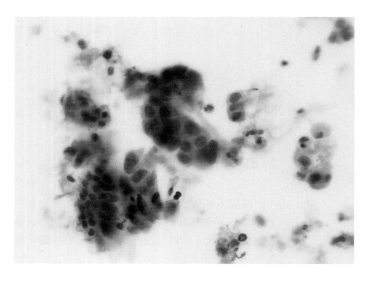

图 10-247　EUS-FNA 液基细胞学制片
（巴氏染色，中倍）

图中细胞大小差异较明显，成团细胞显示紊乱排列，小片或单个散在细胞显示更明显的细胞异型性，核大，核膜轮廓不光滑，注意与左下角一团细胞相比较。

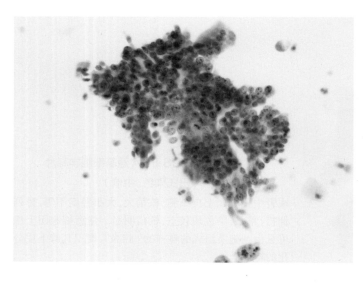

图 10-248　EUS-FNA 液基细胞学制片
（巴氏染色，低倍）

视野中央的上皮细胞呈蜂窝状排列，核间距不等，局部拥挤、重叠，核大小接近正常导管上皮，大小一致，但核空泡化，核仁明显。

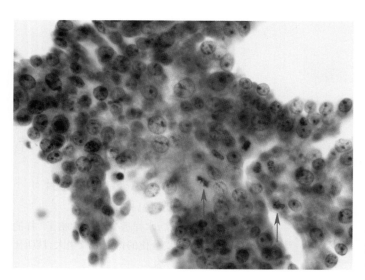

图 10-249　EUS-FNA 液基细胞学制片
（巴氏染色，高倍）

上例的局部放大，可见细胞核杂乱、拥挤、重叠，核圆形，染色质较空，核仁明显。可见多个核分裂象（↑），提示恶性。

高分化导管腺癌的异型性小,诊断恶性困难,鉴别诊断包括慢性胰腺炎所致的导管上皮反应性改变、上皮内瘤变,以及与 EUS-FNA 穿刺中污染的胃和十二指肠黏膜上皮的鉴别。胃肠上皮细胞质厚实,无空泡,常见杯状细胞,核排列整齐,极向存在,背景干净;腺癌细胞核大、核膜不规则,细胞质可有黏液空泡,核排列拥挤、重叠、极向消失,背景常见凝固性坏死。高分化导管腺癌与慢性胰腺炎的鉴别见表 10-2。

表10-2　高分化导管腺癌与慢性胰腺炎的鉴别诊断

	高分化导管腺癌	慢性胰腺炎
组成	细胞丰富,成分单一,主要由异型的导管上皮组成	细胞量少,成分复杂,常混有腺泡、胰岛等多种成分
细胞排列	组织断片中细胞排列不规则,可见单个散在的异型细胞	单层组织断片,蜂窝状排列,黏附性好,少有单个散在的细胞
细胞核	细胞核大小不等,拥挤、重叠,极向紊乱,常见苍白核	细胞核可轻度大小不等,轻度重叠,极向存在,染色质可轻度粗糙
细胞质	细胞质内可见黏液或泡沫样	细胞质非黏液性
核膜与核分裂象	核膜不规则,核分裂象易见,可见病理性核分裂象	核膜光滑,核分裂象少,可有生理性核分裂象
背景	可有凝固性坏死	可见脂肪坏死、炎症细胞浸润的纤维组织断片
免疫组织化学	SMAD4 阴性,p53 突变型	SMAD4 阳性,p53 野生型

【异型上皮细胞】

在细胞学涂片中经常会遇到难以确定良恶性的情况,细胞学报告为"异型"(图 10-250~ 图 10-252),不同于组织学报告的"上皮异型增生"。报告"异型"的原因可能是异常细胞的数量少,或细胞的异型性小,不足以报告为"恶性",追踪随访的结果可能是高分化腺癌,也可能是胰腺上皮内瘤变(PanIN)、交界性肿瘤或异常因素刺激导致的上皮反应性改变。组织学报告的胰腺导管"上皮内瘤变(PanIN)"或"上皮异型增生"是胰腺导管上皮的癌前病变,与细胞学报告中的"找到异型细胞"不可等同看待。癌前病变由微创手段获得诊断比较困难,对于细胞学涂片,由于无组织结构,无法判断异型细胞的层次,只能看到细胞形态的异型性,无法诊断 PanIN。

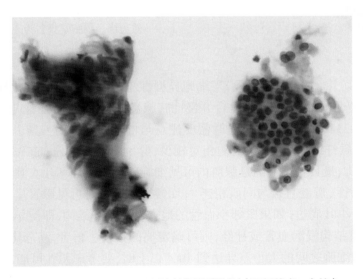

图 10-250　EUS-FNA 液基细胞学制片(巴氏染色,中倍)

图中右侧有一团正常导管上皮,与之相比,左侧的一团细胞呈柱状,核稍大,轻度大小不等,排列高低不齐,拥挤、重叠,有的达细胞质顶端,但细胞极向存在,可见整齐的细胞质"腔缘"。细胞学报告为"异型"。

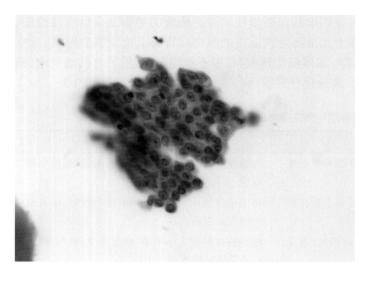

图10-251　EUS-FNA 液基细胞学制片
（巴氏染色，中倍）

这团细胞排列的蜂窝状结构仍在，核较拥挤，大小差异不明显，核仁较明显。浏览全片未见其他异型细胞，不能明确诊断。细胞学报告为"异型"。

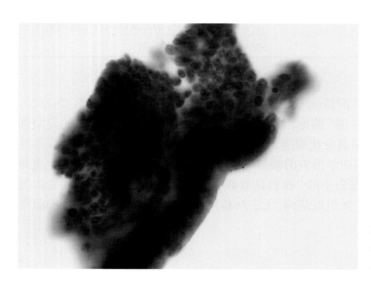

图10-252　EUS-FNA 液基细胞学制片
（巴氏染色，中倍）

这团细胞排列较拥挤，核与正常导管上皮接近，大小差异不明显，有小核仁。细胞团右下方可见整齐的细胞质边缘。细胞学报告为"异型"。

穿刺组织条的石蜡切片，由于取材局限，当细胞异型性小时易漏诊。高分化导管腺癌的细胞异型性小，形成的腺管结构更接近正常导管，尤其是合并慢性胰腺炎时，腺癌成分往往与萎缩或腺泡导管化的结构相互交错分布（图10-253~图10-264）。此时需要注意与慢性胰腺炎时残留并伴萎缩或增生的导管鉴别。二者都有明显的间质纤维增生，腺管结构相对较少，鉴别时需要注意：首先，癌性腺管具有"带角管腔"、复杂分支或筛样结构，最具特征性的是腺腔内可见细胞碎片或小灶坏死。其次，高分化腺癌的腺体排列杂乱，可有不完整的腺管（腺腔直接与间质相连）；而慢性胰腺炎时可见腺管呈小叶状排列，导管通常位于小叶中央，小血管位于小叶周边；如果紧邻小血管的地方发现腺体结构，即使异型性小，也要怀疑高分化腺癌；如果发现这种腺管结构浸润血管或神经，则可确定癌的诊断。再者，高分化导管腺癌的癌细胞仍有一定的异型性，当细胞与细胞之间的大小差异达到1:4以上时，要考虑恶性可能；而慢性胰腺炎时出现萎缩的导管上皮异型性不大，上皮细胞之间的大小差异也不明显。遇到鉴别困难的病例，可以借助免疫组织化学加以鉴别。如果出现了p53突变型表达以及SMAD4/DPC4缺失表达的情况，也要考虑导管腺癌的可能。值得注意的是，有些病例往往是导管腺癌合并慢性胰腺炎，此时在组织条中对这两种成分需要加以区分，尤其是看到有典型慢性胰腺炎的区域时，不要遗漏了可能存在的少量恶性成分。

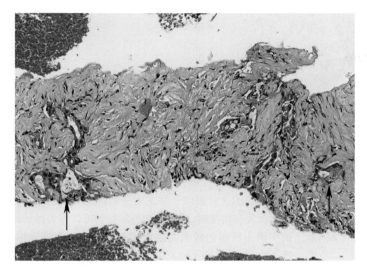

图 10-253　EUS-FNA 组织条石蜡切片
（HE 染色，低倍）

此例为高分化导管腺癌。图中可见癌性腺管散在分布于纤维间质中，腺管形态不规则，管腔轮廓欠光滑，可见"带角"腺腔（↑）。

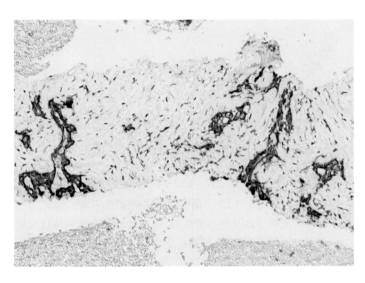

图 10-254　EUS-FNA 组织条石蜡切片
（CK7 免疫组织化学染色，低倍）

上例的免疫组织化学标记，肿瘤细胞的细胞质表达细胞角蛋白 CK7，能很好地勾画出腺管的轮廓。

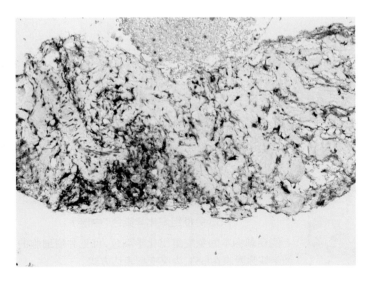

图 10-255　EUS-FNA 组织条石蜡切片
（IgG4 免疫组织化学染色，低倍）

上例的另一个区域，可见纤维间质中有丰富的 IgG4 细胞质阳性的浆细胞分布，提示导管腺癌合并 IgG4 相关胰腺炎。

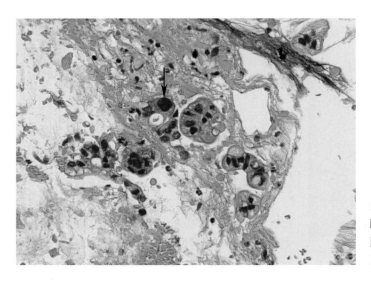

图 10-256　EUS-FNA 组织条石蜡切片
（HE 染色，中倍）

当穿刺组织比较破碎且缺乏明显的纤维间质、无法判断间质浸润情况时，肿瘤细胞的异型性可以作为提示。图中箭头所指的较大的肿瘤细胞与其他肿瘤细胞相比，大小差异超过 4∶1，支持腺癌的诊断。

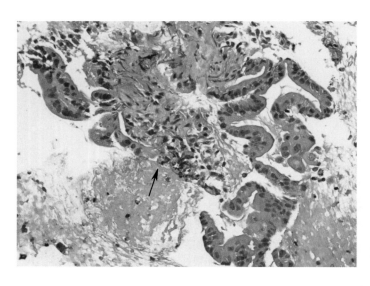

图 10-257　EUS-FNA 组织条石蜡切片
（CK7 免疫组织化学染色，中倍）

此例为高分化导管腺癌，可见肿瘤细胞排列呈较为规则的腺管结构，细胞呈中度异型改变。箭头所指区域见腺上皮与间质关系紧密，考虑为间质浸润。

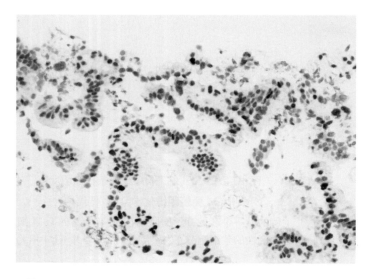

图 10-258　EUS-FNA 组织条石蜡切片
（p53 免疫组织化学染色，中倍）

上例穿刺标本的免疫组织化学染色，可见肿瘤细胞的细胞核弥漫表达 p53，为突变型表达方式。

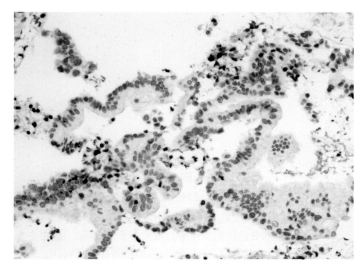

图 10-259　EUS-FNA 组织条石蜡切片
（SMAD 免疫组织化学染色，中倍）

上例穿刺标本的免疫组织化学染色，可见肿瘤细胞为细胞核阴性，而背景中的炎症细胞则为阳性对照，提示 *SMAD4/DPC4* 基因缺失突变。

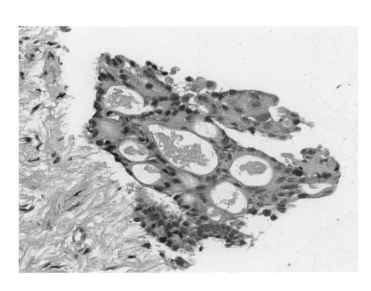

图 10-260　EUS-FNA 组织条石蜡切片
（HE 染色，中倍）

图中可以看到腺体呈筛孔样排列。核深染，单层或复层排列，部分拥挤、重叠，核膜厚，欠光滑，管腔内可见分泌物。虽然细胞异型程度轻，且无明显间质浸润，但这种筛状结构提示恶性。

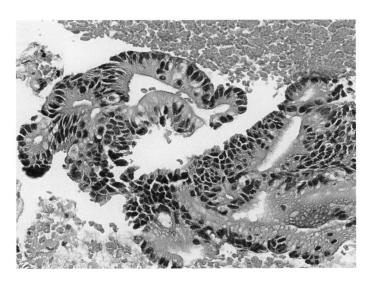

图 10-261　EUS-FNA 组织条石蜡切片
（HE 染色，中倍）

可见腺体紧密排列，呈"共壁"改变，此种现象提示恶性。

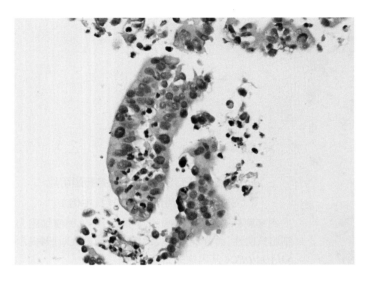

图 10-262　EUS-FNA 组织条石蜡切片
（HE 染色，中倍）

图中见一个乳头样结构，上皮层次增多，核排列高低不齐，部分达细胞质顶端。核大小不等，深染。上皮有异型增生，但没有间质成分，不能明确有无浸润。

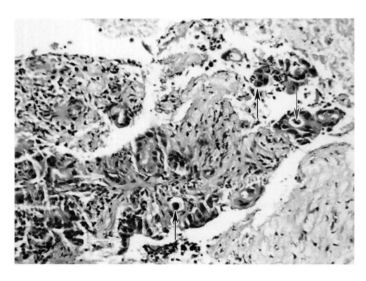

图 10-263　EUS-FNA 组织条石蜡切片
（HE 染色，低倍）

组织条中间质反应丰富，腺体在其中杂乱排列。上皮细胞立方形或柱状，核异型不明显。腺腔内的凝固性坏死物（红色↑）、不完整的腺管或上皮条索（黄色↑）、单个散落的异型上皮细胞（蓝色↑），提示高分化腺癌。

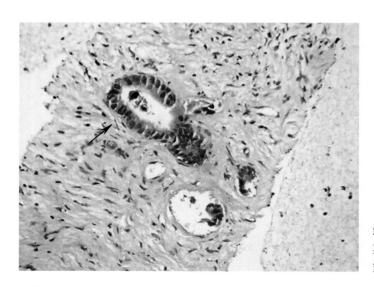

图 10-264　EUS-FNA 组织条石蜡切片
（HE 染色，中倍）

组织条中大部分为纤维间质，视野中央一个腺管浸润其间。核大小不等、腺腔内的凝固性坏死物、周围的不完整的腺管和条索，提示高分化腺癌。

2. 中分化导管腺癌 中分化导管腺癌的细胞学涂片中癌细胞成片或小团状,核增大、拥挤、重叠、大小不等,核膜增厚、不规则,核仁明显、增大或增多,易见核分裂象。常见单个散在细胞,异型更为明显,可有不同程度的退变,细胞界限不清甚至裸核。中分化导管腺癌的细胞异型明显,诊断恶性通常没有困难,应注意通过观察细胞的排列特点寻找腺上皮分化的证据,如细胞团呈分支出芽样、乳头状、鹿角状、轮廓清楚的立体彩球状,或排列成腺管状、筛孔状,出现细胞质内黏液空泡等。成团细胞的边缘有时可见柱状上皮栅栏样排列,核位于基底,细胞质组成边缘整齐的"腔缘"样结构,也提示其腺上皮分化(图10-265~图10-286)。

中分化导管腺癌在石蜡切片中呈现出比高分化导管腺癌更明显的结构异型性,常能找到显著的筛孔、乳头状、微乳头状或"迷路"样腺腔结构,尤其在纤维间质中能找到一些形态更为幼稚的小腺管或单个游离的肿瘤细胞。部分肿瘤细胞可以产生细胞内或细胞外黏液,形成细胞质透明或类似泡沫细胞样的改变,以及形成细胞外黏液湖。泡沫样细胞形成的腺腔结构也是穿刺组织中识别导管腺癌的一个标志性特征(图10-287~图10-291)。

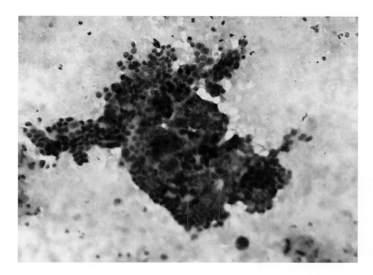

图 10-265　EUS-FNA 手工涂片（Diff-Quik 染色,低倍）

大片肿瘤细胞,排列拥挤、杂乱,中间隐约可见腺样腔隙(红色↑),边缘乳头样凸起,提示其腺上皮分化的特征。背景单个散在的肿瘤细胞核巨大,异型明显(黄色↑),提示恶性。

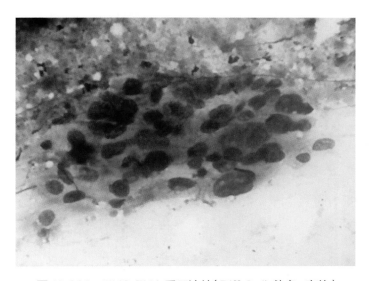

图 10-266　EUS-FNA 手工涂片（Diff-Quik 染色,高倍）

大片肿瘤细胞,核间距不等。细胞质淡蓝色水样透亮(黏液样),细胞团轮廓圆整,提示其腺上皮分化的特征。核大小差异4倍以上,核膜不光滑,背景见凝固性坏死,提示恶性。

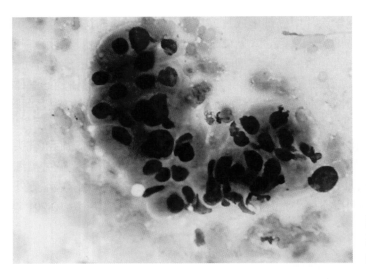

图 10-267　EUS-FNA 手工涂片
（Diff-Quik 染色，高倍）

图中两团肿瘤细胞的细胞质丰富，富含黏液，细胞团轮廓圆整，提示其腺上皮分化的特征。核大、深染，大小差异 4 倍以上，核膜不光滑，提示其恶性特征。

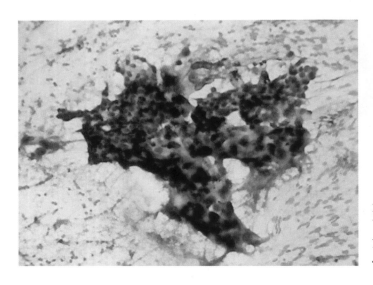

图 10-268　EUS-FNA 手工涂片（HE 染色，低倍）

大片肿瘤细胞，核排列杂乱、拥挤、重叠。细胞团中央可见腺样腔隙，提示其腺上皮分化的特征。细胞团下方的细胞核明显增大，与上方细胞相比，核大小差异4 倍以上。

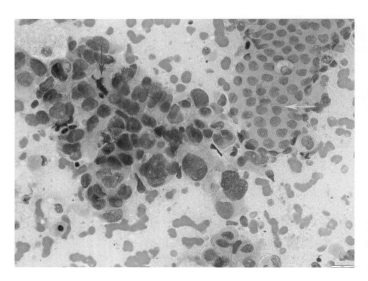

图 10-269　EUS-FNA 手工涂片（HE 染色，中倍）

左侧一大片肿瘤细胞，核排列拥挤、杂乱、重叠，核大小差异明显，可见一处核分裂象（红色↑）。与右侧一团正常导管上皮（黄色↑）相比，核增大明显。

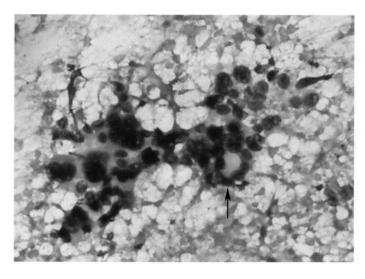

图10-270　EUS-FNA手工涂片（HE染色，中倍）
肿瘤细胞呈不规则蜂窝状排列，其间可见腺样腔隙（↑），提示其腺上皮分化的特征。核大小差异4倍以上，核膜不光滑，染色质粗糙。背景见单个散落的异型细胞，显示其黏附性差。

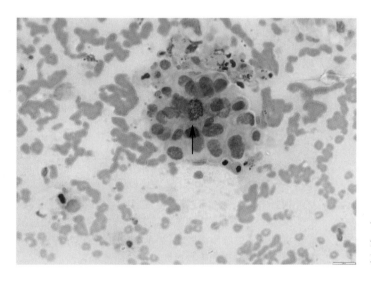

图10-271　EUS-FNA手工涂片（HE染色，中倍）
一团肿瘤细胞边缘轮廓清晰呈彩球样，提示其腺上皮分化的特征。核拥挤、重叠，大小差异4倍以上，核膜不光滑，可见核分裂象（↑），提示其恶性特征。

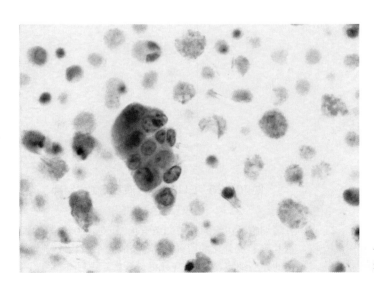

图10-272　EUS-FNA手工涂片（HE染色，中倍）
一团肿瘤细胞边缘轮廓圆整，核大小不等，核膜欠光滑，核空泡化，核仁明显。

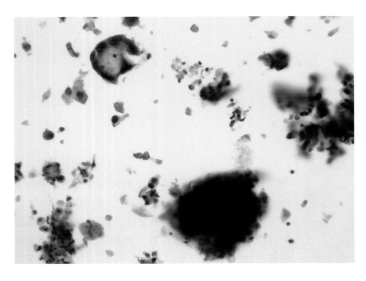

图10-273 EUS-FNA 液基细胞学制片
（巴氏染色，低倍）

图中可见成团、小簇及单个散在的异型上皮细胞。视野左上方可见一个上皮细胞围成的腺管结构，腺腔内有黏液，提示其腺上皮分化的特征。背景中还可见坏死细胞碎屑。

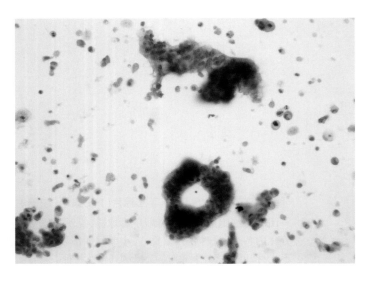

图10-274 EUS-FNA 液基细胞学制片
（巴氏染色，低倍）

视野中央一个腺管，管壁上皮层次增多，杂乱、重叠，核深染。上方的一片细胞的细胞质疏松，水样透亮，边缘可见整齐的细胞质腔缘，提示其腺上皮来源；背景中单个散在的异型细胞和坏死细胞碎屑提示恶性。

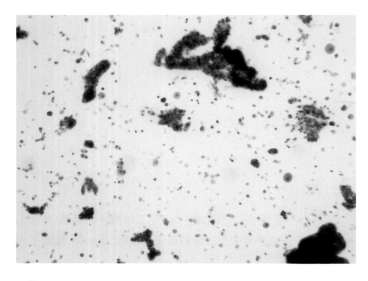

图10-275 EUS-FNA 液基细胞学制片
（巴氏染色，低倍）

肿瘤细胞呈边缘圆整的细条索状、分支乳头状排列，提示其腺上皮分化的特征；黏附松散的小簇状或单个散在的异型细胞、凝固性坏死的碎屑提示恶性。

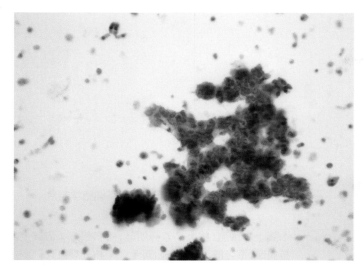

图 10-276　EUS-FNA 液基细胞学制片
（巴氏染色，低倍）

图中见一片肿瘤细胞呈筛状排列，细胞团中央有腺样腔隙。肿瘤细胞层次杂乱，排列无极向，核质比增大，异型明显。背景中有单个散在的异型细胞。

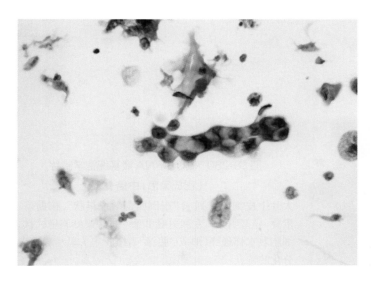

图 10-277　EUS-FNA 液基细胞学制片
（巴氏染色，中倍）

肿瘤细胞排列成条索状，细胞质内可见黏液，提示腺上皮分化。背景中有明显肿胀、退变的裸核细胞。

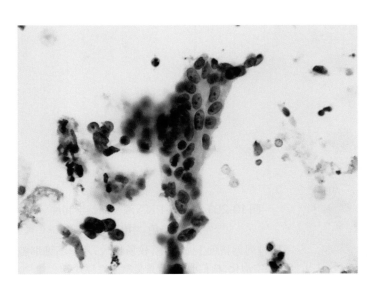

图 10-278　EUS-FNA 液基细胞学制片
（巴氏染色，中倍）

图中央的一片上皮细胞不规则蜂窝状排列，核明显增大（注意与背景中的红细胞大小比较），核膜不光滑，核仁明显。细胞团左侧有退变的裸核细胞，核异型更明显。

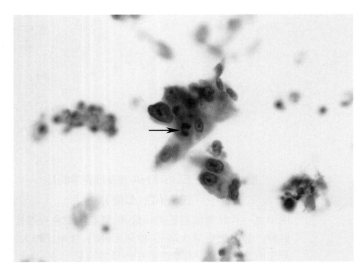

图 10-279　EUS-FNA 液基细胞学制片
（巴氏染色，中倍）

小簇上皮细胞，核大小差异明显，面积相差 4 倍以上，核膜厚，不光滑，核仁明显，可见一个核分裂象（↑）。

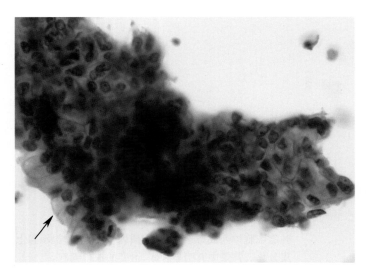

图 10-280　EUS-FNA 液基细胞学制片
（巴氏染色，中倍）

大片上皮细胞排列成"东倒西歪的蜂巢状"，核拥挤、重叠，异型明显。左侧边缘可见一排肿瘤细胞呈柱状，细胞质水样透亮，形成"腔缘"结构（↑），显示腺上皮分化的特点。

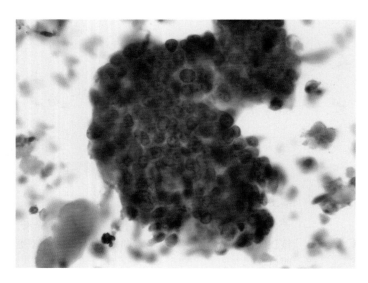

图 10-281　EUS-FNA 液基细胞学制片
（巴氏染色，中倍）

一团排列拥挤的上皮细胞，核质比大，几乎不见细胞质，核空泡化，核仁明显，背景见凝固性坏死。

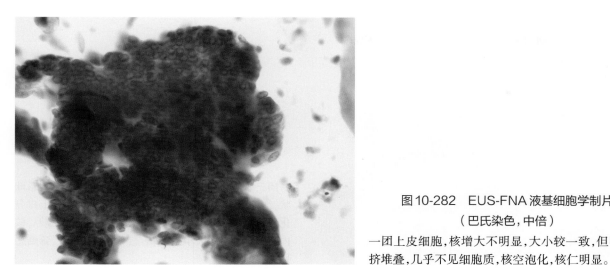

图10-282　EUS-FNA 液基细胞学制片

（巴氏染色，中倍）

一团上皮细胞，核增大不明显，大小较一致，但明显拥挤堆叠，几乎不见细胞质，核空泡化，核仁明显。

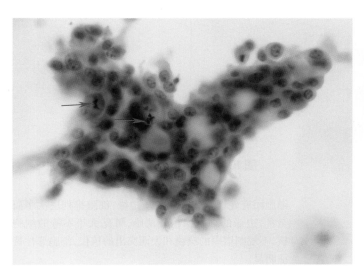

图10-283　EUS-FNA 液基细胞学制片

（巴氏染色，中倍）

一团上皮细胞，中央可见筛孔状结构，核增大，间距不等，核仁明显，可见多个核分裂象（↑）。

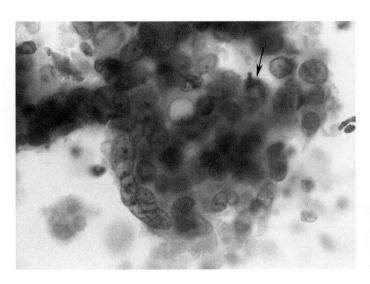

图10-284　EUS-FNA 液基细胞学制片

（巴氏染色，高倍）

这一团细胞更清晰地展示了细胞的异型性。细胞团中央有一个轮廓清晰的腺腔样空泡，提示其腺上皮分化的特征。细胞核大小差异明显，核膜厚，染色质粗颗粒状，还可见到一个病理性核分裂象（三极，↑）。

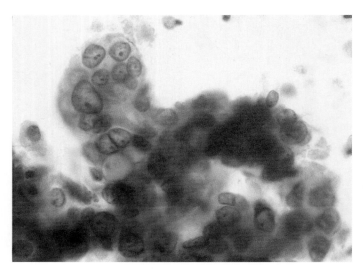

图 10-285　EUS-FNA 液基细胞学制片
（巴氏染色，高倍）

一团三维立体排列的细胞团，边缘为轮廓清楚的彩球状，细胞团中央可见数个黏液空泡，这些都是腺上皮分化的证据。细胞大小差异明显，核空泡化，核膜厚，核内有一个或多个大小不等、形态不规则的核仁，诊断恶性没有困难。

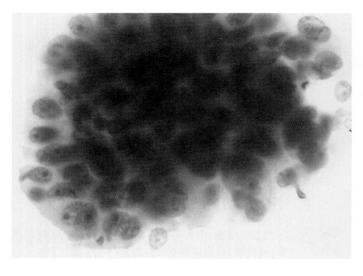

图 10-286　EUS-FNA 液基细胞学制片
（巴氏染色，高倍）

细胞团有轮廓整齐的细胞质边缘，细胞排列层次多而杂乱，边缘的细胞结构较清晰，可见大小不等的细胞核、不规则增厚的核膜和大而突出的核仁，细胞恶性特征明显。

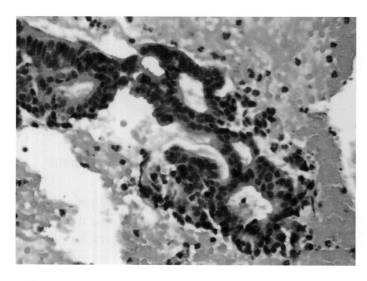

图 10-287　EUS-FNA 组织条石蜡切片
（HE 染色，中倍）

肿瘤组织呈筛状排列，与组织切片中的结构一致，腺腔形态不规则。肿瘤细胞立方形或柱状，细胞核深染、异型，排列紊乱，失去正常极向。

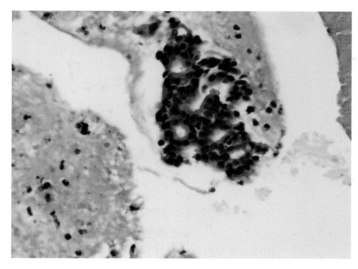

图 10-288　EUS-FNA 组织条石蜡切片
（HE 染色，中倍）

肿瘤组织呈筛状排列，细胞立方形，核质比增大，核深染，层次增多、杂乱。

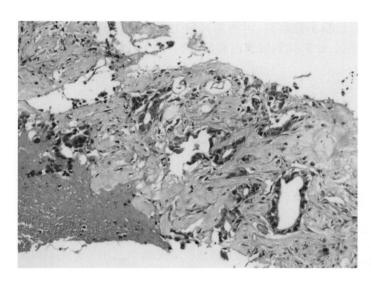

图 10-289　EUS-FNA 组织条石蜡切片
（HE 染色，低倍）

中分化导管腺癌的腺管结构更不规则，管腔大小不等，更为重要的是可见异型腺管在纤维间质内浸润生长。

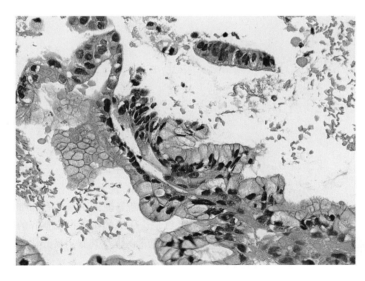

图 10-290　EUS-FNA 组织条石蜡切片
（HE 染色，中倍）

肿瘤细胞由于细胞质内富含黏液而呈泡沫样改变。核排列高低不齐，失去正常极向。

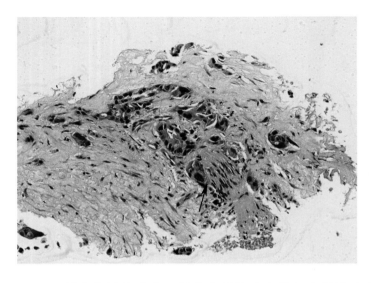

图 10-291　EUS-FNA 组织条石蜡切片
（HE 染色，低倍）

图中可见异型腺管侵犯小神经（箭头示小神经）。

3. 低分化导管腺癌　低分化导管腺癌的细胞学涂片中细胞黏附性差，更易见松散的小团、条索或单个散在的细胞，或裸核细胞，凝固性坏死的背景常见。细胞异型性更明显，核大、深染，可见巨核、多核或怪异核瘤细胞（图 10-292~图 10-305）。这种情况下诊断恶性容易，但辨别其腺上皮分化更困难，因其排列无明显特征。应仔细观察全片，寻找腺癌分化的证据，如果找到细胞内黏液，则有助于腺癌的诊断。

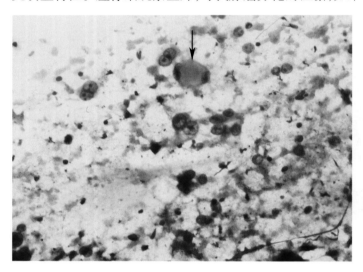

图 10-292　EUS-FNA 手工涂片
（Diff-Quik 染色，中倍）

肿瘤细胞成簇或散在，细胞质少，几乎为裸核，核明显增大，核仁突出，异型明显，诊断恶性无困难。背景见凝固性坏死的组织碎屑。有的细胞可见细胞质内黏液空泡（↑），提示其腺上皮分化的特征。

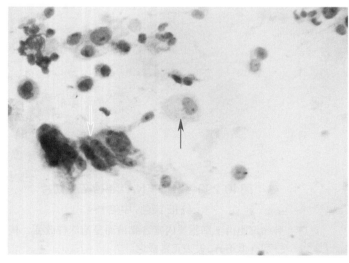

图 10-293　EUS-FNA 手工涂片
（Diff-Quik 染色，中倍）

肿瘤细胞成簇或散在，细胞质少，核大小不等，染色质苍白，核仁突出，异型明显，诊断恶性无困难。有的细胞可见泡沫样细胞质（红色↑），成团细胞可见整齐的"腔缘"样细胞质边缘（黄色↑），提示其腺上皮分化的特征。

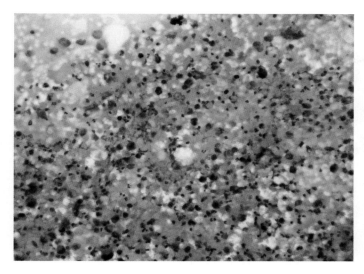

图10-294　EUS-FNA手工涂片（HE染色，低倍）
凝固性坏死的背景中见散在退变的肿瘤细胞，核大小不等，浓染，畸形，诊断恶性无困难，但很难发现腺上皮分化的证据。

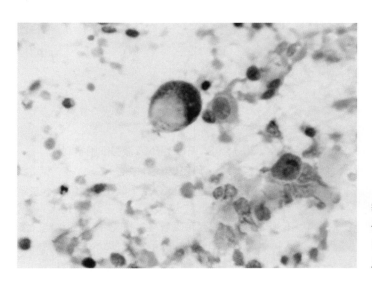

图10-295　EUS-FNA手工涂片（HE染色，高倍）
黏附松散的肿瘤细胞，核大（可以用背景中的红细胞作参照），大小不等，形态不规则，细胞质少。细胞异型明显，诊断恶性无困难。视野中央的肿瘤细胞可见细胞质内黏液空泡，提示腺癌。

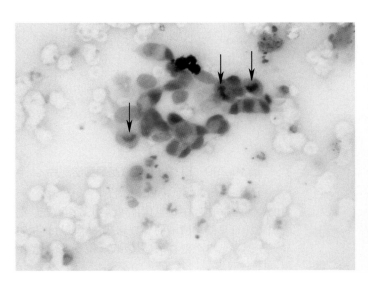

图10-296　EUS-FNA手工涂片（HE染色，高倍）
肿瘤细胞梁索状排列。细胞体积小（与背景中的红细胞比较），细胞质丰富、黏液样，核小、浓染、偏位，可见多个核分裂象（↑）。此例虽然细胞小，但明显增多的核分裂象和细胞质内黏液提示恶性。

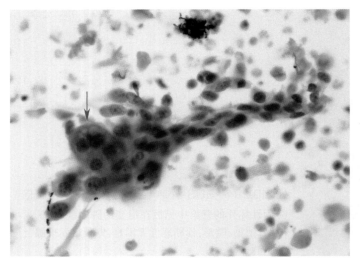

图 10-297　EUS-FNA 液基细胞学制片
（巴氏染色，中倍）

可见肿瘤细胞成片松散黏附，排列杂乱、不规则，仔细观察部分细胞可见细胞质内空泡（↑），提示其腺上皮分化的特征，周围较多单个散在的异型细胞。背景可见凝固性坏死的细胞碎片，核固缩、溶解，细胞轮廓可辨。

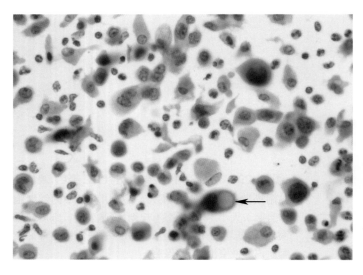

图 10-298　EUS-FNA 液基细胞学制片
（巴氏染色，中倍）

肿瘤细胞黏附性差，大部分单个散在。细胞大小差异明显，形态不规则，核大小不等、深染，核质比大，核膜不规则，核仁明显，可见较多巨核、多核肿瘤细胞。箭头所示细胞有细胞质内黏液空泡，提示腺癌细胞。细胞分化较差时，应仔细寻找这种腺上皮分化的证据。

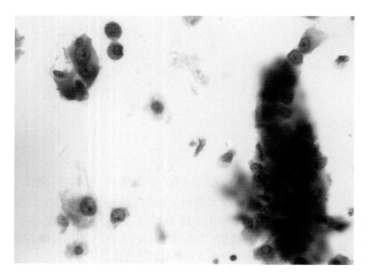

图 10-299　EUS-FNA 液基细胞学制片
（巴氏染色，中倍）

右侧一团肿瘤细胞，三维立体排列，层次增多、杂乱，细胞团边缘可见结构清晰的异型细胞，核膜厚，核仁明显。左侧可见单个散在的异型细胞，核更大，染色质粗，单核或双核。

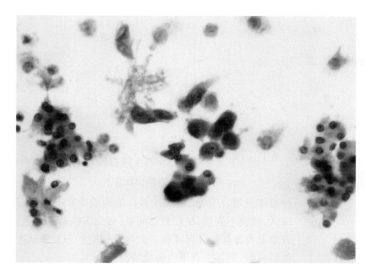

图 10-300　EUS-FNA 液基细胞学制片
（巴氏染色，中倍）

肿瘤细胞单个散在或呈小簇状，圆形或短梭形，细胞质少。注意与两侧的正常腺泡细胞相比，核明显增大，形态不规则，恶性特征明显，但不易判断腺上皮来源。背景中有较多退变的裸核细胞。

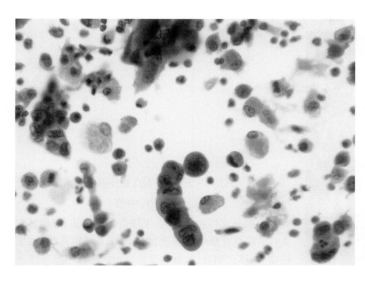

图 10-301　EUS-FNA 液基细胞学制片
（巴氏染色，中倍）

肿瘤细胞呈条索状、小簇状或单个散在分布，与组织学切片中的病变特点一致。细胞极向紊乱，核质比大，大小差异明显，核形态不规则，可见多核瘤细胞。

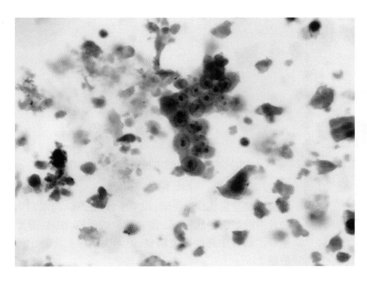

图 10-302　EUS-FNA 液基细胞学制片
（巴氏染色，中倍）

一团肿瘤细胞，层次增多，排列杂乱，无极向，核明显增大，核膜厚而不规则，核仁突出，恶性特征明显。背景可见凝固性坏死及单个散落的异型细胞。

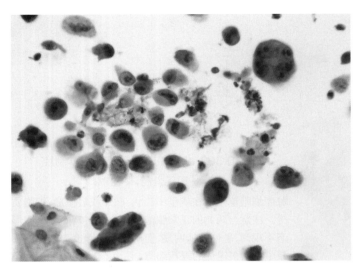

图 10-303　EUS-FNA 液基细胞学制片
（巴氏染色，中倍）

肿瘤细胞散在分布，黏附性差。细胞质丰富，核偏位，核大，核膜不规则，核仁大而明显，可见多核瘤巨细胞。背景见炎症细胞及坏死物。此例从细胞形态上诊断恶性较容易，但几乎看不出分化特点。

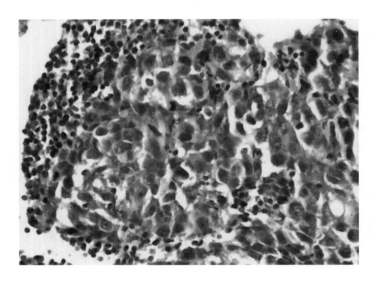

图 10-304　EUS-FNA 组织条石蜡切片
（HE 染色，中倍）

肿瘤细胞呈实性片状排列，无腺管结构形成，细胞体积大（注意与背景中的淋巴细胞比较），细胞质少，细胞核增大，核仁明显，与细胞学涂片中的细胞形态一致。

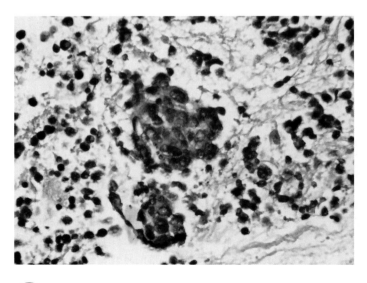

图 10-305　EUS-FNA 组织条石蜡切片
（HE 染色，中倍）

肿瘤细胞呈簇状松散黏附，或单个散在分布，与细胞学涂片中的细胞特征一致。细胞质少或裸核，浓染，异型明显。切片中恶性特征明显，但无明显腺上皮分化的依据。

　　在穿刺组织条中,低分化导管腺癌由低分化的癌细胞排列呈实体的条索状或巢状,仅见少许不规则腺腔样结构。癌细胞异型性大,核极向消失,核仁显著,核分裂象活跃(图 10-306~ 图 10-312)。

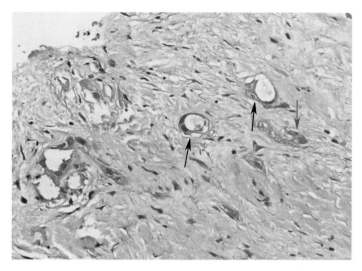

图 10-306　EUS-FNA 组织条石蜡切片
(HE 染色,低倍)

此例为低分化导管腺癌,纤维间质中可见散在分布的条索样(红色↑)及幼稚腺管结构(黑色↑)。腺管往往仅由几个细胞构成,体现了分化较差的特点。

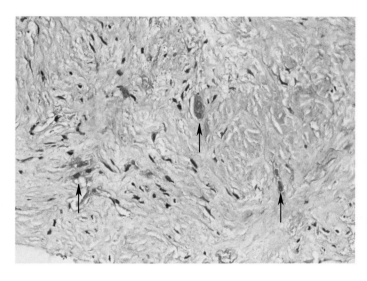

图 10-307　EUS-FNA 组织条石蜡切片
(HE 染色,低倍)

此例为低分化导管腺癌,纤维间质中可见单个游离分布的癌细胞(↑),细胞仍具有异型性,具有浸润性生长的特征。

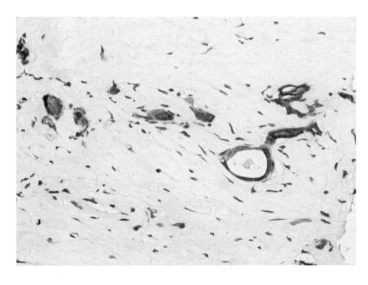

图 10-308　EUS-FNA 组织条石蜡切片
(CK7 免疫组织化学染色,低倍)

低分化导管腺癌通过 CK7 免疫标记,能清晰地显示出癌细胞的分布(细胞质阳性),可见幼稚腺管及小巢状结构。

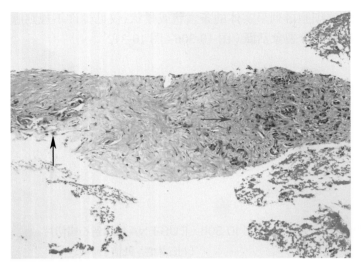

图 10-309　EUS-FNA 组织条石蜡切片
（HE 染色，低倍）

图中右侧区域为慢性胰腺炎（红色↑），可见胰腺腺泡和导管萎缩，但仍可见小叶样轮廓。左侧区域为低分化导管腺癌（黑色↑）。

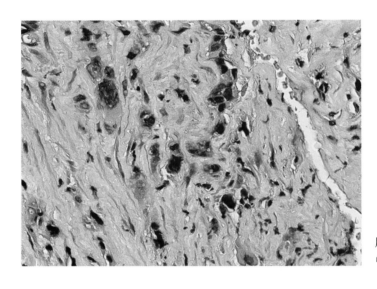

图 10-310　EUS-FNA 组织条石蜡切片
（HE 染色，中倍）

肿瘤细胞具有明显的异型性，核大、深染，在纤维间质中呈条索样浸润性生长。

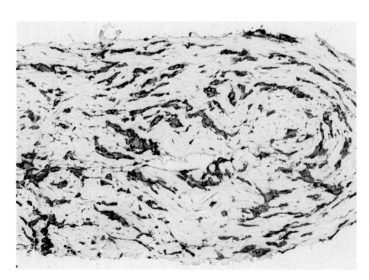

图 10-311　EUS-FNA 组织条石蜡切片
（CK7 免疫组织化学染色，低倍）

通过细胞角蛋白 CK7 的勾画（细胞质阳性），可见肿瘤细胞条索样分布的特征十分明显，几乎找不到腺样结构，提示肿瘤分化较差。

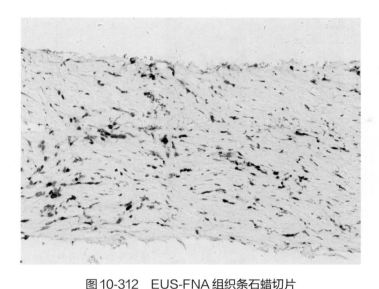

图 10-312　EUS-FNA 组织条石蜡切片

（Ki-67 免疫组织化学染色，低倍）

Ki-67 染色显示肿瘤细胞具有较高的增殖活性（细胞核阳性）。

小结

细胞学特点：

1. 东倒西歪的蜂窝状排列，核拥挤、重叠
2. 可见单个散在的异型细胞、泡沫样细胞质或细胞内黏液
3. 核大小不等，深染或苍白，核膜不规则，核仁明显，易见核分裂象
4. 背景可见凝固性坏死

鉴别诊断：

1. 高分化腺癌与慢性胰腺炎和 PanIN 鉴别
2. 低分化腺癌与间叶源性肿瘤鉴别
3. 细胞质富含黏液时与产黏液性肿瘤、转移性肾透明细胞癌鉴别

二、腺 鳞 癌

　　腺鳞癌由不同比例的腺癌和鳞癌成分混合而成，细胞涂片中可同时看到鳞状细胞癌（简称鳞癌）成分和腺癌成分（图 10-313~ 图 10-332）。鳞癌细胞通常体积较大，呈厚而杂乱的层叠状排列或散在分布；细胞呈多角形、梭形或蝌蚪形，细胞质丰富，可有角化，核居中，大小差异较腺癌明显，常见浓染的"墨滴状"核；细胞间有时可见"细胞间桥"。腺癌细胞体积较鳞癌细胞更小，呈拥挤的蜂窝状排列，有时可见腺样腔隙或整齐的"腔缘"样结构；细胞呈立方形或柱状，细胞质少，或呈水样透亮，或有黏液空泡，核内染色质多较空，染色苍白，核仁明显。分化差的癌单纯从形态学特点很难区分鳞癌与腺癌，高分化鳞癌有明显的细胞质角化，在涂片中非常突出，易于发现。腺鳞癌较易发生坏死，涂片背景常见明显的炎症细胞和坏死细胞碎片。

　　原发于胰腺的单纯鳞癌很少见，如果在涂片中看到明显的鳞癌成分，应仔细寻找有无腺癌分化的依据，或根据病史排除转移性鳞癌的可能。经典型导管腺癌常伴有或多或少的局灶鳞状分化，WHO 定义腺鳞癌中鳞状成分占肿瘤的 30% 及以上，但细胞学涂片中很难确定不同成分所占比例，因此虽然 WHO 胰胆管细胞学分类里提到"腺鳞癌"的诊断，有学者认为 FNA 报告"胰腺导管腺癌伴鳞状分化"更为严谨。

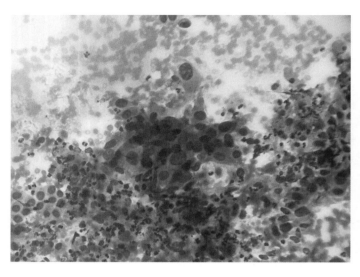

图10-313　EUS-FNA手工涂片
（Diff-Quik染色，中倍）

视野中央的一团鳞癌细胞呈多角形，体积较导管腺癌更大，细胞质丰富，细胞界限清楚。核巨大（注意与左下角一团腺癌细胞相比），居中，大小差异更明显。背景见大量炎症细胞及坏死细胞碎片物。

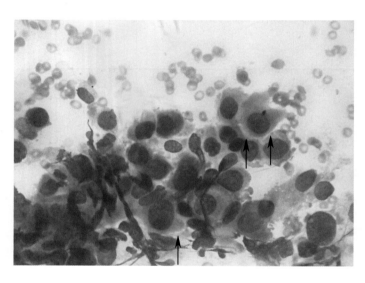

图10-314　EUS-FNA手工涂片
（Diff-Quik染色，高倍）

一团鳞癌细胞呈多角形，体积大，细胞质丰富，细胞界限清楚，可见细胞间桥（↑）。核大（可以用背景中的红细胞作参照），大小差异明显。

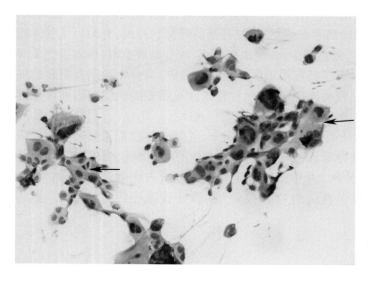

图10-315　EUS-FNA手工涂片（HE染色，低倍）

视野中的鳞癌细胞呈多角形，体积大，细胞质丰富、红染，细胞界限清楚，可见细胞间桥（↑）。核居中，核大小差异明显，可见巨核瘤细胞。

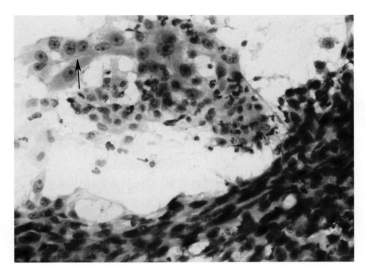

图 10-316　EUS-FNA 手工涂片（HE 染色，中倍）
上方一团鳞癌细胞呈多角形，体积大，细胞质丰富，细胞界限清楚，可见细胞间桥（↑）。核大，核仁明显。细胞团中混杂中性粒细胞。下方一团肿瘤细胞核浓染，层叠排列，也是鳞癌的常见排列方式。

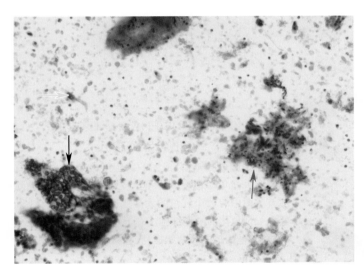

图 10-317　EUS-FNA 液基细胞学制片
（巴氏染色，低倍）
可见明显的凝固性坏死的背景，视野左侧一团腺癌细胞，细胞质丰富，水样透亮，可见明显的"格子"样边界（黑色↑）；右侧一团鳞癌细胞为短梭形或多角形，层叠杂乱排列，核深染（红色↑）；背景中还可见散在的"蝌蚪"样鳞癌细胞（黄色↑）。

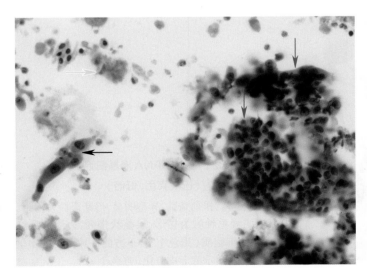

图 10-318　EUS-FNA 液基细胞学制片
（巴氏染色，低倍）
可见明显的凝固性坏死的背景（黄色↑）。视野右侧一大团腺癌细胞，呈东倒西歪的蜂巢状排列，上缘可见整齐的细胞质边缘（红色↑），提示其腺上皮分化，细胞质少，核质比高，核空泡状，核仁明显；左侧一团鳞癌细胞为多角形，细胞质丰富，核深染，可见细胞间桥（黑色↑）。

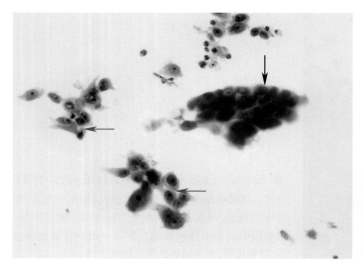

图 10-319　EUS-FNA 液基细胞学制片
（巴氏染色，低倍）

图中可见两种肿瘤细胞，右边的细胞团边缘整齐，乳头状排列，核大小一致，细胞质少，为腺癌细胞（黑色↑）；左侧和下方的肿瘤细胞为多角形，细胞质丰富，有蜘蛛样伪足从边缘伸出，核大，大小不等，核仁明显，可见细胞间桥（红色↑），为鳞癌细胞。

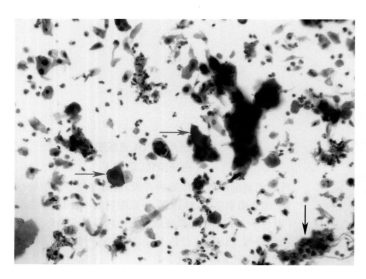

图 10-320　EUS-FNA 液基细胞学制片
（巴氏染色，低倍）

涂片中细胞成分丰富，成团的细胞层叠杂乱，染色深，周围有大量单个散在的异型上皮细胞，提示肿瘤黏附性差。图中有数个红色的大多角形细胞非常醒目（红色↑），是角化的鳞癌细胞。右下角一团细胞体积较前面的小，呈拥挤的蜂窝状排列，为腺鳞癌中的腺癌成分（黑色↑）。

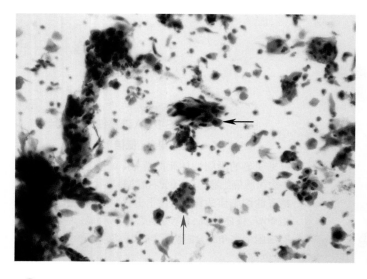

图 10-321　EUS-FNA 液基细胞学制片
（巴氏染色，低倍）

肿瘤细胞丰富，排列杂乱，异型明显，诊断恶性无困难。中央一团鳞癌细胞为梭形，层叠状排列，边缘可见红染、角化的细胞质（黑色↑）。下方的一片上皮细胞呈蜂窝状排列，显示腺上皮分化（红色↑）。

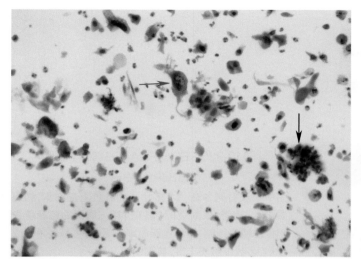

图 10-322　EUS-FNA 液基细胞学制片
（巴氏染色，低倍）

图中细胞黏附性差，多为单个散在，两个红色的大细胞特别醒目，中央大细胞的细胞质丰富、红染，有蝌蚪形的拖尾（红色↑），核大、深染，为典型的角化型鳞癌细胞，其他肿瘤细胞体积大小不等，多角形、短梭形或不规则形，多数细胞的细胞质比腺癌细胞更丰富，核比腺癌细胞的核更致密浓染。注意图中同时存在杂乱蜂窝状排列的腺癌成分（黑色↑）。

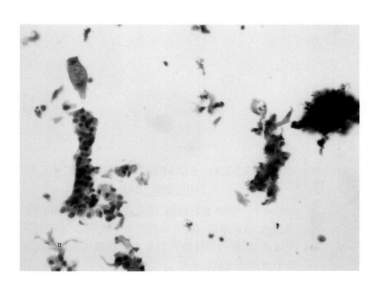

图 10-323　EUS-FNA 液基细胞学制片
（巴氏染色，低倍）

图中左侧一团细胞呈拥挤的蜂窝状排列，细胞团边缘整齐，为腺癌成分，右侧一团细胞呈厚而杂乱的层叠状排列，边缘可见细胞质伸出蝌蚪样拖尾，核较浓染，为鳞癌成分。

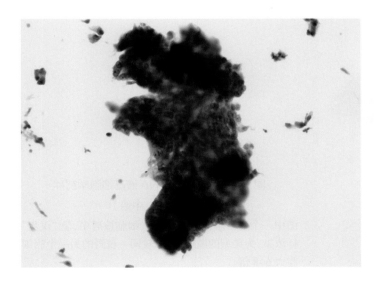

图 10-324　EUS-FNA 液基细胞学制片
（巴氏染色，低倍）

腺鳞癌中的腺癌成分，细胞体积多数较鳞癌细胞更小，核的大小差异没有鳞癌明显，多见苍白核和明显的核仁。

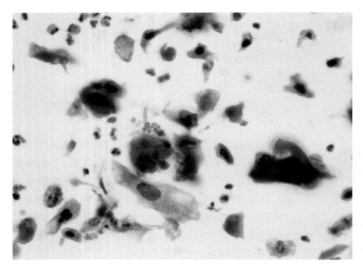

图 10-325　EUS-FNA 液基细胞学制片
（巴氏染色，中倍）

图中央及右侧各有一个多角形的红色上皮细胞，细胞质丰富，致密，核浓染似"黑炭"样。周围的蓝绿色细胞也是鳞癌细胞，体积比腺癌细胞更大，可呈多角形或梭形，多数细胞质丰富，核固缩似炭样。

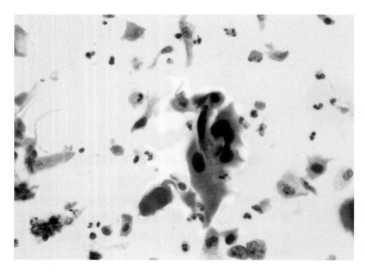

图 10-326　EUS-FNA 液基细胞学制片
（巴氏染色，中倍）

视野中央一团多角形细胞，细胞质较腺癌更厚而致密，墨绿色，核较浓染，居中，卵圆形或不规则形，旁边有一个红染、无核的角化物。背景中散在裸核细胞或拖尾的小多角形细胞。

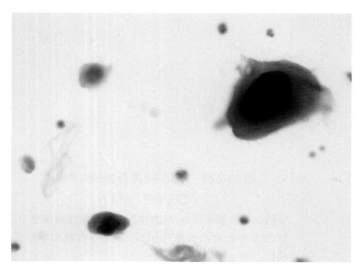

图 10-327　EUS-FNA 液基细胞学制片
（巴氏染色，中倍）

图中一个瘤巨细胞，细胞质厚、细胞核居中，呈"煤炭"样浓染，为典型的鳞癌细胞，较同一视野的另一个癌细胞大 6~8 倍。

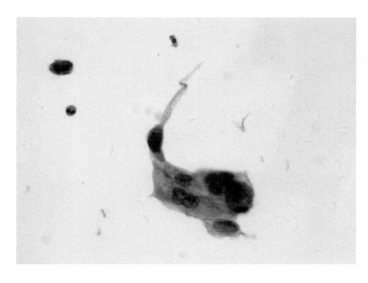

图 10-328　EUS-FNA 液基细胞学制片
（巴氏染色，中倍）

一团细胞大小差异明显，细胞质丰富，有蝌蚪形拖尾，核大小不等，有巨核、双核或多核，染色质粗颗粒状。

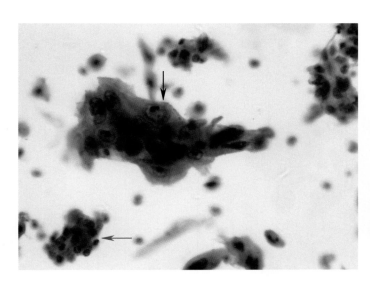

图 10-329　EUS-FNA 液基细胞学制片
（巴氏染色，中倍）

视野中央的一团多角形或梭形的鳞癌细胞层叠排列，细胞质较丰富，核居中，核膜厚，核仁大而突出，形状不规则（黑色↑）。这团细胞体积明显增大，注意与左下角的一团腺细胞（红色↑）大小相比较。

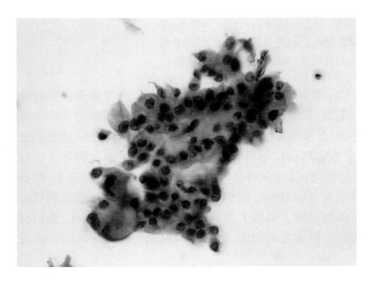

图 10-330　EUS-FNA 液基细胞学制片
（巴氏染色，中倍）

上例另一视野中的腺癌成分，此例腺上皮的特征明显，有水样透亮的细胞质，清晰的细胞界限，杂乱的蜂窝状排列，细胞团中央的腺腔隐约可见。

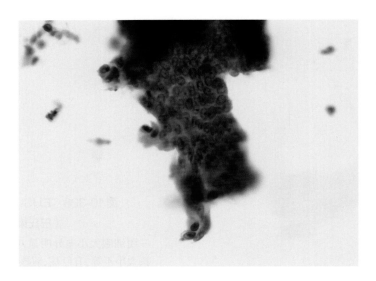

图10-331　EUS-FNA 液基细胞学制片（巴氏染色，中倍）

腺鳞癌中的腺癌成分，拥挤的蜂窝状排列，细胞质较鳞癌更少，核大小差异较鳞癌更小，核染色质较空，核仁明显。

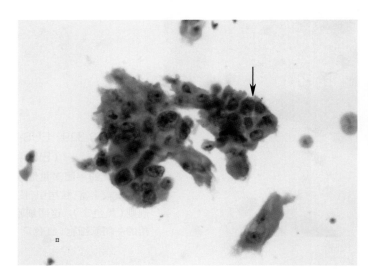

图10-332　EUS-FNA 液基细胞学制片（巴氏染色，中倍）

上例另一视野可见一团鳞癌细胞，与上一团细胞相比体积较大，细胞质较丰富，细胞质边缘不规则，细胞之间可见缝隙连接，似鳞状细胞的"细胞间桥"。细胞核大小差异明显，核仁突出且形状不规则。

穿刺组织条中可同时出现腺癌结构和鳞癌结构（图10-333~图10-335）。近年来，有学者提出胰腺腺鳞癌可以分为3种分布方式：经典型、鳞状分化为主型、黏液表皮样型。经典型表现为腺癌成分和鳞癌成分界限清楚，或呈独立分布，或呈交错式镶嵌排列，但是腺癌和鳞癌中的肿瘤细胞各自表达相应成分的免疫标记。要确定肿瘤中鳞状分化的成分，单靠一个标志物往往不可靠，会出现交叉表达，因此需要2个以上标志物来明确。CK5/6 和 P40 或 P63 可用来搭配使用，以确保可靠分型（图10-336~图10-338）。经典型是目前比较公认的腺鳞癌的分布方式。鳞状分化为主型是鳞癌成分为主，但仍可在少数区域找到腺癌的证据。黏液表皮样型是指同一个区域里的肿瘤细胞出现了鳞状上皮和腺上皮的不同分化方向，类似涎腺型肿瘤里的黏液表皮样癌（图10-339~图10-341）。根据文献报道，胰腺腺鳞癌里可能更多以黏液表皮样型的分布方式为主。

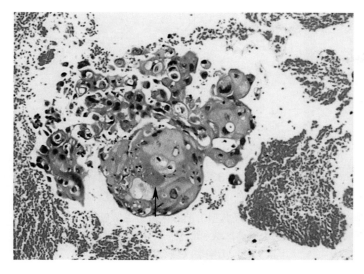

图10-333　EUS-FNA组织条石蜡切片
（HE染色，低倍）

图中一团鳞癌细胞，体积大，细胞质丰富，核大小差异明显，形状各异，多数致密深染，细胞团中央可见一团红色的角化物（↑）。

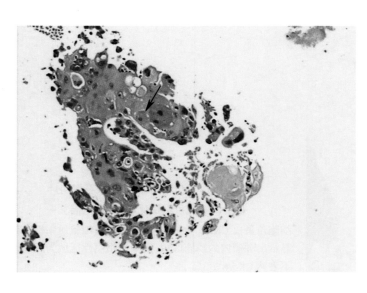

图10-334　EUS-FNA组织条石蜡切片
（HE染色，低倍）

图中一团鳞癌细胞，体积大，细胞质丰富，核大小、形状各异，箭头所示为一个角化不良细胞，核固缩，细胞质红。

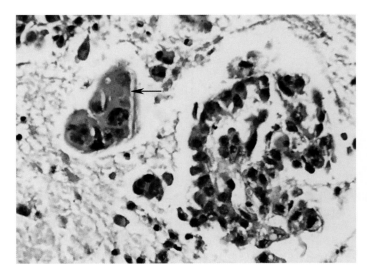

图10-335　EUS-FNA组织条石蜡切片
（HE染色，中倍）

图中左侧一团细胞为多角形，体积大，核大小不等，形状怪异，染色深，细胞质红，可见角化（↑）；右侧一团细胞呈柱状，不规则腺管样排列，大小较一致，最下方的两个细胞的细胞质内可见黏液空泡。

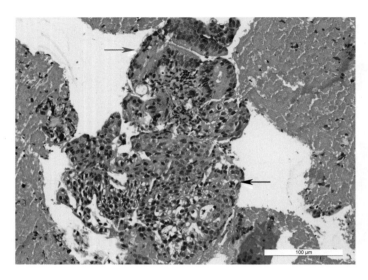

图 10-336　EUS-FNA 组织条石蜡切片
（HE 染色，低倍）

腺鳞癌（经典型），上方区域可见腺管结构伴有细胞异型，为腺癌区域（红色↑）；下方可见片状结构，细胞质丰富、红染，为鳞癌区域（黑色↑）。

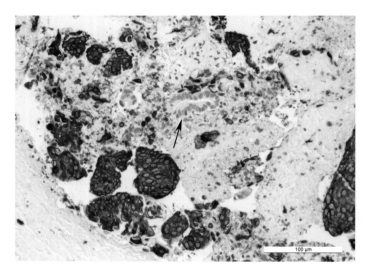

图 10-337　EUS-FNA 组织条石蜡切片
（CK5/6 免疫组织化学染色，低倍）

细胞角蛋白 CK5/6 为鳞状上皮标志物，细胞质阳性，可显示出肿瘤内的鳞癌区域，箭头所指阴性区域为腺癌，不表达 CK5/6。

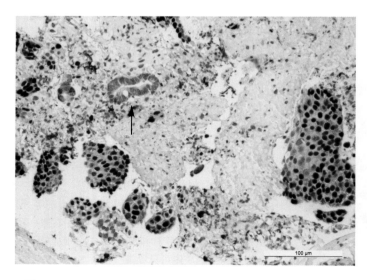

图 10-338　EUS-FNA 组织条石蜡切片
（P40 免疫组织化学染色，低倍）

P40 亦为鳞状上皮标志物，阳性信号定位于细胞核，可显示出肿瘤内的鳞癌区域，箭头所指阴性区域为腺癌（细胞质染色为假阳性）。

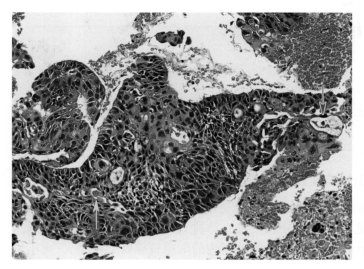

图10-339　EUS-FNA组织条石蜡切片
（HE染色，低倍）

腺鳞癌（黏液表皮样型），可见肿瘤组织主要为片状分布，细胞呈多边形，细胞间可见空隙（细胞间桥），部分区域可见单个细胞角化（黄色↑）。少数细胞的细胞质内含黏液（红色↑），提示仍具有腺上皮分化特征。这例不同于经典型，其中鳞状区域和腺上皮分化区域相互混合，界限不清，因而具有黏液表皮样癌的特征。

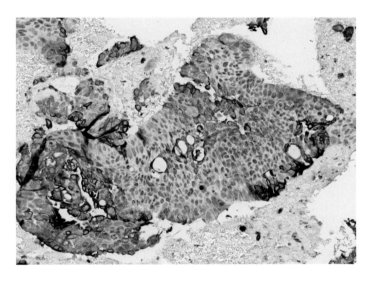

图10-340　EUS-FNA组织条石蜡切片
（CK5/6免疫组织化学染色，低倍）

腺鳞癌（黏液表皮样型），CK5/6勾画出同一片肿瘤中的鳞状分化区域，阳性信号位于细胞质。

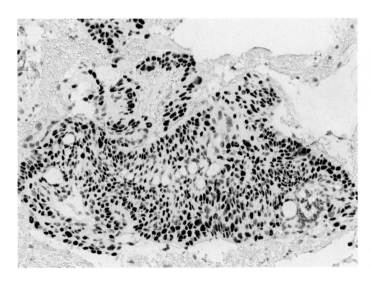

图10-341　EUS-FNA组织条石蜡切片
（P40免疫组织化学染色，低倍）

腺鳞癌（黏液表皮样型），P40勾画出同一片肿瘤中的鳞状分化区域，细胞核阳性。

小结

细胞学特点：
1. 腺癌细胞成分,杂乱蜂窝状排列,核偏位,苍白,核仁明显
2. 鳞癌细胞成分,体积大,细胞质丰富、可有角化,核浓染,居中

鉴别诊断：
与原发性及转移性鳞状细胞癌鉴别

三、胶样癌（黏液性非囊性癌）

　　胶样癌较少见,与胃肠道及乳腺的黏液腺癌相似,肉眼上呈半透明胶冻状。胶样癌的细针穿刺吸出物常呈无色或红色透明胶冻状,涂片内可见稠厚的黏液和三维立体排列的上皮细胞团（图10-342~图10-349）。上皮细胞团通常黏附紧密,细胞团边缘轮廓整齐,细胞团内的细胞较导管上皮稍大,大小较一致,异型性不如经典型导管腺癌大;黏液中混杂单个散在的核偏位的"印戒"样细胞或退变坏死的细胞。组织切片中有丰富的细胞外黏液,肿瘤细胞成团或散在,漂浮于大片"黏液湖"中（图10-350~图10-354）,肿瘤细胞顶端充满黏液呈多角形至高柱状,悬浮于黏液湖内或边缘,也可呈单个散在的"印戒"样。

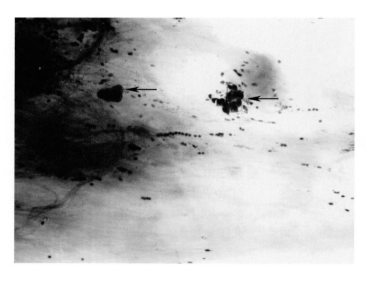

图10-342　EUS-FNA手工涂片
（Diff-Quik 染色,低倍）

稠厚的云絮样黏液中见两团肿瘤细胞（↑）,黏附紧密,边缘整齐,核深染,核质比高。

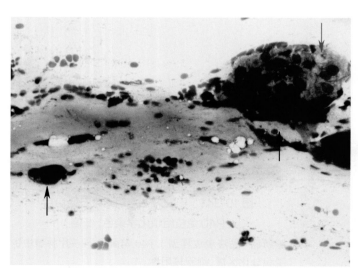

图10-343　EUS-FNA手工涂片
（Diff-Quik 染色,中倍）

紫红色云雾样黏液背景中见两团肿瘤细胞（黑色↑）,边缘整齐,细胞紧密堆叠致核内结构显示不清。上方较薄处可见丰富的紫蓝色黏液样细胞质和明显增大的紫红色细胞核（红色↑）。

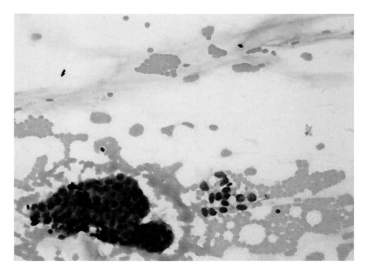

图 10-344　EUS-FNA 手工涂片（HE 染色，中倍）
涂片上方有淡蓝色黏液，下方一团癌细胞，细胞团轮廓圆整，细胞增大，细胞质少，核圆形，深染，大小一致，旁边有松散黏附的上皮细胞，异型更为明显。

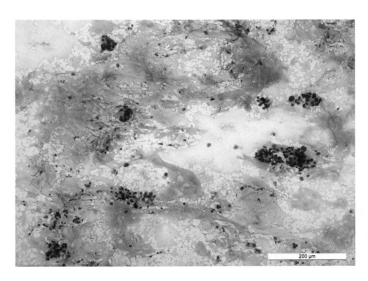

图 10-345　EUS-FNA 手工涂片（HE 染色，低倍）
肿瘤细胞紧密成团或单个散在，细胞增大，细胞质少，核大，圆形，深染，大小一致。背景见大量淡紫色云雾样黏液。

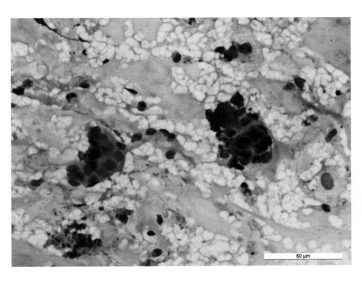

图 10-346　EUS-FNA 手工涂片（HE 染色，中倍）
肿瘤细胞团轮廓圆整，细胞增大，细胞质少，核大、深染，大小一致，旁边有单个散在的肿瘤细胞，异型更为明显。背景见大量淡紫色云雾样黏液。

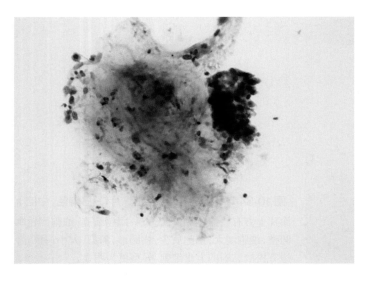

图 10-347　EUS-FNA 液基细胞学制片

（巴氏染色，低倍）

一团稠厚黏液，边缘一团黏附紧密的上皮细胞。黏液中单个散在的细胞核呈固缩状，偏在一侧。

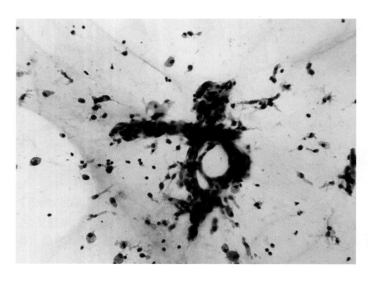

图 10-348　EUS-FNA 液基细胞学制片

（巴氏染色，低倍）

黏液背景中有条索状排列的上皮细胞，细胞排列紧密重叠，染色深，细胞质少，黏液中可见单个散在的"印戒"样细胞。

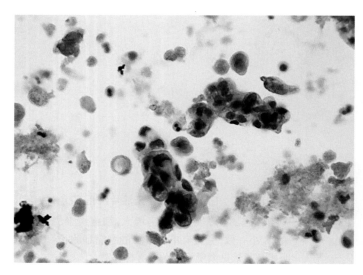

图 10-349　EUS-FNA 液基细胞学制片

（巴氏染色，中倍）

图示两团肿瘤细胞，圆形，细胞界限清楚，细胞质丰富、透亮，核偏位或居中，染色深，大小较一致。背景有凝固性坏死的细胞碎片。胶样癌的细胞核大小较一致，加上细胞质丰富，核质比不大，有时难以确定良恶性，注意背景中如果出现凝固性坏死或单个散在的完整的异型细胞高度提示恶性。

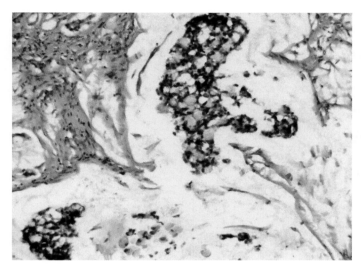

图 10-350　EUS-FNA 组织条石蜡切片
（HE 染色，低倍）

纤维结缔组织分隔的成片的"黏液湖"，其中漂浮成团的黏液性上皮，极向紊乱，细胞质丰富、充满黏液，核较小，大小一致。黏液湖中还可见散在的"印戒"样细胞。

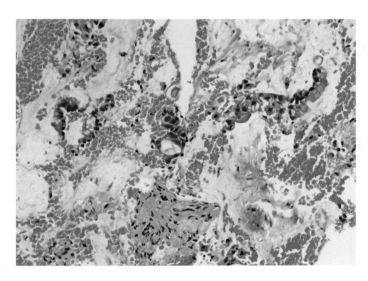

图 10-351　EUS-FNA 组织条石蜡切片
（HE 染色，低倍）

穿刺物中可见较多黏液成分并形成黏液湖，黏液湖内漂浮异型黏液上皮条索。

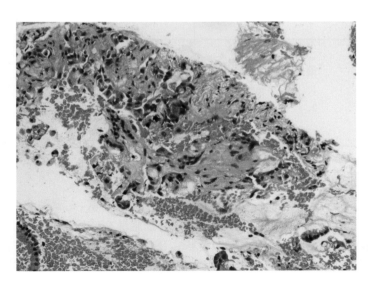

图 10-352　EUS-FNA 组织条石蜡切片
（HE 染色，低倍）

上例的另一个区域，可见间质浸润生长的肿瘤细胞及黏液湖。

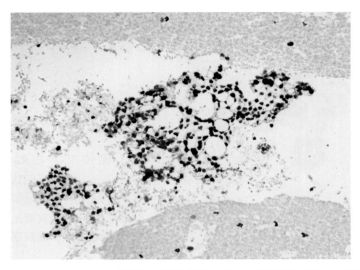

图 10-353　EUS-FNA 组织条石蜡切片（Ki-67 免疫组织化学染色，低倍）

上例的免疫组织化学染色，可见黏液湖中的肿瘤组织具有较高的增殖活性，细胞核阳性。

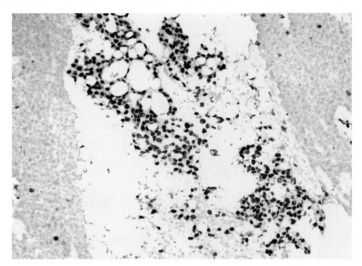

图 10-354　EUS-FNA 组织条石蜡切片（p53 免疫组织化学染色，低倍）

上例的免疫组织化学染色，可见肿瘤细胞为 p53 缺失突变表型，细胞核阴性。

小结

细胞学特点：

1. 丰富的细胞外黏液
2. 黏附紧密的细胞团，三维立体排列
3. 细胞中等大小，核深染，大小一致，细胞质少

鉴别诊断：

1. 导管腺癌伴黏液分化
2. 产黏液性囊性肿瘤

四、差附性癌 / 印戒细胞癌

这是胰腺癌中较少见的亚型，恶性程度高。组织学上肿瘤细胞弥散分布，圆形，细胞质丰富、充满黏液，核被挤压于细胞质一侧呈"印戒"样（图 10-355）。针吸细胞学特点与组织学类似，细胞散在或松散黏附成团，圆形，细胞质呈黏液性空泡状，核深染，圆形或被挤压呈月牙形（图 10-356~ 图 10-360）。黏液染色阳性，PAS 染色弱阳性。印戒细胞不应与吞噬黏液的巨噬细胞混淆，后者细胞核淡染，染色质细，可有小核仁。

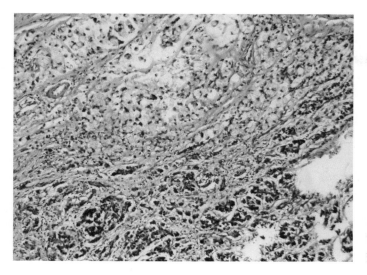

图 10-355　胰腺印戒细胞癌切除标本石蜡切片
（HE 染色，低倍）

图片上方粉色区域为印戒细胞癌的癌细胞，圆形，单个散在分布，细胞质丰富、粉染，充满黏液，核偏位呈"印戒"样；图片下半部分为残留的胰腺腺泡。

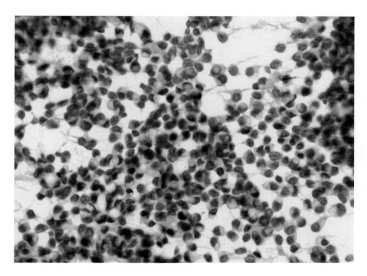

图 10-356　EUS-FNA 手工涂片（HE 染色，中倍）

大量典型的"印戒"样细胞散在分布，形态与组织学切片中的细胞一致，圆形，核深染，有的被挤压呈月牙形，细胞质充满粉红色黏液。

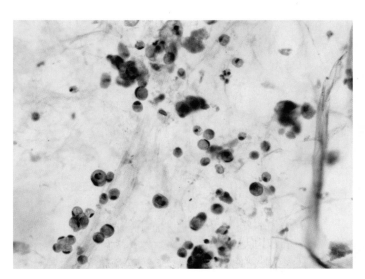

图 10-357　EUS-FNA 液基细胞学制片
（巴氏染色，中倍）

肿瘤细胞黏附性差，散在或成簇分布，体积小，细胞质黏液性空泡状，核深染、月牙形，偏在一侧，细胞形态与组织切片中所见一致。背景中可见黏液。

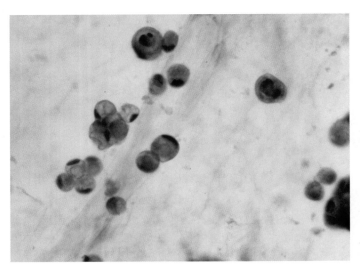

图 10-358　EUS-FNA 液基细胞学制片

（巴氏染色，高倍）

上例的局部放大，可见"印戒"样细胞圆形，黏附松散，核深染、月牙形，偏位，细胞质黏液性空泡状。

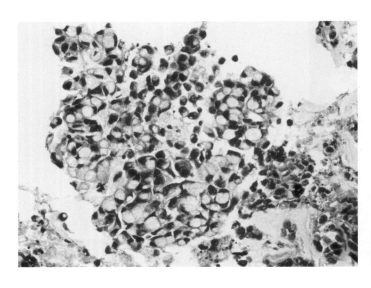

图 10-359　EUS-FNA 组织条石蜡切片

（HE 染色，中倍）

肿瘤细胞黏附松散，细胞质丰富、富含黏液，把细胞核挤压成月牙形。右下方可见凝固性坏死。

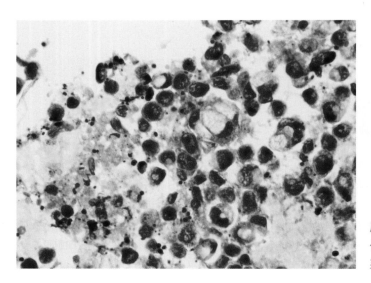

图 10-360　EUS-FNA 组织条石蜡切片

（HE 染色，高倍）

肿瘤细胞黏附松散，部分细胞的细胞质富含黏液，核偏位似"印戒"样；部分细胞核质比高，或接近裸核，核深染，染色质粗，核仁明显。背景可见坏死细胞碎片。

小结

细胞学特点：
1. 黏附松散的簇状或单个散在分布的印戒细胞
2. 细胞小，丰富的细胞质黏液
3. 核浓染，圆形或月牙形

鉴别诊断：
与吞噬黏液或脂质的巨噬细胞鉴别

五、未分化癌

未分化癌又名多形性癌、肉瘤样癌或间变性癌，肿瘤由多形性大细胞、巨细胞和/或梭形细胞构成，形态像肉瘤（图 10-361~ 图 10-363）。

胰腺未分化癌的细胞学涂片中通常细胞量丰富，大部分单个散在分布，少数呈团片状排列，应仔细寻找这种上皮分化的证据，以与肉瘤鉴别。肿瘤细胞大小不等，显著多形，常见巨核、多核、奇异形核的瘤细胞，核分裂象多见，背景常见炎症和坏死（图 10-364~ 图 10-368）。

胰腺原发的肉瘤少见，诊断时应予鉴别，还应与无色素性恶性黑色素瘤、脂肪肉瘤、横纹肌肉瘤、未分化多形性肉瘤等鉴别。充分取材后常可见到局灶性腺样分化，免疫组织化学 CK、EMA、CEA、CA19-9 染色阳性（图 10-369~ 图 10-372）。

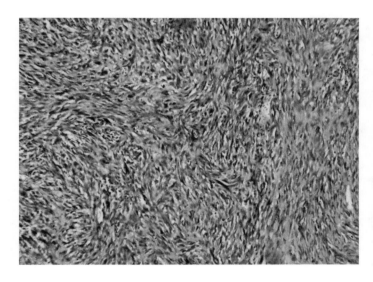

图 10-361　胰腺未分化癌手术切除标本石蜡切片
（HE 染色，低倍）

肿瘤细胞呈梭形，漩涡状或编织状排列，结构与肉瘤相似。应充分取材寻找有无腺癌结构，免疫组织化学上皮标记阳性。

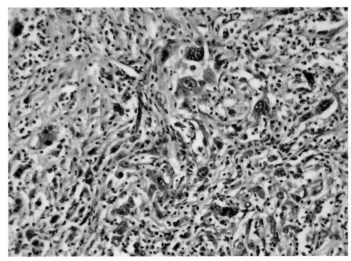

图 10-362　胰腺未分化癌手术切除标本石蜡切片
（HE 染色，中倍）

肿瘤细胞明显多形，呈梭形、多角形、不规则形，核大，核仁大而明显，易见巨核、多核瘤细胞。肿瘤细胞异型性明显，诊断恶性无困难，但细胞分化特征不明显，常需依赖免疫组织化学确诊。

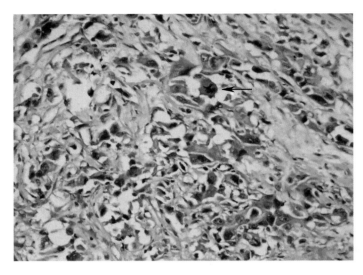

图 10-363　胰腺未分化癌手术切除标本石蜡切片
（HE 染色，中倍）

图中见明显多形的肿瘤细胞，体积大，多角形或不规则形，核明显多形，箭头所示为一个病理性核分裂象（↑）。

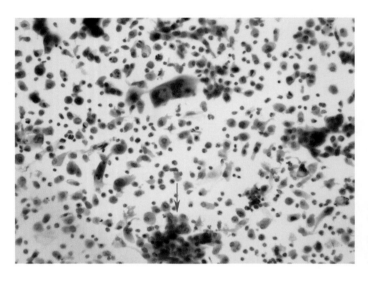

图 10-364　EUS-FNA 液基细胞学制片
（巴氏染色，低倍）

肿瘤细胞丰富，弥漫分布，黏附性差。细胞形态多样，可见梭形、多角形等，大小不等，明显多形，有巨核、多核瘤细胞。肿瘤诊断恶性无困难，下方一团细胞似有腺样分化（↑）。

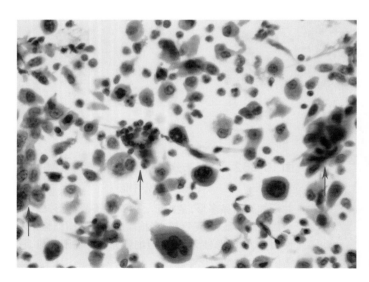

图 10-365　EUS-FNA 液基细胞学制片
（巴氏染色，中倍）

肿瘤细胞弥漫分布，显著多形，可见巨核、多核瘤细胞。注意成片的肿瘤细胞，显示上皮分化（↑）。

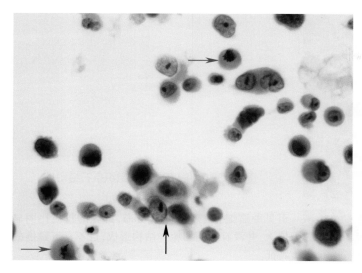

图 10-366　EUS-FNA 液基细胞学制片
（巴氏染色，中倍）

肿瘤细胞弥漫分布，核大小不等，核仁明显，可见巨核、多核瘤细胞，核分裂象易见（红色↑）。注意成片的肿瘤细胞有黏附性，显示上皮分化（黑色↑）。

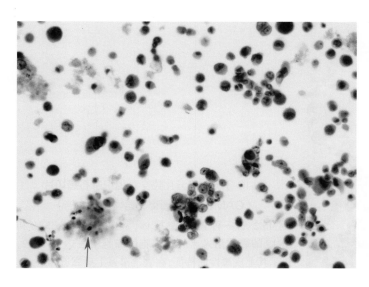

图 10-367　EUS-FNA 液基细胞学制片
（巴氏染色，低倍）

肿瘤细胞弥漫分布，黏附性差，核大小不等，核仁明显，显著多形。背景可见凝固性坏死和炎症细胞（↑）。

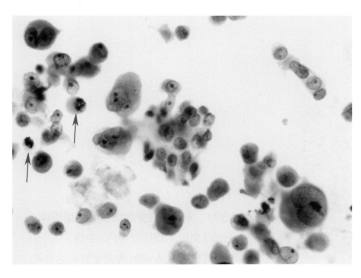

图 10-368　EUS-FNA 液基细胞学制片
（巴氏染色，中倍）

肿瘤细胞弥漫分布，核大小不等，显著多形，核仁明显，可见巨核、双核、多核瘤细胞，核分裂象易见（↑）。

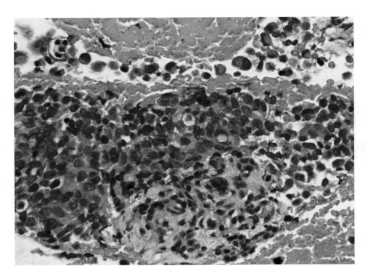

图 10-369　EUS-FNA 组织条石蜡切片
（HE 染色，中倍）

可见肿瘤细胞主要呈片状分布，细胞的核质比明显增大，并没有明确的腺样结构形成，也不具有鳞癌的特征。

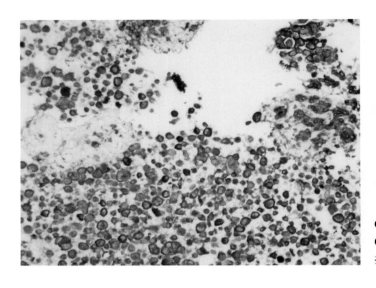

图 10-370　未分化癌穿刺组织条石蜡切片
（CAM5.2 免疫组织化学染色，中倍）

CAM5.2 是一种混合型抗体，涵盖了 CK8、CK18 和 CK19 的表达谱系。肿瘤细胞的细胞质表达 CAM5.2，提示其上皮源性的特征，在表达谱系上更靠近腺上皮。

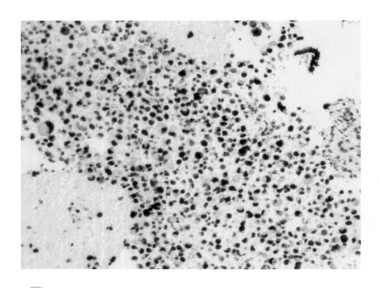

图 10-371　未分化癌穿刺组织条石蜡切片
（p53 免疫组织化学染色，中倍）

可见肿瘤细胞核高表达 p53，为突变型表达方式。

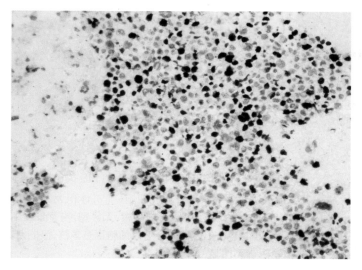

图 10-372　未分化癌穿刺组织条石蜡切片
（Ki-67 免疫组织化学染色，高倍）

Ki-67 染色显示肿瘤细胞具有较高的增殖活性，细胞核阳性。

小结

细胞学特点：
1. 细胞松散，黏附性差，常见单个散在的异型细胞
2. 细胞明显多形，可见巨核、多核、异形核瘤细胞
3. 核异型明显，核膜不规则、病理性核分裂象
4. 背景常见凝固性坏死和炎症细胞

鉴别诊断：
与间叶源性恶性肿瘤鉴别

六、伴有破骨样巨细胞的未分化癌

　　这是胰腺导管腺癌的特殊亚型，细胞学特征明显，涂片中通常细胞丰富，至少可见两种细胞成分，一种是明显多形的癌细胞，另一种是形态温和的破骨样巨细胞，除此之外还可能出现导管腺癌、黏液性肿瘤或其他分化成分（图 10-373~ 图 10-381）。组织学特点为多形性癌细胞弥漫浸润，伴有破骨样巨细胞反应（图 10-382~ 图 10-390）。破骨样巨细胞的形态与骨的巨细胞肿瘤形态相似，细胞体积大，细胞质丰富，核可有几个至几十个不等，核小圆形，大小、形态一致，可见小核仁。免疫组织化学显示巨细胞 CD68（+），上皮标记阴性，提示这种巨细胞为反应性成分而非肿瘤细胞。多形性癌细胞可为梭形、多角形或卵圆形，肉瘤样排列。瘤细胞单核或多核，核仁明显，核分裂象多见。免疫组织化学显示上皮标记阳性。癌细胞具有多向分化的特征，可出现分化较好的区域，如导管腺癌结构、黏液性囊性肿瘤的结构，甚至出现骨或软骨分化。

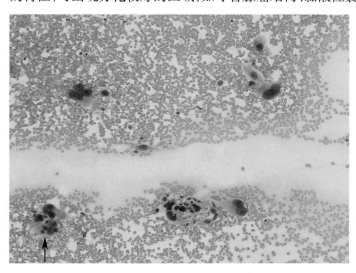

图 10-373　EUS-FNA 手工涂片（HE 染色，低倍）

涂片中见肿瘤细胞弥漫分布，体积巨大，异型明显，可见双核、多核，核仁大而明显。注意左下角的一个破骨样巨细胞（↑），体积大，细胞质丰富，多核，核小圆形，无异型，与背景红细胞大小相似。

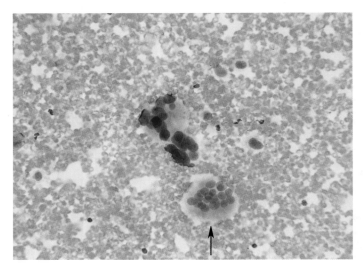

图10-374　EUS-FNA手工涂片（HE染色，中倍）
箭头所示为一个破骨样巨细胞（↑），体积大，细胞质丰富，内含十余个小圆形细胞核，无异型，与背景红细胞大小相似。上方的两个瘤巨细胞也是多核，但核大、深染，异型明显。

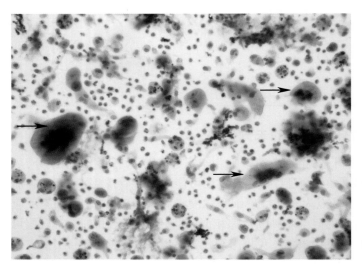

**图10-375　EUS-FNA液基细胞学制片
（巴氏染色，低倍）**
肿瘤细胞丰富，大小、形态差异特别明显，有梭形、圆形或不规则形的肿瘤细胞，有核大、核仁大而明显的瘤巨细胞，图中数个破骨样巨细胞比周围细胞体积大几十倍，在背景中非常醒目（↑）。可见明显的炎症背景。

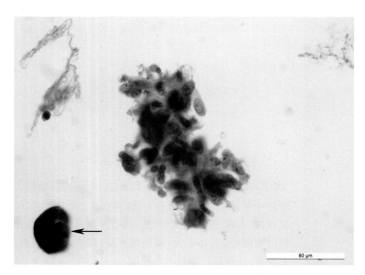

**图10-376　EUS-FNA液基细胞学制片
（巴氏染色，中倍）**
视野中央一团肿瘤细胞排列拥挤杂乱重叠，核大，核膜欠光滑，核仁明显，形态似导管腺癌。左下角见一个破骨样巨细胞（↑），体积大，细胞质丰富，内含十余个小圆形细胞核，无异型。

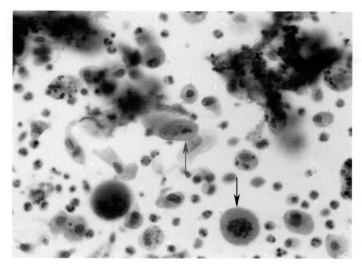

图 10-377　EUS-FNA 液基细胞学制片

（巴氏染色，中倍）

肿瘤细胞体积大，圆形或较胖的梭形，图中央一个巨大的肿瘤细胞，核大，有一个拉长的大核仁（红色↑），下方可见一个核分裂象（黑色↑）。背景见凝固性坏死及大量炎症细胞。

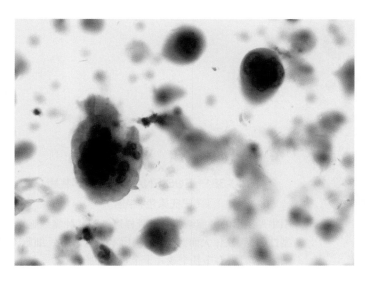

图 10-378　EUS-FNA 液基细胞学制片

（巴氏染色，中倍）

上例的另一视野，图左侧有一个清晰的破骨样巨细胞，体积巨大，细胞质丰富，细胞中有几十个小的细胞核，大小一致，形态温和，无异型。右上方有一个多核瘤巨细胞，体积大，核巨大，有大而明显的核仁。注意二者虽然都是多核的巨细胞，但形态特征完全不同。

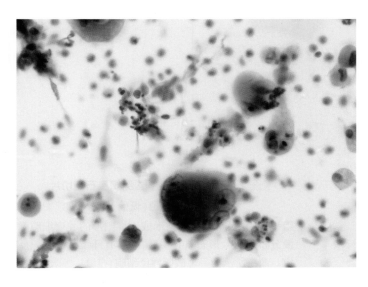

图 10-379　EUS-FNA 液基细胞学制片

（巴氏染色，中倍）

图中展示的是明显多形的癌细胞，有梭形、卵圆形、蝌蚪形等，图中央一个巨大的多核瘤巨细胞，核巨大、拥挤，核仁大而明显，与破骨样巨细胞不同。

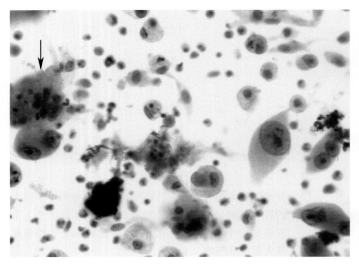

图 10-380　EUS-FNA 液基细胞学制片
（巴氏染色，中倍）

图中细胞充分显示了肿瘤的多形性，大小、形状差异特别明显，核的异型性明显，左侧有一个破骨样巨细胞，细胞质丰富，有十几个小的细胞核（↑）。

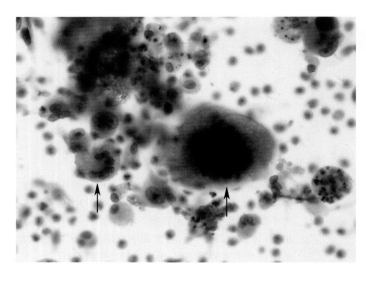

图 10-381　EUS-FNA 液基细胞学制片
（巴氏染色，中倍）

图中见多形的肿瘤细胞和破骨样巨细胞。肿瘤细胞异型性明显，核仁大而突出；箭头所示为破骨样巨细胞，细胞质丰富，有十几个或几十个小的细胞核（↑）。

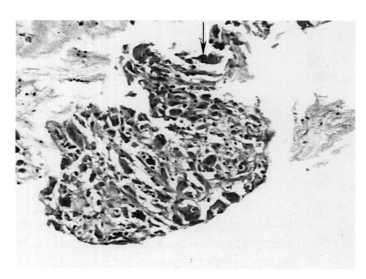

图 10-382　EUS-FNA 组织条石蜡切片
（HE 染色，低倍）

组织条中大量梭形、多角形或不规则形的肿瘤细胞弥漫分布，大小、形态差异明显，间质有纤维结缔组织反应。箭头所示为一个破骨样巨细胞（↑）。

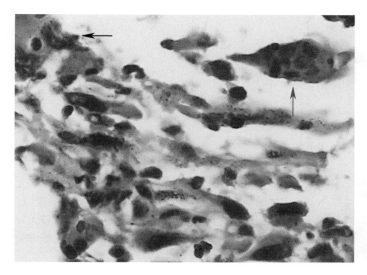

图 10-383　EUS-FNA 组织条石蜡切片
（HE 染色，高倍）

上例的局部放大，可见大部分肿瘤细胞为梭形，核大、深染，核质比大。左上角可见一个多核瘤巨细胞（黑色↑），细胞质较丰富，细胞内有 2~3 个大而异型的细胞核；右上方为一个破骨样巨细胞（红色↑），细胞内有十余个小的细胞核，核小圆形，无异型。

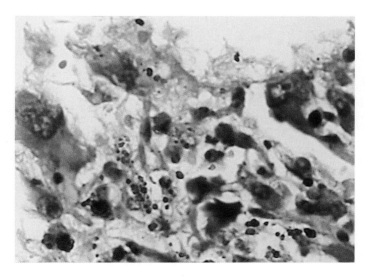

图 10-384　EUS-FNA 组织条石蜡切片
（HE 染色，高倍）

上例的另一视野，显示明显多形的肿瘤细胞，肉瘤样的排列方式，异型明显。

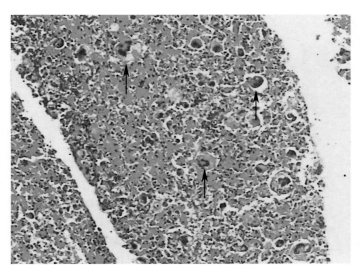

图 10-385　EUS-FNA 组织条石蜡切片
（HE 染色，低倍）

肿瘤细胞丰富，大小差异明显，其中体积巨大的破骨样巨细胞非常醒目（↑）。

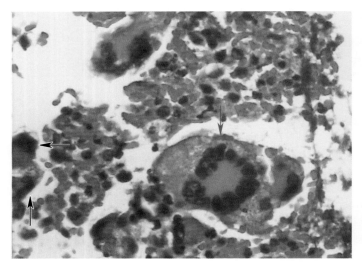

图 10-386　EUS-FNA 组织条石蜡切片
（HE 染色，中倍）

上例的局部放大，中央一个巨大的破骨样巨细胞（红色↑），细胞内几十个小的胞核呈花环样排列，核无异型，细胞质丰富。旁边见核大、深染的未分化癌细胞（黑色↑）。

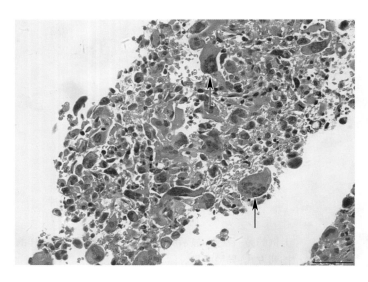

图 10-387　EUS-FNA 组织条石蜡切片
（HE 染色，低倍）

肿瘤细胞丰富，梭形、多角形或不规则形，核大、异型明显。其间见体积巨大但核小的破骨样巨细胞（↑）。

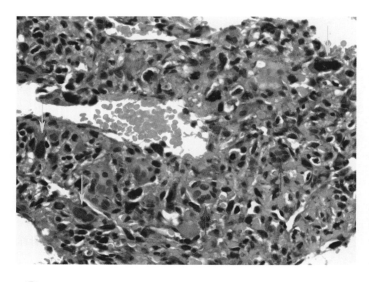

图 10-388　EUS-FNA 组织条石蜡切片
（HE 染色，中倍）

肿瘤细胞形态不规则，异型性明显，可见较多怪异核的瘤巨细胞（黄色↑）。其中散在分布破骨样巨细胞（红色↑），为反应性改变；与瘤巨细胞相比，虽然也是多核巨细胞，但是细胞核异型性不明显。

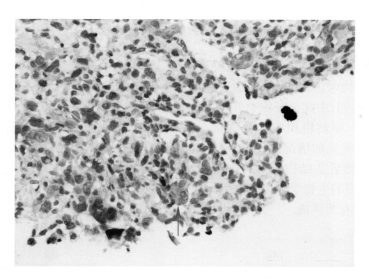

图 10-389　EUS-FNA 组织条石蜡切片（CD68 免疫组织化学染色，低倍）

CD68 为组织细胞标志物，细胞质阳性，可以显示出破骨样巨细胞（↑），而瘤巨细胞为肿瘤性改变，不表达 CD68。

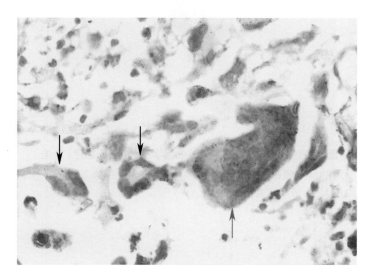

图 10-390　EUS-FNA 组织条石蜡切片（CD68 免疫组织化学标记，高倍）

图中一个大细胞内有几十个小的细胞核，细胞质丰富，CD68 标记细胞质阳性，提示其为反应性的破骨样巨细胞（红色↑）；左侧两个大细胞也是多核，但核明显大而深染，CD68 标记阴性，为多形的未分化癌细胞（黑色↑）。

小结

细胞学特点：
1. 细胞质丰富、细胞核形态温和的破骨样巨细胞
2. 明显多形的单核、双核或多核肿瘤细胞
3. 可见不同分化程度的腺癌细胞或其他分化成分

鉴别诊断：
1. 与含有多核巨细胞的病变（结核、SPN 的胆固醇性肉芽肿）鉴别
2. 与未分化癌、肉瘤样癌、转移性恶性黑色素瘤等鉴别

七、微乳头状癌

微乳头状癌在乳腺癌和尿路上皮癌中比较多见,胰腺癌中比较少见。当50%区域出现悬浮在间质空隙中的小巢状肿瘤结构时,可以诊断为微乳头状癌。细胞学涂片中可见肿瘤细胞呈轮廓圆整的小团状、小乳头状或出芽样排列,中间无纤维血管轴心,细胞质丰富,可见黏液,核圆形,异型性小,可见小核仁(图10-391~图10-394)。穿刺组织中如果大部分肿瘤成分均为微乳头结构,则可以诊断为微乳头状癌。胰腺导管腺癌中更常见的情况是,在肿瘤的局部区域出现微乳头样的形态,并非肿瘤的大部分,而穿刺组织无法准确判断微乳头结构所占的比例,因此诊断为"含微乳头样结构的导管腺癌"可能更客观(图10-395)。微乳头状癌的生物学行为具有更强的侵袭性,脉管侵犯的概率也更高,导管腺癌中含微乳头状结构时,也应在报告中有所体现。

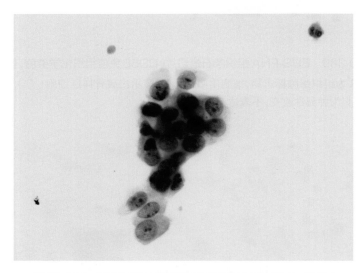

图10-391 EUS-FNA液基细胞学制片(巴氏染色,高倍)
一团肿瘤细胞排列成微乳头样结构,中央无纤维血管轴心。细胞中等大小,核质比高,核仁明显。

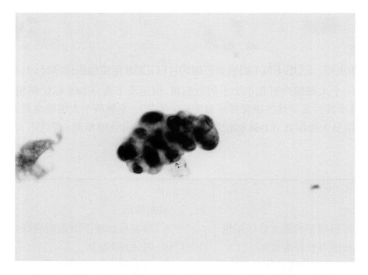

图10-392 EUS-FNA液基细胞学制片(巴氏染色,中倍)
一团肿瘤细胞花球样排列。细胞中等大小,核大小不等,细胞质可见黏液。

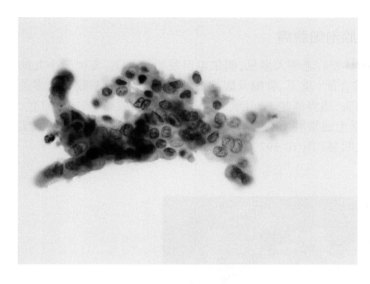

图 10-393　EUS-FNA 液基细胞学制片
（巴氏染色，中倍）

一团肿瘤细胞呈分支出芽样排列，中央无纤维血管轴心。核空泡状，大小不等，核膜不光滑，核仁明显。

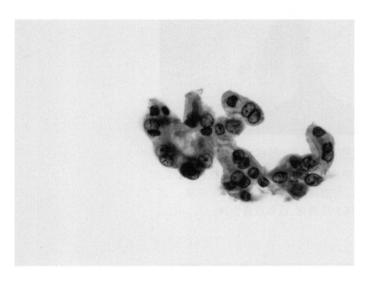

图 10-394　EUS-FNA 液基细胞学制片
（巴氏染色，中倍）

一团肿瘤细胞呈分支出芽样排列，核空泡状，大小不等，拥挤、重叠，核膜不光滑，核仁明显。

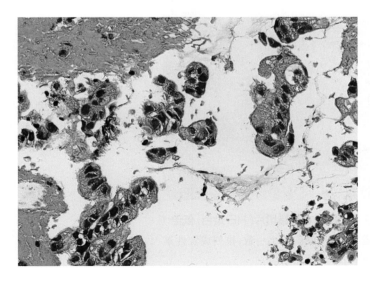

图 10-395　EUS-FNA 组织条石蜡切片
（HE 染色，低倍）

图中可见肿瘤细胞呈小而细长的实性条索或花球样细胞巢团，细胞巢内没有间质或血管成分，形成微乳头样结构。此例其他区域仍为经典的导管腺癌，并且穿刺组织无法准确判断微乳头结构所占的比例，因此诊断为"含微乳头样结构的导管腺癌"可能更客观。

八、腺泡细胞癌

　　腺泡细胞癌较少见,仅占成人胰腺肿瘤的 1%~2%,老年人多见,偶尔也可发生于儿童,发生于小儿的肿瘤预后较好。少数病例可伴有高分泌脂肪酶综合征(皮下、骨髓及腹部多灶性脂肪坏死、脂膜炎)、多关节病或非细菌性血栓性心内膜炎。肿块多位于胰头,边界清楚,分叶状、体积大;切面质软、鲜黄或粉红色,可伴出血坏死(图 10-396)。腺泡细胞癌在组织学上通常肿瘤细胞丰富,间质少,可呈腺泡状、梁索状或实性片状排列。细胞质嗜酸性颗粒状,核增大、核仁明显(图 10-397,图 10-398)。

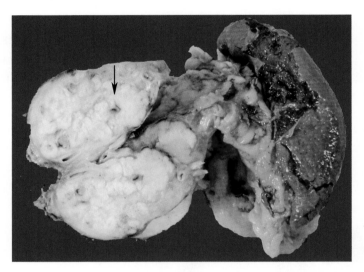

图 10-396　胰体尾腺泡细胞癌手术切除标本(大体照片)

图中箭头所指为一个巨大的肿瘤,切面粉红色,质地细腻、鱼肉样,被纤维间质分隔成多结节状,与周围正常胰腺组织界限尚清。少数情况下腺泡细胞癌也可表现为纤维化,或形成囊性区。

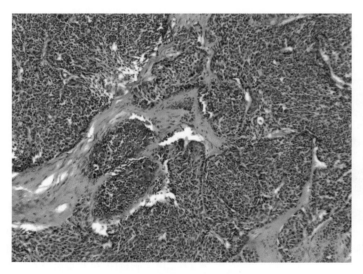

图 10-397　腺泡细胞癌手术切除标本石蜡切片(HE 染色,低倍)

镜下见肿瘤实质丰富,间质少;肿瘤细胞大小一致,排列成实性集团状、梁状或腺泡状,细胞质嗜伊红颗粒状。

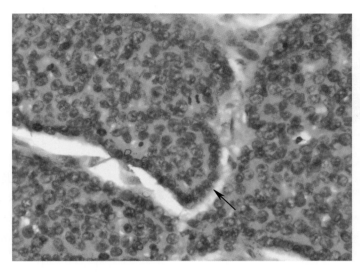

图 10-398　腺泡细胞癌手术切除标本石蜡切片（HE 染色，中倍）

肿瘤细胞排列成实性片状或腺泡状，箭头所指细胞团边缘的锥体形细胞的细胞核呈栅栏样排列，边缘整齐。分化好的细胞呈圆形，形态单一，细胞质丰富、嗜酸性，核大小一致，细胞异型小，局部拥挤或重叠，核内染色质较空，核仁明显。

　　腺泡细胞癌的细胞学涂片中细胞量通常很丰富，可以是黏附紧密的大片的组织断片，也可以形成小的腺泡状、玫瑰花环状或梁索状结构，或是单个散在分布，黏附性差。涂片中的癌细胞形态单一，异型程度不等，但都较导管腺癌异型性小。有的癌细胞形态与正常腺泡上皮相似，核圆形，居中或偏位，染色质均一，核仁明显或不明显。有的癌细胞核大、染色质粗，核仁明显。有丰富的颗粒状细胞质，在 HE 染色中颜色较红，在巴氏染色中呈蓝绿色，细胞界限不清（图 10-399~ 图 10-416）。与正常腺泡的区别是腺泡细胞癌的细胞排列常形成大的断片和细胞簇，常见单个散在分布，而不是正常腺泡的小而单一的黏附性好的葡萄串样细胞簇。腺泡细胞癌的细胞形态也很难与高分化 PanNET、SPN、ITPN 等形态温和的肿瘤区别，甚至胰母细胞瘤未取到鳞状细胞巢时也可以类似腺泡细胞癌，这些常需要免疫组织化学标记进行鉴别。

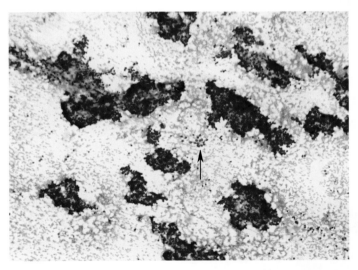

图 10-399　EUS-FNA 手工涂片（Diff-Quik 染色，低倍）

涂片中见大小不等的细胞团片、小簇状或腺泡状（↑）排列的肿瘤细胞，细胞丰富，形态单一。

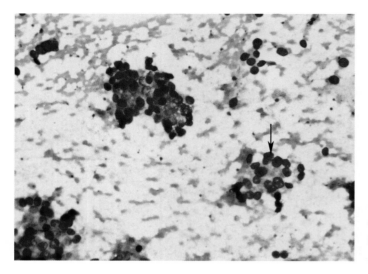

图 10-400　EUS-FNA 手工涂片

（Diff-Quik 染色，中倍）

见成片肿瘤细胞，部分呈腺泡样排列（↑），细胞大小、形态似正常胰腺腺泡。部分小簇状或单个散落。细胞质丰富、紫蓝色颗粒状，核圆形，部分可见明显核仁。

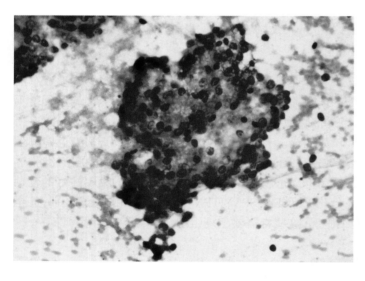

图 10-401　EUS-FNA 手工涂片

（Diff-Quik 染色，中倍）

见肿瘤细胞呈大的组织团片，细胞质丰富、紫蓝色颗粒状，核圆形，大小接近正常胰腺腺泡，可见核仁。周边见单个散落的肿瘤细胞。

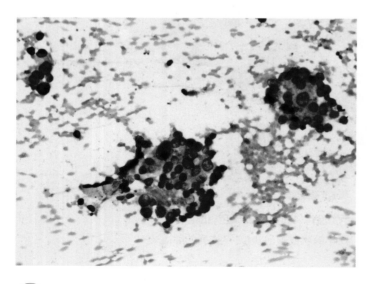

图 10-402　EUS-FNA 手工涂片

（Diff-Quik 染色，中倍）

见成片肿瘤细胞，细胞质丰富、紫蓝色颗粒状，大部分细胞核大小接近正常胰腺腺泡，其间个别细胞核增大，核仁明显。

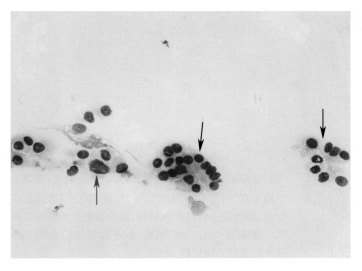

图10-403　EUS-FNA 手工涂片
（Diff-Quik 染色，中倍）

见腺泡样排列的肿瘤细胞（黑色↑），与正常胰腺腺泡大小、形态相似，细胞质丰富、红染颗粒状。部分小簇状或单个散落，核大、异型（红色↑）。

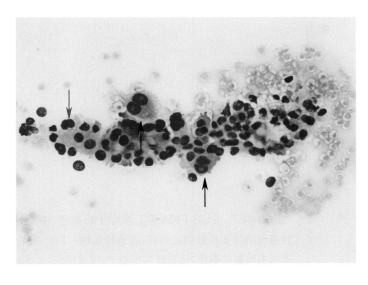

图10-404　EUS-FNA 手工涂片
（Diff-Quik 染色，中倍）

见腺泡样排列的肿瘤细胞（红色↑），与正常胰腺腺泡大小、形态相似，细胞质丰富、颗粒状。核较圆，部分细胞核大、异型（黑色↑）。

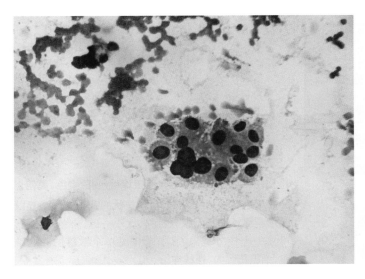

图10-405　EUS-FNA 手工涂片
（Diff-Quik 染色，中倍）

见一团腺泡样排列的肿瘤细胞，比正常胰腺腺泡稍大，核圆形，形态规则，细胞质丰富、颗粒状。

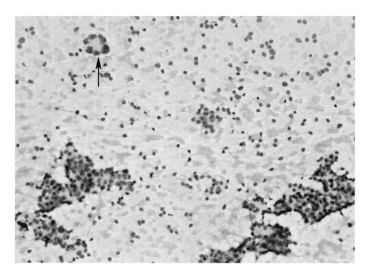

图10-406　EUS-FNA 手工涂片（HE 染色，低倍）
细胞丰富，形态单一，实性团片状、腺泡状（↑）或散在分布，细胞质呈粉红色颗粒状，部分细胞质脱失形成裸核。细胞核大小一致，圆形，形态温和，与 PanNET 和 SPN 的鉴别必须依赖 IHC。

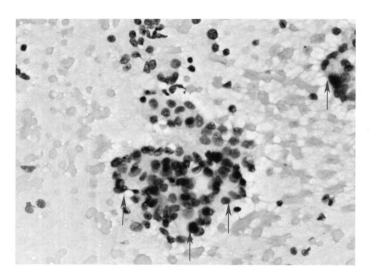

图10-407　EUS-FNA 手工涂片（HE 染色，中倍）
肿瘤细胞围成松散的花环样、腺泡样结构（↑）。有的表现为松散的裸核，核轻度大小不一，可见核仁。

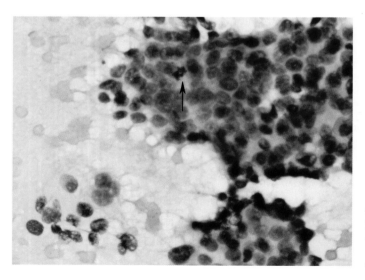

图10-408　EUS-FNA 手工涂片（HE 染色，高倍）
肿瘤细胞实性片状分布，在颗粒状的背景中细胞界限或细胞质不明显。核较拥挤，大小一致，染色质较粗，可见一个核分裂象（↑），周围见单个散落的肿瘤细胞，细胞质脱失，裸核样。

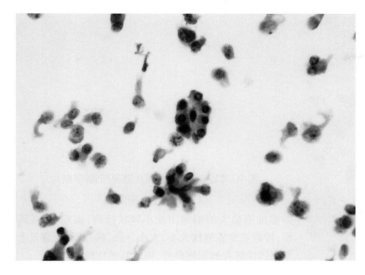

图 10-409　EUS-FNA 液基细胞学制片
（巴氏染色，中倍）

肿瘤细胞黏附松散，图中央一个小腺管结构，中央有均质的分泌物。核圆形，居中或偏位，颗粒状染色质，有染色质核心或细小核仁。细胞质呈细颗粒状，边界不清。

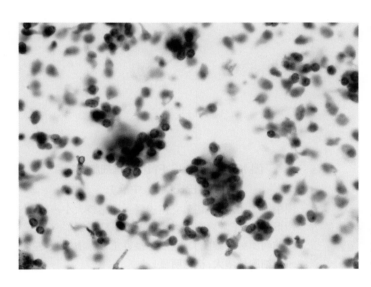

图 10-410　EUS-FNA 液基细胞学制片
（巴氏染色，中倍）

腺泡细胞癌的另一种涂片模式是大量单个散在的细胞，或小的组织片段，肿瘤细胞主要为圆形（很少卵圆形）的核，细致的细胞质，细胞界限不清，这种模式不借助于 IHC 几乎无法与内分泌肿瘤区别。

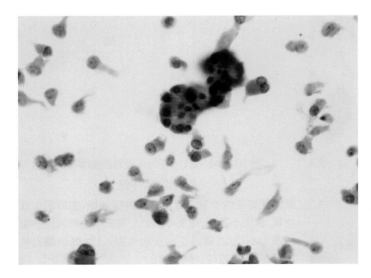

图 10-411　EUS-FNA 液基细胞学制片
（巴氏染色，中倍）

图中央一团肿瘤细胞呈腺泡样排列，细胞大小一致，无明显异型，接近正常的胰腺腺泡。但背景中有单个散落的细胞，体积稍大，大小不等，核偏位，有的核质比明显增大，黏附性差，提示其恶性特征。

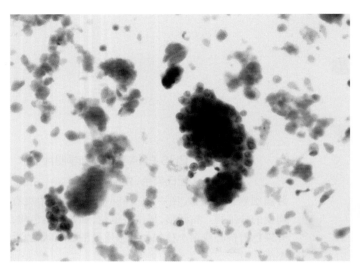

图 10-412 EUS-FNA 液基细胞学制片
（巴氏染色，中倍）

肿瘤细胞呈大的细胞团或小簇状排列，细胞小，核圆形，接近正常腺泡核大小，大小一致，核仁明显，背景大量凝固性坏死的细胞碎片，提示其恶性特征。

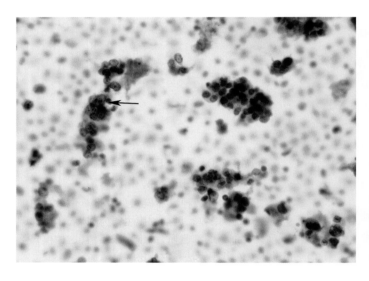

图 10-413 EUS-FNA 液基细胞学制片
（巴氏染色，中倍）

图中细胞团黏附紧密，立体感强。细胞核大小一致，小圆形，接近正常腺泡核大小，细胞质呈颗粒状。视野右侧的两团肿瘤细胞大小、形态接近正常腺泡细胞，左侧一团细胞核增大，核仁明显（↑）。

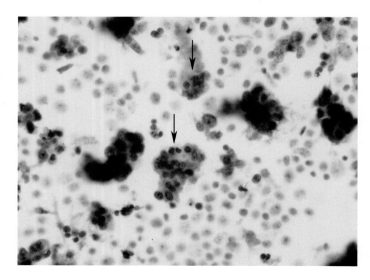

图 10-414 EUS-FNA 液基细胞学制片
（巴氏染色，中倍）

凝固性坏死的背景中可见一片肿瘤细胞，细胞质少或裸核，核大小不等，可见小核仁。视野中央的两团肿瘤细胞大小、形态接近正常腺泡细胞（↑），其余细胞核增大，染色质粗糙，异型明显。

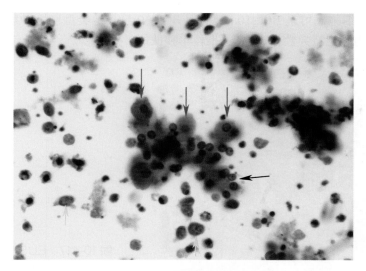

图 10-415　EUS-FNA 液基细胞学制片（巴氏染色，中倍）

部分肿瘤细胞呈腺泡样排列，大小、形态接近正常腺泡细胞（黑色↑）；部分肿瘤细胞的细胞质丰富，墨绿色颗粒状（红色↑）；部分肿瘤细胞的细胞质脱失形成裸核，核大小不等，染色质粗糙，异型明显（黄色↑）。背景中可见凝固性坏死的细胞碎片。

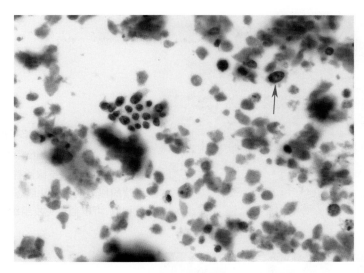

图 10-416　EUS-FNA 液基细胞学制片（巴氏染色，中倍）

肿瘤细胞大部分呈凝固性坏死，细胞核消失，仅见模糊的细胞轮廓。图中央的一团肿瘤细胞大小不等，排列松散，箭头所指的肿瘤细胞核明显增大，核膜厚而不规则。根据明显异型的上皮细胞及凝固性坏死的背景诊断恶性无困难，但无明显腺泡细胞癌的特征。

　　腺泡细胞癌穿刺组织条中癌细胞可呈腺泡状、菊形团状排列，细胞质呈嗜酸性或嗜碱性，核异型性较导管腺癌更小，通常染色质粗糙，核仁明显（图 10-417，图 10-418）。应注意与 PanNET 鉴别，高分化 PanNET（尤其是 NET G1/2）中肿瘤细胞的形态相对比较温和，而腺泡细胞癌的肿瘤细胞仍具有一定的异型性，细胞核内可见清晰的核仁。通过免疫组织化学能区分这两者（图 10-419~ 图 10-423）。腺泡细胞癌很少或弱表达神经内分泌标记，主要表达上皮和胰蛋白酶（trypsin）；而 PanNET 则强表达神经内分泌标志物。虽然研究发现腺泡细胞癌可呈 BCL-10 阳性，但 BCL-10 与其他类型胰腺肿瘤（导管腺癌最常见）会有交叉反应，并不能作为腺泡特异性标志物，不推荐单独使用。

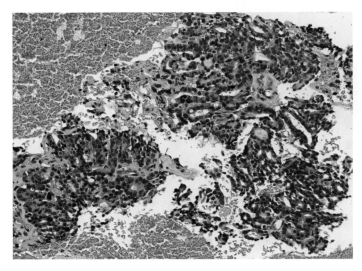

图 10-417　EUS-FNA 组织条石蜡切片
（HE 染色，低倍）

腺泡细胞癌组织呈菊形团样及假腺样排列，此例中肿瘤细胞的细胞质呈嗜碱性。

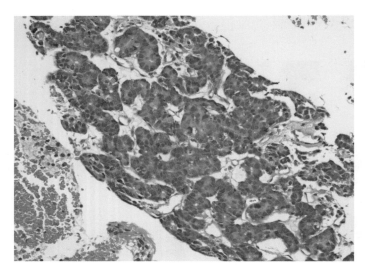

图 10-418　EUS-FNA 组织条石蜡切片
（HE 染色，低倍）

腺泡细胞癌组织呈腺泡样及菊形团样排列，细胞质可见嗜酸性改变。这种形态与高分化神经内分泌肿瘤比较相似，可以通过免疫组织化学染色进行鉴别诊断。

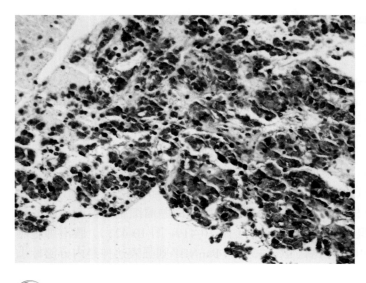

图 10-419　EUS-FNA 组织条石蜡切片
（trypsin 免疫组织化学染色，低倍）

trypsin 为腺泡细胞特异性标志物，腺泡细胞癌常细胞质阳性。

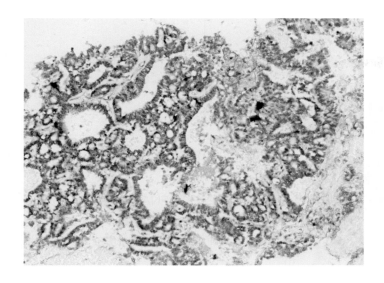

图 10-420　EUS-FNA 组织条石蜡切片
（BCL-10 免疫组织化学染色，低倍）

肿瘤细胞 BCL-10 为核阳性。

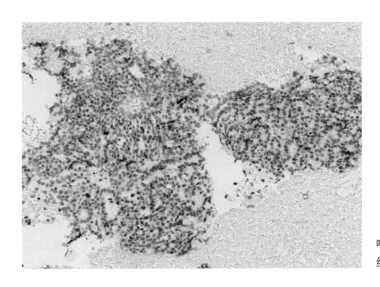

图 10-421　EUS-FNA 组织条石蜡切片
（CgA 免疫组织化学染色，低倍）

嗜铬粒蛋白 A（CgA）为神经内分泌标记，该例中肿瘤
细胞的细胞质阴性，可以与神经内分泌肿瘤相鉴别。

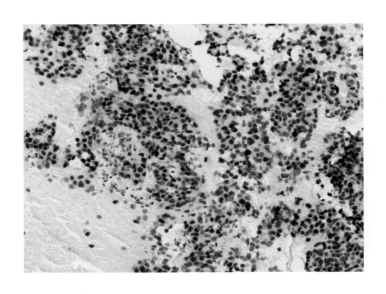

图 10-422　EUS-FNA 组织条石蜡切片
（p53 免疫组织化学染色，低倍）

肿瘤细胞核高表达 p53，为突变型表型。

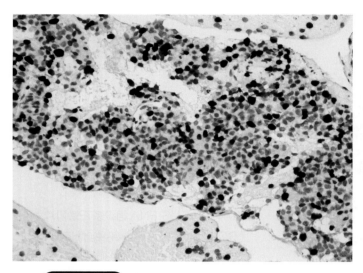

图10-423　EUS-FNA组织条石蜡切片

（Ki-67免疫组织化学染色，低倍）

Ki-67标记显示肿瘤细胞具有较高增殖活性，细胞核阳性。

小结

细胞学特点：

1. 大的组织断片、腺泡样、花环样排列或单个散在
2. 细胞丰富，中等量的颗粒状细胞质，界限不清
3. 核圆形，居中或偏位，异型性小，核仁明显

鉴别诊断：

1. 高分化PanNET、SPN
2. 胰母细胞瘤
3. ITPN

九、胰母细胞瘤

胰母细胞瘤是罕见的胰腺恶性肿瘤，常发生于婴儿和儿童，少数见于成人。儿童患者可出现血清AFP和CEA升高。多数胰母细胞瘤位于胰头或胰体部，通常体积较大，界限清楚，部分肿瘤有包膜。切面黄白色，可有出血、坏死或囊性变。

肿瘤组织有腺泡、神经内分泌或导管分化及鳞状细胞巢。上皮细胞排列成实体片状、梁状、腺泡状或管状，其间由致密的纤维间质分隔。细胞呈立方形或多角形，细胞质中等量，疏松淡染，可含PAS阳性颗粒，这点与实性-假乳头状肿瘤、腺泡细胞癌相似；核卵圆形，轻至中度异型，可见核仁。肿瘤常见核分裂象，这一特征有助于与实性-假乳头状肿瘤鉴别。肿瘤细胞间常可见到化生的鳞状细胞巢，这是诊断胰母细胞瘤所必需的，这一特征可以明确地把胰母细胞瘤与其他任何胰腺实性肿瘤区分开。间叶成分由梭形细胞组成，束状排列，可发生透明变性，还可含有软骨及骨组织。胰母细胞瘤的免疫组织化学显示胰蛋白酶、糜蛋白酶等外分泌标记以及Chr、Syn等神经内分泌标记阳性，AFP也可阳性，提示其来源于胰腺原始的、具有多种分化潜能的干细胞（图10-424~图10-429）。

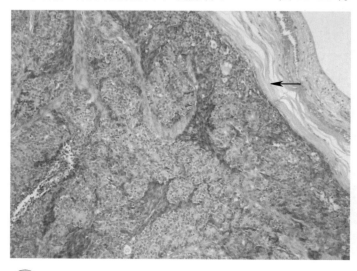

图10-424　胰母细胞瘤术后组织病理切片

（HE染色，超低倍）

肿瘤表面有包膜（↑），肿瘤细胞呈巢团状、腺泡样密集排列，细胞质粉染，核大小一致，其间有细胞质深红色的鳞状细胞巢。

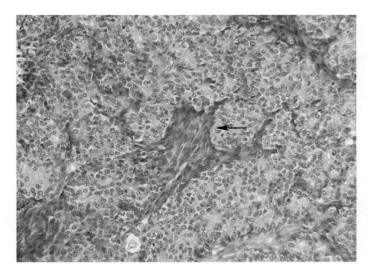

图 10-425　胰母细胞瘤术后组织病理切片
（HE 染色，低倍）

上例的局部放大，图中显示两种细胞，一种为细胞质疏松淡染、实性或腺泡样排列的肿瘤细胞，核大小一致，核仁明显；另一种为视野中央的一团鳞状细胞巢（↑），细胞质呈深红色，多角形或梭形，核卵圆形，排列密集。

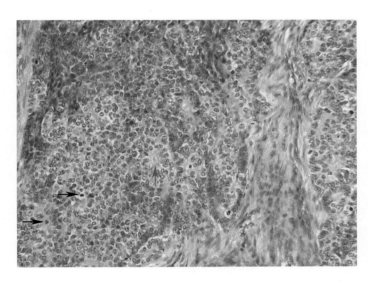

图 10-426　胰母细胞瘤术后组织病理切片
（HE 染色，低倍）

图片左侧下方为腺泡样分化的肿瘤细胞，排列成实性巢或小腺管，有的小腺管腔内还可见红染分泌物（红色↑），核大小轻度不一，核仁明显，核分裂象易见（黑色↑）。图片左侧上方为一片深红色的鳞状细胞巢。图片右侧为一束梭形细胞，平行或杂乱排列，核较胖，可见核仁。

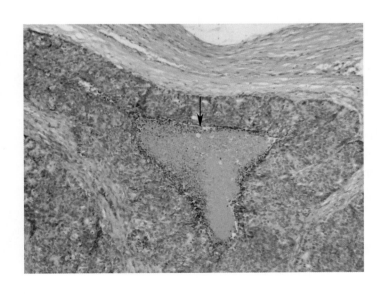

图 10-427　胰母细胞瘤术后组织病理切片
（HE 染色，低倍）

显示肿瘤细胞巢中央一片凝固性坏死区（↑）。

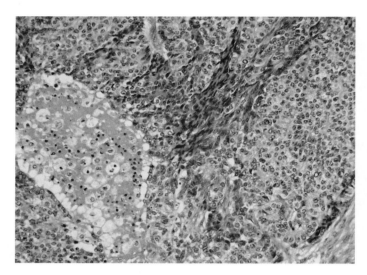

图 10-428　胰母细胞瘤术后组织病理切片（HE 染色，低倍）
图片左侧为肿瘤内的一处囊性变，囊内为粉染液体及吞噬细胞。

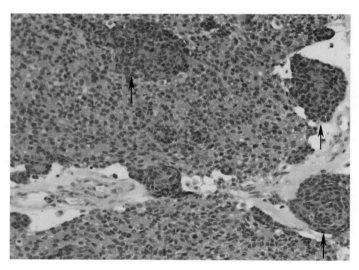

图 10-429　胰母细胞瘤手术切除标本石蜡切片（HE 染色，低倍）
肿瘤细胞主要呈菊形团样排列，其中可见多个鳞状细胞巢，细胞呈
漩涡样排列（↑），没有明确的角化。

　　儿童的胰腺实性占位，首先考虑胰母细胞瘤，而成人型胰母细胞瘤则罕见。胰母细胞瘤的 FNA 涂片内通常为形态一致的肿瘤细胞，立方形或圆形，细胞质少、疏松淡染，核质比高，核居中或偏位，可见核仁。这些细胞特点与胰腺的高分化神经内分泌肿瘤、腺泡细胞癌、实性 - 假乳头状肿瘤等难以区别。鳞状细胞巢是胰母细胞瘤的特征性改变，呈漩涡状或团片状排列，具有水流样极向，细胞质丰富、嗜酸性，核淡染，染色质细，核仁不明显，不具有明显的角化现象。穿刺标本往往取材局限，很难获得鳞状细胞巢，因此与其他类型肿瘤鉴别困难，尤其是腺泡细胞癌。当然如果 FNA 标本中能够获得鳞状细胞巢，再加上免疫组织化学标记证明肿瘤细胞具有外分泌和内分泌双向表达，则有助于诊断。

小结

细胞学特点：	鉴别诊断：
1. 细胞丰富，一致的立方形、圆形细胞，偏位核	1. 高分化 PanNET
2. 细胞质纤细疏松，细胞界限不清，偶见裸核	2. 腺泡细胞癌
3. 分化好的鳞状细胞巢	3. 腺鳞癌

十、混合性肿瘤

　　少数情况下胰腺肿瘤内可出现不同的分化成分，以不同比例混合存在，例如混合性腺泡 - 导管癌、混合性腺泡 - 神经内分泌癌、混合性腺泡 - 神经内分泌 - 导管癌、混合性导管 - 神经内分泌癌，每种组织成分均超过 30% 方可诊断混合性癌。FNA 由于取样的局限性，不能反映不同组织成分的比例，而且在细胞涂片中不同的组织成分常难以辨别，因此很少诊断混合性肿瘤（详见本章第五节）。

十一、实性 - 假乳头状肿瘤

　　实性 - 假乳头状肿瘤（SPN）又称实性 - 囊性 - 乳头状肿瘤，较少见。该肿瘤 90% 发生于女性，平均年龄为 28 岁；少数病例为年轻男性。肿瘤部位在胰腺头、体、尾各占 1/3，偶见发生于胰腺后和结肠系膜的报道。以往绝大多数 SPN 被认为是一种良性肿瘤，但 WHO 第 5 版肿瘤分类认为该肿瘤属于低级别恶性肿瘤，因为即使肿瘤内未见神经或脉管侵犯以及浸润周围胰腺组织等恶性肿瘤的证据，也可出现转移。大多数患者手术后无复发，个别患者会局部复发或肝内转移，肿瘤多数较大（平均 10cm），边界清楚，分叶状，小的肿瘤多呈实性，大的肿瘤更多表现为囊性或囊实性，常见坏死及出血（图 10-430）。部分病例肿瘤可直接浸润周围器官或发生转移，或出现明显的高级别恶性肿瘤转化。

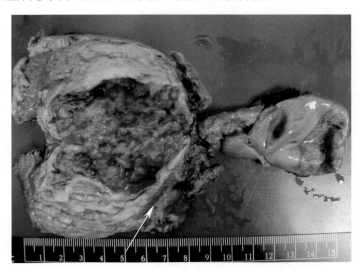

图 10-430　胰腺实性 - 假乳头状肿瘤手术切除标本
胰腺切面见一巨大囊实性肿块，囊壁边界不清，内壁不光滑，附有坏死物及陈旧性出血，右侧有实性肿瘤组织向腔内突出。坏死和囊性变明显时，大体表现与炎性假瘤相似，应充分取材以避免误诊。

　　镜下肿瘤的实性区由小而一致的圆形细胞组成，片状、条索状或梁状排列，伴有不同程度的硬化间质。肿瘤细胞的细胞质呈嗜酸性或空泡状，有的可见嗜酸性透明小体，PAS 染色阳性。核圆形或卵圆形，染色质均匀，核仁不明显。可见锯齿状核或核沟，核分裂象少见。血管丰富，管壁可透明变性。远离血管的细胞常变性坏死，使残留在血管周围的细胞围绕成假乳头状（图 10-431~ 图 10-433）。常见散在的小团泡沫细胞或变性改变,广泛变性坏死可出现囊性区,也可出现异物巨细胞围绕胆固醇结晶的胆固醇性肉芽肿。少数病例存在恶性侵袭性表现,肿瘤细胞形态不规则,出现核分裂象及细胞核异型性,或肿瘤细胞突破包膜,浸润周围血管、神经、脏器及胰腺周围组织。

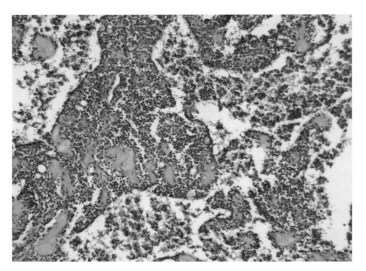

图 10-431　实性 - 假乳头状肿瘤手术切除
标本石蜡切片(HE 染色,低倍)

可见大量围绕血管分布的肿瘤细胞排列成粗细不等的乳头状结构,血管轴心透明变性。乳头周围的空隙处为出血坏死。

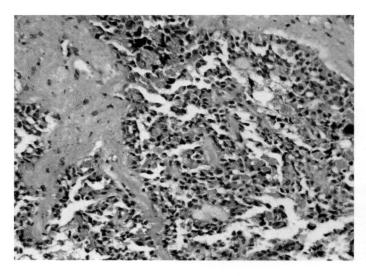

图 10-432　实性 - 假乳头状肿瘤手术切除
标本石蜡切片(HE 染色,低倍)

肿瘤实性区域,间质纤维化、透明变性。大量透明变性的小血管表面松散黏附着形态一致的肿瘤细胞。空隙处也可见散落的单个肿瘤细胞。

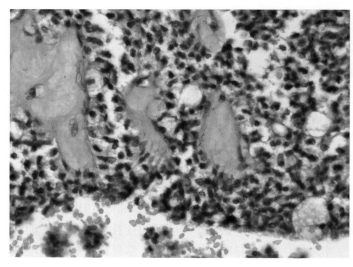

图 10-433　实性 - 假乳头状肿瘤手术切除
标本石蜡切片(HE 染色,中倍)

上例的局部放大,显示形态一致的肿瘤细胞,细胞核无明显异型,细胞质呈细颗粒样,少数细胞质透亮,血管轴心透明变性。

　　FNA 吸出物中常混有大量血液,手工涂片通常为血性背景,但在液基细胞学制片的样本中血液会被前处理过程去除,涂片背景较干净,细胞形态更清楚。细胞学涂片中通常肿瘤细胞丰富,排列松散,可见大量纤细的分支乳头状、鹿角状、梁状细胞簇,中间可见纤维血管轴心,表面松散黏附着形态温和的上皮细胞,大小一致,圆形、卵圆形或柱状,细胞质呈细颗粒样,有的细胞质内可见均质、透明的圆形小体,有的细胞质形成细长的蝌蚪样拖尾。核居中或偏位似浆细胞样,染色质细,可见核沟,可出现程度不等的异型性,背景可见胆固醇结晶和多核巨细胞(图 10-434~图 10-450)。

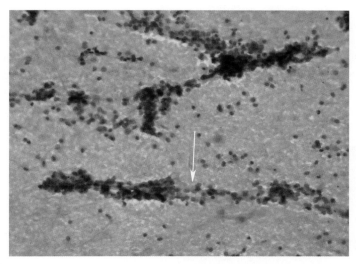

图10-434　EUS-FNA 手工涂片(HE 染色,低倍)
手工涂片中的血性背景明显,其中见纤细的分支乳头状结构,细胞脱落明显时裸露出粉红色半透明的毛细血管(↑),背景中有散落的肿瘤细胞。

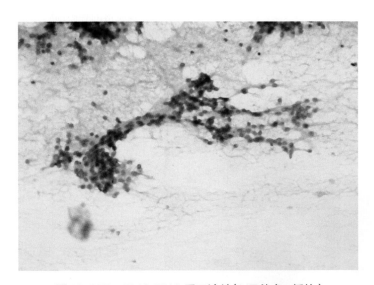

图10-435　EUS-FNA 手工涂片(HE 染色,低倍)
纤细分支的乳头状结构,肿瘤细胞大部分脱落,裸露出粉红色半透明的毛细血管轴心,可见扁平、淡染的内皮细胞核。背景为血性,有散落的单个肿瘤细胞。

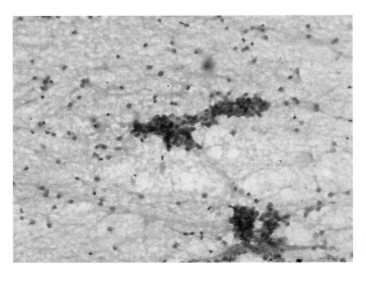

图 10-436　EUS-FNA 手工涂片（HE 染色，低倍）
图中可见两簇分支乳头结构，细胞松散黏附于毛细血管轴心上，乳头之间有散落的上皮细胞和红细胞。

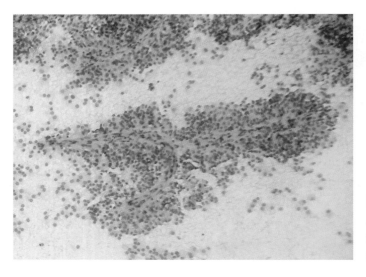

图 10-437　EUS-FNA 手工涂片（HE 染色，低倍）
图中央见一分支乳头状结构，中央可见毛细血管轴心，血管壁表面松散黏附的上皮细胞。乳头之间为血液成分及脱落的肿瘤细胞，大小、形态一致，细胞质丰富，粉红色，核偏位，染色质均匀，无明显异型。

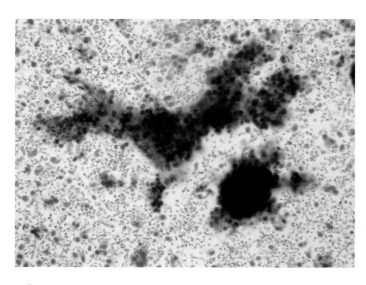

图 10-438　EUS-FNA 液基细胞学制片
（巴氏染色，低倍）
胰腺实性-假乳头状肿瘤的吸出物常混有大量血液。图中有明显的血性背景，中央一大片分支乳头的结构，乳头的上皮细胞黏附松散，大量单个细胞散落于背景中。这是典型的实性-假乳头状肿瘤的特征。

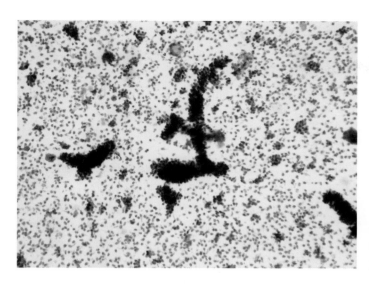

图 10-439　EUS-FNA 液基细胞学制片
（巴氏染色，低倍）

典型的分支乳头状结构及大量单个散在的肿瘤细胞。这种纤细的复杂分支的乳头结构在某些国外文献中被形象地比喻为"汉字"样，似毛笔书写的汉字。

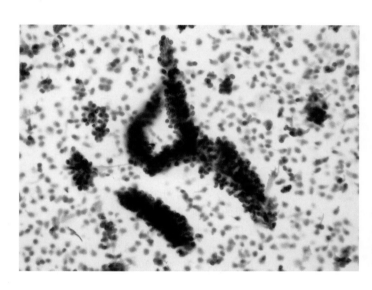

图 10-440　EUS-FNA 液基细胞学制片
（巴氏染色，低倍）

纠缠卷曲的纤细的乳头状结构似"汉字"样，背景大量单个散在的肿瘤细胞，显示典型的实性 - 假乳头状肿瘤的特征。液基细胞学制片步骤处理掉了大部分血性背景，使细胞形态显示得更清晰。

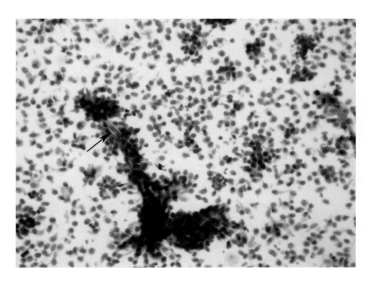

图 10-441　EUS-FNA 液基细胞学制片
（巴氏染色，低倍）

鹿角状分支的纤细乳头和大量单个散在的肿瘤细胞。乳头中心隐约可见毛细血管轴心梭形的内皮细胞核（↑）。

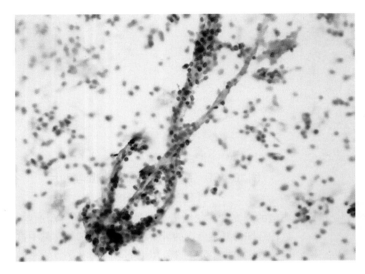

图 10-442　EUS-FNA 液基细胞学制片
（巴氏染色，低倍）

纤细分支的乳头状结构，上皮细胞松散地黏附在毛细血管轴心上，大部分上皮细胞脱落到背景中。毛细血管壁清晰地显露出来，在巴氏染色中呈淡蓝色半透明管状。

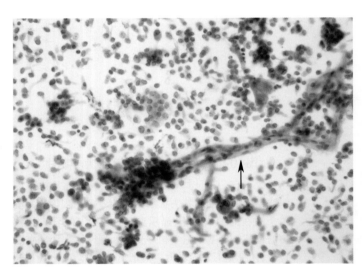

图 10-443　EUS-FNA 液基细胞学制片
（巴氏染色，低倍）

细长分支的乳头状结构，上皮细胞大量脱落，裸露出清晰的半透明的毛细血管轴心（↑）。在胰腺的神经内分泌肿瘤中也常见到类似的乳头状结构及散落的上皮细胞，上皮细胞也可表现为丰富的颗粒状细胞质和偏位核，难以与此病鉴别，常需要免疫组织化学确诊。

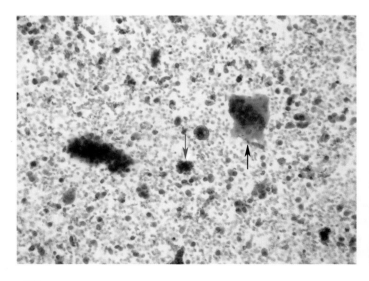

图 10-444　EUS-FNA 液基细胞学制片
（巴氏染色，低倍）

在胰腺实性 - 假乳头状肿瘤中常可见到胆固醇性肉芽肿，细胞学涂片中表现为黄褐色的胆固醇结晶（红色↑）和巨大的多核巨细胞（黑色↑），细胞质内可见吞噬的黄褐色颗粒。周围有散在的上皮细胞，形态温和，细胞质丰富，核偏位。

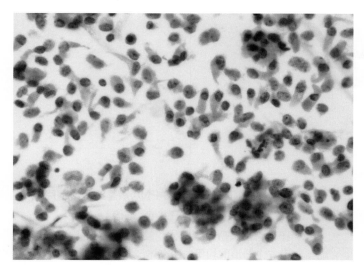

图10-445　EUS-FNA 液基细胞学制片
（巴氏染色，中倍）

大量肿瘤细胞成团或单个散在，黏附性差。核轻度大小不等，偏位，染色质细，偶见小核仁，细胞质丰富，可见拖尾，似蝌蚪样。

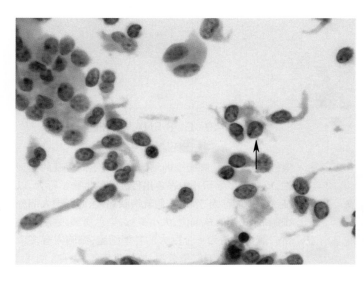

图10-446　EUS-FNA 液基细胞学制片
（巴氏染色，高倍）

高倍镜下注意观察实性 - 假乳头状肿瘤的细胞学特点，细胞团片中的细胞核间距疏密不等，核圆形或卵圆形，形态温和，染色质细，偶见小核仁，箭头所示细胞核内有核沟，细胞质丰富，疏松细颗粒状，可见拖尾，似蝌蚪样。

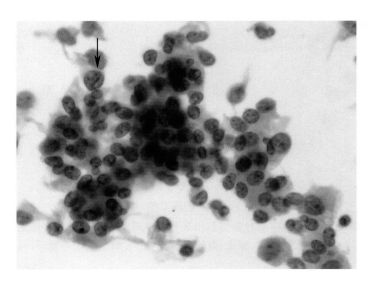

图10-447　EUS-FNA 液基细胞学制片
（巴氏染色，高倍）

细胞团中细胞核间距疏密不等，核大小轻度差异，核膜光滑，染色质细，或有数个小的集结点，箭头所指一个较大的细胞核内可见清晰的核沟。

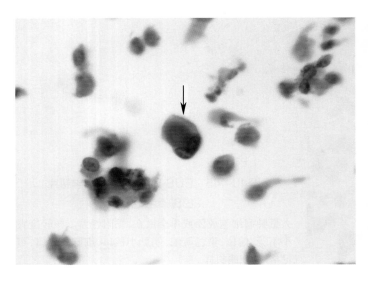

图10-448　EUS-FNA 液基细胞学制片
（巴氏染色，高倍）

图中央箭头所指细胞体积较大，双核，细胞质丰富，内有一个圆形的均质透明小体。

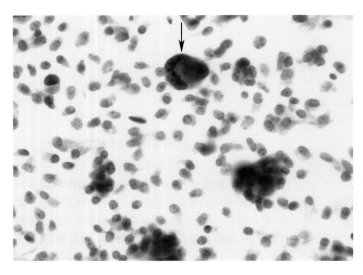

图10-449　EUS-FNA 液基细胞学制片
（巴氏染色，中倍）

实性 - 假乳头状肿瘤中的细胞可出现不同程度的异型性，或在组织学切片中表现出侵袭性的生物学行为，以往诊断中被称为"实性 - 假乳头状癌"。此图中大部分细胞形态温和，核偏位，大小一致，染色质细，细胞质丰富。箭头所指为一个巨大的异型细胞，细胞内有多个大而深染的细胞核，染色深，核仁明显。

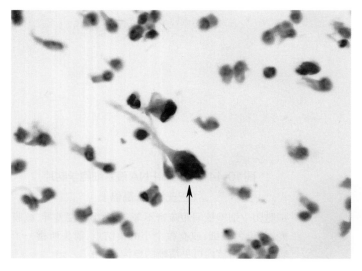

图10-450　EUS-FNA 液基细胞学制片
（巴氏染色，中倍）

散落的肿瘤细胞出现程度不等的异型，核偏位，可见核增大、深染、双核或多核（↑），细胞质较丰富，可见拖尾。

　　细胞学上需要与神经内分泌肿瘤、腺泡细胞癌、胰母细胞瘤及一些转移性肿瘤鉴别。神经内分泌肿瘤同样细胞形态温和,细胞质呈颗粒样,核偏位似浆细胞,也可出现乳头样排列,但一般不见具有细长分支的纤维血管轴心。细胞核有"椒盐"样染色质,不见核沟。腺泡细胞癌可成簇或腺泡样排列,不见纤维血管轴心,细胞核形态温和,核仁明显,不见核沟。

　　穿刺组织条中同样可以找到特征性的玻璃样间质和乏血管轴心的"假乳头"结构,但是间质中的胆固醇结晶、异物巨细胞和泡沫样细胞比较少见(图 10-451~图 10-454)。如果穿刺组织中另可见高级别癌的成分,则需要诊断为伴有高级别恶性转化的 SPN。SPN 肿瘤细胞的细胞质中等量,当穿刺物比较少且缺乏假乳头结构时,细胞形态与神经内分泌肿瘤很相似,此时需要通过免疫组织化学加以鉴别(图 10-455~图 10-457)。虽然 SPN 可以表达神经内分泌甚至腺泡细胞标记,但其仍具有特征性的 β-catenin 核阳性和 LEF-1 阳性,由此可以与神经内分泌肿瘤、腺泡细胞癌鉴别(二者是 β-catenin 细胞膜、细胞质阳性)。此外,部分 SPN 尚可表达孕激素受体(PR),因此也有学者曾推测可能与该肿瘤好发于生育期女性有关,但男性 SPN 患者仍可出现 PR 阳性表达,目前机制尚不明确。

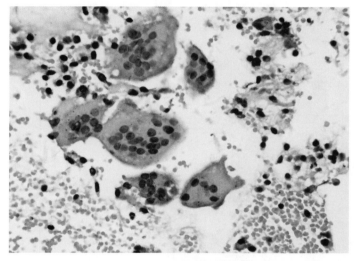

图 10-451　EUS-FNA 组织条石蜡切片(HE 染色,中倍)

胆固醇性肉芽肿的成分,可见一堆体积巨大的异物巨细胞,细胞质丰富,细胞内有十几个甚至几十个小的细胞核。周围有散落的肿瘤细胞,体积小,形态温和,核偏位。

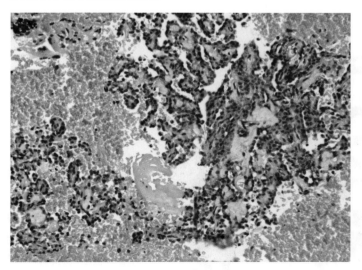

图 10-452　EUS-FNA 组织条石蜡切片(HE 染色,低倍)

可见肿瘤组织呈交叉分支的"假乳头"结构,乳头轴心呈玻璃样变性。

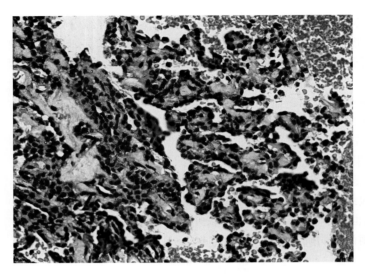

图 10-453　EUS-FNA 组织条石蜡切片
（HE 染色，中倍）

"假乳头"的轴心为玻璃样变性的纤维间质，没有明确的血管结构。"假乳头"被覆小立方上皮细胞，细胞核圆形，异型性不明显。

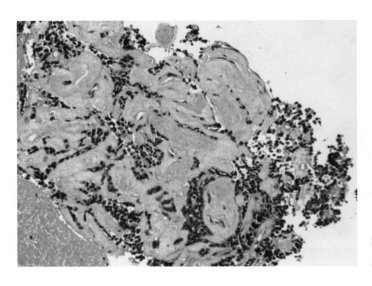

图 10-454　EUS-FNA 组织条石蜡切片
（HE 染色，低倍）

有时肿瘤组织内可见较多玻璃样间质，肿瘤细胞被间质成分分隔呈条索样。

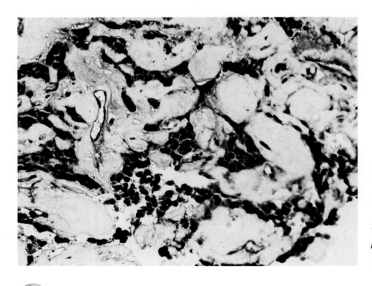

图 10-455　EUS-FNA 组织条石蜡切片
（β-catenin 免疫组织化学染色，低倍）

肿瘤细胞呈现特征性的细胞核染色，这是由 SPN 存在 *β-catenin* 基因突变所致的，而其他上皮性肿瘤和神经内分泌肿瘤为细胞膜、细胞质阳性。

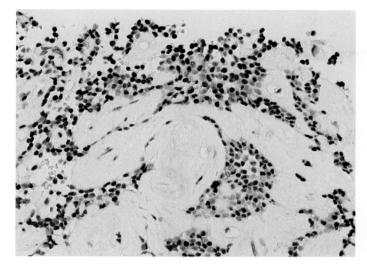

图 10-456　EUS-FNA 组织条石蜡切片
（LEF-1 免疫组织化学染色，低倍）

LEF-1 虽然为 T 淋巴细胞标志物（核阳性），但是在 SPN 中也可出现核阳性表达。

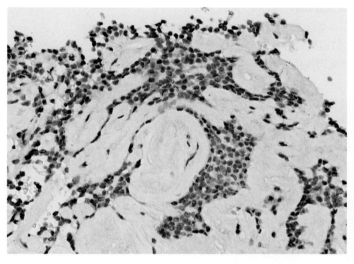

图 10-457　EUS-FNA 组织条石蜡切片
（PR 免疫组织化学染色，低倍）

部分肿瘤细胞核表达孕激素受体（PR），但是与女性生殖系统、乳腺肿瘤不同，SPN 中 PR 往往呈较低强度阳性，而不是强阳性表达。

小结

细胞学特点：
1. 细胞丰富，单个或松散黏附成团，普通涂片血性背景
2. 含纤维血管轴心的纤细的分支乳头状结构
3. 细胞形态温和，可见核沟或细胞质透明小体

鉴别诊断：
1. 神经内分泌肿瘤
2. 高分化腺癌
3. 腺泡细胞癌

第五节　胰腺内分泌肿瘤

　　胰腺内分泌部由 100 万个胰岛［pancreatic islet，又称朗格汉斯岛（islet of Langerhans）］构成。胰岛为圆形或椭圆形的细胞团，无包膜、境界清楚，多埋于腺泡间，细胞呈条索状排列，其间为毛细血管网。发生于胰腺的主要向神经内分泌分化的肿瘤，以往被称为内分泌肿瘤或胰岛细胞瘤，目前采用"神经内分泌肿瘤"这个名称。胰岛多集中于胰腺体、尾部，所以各种胰腺的神经内分泌肿瘤也多发生于胰腺体、尾部，多为单个，少数可多发。一般体积较小，为圆形或椭圆形的实性小结，浅灰红色或粉白色（图 10-458，图 10-459），可由于钙化而变硬，也可由于出血坏死而变软，也可发生囊性变。

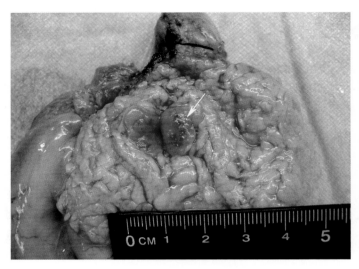

图 10-458　胰尾部胰岛细胞瘤切除标本（大体照片）

图示为剖开的胰腺,箭头示一个椭圆形实性小结节,直径不足
1cm,边界清楚,无明显包膜,切面浅灰红色,质地细嫩。这种直径
较小（<1cm）的神经内分泌肿瘤仍被认为具有良性的临床经过。

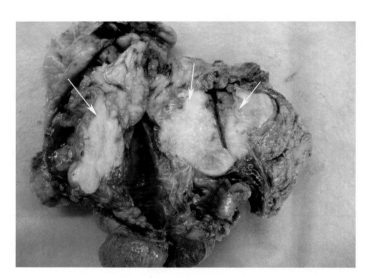

图 10-459　胰尾部神经内分泌癌切除标本（大体照片）

箭头示一个形态不规则的实性结节,边界不清,浸润性生长,无包
膜,切面灰白灰红色,质地细腻。

　　胰腺神经内分泌肿瘤的组织病理学分类（WHO 2022 年版神经内分泌肿瘤分类）包括：①胰腺神经内分泌微瘤（直径 <5mm,无功能性）；②高分化（低级别）神经内分泌肿瘤 / 神经内分泌瘤（neuroendocrine tumor, NET）,包括无功能性 NET、功能性 NET（类癌、胃泌素瘤、胰高血糖素瘤、胰岛素瘤、生长抑素瘤、血管活性肠肽瘤等）；③低分化（高级别）神经内分泌肿瘤 / 神经内分泌癌（neuroendocrine carcinoma, NEC）,包括大细胞 NEC、小细胞 NEC；④混合性神经内分泌 - 非神经内分泌肿瘤（mixed endocrine-non-endocrine neoplasm, MiNEN）。

　　神经内分泌微腺瘤可小至显微镜下才能看到,多为手术时无意发现,在 FNA 标本中不易见到。胰腺神经内分泌瘤（NET）分为功能性和无功能性两大类,大部分 NET 为功能性,少数为无功能性。肿瘤的大小与分泌功能不一定成正比,也有肿瘤微小但出现明显内分泌症状者。功能性 NET 根据临床各类内分泌功能紊乱的症状特征和激素测定,结合免疫组织化学标记进行分类,包括类癌、胃泌素瘤、胰高血糖素瘤、胰岛素瘤、生长抑素瘤、血管活性肠肽瘤等,如果临床无激素引起的症状,即使免疫组织化学标记证明肿瘤细胞表达某种特异性激素时,也不应使用特殊的功能性术语。

　　胰腺 NET 的组织结构多样(图 10-460~图 10-462),可表现为岛状、小结节状、腺泡状、小梁状、带状、脑回状或弥漫成片排列。可见肿瘤细胞围成菊形团或围绕小血管形成假菊形团,腺腔中可见红染分泌物。肿瘤细胞可有灶性坏死,坏死灶边缘的瘤细胞呈栅栏状排列。肿瘤间质少,毛细血管丰富,围绕于细胞团或细胞梁索周围。间质纤维多少不等,可见胶原纤维玻璃样变。肿瘤细胞呈多角形,细胞界限不清,细胞质浅染、细颗粒状或透亮,核圆形或卵圆形,大小一致,染色质均匀、细致,核仁不明显。少数 NET 具有特征性的组织学形态,例如间质出现淀粉样物质沉着时常为胰岛素瘤,出现含有砂粒体的腺管样结构时要考虑生长抑素瘤的可能。

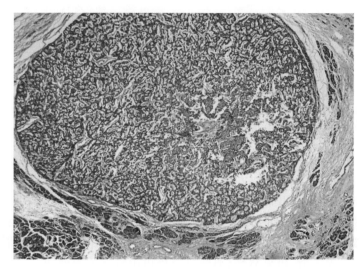

图 10-460　胰腺手术切除标本石蜡切片(HE 染色,超低倍)
可见一个完整的神经内分泌微瘤,注意肿瘤膨胀性的生长方式,周围胰腺腺泡组织被推挤开呈细长条索状。肿瘤边界清楚,有包膜。肿瘤组织呈梁索状、带状或脑回状,其间以血窦间隔,间质纤维少。

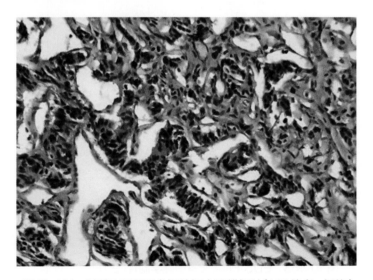

图 10-461　胰腺 NET 手术切除标本石蜡切片(HE 染色,低倍)
此例肿瘤组织呈梁索状排列,其间有丰富的毛细血管间隔,右上方间质透明变性。肿瘤细胞由腺管结构形成,单一的卵圆形核,染色质致密,无明显核仁。细胞质少,嗜伊红颗粒状。

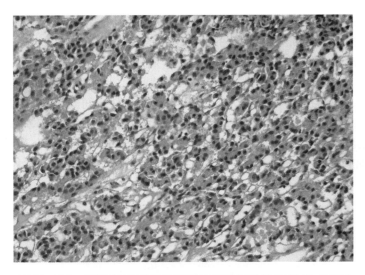

图 10-462　胰腺 NET 手术切除标本石蜡切片（HE 染色，低倍）

肿瘤组织呈腺泡状排列，其间有丰富的毛细血管间隔，间质少。肿瘤细胞的细胞质丰富，嗜伊
红颗粒状，核偏位，似浆细胞样，核大小一致，染色质致密，无明显核仁。

　　胰腺神经内分泌肿瘤（NET）的针吸细胞学涂片中（图 10-463~ 图 10-482），通常细胞丰富、单一，多为松散的细胞簇或单个细胞，也可见乳头状、花球状、菊形团样或腺泡样排列，与对应的组织切片中的结构一致。肿瘤细胞形态较温和，圆形或卵圆形，细胞质多少不等，有时细胞质呈疏松的嗜伊红细颗粒状，背景中也可见较多细胞外的嗜伊红颗粒；有时细胞质致密、核偏位，似浆细胞；有时肿瘤细胞的细胞质很少，甚至裸核，似淋巴细胞。典型 NET 细胞的细胞核染色质细，或呈粗细颗粒混杂的"椒盐"样，通常核仁不明显，也可有小而明显的核仁，核膜光滑，可见双核；有时细胞核可出现一定异型性，但异型程度与分级不一定相关。手工涂片血性背景明显，液基细胞学涂片中红细胞被预处理步骤去除，可无明显血性背景。虽然涂片中也可见到核分裂象，但计数困难，仅凭细胞学无法对 NET 进行准确分级，也不易区分 NET G3 和 NEC，需结合组织学及免疫组织化学结果。

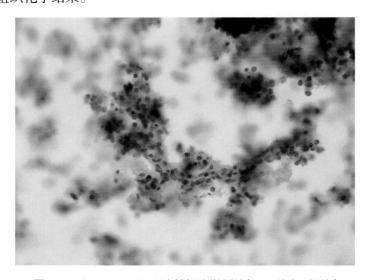

图 10-463　EUS-FNA 液基细胞学制片（巴氏染色，低倍）

镜下见细胞丰富，分支乳头状或松散成簇排列，背景中常见单个散在的细胞，大小一致，提示肿瘤黏附性差。视野中央可见一个纤细的分支乳头结构，其间可见穿过细胞簇的一根毛细血管，这是血管丰富的病变的一个极其有用的特点。纤细分支的毛细血管周围松散黏附着形态一致的圆形肿瘤细胞，细胞界限不清，核圆形或卵圆形，形态温和，大小一致，染色质细，无明显核仁。

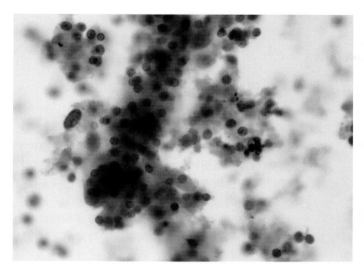

图 10-464　EUS-FNA 液基细胞学制片
（巴氏染色，中倍）

细长的乳头状组织断片，中央隐约可见纤维血管轴心，细胞紧密围绕，细胞质丰富，界限不清，核偏位似浆细胞样，细胞核形态温和。视野左侧一个较大的裸核，有一定异型性和小核仁，不能作为诊断恶性的证据。左上角可见数个细胞呈菊形团状排列。背景较多单个散在的裸核，并可见较多细胞外颗粒，可能为制片时细胞破坏所致。

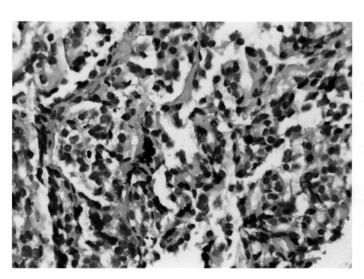

图 10-465　EUS-FNA 组织条石蜡切片
（HE 染色，中倍）

图中可见大小一致的肿瘤细胞呈乳头状排列，与前面细胞涂片中的乳头样结构相似。细胞质丰富、嗜伊红颗粒样，核偏位，大小一致，染色质呈均质状。可见乳头中央纤细的毛细血管。此例术后证实为胰岛细胞瘤。

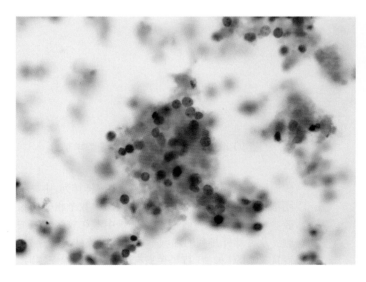

图 10-466　EUS-FNA 液基细胞学制片
（巴氏染色，中倍）

视野中央有十余个细胞围成的小腺泡状结构，细胞界限不清，核大小一致，染色质细，有的细胞核内可见数个染色质的集结点，无明显核仁，背景有散落的细碎颗粒。腺样排列者缺乏明显核仁和异型性是与腺癌的鉴别点。

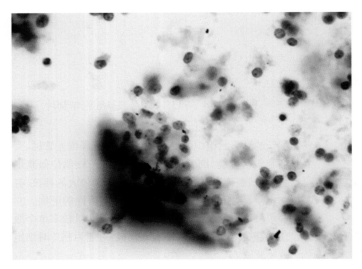

图 10-467　EUS-FNA 液基细胞学制片
（巴氏染色，中倍）

另一视野中见成片组织断片，局部细胞可拥挤、重叠，边缘处可见松散的小细胞呈小腺泡状排列。细胞轮廓模糊，细胞质呈细颗粒状，背景中也可见散落的细颗粒样物质，可见较多单个散在的细胞，有的细胞质丰富似浆细胞，有的为裸核，较淋巴细胞稍大，"椒盐"样染色质与淋巴细胞不同。染色质结构是典型的颗粒状不均一的染色质，这种染色质结构有助于与其他原发性胰腺肿瘤区别。

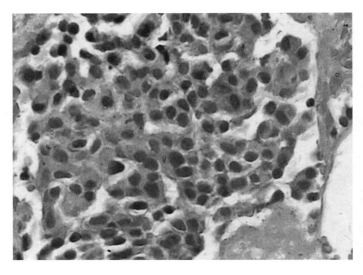

图 10-468　EUS-FNA 组织条石蜡切片
（HE 染色，高倍）

肿瘤细胞呈腺泡样排列，其间有血窦样腔隙间隔。肿瘤细胞的细胞质丰富、红染，核偏位，染色质细，无核仁，细胞大小一致，无明显异型。细胞形态及排列与细胞涂片中的特点一致。此例临床及术后病理证实为胃泌素瘤。

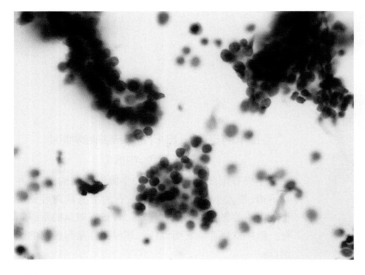

图 10-469　EUS-FNA 液基细胞学制片
（巴氏染色，中倍）

肿瘤细胞丰富，左上方一团细胞呈小管样排列，中央一团细胞呈筛状排列，隐约可见细胞团中数个相邻的腺腔。细胞质少，几乎呈裸核。背景中散在较多裸核细胞。这种腺样排列的细胞不如导管腺癌的异型性大，而且典型的"椒盐"样染色质有助于与导管腺癌鉴别。

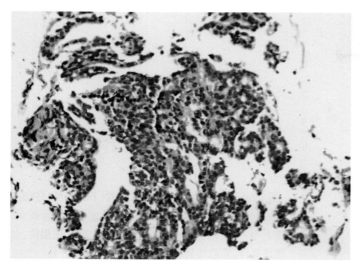

图 10-470　EUS-FNA 组织条石蜡切片
（HE 染色，低倍）

肿瘤细胞呈管状、筛状排列，与前面细胞涂片中的细胞排列一致，肿瘤细胞密集，间质少。

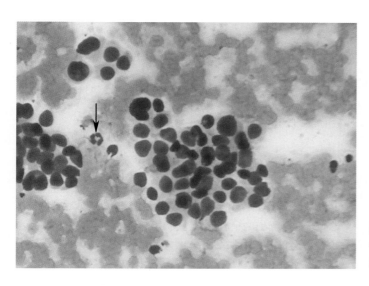

图 10-471　EUS-FNA 手工涂片
（Diff-Quik 染色，高倍）

肿瘤细胞体积小，与背景中的中性粒细胞（↑）大小相似。细胞呈小团片状或腺泡状排列，细胞质少，红染、颗粒状，核偏位，轻度大小不等。

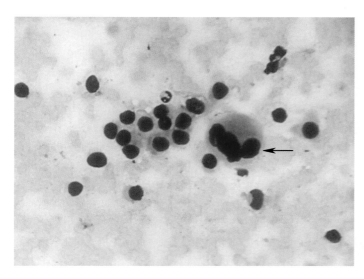

图 10-472　EUS-FNA 手工涂片
（Diff-Quik 染色，高倍）

肿瘤细胞体积小，细胞呈腺泡状排列，细胞质红染、颗粒状，核偏位，可见一个多核瘤细胞（↑）。

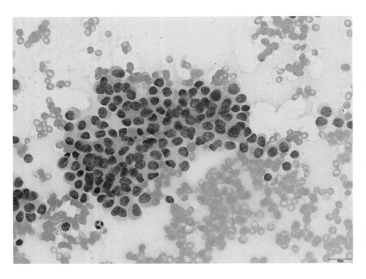

图 10-473　EUS-FNA 手工涂片（HE 染色，中倍）

肿瘤细胞成片或散在分布，细胞质丰富、红染、颗粒状，核大小一致，形态温和，从散落的细胞可见核偏位，似浆细胞样，染色质呈粗细颗粒混杂的"椒盐"样。

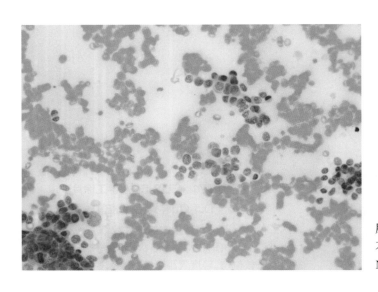

图 10-474　EUS-FNA 手工涂片（HE 染色，中倍）

肿瘤细胞呈簇状、梁索状排列，细胞质少，核轻度大小不一，染色质细，异型性小。此例免疫组织化学证实为 NET G3，细胞的异型程度与组织学分级并不一致。

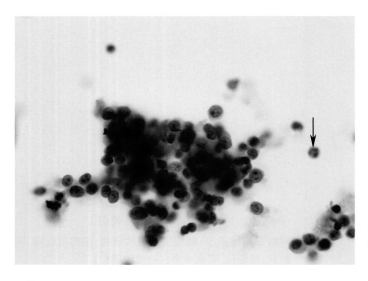

图 10-475　EUS-FNA 液基细胞学制片
（巴氏染色，中倍）

肿瘤细胞体积小，与背景中的中性粒细胞（↑）大小相似。细胞呈团簇状排列，中间似可见管腔。核偏位似浆细胞，核轻度大小不等，染色质呈"椒盐"样，这是神经内分泌肿瘤的典型表现。此例免疫组织化学证实为 NET G1。

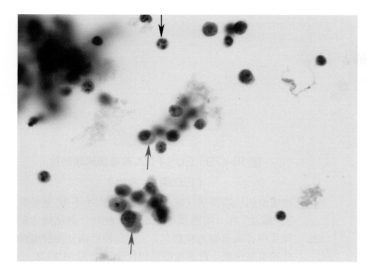

图10-476 EUS-FNA 液基细胞学制片
（巴氏染色，中倍）

肿瘤细胞体积小，与背景中的中性粒细胞（黑色↑）大小相似。细胞松散黏附，细胞质丰富、墨绿色，核偏位似浆细胞（红色↑），部分细胞质脱失形成裸核。核轻度大小不等，染色质呈"椒盐"样。此例免疫组织化学证实为 NET G1。

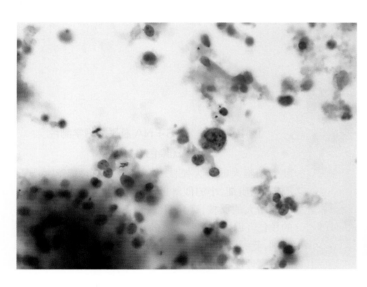

图10-477 EUS-FNA 液基细胞学制片
（巴氏染色，中倍）

图中细胞多为单个散在，单一的裸核，轻度斑点状染色质，核仁不明显。视野中央可见一明显增大的裸核，核形不规则，染色质颗粒状。背景较多细胞外颗粒，蓝绿色。此例免疫组织化学证实为 NET G2。

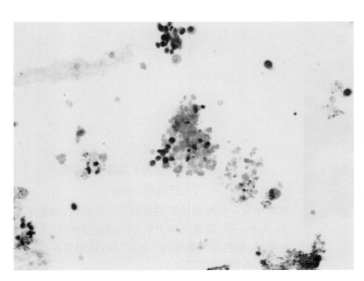

图10-478 EUS-FNA 液基细胞学制片
（巴氏染色，低倍）

肿瘤细胞体积小，大小一致。细胞呈团簇状排列或散在分布，部分核偏位似浆细胞，部分细胞质脱失形成裸核。可见凝固性坏死的背景，提示肿瘤分级较高。此例免疫组织化学证实为 NET G3。

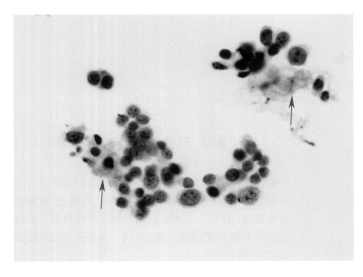

图 10-479　EUS-FNA 液基细胞学制片

（巴氏染色，中倍）

肿瘤细胞呈团簇状或散在分布，细胞大小不等，染色质呈"椒盐"样。细胞质呈墨绿色颗粒状。细胞周边的背景中可见蓝绿色颗粒（↑），这是神经内分泌肿瘤涂片的常见现象。此例免疫组织化学证实为 NET G3。

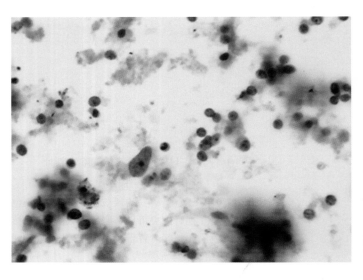

图 10-480　EUS-FNA 液基细胞学制片

（巴氏染色，中倍）

肿瘤细胞大部分为裸核，单个散在分布，细胞大小不等，染色质细，小的似淋巴细胞大小，视野中央见一个明显增大的裸核，有异型，核形不规则，中央可见明显的核仁。以裸核细胞为主的样本应注意与恶性淋巴瘤鉴别，蓝绿色颗粒样的背景在神经内分泌肿瘤中常见。术后病理证实为 NET G3。

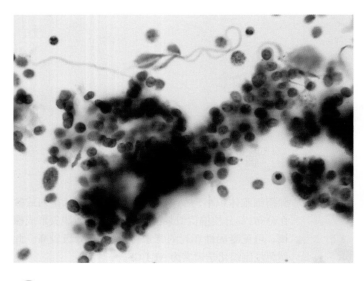

图 10-481　EUS-FNA 液基细胞学制片

（巴氏染色，中倍）

视野中央一团细胞呈不明显的乳头样结构，细胞体积小，大小一致，背景中单个散在的细胞呈裸核，大小差异明显，染色质呈典型的"椒盐"样，这是神经内分泌肿瘤的典型细胞特征。

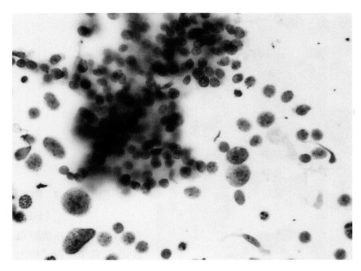

图10-482　EUS-FNA液基细胞学制片（巴氏染色，中倍）

上例的另一视野，可见大小差异明显的裸核细胞散在分布，染色质呈典型的"椒盐"样，形态类似小细胞癌。视野中央可见部分肿瘤细胞或呈腺泡样排列，核圆形，大小一致，形态温和。此例免疫组织化学证实为 NET G3。

　　NET 的分级主要依靠核分裂象计数和免疫组织化学 Ki-67 指数，细胞学的异型程度并不能作为分级的依据，因此 EUS-FNA 的穿刺样本应尽可能留取组织条或细胞蜡块做免疫组织化学标记。根据核分裂象计数和 Ki-67 指数的高低，可将 NET 分为三个组织级别（图 10-483~ 图 10-492）：①G1：核分裂象 <2 个 /2mm^2 或 Ki-67<3%；②G2：核分裂象 2~20 个 /2mm^2 或 Ki-67 为 3%~20%；③G3：核分裂象 >20 个 /2mm^2 或 Ki-67>20%。

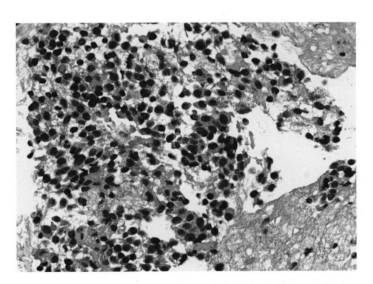

图10-483　EUS-FNA 组织条石蜡切片（HE 染色，低倍）

肿瘤细胞含中等量嗜酸性细胞质，形态有些类似浆细胞样的核偏位改变，细胞核异型性不明显。此例为高分化神经内分泌肿瘤（NET G1）。

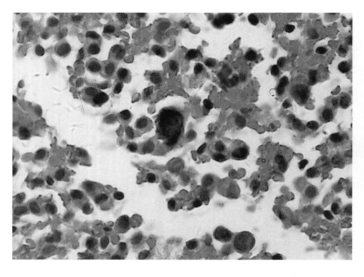

图 10-484　EUS-FNA 组织条石蜡切片
（HE 染色，中倍）

细胞黏附性差，松散分布，细胞质丰富，嗜伊红颗粒状，核偏位，似浆细胞。核大小一致，染色致密。

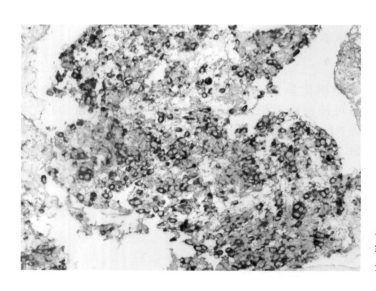

图 10-485　EUS-FNA 组织条石蜡切片
（CgA 免疫组织化学染色，低倍）

上例的嗜铬粒蛋白 A（CgA）免疫组织化学染色，肿瘤细胞的细胞质内可见强阳性信号颗粒，证实为神经内分泌肿瘤。

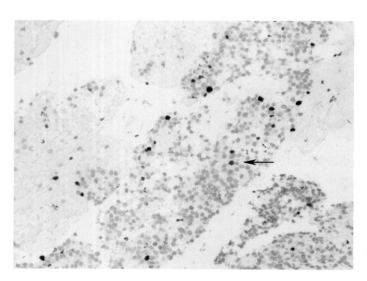

图 10-486　EUS-FNA 组织条石蜡切片
（Ki-67 免疫组织化学染色，低倍）

肿瘤细胞的增殖活性较低，箭头所指为核阳性的细胞，Ki-67 增殖指数约为 2%，符合 NET G1 的诊断标准。

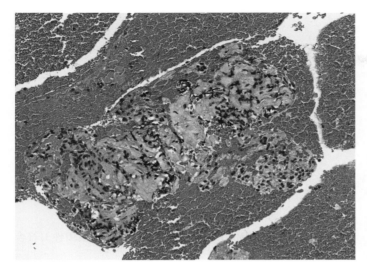

图 10-487　EUS-FNA 组织条石蜡切片
（HE 染色，低倍）

明显的血性背景，肿瘤细胞成簇或条索状，散布于透明变性的间质中，细胞核异型性不明显。此例为高分化神经内分泌肿瘤（NET G2）。

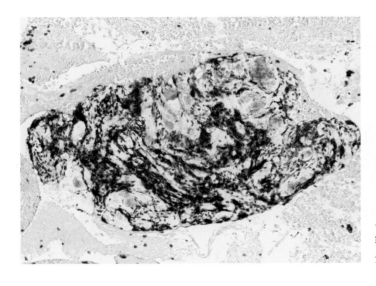

图 10-488　EUS-FNA 组织条石蜡切片
（CgA 免疫组织化学染色，低倍）

上例的嗜铬粒蛋白 A（CgA）免疫组织化学染色，肿瘤细胞的细胞质内可见强阳性信号颗粒，证实为神经内分泌肿瘤。

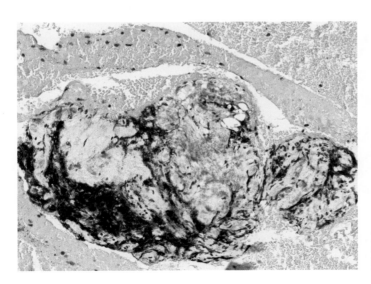

图 10-489　EUS-FNA 组织条石蜡切片
（SSTR2 免疫组织化学染色，低倍）

上例的生长抑素受体 2（SSTR2）免疫组织化学染色，肿瘤细胞的细胞质内可见强阳性信号颗粒，证实为 NET 而非 NEC。

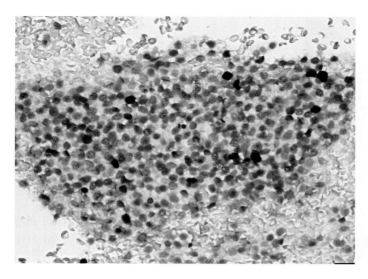

图10-490　EUS-FNA组织条石蜡切片
（Ki-67免疫组织化学染色，中倍）
肿瘤细胞的Ki-67增殖指数约为5%（核阳性），符合NET G2。

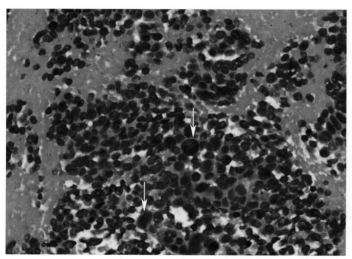

图10-491　EUS-FNA组织条石蜡切片
（HE染色，中倍）
此例为高分化神经内分泌肿瘤（NET G3），相较于G1~G2，NET G3的肿瘤细胞核质比增大，可见部分核异型细胞（↑）。有时与小细胞性神经内分泌癌鉴别诊断困难，需要其他标志物进行辅助诊断。

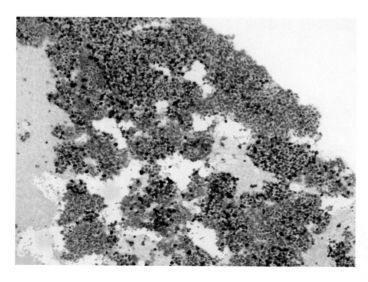

图10-492　EUS-FNA组织条石蜡切片
（Ki-67免疫组织化学染色，低倍）
肿瘤细胞的Ki-67增殖指数超过20%（核阳性），符合NET G3。

　　目前认为神经内分泌肿瘤不能用良性、恶性来预测肿瘤的生物学行为，即使是NET G1或体积很小的神经内分泌微瘤，在极少数情况下也会出现转移。只能说随着NET的组织级别升高，发生转移的风险会相应升高。对于穿刺组织而言，比较有难度的是NET G3与NEC之间的鉴别，因为这两者都可出现较高的增殖活性,此时根据 NET 和 NEC 不同的发病机制,可应用免疫组织化学标记 SSTR2、RB、p53 和 ATRX 进行鉴别。免疫表型上,NET G3 通常 SSTR2 阳性、RB 阳性、p53 野生型和 ATRX 阴性;NEC 通常为 SSTR2 阴性或低表达、RB 阴性、p53 突变型和 ATRX 阳性(图 10-493~ 图 10-495)。

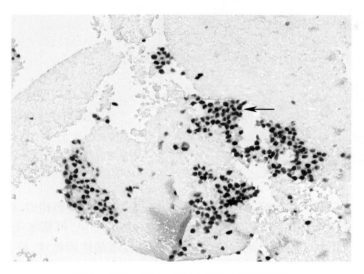

图 10-493　EUS-FNA 组织条石蜡切片
(RB 免疫组织化学染色,低倍)

肿瘤细胞核呈阳性表达(↑)。NET G3 与 NEC 都具有较高的增殖活性,单靠 Ki-67 增殖指数有时鉴别困难,可以借助一些抑癌基因的表达来辅助诊断。NET G3 通常为 RB 基因野生型,免疫组织化学可以检测出核表达。

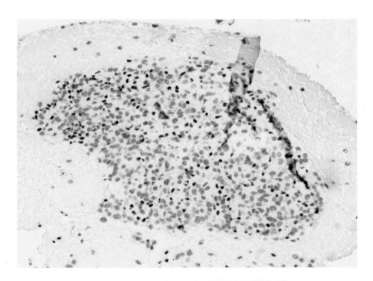

图 10-494　EUS-FNA 组织条石蜡切片
(ATRX 免疫组织化学染色,低倍)

此例为 NET G3,肿瘤细胞 ATRX 阴性表达,其间散在的淋巴细胞呈核阳性,可作为内对照。部分 NET G3 病例由于增殖活性较高,与 NEC 尤其是小细胞癌鉴别困难。ATRX 基因在 NET G3 中经常出现表达缺失型突变(免疫组织化学为阴性表达),而 NEC 则主要为 RB 基因突变,由此可加以鉴别。

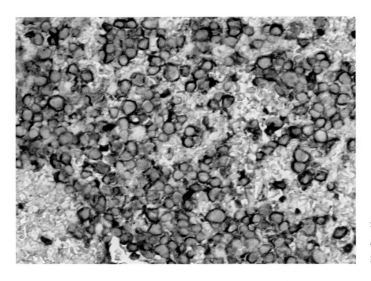

图 10-495　EUS-FNA 组织条石蜡切片
（SSTR2 免疫组织化学染色，中倍）

生长抑素受体 2（SSTR2）为神经内分泌标记，NET G3 肿瘤细胞的细胞质弥漫表达 SSTR2，阳性信号定位于细胞质。

　　胰腺 NEC 包括小细胞癌和大细胞癌。小细胞癌与肺内的小细胞癌形态相似，癌细胞弥漫分布，裸核，核小、浓染，圆形、卵圆形或燕麦形，染色质细，核仁不明显，核分裂象多见，可见坏死（图 10-496，图 10-497）。大细胞癌镶嵌状或梁索状排列，体积大，细胞质丰富，嗜碱性或嗜酸性颗粒状，核大，染色质呈"椒盐"样，有时可见明显核仁。核分裂象多见，可见坏死（图 10-498）。

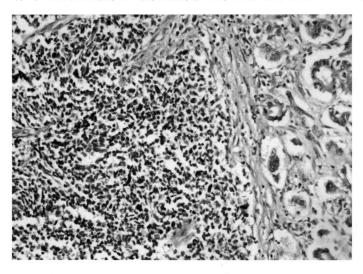

图 10-496　胰腺小细胞癌手术切除
标本石蜡切片（HE 染色，低倍）

肿瘤细胞体积小，密集成片分布，间质少。肿瘤细胞的细胞质少，裸核，核小、浓染。

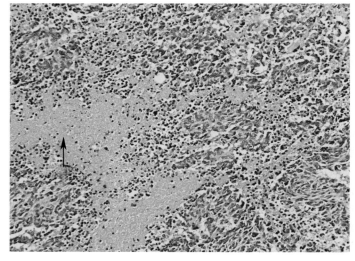

图 10-497　胰腺小细胞癌手术切除
标本石蜡切片（HE 染色，低倍）

肿瘤细胞体积小，密集成片分布，间质少。肿瘤细胞的细胞质少，裸核，核小、浓染。部分肿瘤细胞呈短梭形改变，形似燕麦。肿瘤组织之间可见凝固性坏死（↑），细胞轮廓隐约可见。

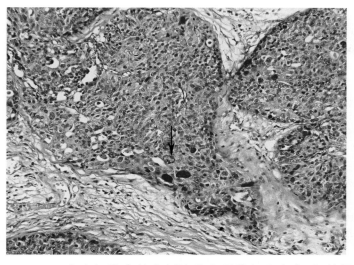

图 10-498　胰腺大细胞神经内分泌癌手术
切除标本石蜡切片（HE 染色，中倍）

肿瘤细胞呈巢团状分布，细胞质较丰富，可见大核的肿
瘤细胞（↑）。

　　NEC 中小细胞癌的穿刺涂片中通常细胞丰富，拥挤镶嵌状排列，或松散如"葡萄串"样排列，裸核，背景常见坏死。手工涂片常见细胞核挤压破坏呈"拉丝"样，细胞核浓染；液基细胞学中细胞形态保存良好，细胞核可见典型的"椒盐"样染色质，核分裂象多见（图 10-499~ 图 10-513）。大细胞 NEC 较少见，细胞拥挤或松散排列，细胞质嗜碱性或嗜酸性颗粒状，核大，大小不等，染色质粗，核仁明显，核分裂象易见，背景常见坏死（图 10-514~ 图 10-524）。

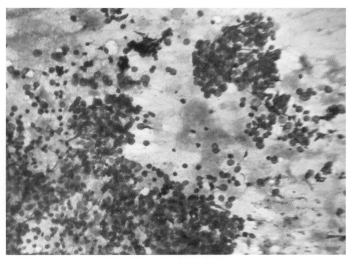

图 10-499　EUS-FNA 手工涂片
（Diff-Quik 染色，低倍）

肿瘤细胞呈团簇状、松散黏附。核小、浓染，大小一致，
无细胞质。手工涂片中易见核被破坏的"拉丝"现象。

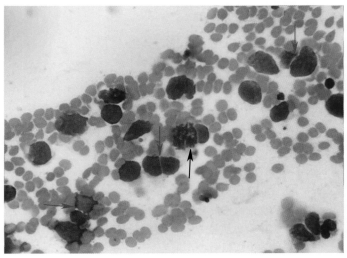

图 10-500　EUS-FNA 手工涂片
（Diff-Quik 染色，高倍）

见大量裸核细胞散在分布，相邻的细胞间可见拥挤镶嵌
状排列（红色↑），图中央可见一个核分裂象（黑色↑），
此例为小细胞癌。

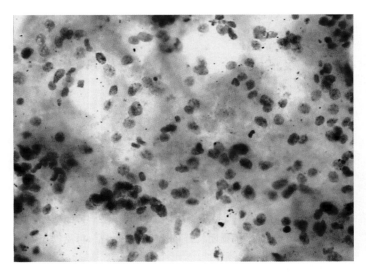

图 10-501 EUS-FNA 手工涂片（HE 染色，中倍）
可见明显的血性背景，细胞松散，裸核，染色质呈"椒盐"样，直径为成熟淋巴细胞的 2 倍左右。肿瘤细胞散在分布时，常难以与淋巴瘤鉴别，此例术后病理证实为小细胞癌。

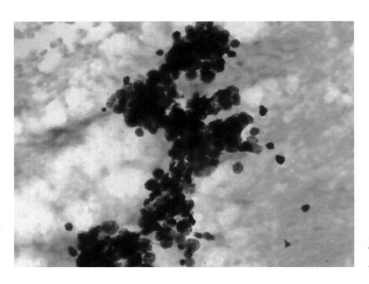

图 10-502 EUS-FNA 手工涂片（HE 染色，中倍）
肿瘤细胞成簇排列，核小、浓染，大小一致，裸核，染色质呈"椒盐"样。此例为小细胞癌。

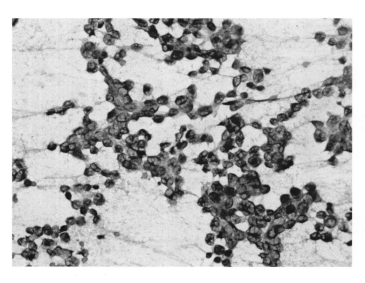

图 10-503 EUS-FNA 手工涂片（HE 染色，中倍）
肿瘤细胞松散黏附，体积小，大小一致，细胞质稀少，细胞核染色质呈"椒盐"样，核膜较厚，核仁不清楚。此例为小细胞癌。

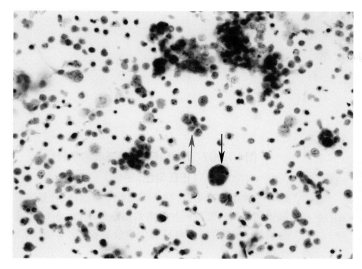

图10-504　EUS-FNA 液基细胞学制片
（巴氏染色，低倍）

肿瘤细胞成簇或散在分布，部分可见拥挤镶嵌排列（红色↑）。细胞小，大部分大小一致，裸核，染色质呈"椒盐"样，可见少数多核瘤细胞（黑色↑）。

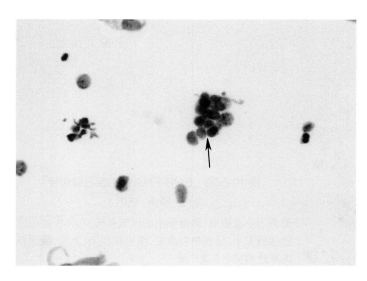

图10-505　EUS-FNA 液基细胞学制片
（巴氏染色，中倍）

胰腺小细胞癌，细胞体积较小，多为裸核，单个散在分布或小簇拥挤镶嵌状排列。"椒盐"样染色质，数个裸核聚集时可观察到拥挤镶嵌的排列（↑）。

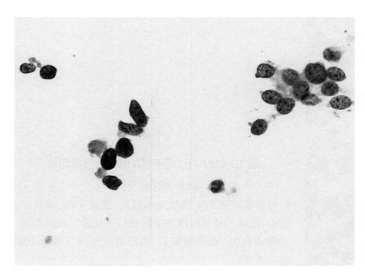

图10-506　EUS-FNA 液基细胞学制片
（巴氏染色，中倍）

胰腺小细胞癌，细胞体积较小，裸核，单个散在分布或松散葡萄串样排列。较淋巴细胞稍大，核卵圆形或一端有尖，形似燕麦，染色质呈典型的"椒盐"样，与肺小细胞癌形态相同。

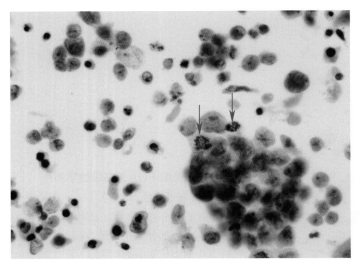

图 10-507　EUS-FNA 液基细胞学制片
（巴氏染色，中倍）

涂片中肿瘤细胞丰富，拥挤成团或单个散落，背景可见凝固性坏死的细胞碎片。多数细胞裸核，大小不等，染色质呈"椒盐"样。可见两个核分裂象（↑）。此例为小细胞癌。

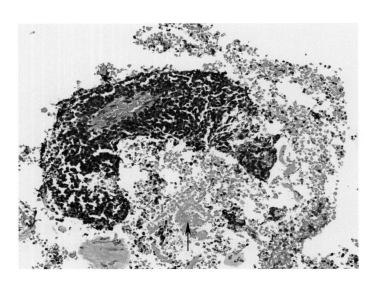

图 10-508　EUS-FNA 组织条石蜡切片
（HE 染色，低倍）

此例为小细胞癌，肿瘤细胞的细胞质稀少，体积类似淋巴细胞大小，呈裸核样改变，细胞核深染、异型，凝固性坏死灶多见（↑）。

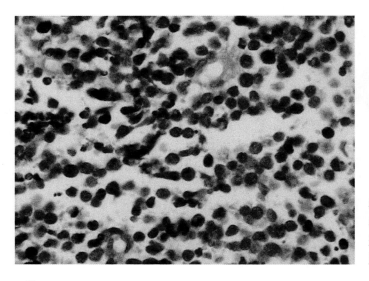

图 10-509　EUS-FNA 组织条石蜡切片
（HE 染色，中倍）

松散的裸核细胞无明显组织结构，细胞丰富，体积小，核小、浓染。可见核拥挤镶嵌和挤压现象。核卵圆形，边缘常有尖（燕麦细胞）。从形态上无法与肺的小细胞癌区别。

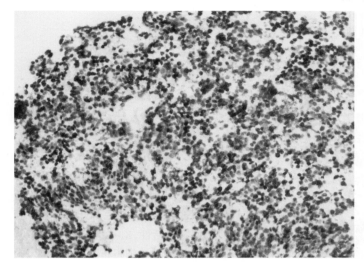

图 10-510　EUS-FNA 组织条石蜡切片
（TTF-1 免疫组织化学染色，低倍）
肿瘤细胞弥漫表达 TTF-1，呈细胞核阳性。此例为小细胞癌。

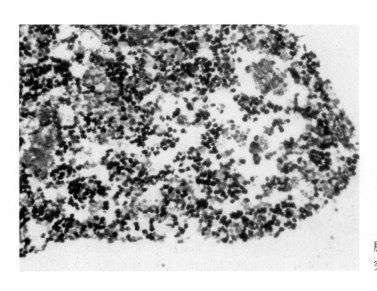

图 10-511　EUS-FNA 组织条石蜡切片
（p53 免疫组织化学染色，低倍）
肿瘤细胞的细胞核呈弥漫性强表达 p53，为 *TP53* 基因突变型表型，与 NET G3 不同。此例为小细胞癌。

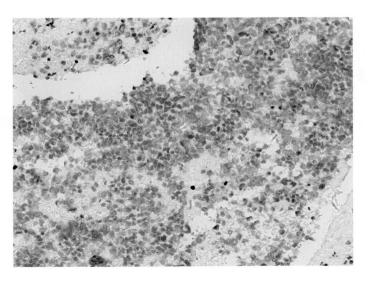

图 10-512　EUS-FNA 组织条石蜡切片
（RB 免疫组织化学染色，低倍）
肿瘤细胞为 *RB* 基因缺失型表型，与 NET G3 不同。间质少量淋巴细胞阳性，可作为内对照。此例为小细胞癌。

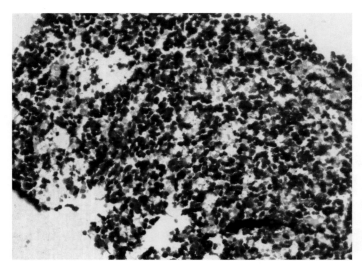

图 10-513　EUS-FNA 组织条石蜡切片
（Ki-67 免疫组织化学染色，低倍）

肿瘤细胞表现为高增殖活性，Ki-67 增殖指数几乎接近 100%（核阳性）。此例为小细胞癌。

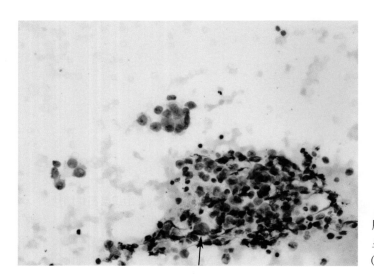

图 10-514　EUS-FNA 手工涂片（HE 染色，低倍）

肿瘤细胞松散黏附，核大小不等，染色质细，核仁明显，细胞质少。箭头所示为一个明显增大的肿瘤细胞（↑）。此例术后病理证实为大细胞癌。

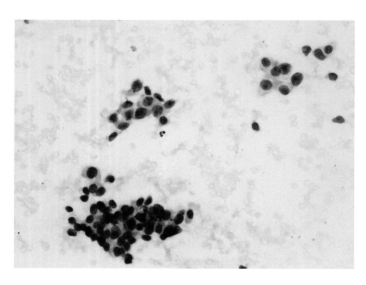

图 10-515　EUS-FNA 手工涂片（HE 染色，低倍）

此例为大细胞癌，肿瘤细胞团片状或簇状排列，可见丰富的嗜碱性细胞质，核增大，大小不等，染色质细，核仁明显。

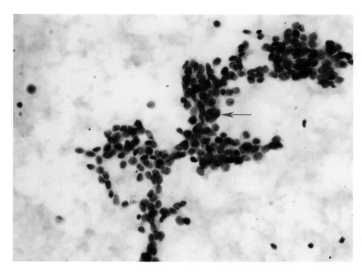

图10-516 EUS-FNA手工涂片（HE染色，低倍）

肿瘤细胞乳头样排列，核大小不等，染色质细，核仁明显，细胞质少。箭头所示为一个明显增大的肿瘤细胞（↑）。此例为大细胞癌。

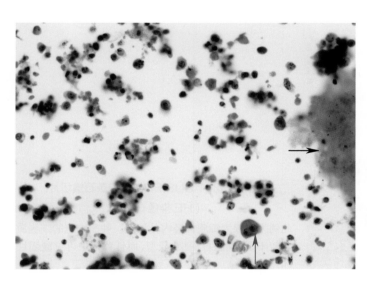

图10-517 EUS-FNA液基细胞学制片
（巴氏染色，低倍）

涂片中肿瘤细胞丰富，排列松散，背景可见凝固性坏死的细胞碎片，以及颗粒样物质（黑色↑）。细胞核大小不等，核仁明显，细胞质丰富。箭头所示为一个明显增大的双核肿瘤细胞（红色↑）。此例为大细胞癌。

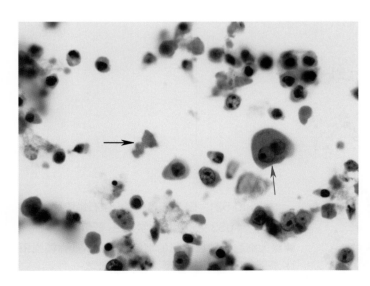

图10-518 EUS-FNA液基细胞学制片
（巴氏染色，中倍）

上例的局部放大，可见肿瘤细胞排列松散，背景可见凝固性坏死的细胞碎片（黑色↑）。细胞核大小不等，核大，空泡状，核仁明显，细胞质丰富，可见一个明显增大的双核肿瘤细胞（红色↑）。出现这种空泡状、核仁明显的细胞核时，应注意与低分化导管腺癌鉴别，必要时免疫组织化学标记，此例免疫组织化学证实为大细胞癌。

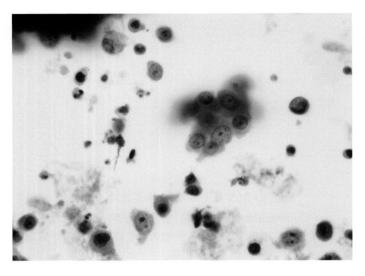

图 10-519　EUS-FNA 液基细胞学制片
（巴氏染色，中倍）

肿瘤细胞成片或散在，细胞质丰富，致密颗粒样，细胞核增大，大小不等，核仁明显。背景可见细胞外蓝绿色颗粒。此例为大细胞癌。

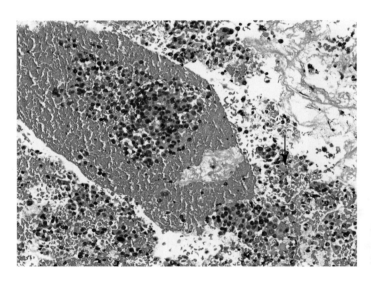

图 10-520　EUS-FNA 组织条石蜡切片
（HE 染色，低倍）

此例为胰腺大细胞神经内分泌癌。肿瘤细胞的细胞质比较丰富，细胞核深染、异型，而且背景中可见凝固性坏死灶（↑）。

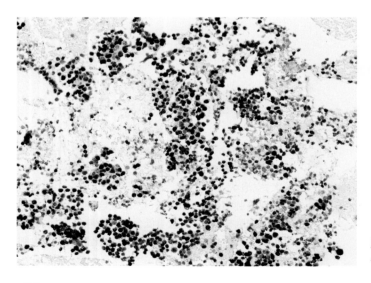

图 10-521　EUS-FNA 组织条石蜡切片
（p53 免疫组织化学染色，低倍）

胰腺大细胞癌肿瘤细胞的细胞核呈现 p53 弥漫强阳性，提示 *TP53* 基因突变型，是恶性指征之一。

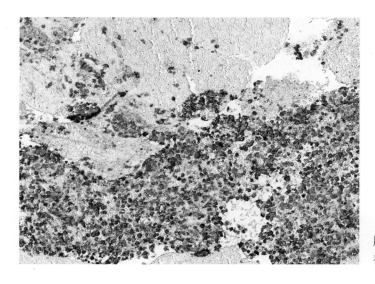

图 10-522　EUS-FNA 组织条石蜡切片
（CgA 免疫组织化学染色，低倍）

胰腺大细胞癌肿瘤细胞的细胞质弥漫表达 CgA，符合神经内分泌分化的特征。

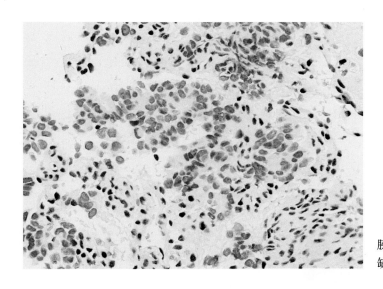

图 10-523　EUS-FNA 组织条石蜡切片
（RB 免疫组织化学染色，中倍）

胰腺大细胞癌的肿瘤细胞为 *RB* 基因突变所致的表达缺失，背景纤维间质为核阳性。

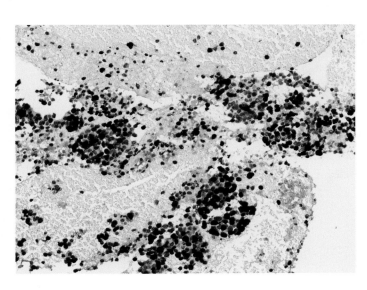

图 10-524　EUS-FNA 组织条石蜡切片
（Ki-67 免疫组织化学染色，低倍）

胰腺大细胞癌的肿瘤细胞表现为高增殖活性，超过了 90%（核阳性）。

混合性神经内分泌-非神经内分泌肿瘤（MiNEN）是指导管或腺泡源性肿瘤与神经内分泌肿瘤相互混合出现,不仅包括混合性导管腺癌-神经内分泌癌,也包括混合性腺泡细胞癌-神经内分泌癌,甚至这三种分化方向混合。组织学诊断要求每一种成分必须超过30%。FNA样本因取样限制,细胞成分比例不易判断,因此很少诊断混合性肿瘤（图10-525~图10-531）。

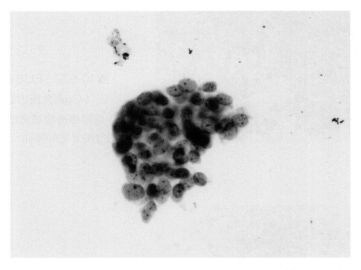

图10-525 EUS-FNA 液基细胞学制片（巴氏染色,高倍）

此例涂片中可见两种细胞成分,图示为其中一种,为成簇的肿瘤细胞,细胞质少,核较小,大小一致,染色质呈"椒盐"样。

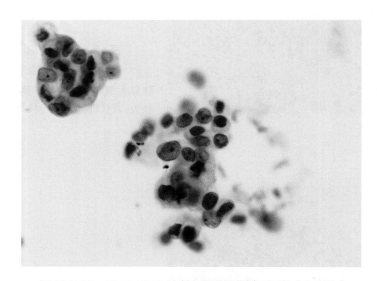

图10-526 EUS-FNA 液基细胞学制片（巴氏染色,高倍）

上例涂片中另一视野,可见成团上皮细胞,细胞质丰富,泡沫样,核大小不等,染色质空化,核仁明显。

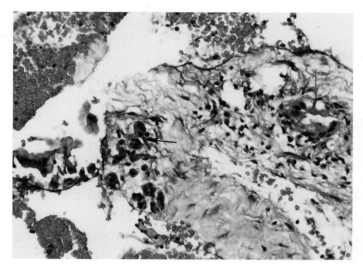

图10-527 EUS-FNA 组织条石蜡切片
（HE 染色，低倍）

上例的组织条切片，可见两种肿瘤成分，一种呈不规则腺管状排列，细胞质丰富，富含黏液，核异型（红色↑）；另一种呈小簇状排列，核小，细胞质红（黑色↑）。

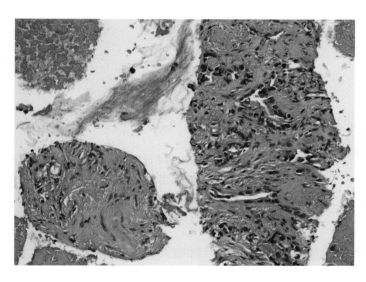

图10-528 EUS-FNA 组织条石蜡切片
（HE 染色，低倍）

该图像为典型的腺癌区域，可见不规则腺管在纤维间质中浸润性生长。

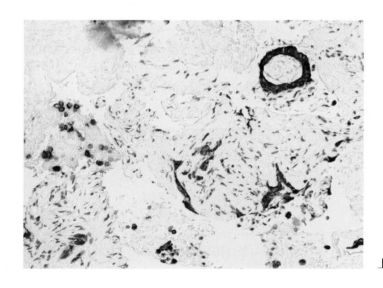

图10-529 EUS-FNA 组织条石蜡切片
（CK7 免疫组织化学染色，低倍）

上例的腺癌区域，肿瘤细胞的细胞质表达 CK7。

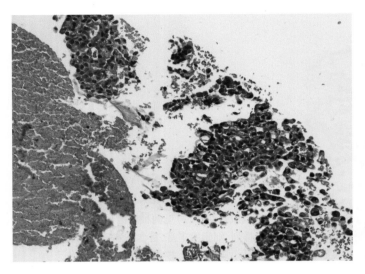

图 10-530　EUS-FNA 组织条石蜡切片
（HE 染色，低倍）

上例的神经内分泌癌的区域，可见肿瘤细胞呈片状分布，细胞核深染、异型，细胞质红。

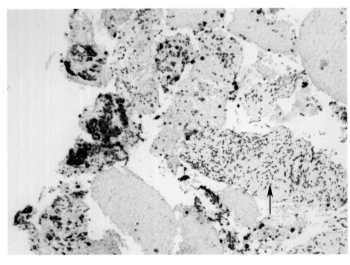

图 10-531　EUS-FNA 组织条石蜡切片
（CgA 免疫组织化学染色，低倍）

上例的神经内分泌癌区域，可见神经内分泌标志物 CgA 细胞质表达，而其中的腺癌成分则为阴性（↑）。

　　胰腺 NET 的鉴别诊断包括腺泡细胞癌、胰母细胞瘤、实性 - 假乳头状肿瘤及高分化腺癌等。腺泡细胞癌的肿瘤细胞较神经内分泌肿瘤有更大的多形性，细胞成簇粘连，常见单个明显的核仁，细胞界限清楚，细胞质呈嗜碱性；胰母细胞瘤在腺泡样分化的肿瘤细胞中可见鳞状细胞巢；实性 - 假乳头状瘤的细胞黏附性更差，可见典型的大量纤细分支的乳头状结构，乳头中心有纤细的纤维血管轴心；高分化导管腺癌细胞常见苍白核，细胞质少，无疏松的颗粒状细胞质。胰腺 NEC 中小细胞癌的细胞缺乏黏附性、表现为形态单一的裸核，应与恶性淋巴瘤鉴别；大细胞癌细胞质丰富、核仁明显，应与低分化导管腺癌鉴别。多数情况下鉴别诊断困难，可尽量制作细胞蜡块进行免疫组织化学有助于鉴别诊断。神经内分泌肿瘤 Chr、CgA、Syn 等神经内分泌标志物阳性，当肿瘤来源不明时，PDX1 和 LSL1 免疫标记阳性提示肿瘤来源于胰腺。

小结

细胞学特点：

1. 细胞丰富、单一，异型性较导管癌更小
2. 多较松散，可有乳头状、腺泡样、菊形团状排列
3. "椒盐"样染色质，颗粒状细胞质
4. 可出现不同程度异型性，与分级未必一致
5. 组织学分级及鉴别诊断依赖免疫组织化学标记

鉴别诊断：

1. NET 与腺泡细胞癌鉴别
2. NET 与实性 - 假乳头状肿瘤鉴别
3. NET 与胰母细胞瘤鉴别
4. 小细胞癌与淋巴瘤鉴别
5. 大细胞癌与低分化导管腺癌鉴别

第六节　胰腺非上皮源性肿瘤

　　原发于胰腺的非上皮源性肿瘤罕见,良性的肿瘤有血管瘤、淋巴管瘤、神经鞘瘤、副神经节瘤、脂肪瘤、平滑肌瘤、孤立性纤维瘤等;原发性肉瘤文献报道的有脂肪肉瘤、平滑肌肉瘤、恶性纤维组织细胞瘤、淋巴瘤、浆细胞瘤等,针吸细胞学特点与其他部位的相应肿瘤的细胞学特点相同。间叶源性肿瘤组织来源复杂,细胞形态特点多样,尤其在良性的胰腺间叶源性肿瘤针吸涂片中,除神经鞘瘤外,大部分细胞成分较少,凭借细胞学很难明确诊断,多为回顾性研究时发现。如果吸出物细胞丰富,制作细胞蜡块进行免疫标记有助于明确组织来源。

一、神 经 鞘 瘤

　　神经鞘瘤是起源于周围神经鞘的神经膜细胞(又称施万细胞)的良性肿瘤,原发于胰腺者非常少见。通常见于胰头部,大体表现为边界清楚、有包膜的实性肿块,切面黄褐色,可继发出血、钙化、囊性变、黏液变性等。组织学上由梭形细胞构成的 Antoni A 区和疏松的 Antoni B 区组成(图 10-532,图 10-533)。神经鞘瘤的涂片中可见丰富的组织断片,细胞排列疏密不等,细胞核呈细长波浪状,成束出现时细胞核可呈栅

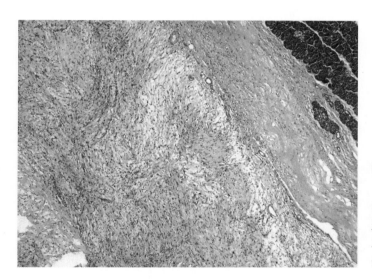

**图 10-532　胰头部神经鞘瘤手术切除标本石蜡切片
（HE 染色,超低倍）**

图中右上角可见胰腺腺泡组织,注意肿瘤组织与胰腺组织之间的纤维结缔组织的包膜。肿瘤细胞排列疏密不等,疏松区淡染,细胞圆形或卵圆形,体积小;致密区细胞长梭形,细胞质红,核细长,平行排列。

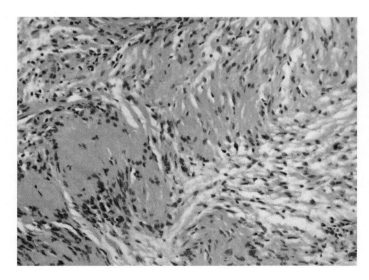

**图 10-533　胰头部神经鞘瘤手术切除标本石蜡切片
（HE 染色,低倍）**

上例的局部放大,肿瘤细胞排列疏密不等,梭形,束状排列,核卵圆形或梭形,染色质细,无核仁,部分呈波浪状,部分呈栅栏样排列。

栏样排列。核染色淡,核分裂象少见。背景可见黏液样的基质(图 10-534~ 图 10-538)。当涂片中细胞量较少时,应与其他梭形细胞肿瘤如平滑肌瘤、间质瘤鉴别;当黏液样变性、囊性变明显时,应与胰腺的产黏液性囊性肿瘤鉴别。免疫组织化学标记有助于鉴别诊断,神经鞘瘤 S-100、SOX10 阳性,平滑肌标记 SMA、Desmin 及间质瘤标记 CD117、DOG1 阴性(图 10-539~ 图 10-541)。

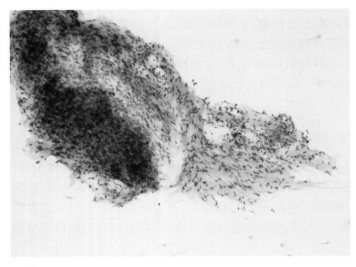

图 10-534　EUS-FNA 手工涂片(HE 染色,超低倍)
图中见大片组织断片,左侧细胞多为圆形、卵圆形,密集重叠,右侧细胞多为梭形,排列松散,背景疏松黏液样。

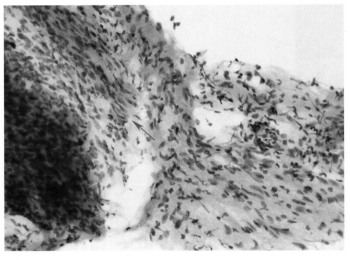

图 10-535　EUS-FNA 手工涂片(HE 染色,低倍)
上例的局部放大,细胞排列疏密不等,左侧一团细胞圆形或卵圆形,核淡染,重叠;右侧细胞为梭形,细胞界限不清,核细长或弯曲波浪状,束状平行排列,染色质细,无明显核仁。部分区域可见细胞核丛集呈平行排列的"栅栏状"(↑)。细胞间有淡蓝色黏液样基质。

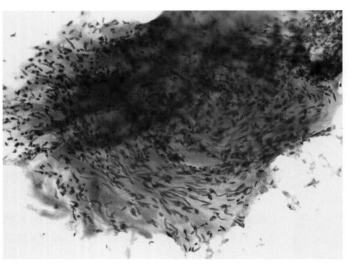

图 10-536　EUS-FNA 手工涂片(HE 染色,低倍)
可见大部分肿瘤细胞呈长梭形,细胞界限不清,核细长波浪状,密集平行排列,染色质细,核仁不明显。少数细胞体积小,核圆形、卵圆形,无异型。细胞间可见蓝色黏液样基质。

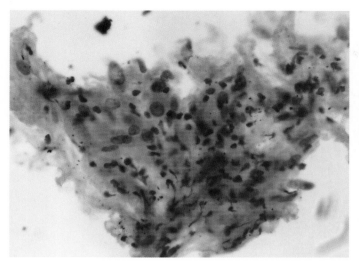

图 10-537　EUS-FNA 液基细胞学制片
（巴氏染色，中倍）

见一团梭形细胞杂乱排列，核细长或卵圆形，染色质细，异型不明显，细胞间可见蓝绿色基质，其间混杂少量炎症细胞。仅凭图中的细胞难以判断肿瘤组织来源。细胞学报告为"间叶源性肿瘤，倾向神经源性"。

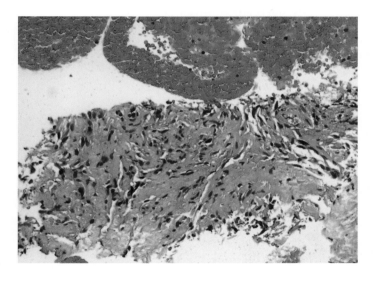

图 10-538　EUS-FNA 组织条石蜡切片
（HE 染色，低倍）

肿瘤细胞短梭形，呈束状排列。核细长，异型不明显。

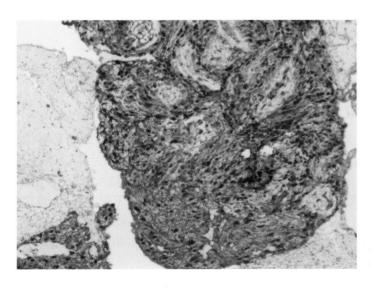

图 10-539　EUS-FNA 组织条石蜡切片
（S-100 免疫组织化学染色，低倍）

上例的免疫组织化学标记，肿瘤细胞呈 S-100 核、质双表达，提示神经源性肿瘤。

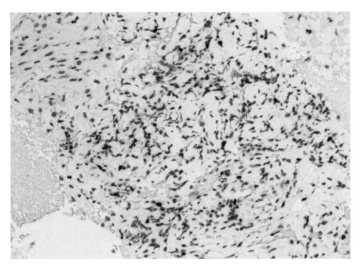

图 10-540 EUS-FNA 组织条石蜡切片
（Ki-67 免疫组织化学染色，低倍）

上例的免疫组织化学染色，肿瘤细胞表现为低增殖活性，阳性定位细胞核。

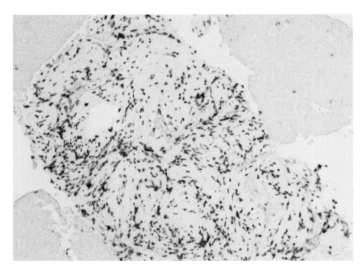

图 10-541 EUS-FNA 组织条石蜡切片
（CD117 免疫组织化学染色，低倍）

上例的免疫组织化学染色，肿瘤细胞 CD117 呈细胞质阴性表达，可以与胃肠道间质瘤（GIST）相鉴别，GIST 为 CD117 阳性。

二、淋 巴 管 瘤

原发于胰腺的淋巴管瘤很少见，淋巴管瘤在大体上表现为单房或多房的囊性肿块，囊壁薄而光滑，囊内充满淡黄色水样液体，与胰腺的浆液性囊腺瘤相似。二者在细胞学上难以鉴别，如果涂片中找到骰子样排列的立方上皮有助于诊断浆液性囊腺瘤，缺乏上皮时与淋巴管瘤无法区分（图 10-542）。二者在组织学上易于鉴别，浆液性囊腺瘤内衬立方形上皮细胞，与淋巴管瘤的单层扁平的内皮细胞不同（图 10-543）。浆液性囊腺瘤囊壁上皮受压也可变得扁平，与淋巴管瘤相似。如果囊壁结缔组织中见到成群淋巴细胞可为淋巴管瘤的诊断提供线索，免疫组织化学染色也可鉴别，淋巴管瘤囊壁 CD31 和 D2-40 染色阳性，而浆液性囊腺瘤囊壁 CK 表达阳性。

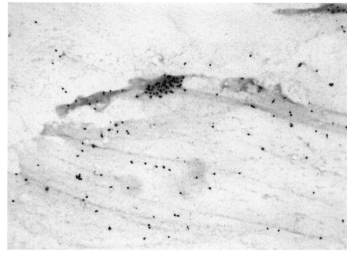

图10-542　EUS-FNA 液基细胞学制片
（巴氏染色，低倍）

针吸细胞学涂片中仅见少量成熟淋巴细胞，无特殊改变。背景为粉红色淡染的淋巴液。细胞学报告为"未找到恶性细胞"。

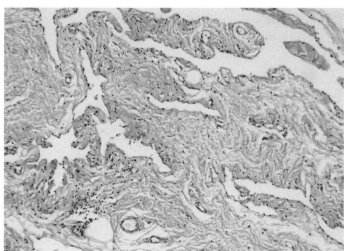

图10-543　上一病例的术后病理组织石蜡切片
（HE 染色，低倍）

病理证实为胰尾部海绵状淋巴管瘤，肿瘤内见大小不等、形状不规则的血窦样腔隙，内衬单层扁平上皮，腔内空虚或有少量淋巴细胞，囊壁由纤维结缔组织构成，灶性淋巴细胞浸润。

三、脂　肪　瘤

胰腺脂肪瘤罕见，多数患者临床无症状，多为偶然检查时发现。一般情况下 CT 检查足以诊断脂肪瘤，若能行 EUS-FNA，更能明确诊断。当吸出物主要为脂肪组织时（图 10-544，图 10-545），应注意与胰腺组织脂肪化、脂肪肉瘤及胰腺脂肪瘤样假肥大鉴别，需密切结合影像学进行诊断。

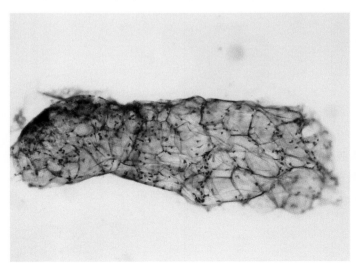

图10-544　EUS-FNA 手工涂片（HE 染色，低倍）
涂片内见成团脂肪细胞，空泡状，轮廓清楚，其间散在细小、致密的细胞核。

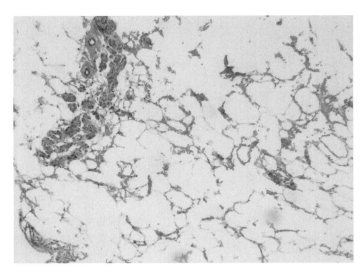

图 10-545　上一病例的术后病理组织石蜡切片（HE 染色，低倍）

术后病理证实为胰颈部脂肪瘤，肿瘤由成熟脂肪细胞构成，图左上方尚可见肿瘤边缘的胰腺腺泡组织。

四、平 滑 肌 瘤

胰腺平滑肌瘤非常少见，可能起源于胰腺血管壁的平滑肌组织。通常 FNA 吸出物中细胞量少，以梭形细胞为主（图 10-546），提示间叶源性肿瘤，但细胞形态特征不明显，难以凭细胞学获得确切诊断，需要与其他梭形细胞肿瘤鉴别。组织学上肿瘤由分化良好的平滑肌细胞构成（图 10-547），漩涡状或编织状排列，可发生变性坏死，也可能恶变，成为平滑肌肉瘤。免疫组织化学标记 SMA 阳性。

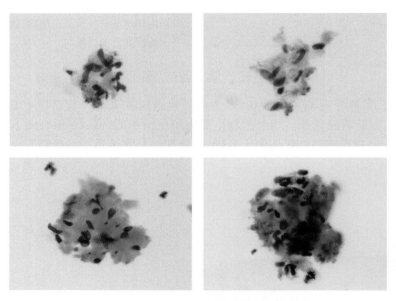

图 10-546　EUS-FNA 液基细胞学制片（巴氏染色，中倍）

涂片中细胞量少，见几处黏附紧密的细胞团，其中见肿瘤细胞边界不清，核卵圆形或长杆状，两端钝圆，染色质细，无明显异型。难以明确组织来源。

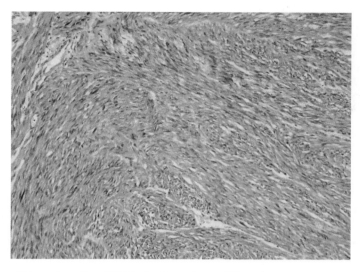

图 10-547　上一病例的术后组织病理石蜡切片（HE 染色，低倍）

术后病理为胰头平滑肌瘤。肿瘤细胞呈梭形、编织状、漩涡状排列，细胞质红染，核呈细长杆状，两端钝圆，核分裂象少见。

五、炎性肌成纤维细胞瘤

　　炎性肌成纤维细胞瘤是以炎症为背景、肌成纤维细胞增生为主的一种少见的良性肿瘤，主要发生于软组织和内脏，临床和影像学易误诊为恶性肿瘤。肿瘤由不同比例的梭形肌成纤维细胞和成纤维细胞混合性增生构成，编织状或杂乱排列，边界不清，细胞长梭形，细胞质淡嗜酸性，核圆形或卵圆形，染色质细，偶见核仁，核分裂象少见。肿瘤间散在大量炎症细胞，以淋巴细胞和浆细胞为主，也可有嗜酸性粒细胞和中性粒细胞，常伴疏松黏液水肿样间质和大量小血管增生。免疫组织化学 Vim、SMA、Desmin 阳性表达。FNA 吸出物中通常细胞量少，梭形细胞和炎症细胞混杂存在，需与其他梭形细胞肿瘤鉴别，多为术后病理确诊（图 10-548~ 图 10-551）。

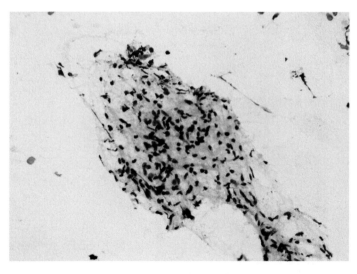

图 10-548　EUS-FNA 手工涂片（HE 染色，低倍）

吸出物细胞少，视野中央可见散在的梭形细胞，排列杂乱、无规律，核卵圆形或梭形，淡染，细胞质粉红，界限不清。梭形细胞间混杂较多炎症细胞。

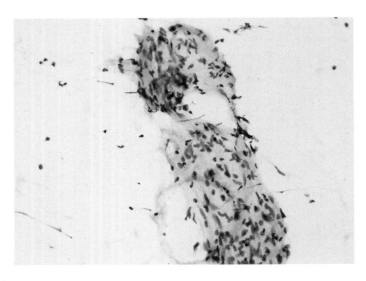

图10-549　EUS-FNA手工涂片（HE染色，低倍）

见梭形细胞和淋巴细胞混杂。梭形细胞核细长，两端尖细，与平滑肌细胞不同，染色质细，无明显异型。

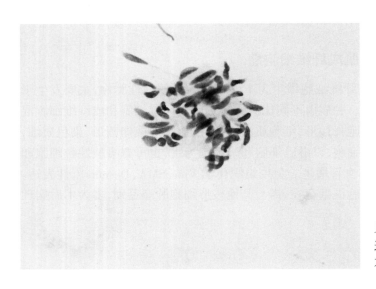

图10-550　EUS-FNA手工涂片（HE染色，中倍）

见一簇梭形细胞，排列无明显方向性。细胞质粉红色，边界不清，核卵圆形或梭形，核膜光滑，染色质细，核仁不明显。

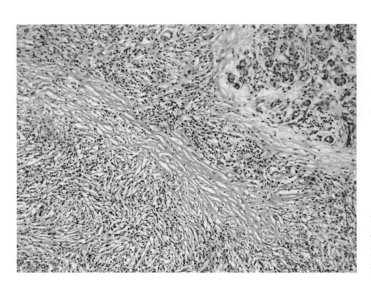

图10-551　上一病例的术后病理组织石蜡切片

（HE染色，超低倍）

术后病理及免疫组织化学标记证实为炎性肌成纤维细胞瘤。肿瘤组织边界不清，与周围胰腺组织（图右上角）无明显分隔，肿瘤由大量梭形细胞组成，交错杂乱排列，其间散在大量淋巴细胞，并有少量胶原纤维。

六、恶性黑色素瘤

恶性黑色素瘤的肿瘤细胞形态复杂多变,可有上皮样型、梭形细胞型、痣细胞型、气球样型、巨细胞型、浆细胞样型、淋巴细胞样型等,这些细胞可单独存在,也可数种形态并存,通常核大,核仁大而明显,细胞质可有多少不等的黑色素颗粒,甚至无色素存在。如果有典型的黑色素颗粒,易于作出诊断,但此类细胞应注意与假性囊肿中吞噬含铁血黄素的巨噬细胞鉴别,巨噬细胞的细胞质丰富,也可有黄褐色颗粒,但核质比不大,核淡染,无异型,染色质细,无核仁或有细小核仁,与恶性黑色素瘤显著异型的细胞核和大红核仁不同。富含色素颗粒的组织进行免疫组织化学染色时,阳性信号容易被色素颗粒掩盖,可对白片先进行褪黑色素处理,然后再进行免疫标记。无色素型恶性黑色素瘤诊断更为困难,如果细胞出现非癌、非肉瘤的"四不像"表现,出现双核、多核、大核仁等特征,应考虑到恶性黑色素瘤的可能,免疫组织化学染色HMB45 阳性有助于明确诊断(图 10-552~ 图 10-558)。

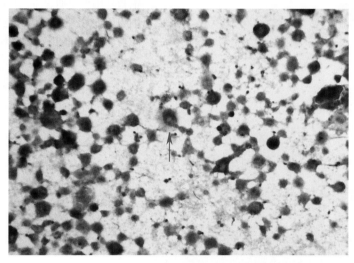

图 10-552　EUS-FNA 手工涂片(HE 染色,低倍)

吸出物为暗红褐色稠厚液体。涂片内见大量肿瘤细胞弥漫分布,细胞大小不等,圆形、卵圆形或不规则形,大部分细胞质内充满褐色颗粒,遮盖细胞核,少数细胞色素少,细胞质粉红色,核大,核仁大而明显(↑)。

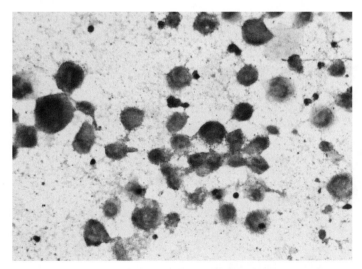

图 10-553　EUS-FNA 手工涂片(HE 染色,中倍)

高倍镜下可见细胞多为圆形,弥漫分布,细胞质内有多少不等的褐色颗粒,核大,核仁明显。背景中也有散在的色素颗粒。

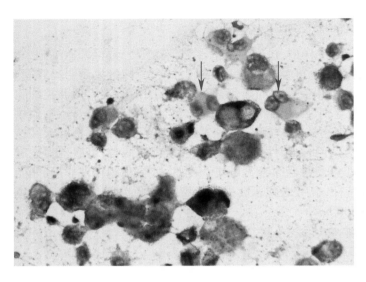

图 10-554　EUS-FNA 手工涂片（HE 染色，中倍）

细胞异型性更明显，可见明显核大、深染的异型细胞，细胞质丰富，部分充满褐色颗粒。核大小不等，部分细胞为双核（↑），核膜厚而不规则，有明显的红染核仁。

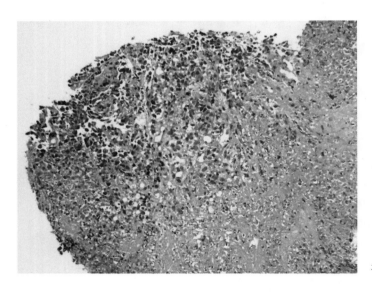

图 10-555　EUS-FNA 组织条石蜡切片
（HE 染色，低倍）

视野中央见小灶肿瘤细胞，周围大量凝固性坏死物。

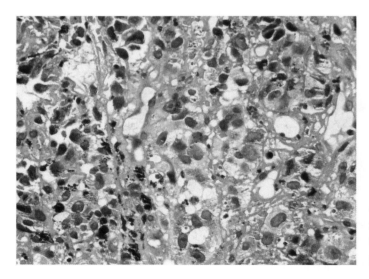

图 10-556　EUS-FNA 组织条的石蜡切片
（HE 染色，中倍）

上例的局部放大，见肿瘤细胞巢状聚集或散在分布，部分细胞质内见黑色素，部分细胞体积大，细胞质丰富、泡沫样，核大，可见明显的红色核仁，与前面涂片中的细胞形态一致。

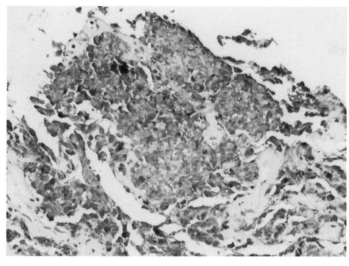

图 10-557　EUS-FNA 组织条石蜡切片
（HMB45 免疫组织化学染色，低倍）

可见细胞质阳性着色，提示恶性黑色素瘤。

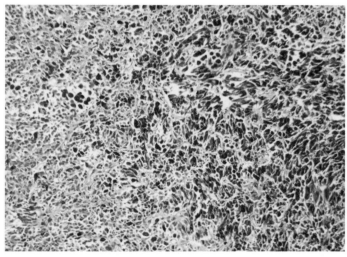

图 10-558　上一病例的术后组织病理切片
（HE 染色，低倍）

术后病理证实为胰体尾恶性黑色素瘤。左侧区域肿瘤细胞圆形、卵圆形，细胞核大，异型，核仁明显，细胞质色素少；右侧区域细胞以多角形或梭形为主，细胞质充满黑色素颗粒。

七、平滑肌肉瘤

胰腺平滑肌肉瘤罕见，可发生于胰腺任何部位，以胰体尾部多见。肿瘤可能来源于胰腺血管或胰管的平滑肌，也可能来源于未分化的间叶组织。FNA 吸出物通常细胞量丰富，梭形，束状排列，核大，异型明显，诊断恶性较容易，但组织来源不易确定，需要与其他梭形细胞肿瘤鉴别，多为术后病理确诊（图 10-559~ 图 10-567 ）。

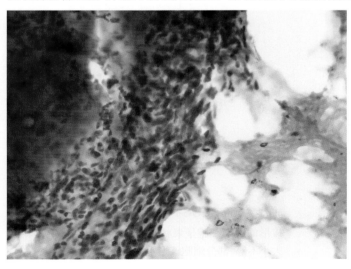

图 10-559　EUS-FNA 手工涂片（HE 染色，低倍）

背景中出血较多，视野中央见一团肿瘤细胞，束状密集排列，核大、浓染，卵圆形或长杆状，细胞质少，染色偏红。

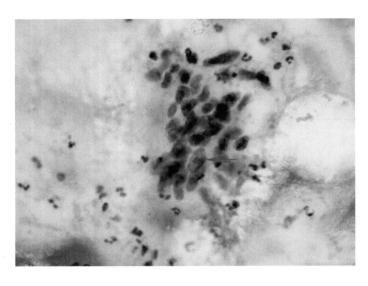

图10-560　EUS-FNA手工涂片（HE染色，中倍）
血性背景中一团梭形肿瘤细胞，核卵圆形或梭形，大小不等，部分细胞核形不规则，核仁明显（↑）。

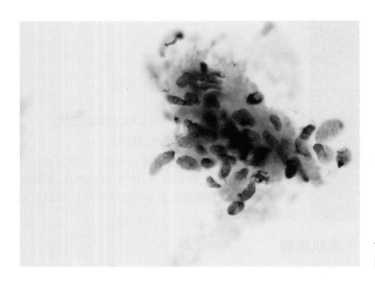

图10-561　EUS-FNA液基细胞学制片
（巴氏染色，中倍）
一团梭形肿瘤细胞密集杂乱排列，细胞界限不清，核卵圆形或梭形，深染，大小不等，部分细胞核形不规则。

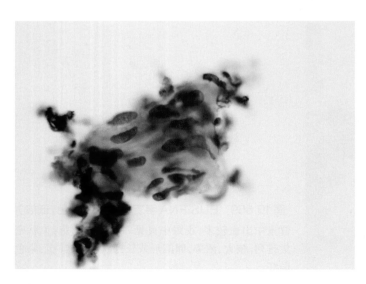

图10-562　EUS-FNA手工涂片（HE染色，中倍）
梭形的肿瘤细胞呈束状排列，核卵圆形或梭形，深染，大小不等，部分细胞核形不规则。

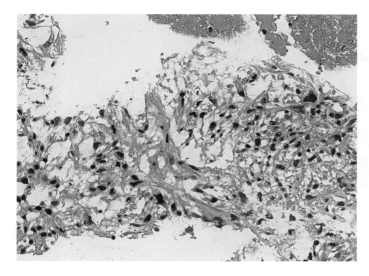

图 10-563　EUS-FNA 穿刺组织条石蜡切片
（HE 染色，低倍）

肿瘤细胞呈梭形，排列比较杂乱，细胞质红染，核大、深染，形状不规则，异型性明显。

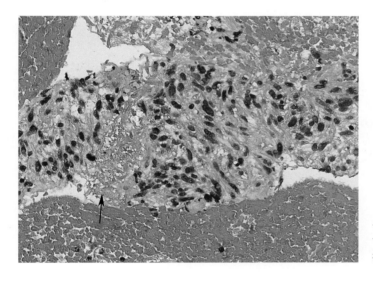

图 10-564　EUS-FNA 穿刺组织条石蜡切片
（HE 染色，低倍）

上例的另一个分化较好的区域，肿瘤细胞排列相较上一张整齐，细胞质红染，核大、浓染，大小不等，箭头所指区域可见凝固性坏死，也是恶性指征之一。

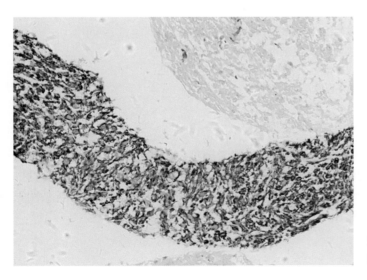

图 10-565　EUS-FNA 穿刺组织条石蜡切片
（HHF35 免疫组织化学染色，低倍）

HHF35 是肌动蛋白特异性抗体，肿瘤细胞的细胞质弥漫强阳性表达，支持肿瘤细胞为平滑肌起源。

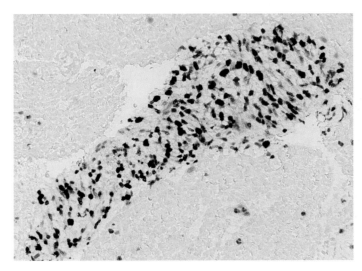

图 10-566　EUS-FNA 穿刺组织条石蜡切片
（Ki-67 免疫组织化学染色，低倍）

Ki-67 免疫组织化学标记（核阳性）显示肿瘤细胞的增殖活性很高，超过 80%，这也是恶性指征之一。

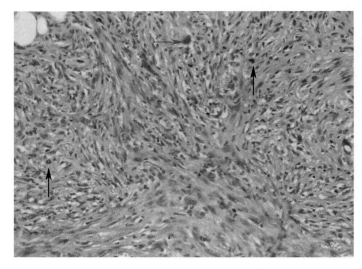

图 10-567　上一病例的术后组织病理切片（HE 染色，低倍）

术后病理及免疫组织化学证实为胰体尾平滑肌肉瘤。肿瘤细胞呈梭形，编织状、漩涡状排列。核增大，卵圆形或梭形，大小不等，可见巨核瘤细胞（红色↑）及核分裂象（黑色↑）。

八、未分化多形性肉瘤

未分化多形性肉瘤以往被称为恶性纤维组织细胞瘤，发生于胰腺者罕见。肿瘤组织主要由梭形、多角形细胞组成，可见典型的车辐状和鱼骨样排列，并可见巨核、多核瘤细胞，肿瘤多形性明显，核分裂象易见。FNA 吸出物中通常细胞丰富，以梭形细胞为主，可见多角形、不规则形、巨核、多核，异型明显，诊断恶性无困难，但细胞形态无明显分化特征（图 10-568~ 图 10-571）。

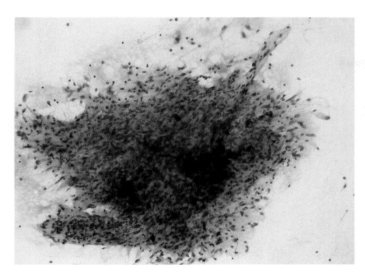

图10-568 EUS-FNA手工涂片（HE染色，超低倍）

血性背景中见一团梭形细胞密集编织状排列。细胞质略嗜碱性，核大小、形态差异明显。

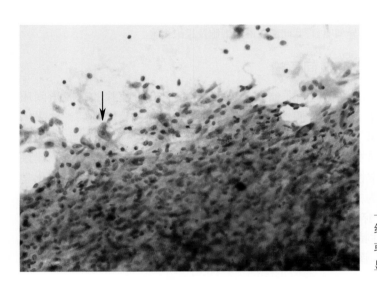

图10-569 EUS-FNA手工涂片（HE染色，低倍）

上例的局部放大，可见肿瘤细胞密度大，拥挤、重叠。细胞团边缘较薄处细胞形态较清晰，肿瘤细胞呈梭形或多角形，核大小不等，明显多形，核轮廓不规则，可见显著的核仁（↑）。细胞团中混杂大量炎症细胞。

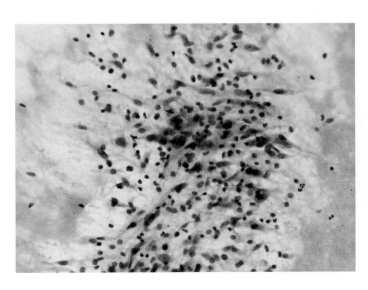

图10-570 EUS-FNA手工涂片（HE染色，低倍）

另一视野见一团梭形细胞纵横交错排列，细胞质丰富，略嗜碱性，核增大，大小不等，梭形或卵圆形，核仁明显。梭形细胞间混杂较多淋巴细胞及单核细胞。

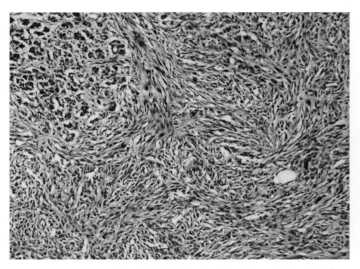

图 10-571　上一病例的术后组织病理切片（HE 染色，低倍）

术后病理及免疫组织化学证实为胰头部未分化多形性肉瘤。肿瘤细胞呈梭形，漩涡状或编织状排列，注意肿瘤组织与左上角残留的正常胰腺组织之间无明显界限，弥漫浸润性生长。梭形细胞排列密集，核大、深染，梭形或卵圆形，异型明显，其间散在淋巴细胞及组织细胞。

九、胃肠道间质瘤

　　胰腺的胃肠道间质瘤常为腹腔内体积巨大的胃肠道间质瘤蔓延波及胰腺，原发于胰腺的胃肠道间质瘤罕见，术前确诊困难，常被误诊为胰腺囊腺瘤、囊腺癌或假性囊肿。此外，胃肠道间质瘤的预后评估采用危险度分级。目前应用比较广泛的是美国国家卫生研究院（NIH）2008 年改良版，主要根据肿瘤大小、核分裂象数目（每 50 个高倍视野）以及肿瘤的原发部位，分为极低危型、低危型、中危型和高危型。不建议再使用"良性"或"恶性"来描述肿瘤的生物学性质。术前行 EUS-FNA 检查结合组织条的免疫组织化学检测有助于明确诊断。镜下肿瘤以梭形细胞为主，有不同程度的异型性，免疫组织化学 CD117 和 DOG-1阳性（图 10-572~ 图 10-575）。由于 EUS-FNA 穿刺部位很局限，对于穿刺标本仅适用定性诊断，而不推荐进行危险度分级。当然对于一些具有明显恶性特征，如具有活跃的核分裂象甚至病理性核分裂象、凝固性坏死等的病例，可提出倾向高危型（图 10-576~ 图 10-584）。

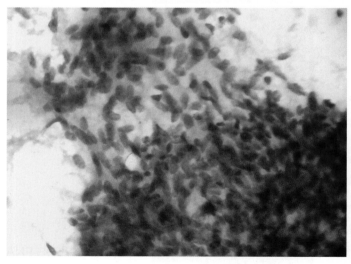

图 10-572　EUS-FNA 手工涂片（HE 染色，中倍）

见一团梭形细胞密集杂乱排列，核卵圆形，大小一致，染色质细，核仁不明显。细胞学考虑间叶源性肿瘤，组织来源不能确定。

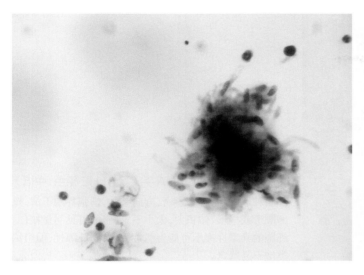

图 10-573　EUS-FNA 手工涂片（巴氏染色，中倍）

见一团梭形细胞密集杂乱排列，细胞质丰富，蓝绿色，核卵圆形，大小一致，染色质细，核仁不明显。细胞学考虑间叶源性肿瘤，组织来源不能确定。

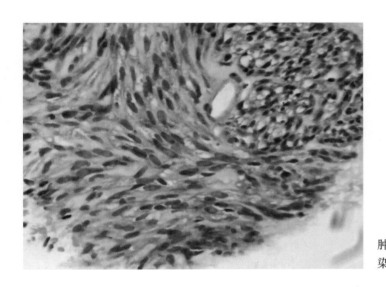

图 10-574　EUS-FNA 组织条石蜡切片

（HE 染色，中倍）

肿瘤细胞排列比较整齐，细胞质丰富、红染，核卵圆形，染色质细，核仁不明显。细胞异型性不大，比较温和。

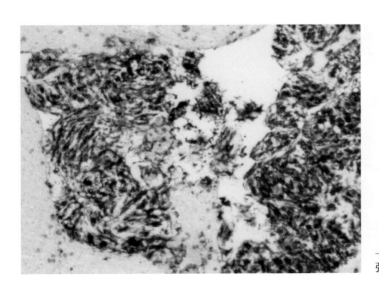

图 10-575　EUS-FNA 组织条石蜡切片

（CD117 免疫组织化学染色，低倍）

上例的免疫组织化学染色，肿瘤细胞的细胞质呈 CD117 弥漫强阳性表达，符合胃肠道间质瘤的诊断。

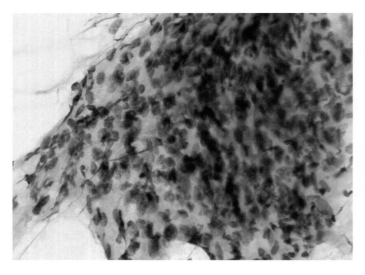

图 10-576　EUS-FNA 手工涂片（HE 染色，中倍）

一团肿瘤细胞，排列紧密，方向杂乱，细胞界限不清，核卵圆形或梭形，体积大，大小不等，有的可见明显核仁。细胞的异型性提示可能为恶性肿瘤，间叶源性，但组织类型不易确定。

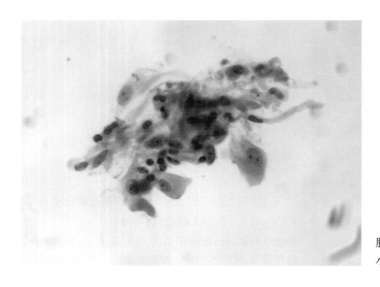

图 10-577　EUS-FNA 液基细胞学制片
（巴氏染色，中倍）

肿瘤细胞呈梭形、多角形、不规则形，细胞质丰富，核大小不等，可见明显核仁。

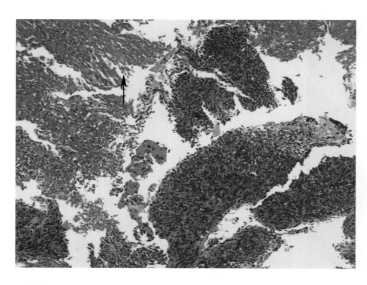

图 10-578　EUS-FNA 组织条石蜡切片
（HE 染色，低倍）

肿瘤细胞密度比较大，排列紧密，细胞核深染，左上角区域为凝固性坏死（↑），提示高危型胃肠道间质瘤。

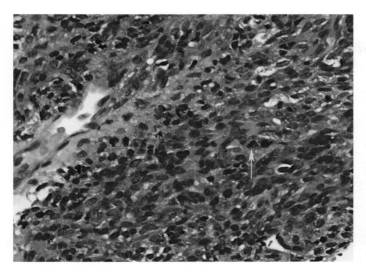

图 10-579 EUS-FNA 组织条石蜡切片

（HE 染色，中倍）

肿瘤细胞呈短梭形，细胞核质比明显增大，核异型性显著，核分裂象易见（↑），提示高危型胃肠道间质瘤。

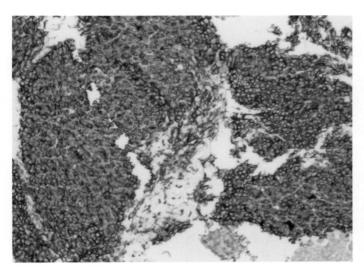

图 10-580 EUS-FNA 组织条石蜡切片

（CD117 免疫组织化学染色，低倍）

肿瘤细胞的细胞质弥漫强阳性表达 CD117，支持胃肠道间质瘤诊断。

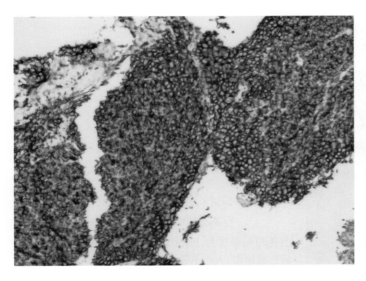

图 10-581 EUS-FNA 组织条石蜡切片

（DOG-1 免疫组织化学染色，低倍）

肿瘤细胞的细胞质弥漫强阳性表达 DOG-1，支持胃肠道间质瘤诊断。

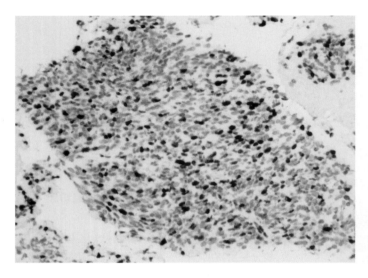

图 10-582　EUS-FNA 组织条石蜡切片
（Ki-67 免疫组织化学染色，低倍）

Ki-67 免疫组织化学标记（核阳性）提示肿瘤细胞增殖活性较高，热点区域达到 40% 左右，提示高危型胃肠道间质瘤。

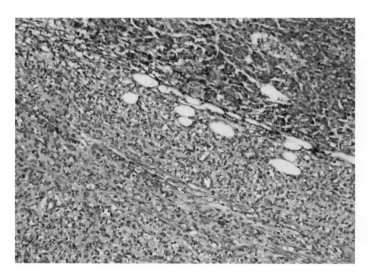

图 10-583　胰腺 GIST（高危型）手术切除标本石蜡切片（HE 染色，低倍）

上例术后病理及免疫组织化学证实为胰腺 GIST（高危型）。肿瘤组织与正常胰腺组织（右上方）之间无纤维分隔，肿瘤细胞弥漫分布，梭形或多角形边界不清，核大，异型。

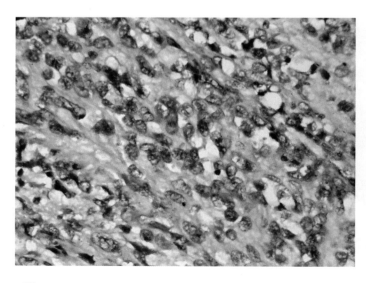

图 10-584　胰腺 GIST（高危型）手术切除标本石蜡切片（HE 染色，中倍）

上例的局部放大，肿瘤细胞界限不清，排列密集，核卵圆形或梭形，大小不等，异型，核仁明显。

十、淋 巴 瘤

胰腺的淋巴瘤在临床上绝大多数为全身淋巴瘤对胰腺的浸润,胰腺原发的恶性淋巴瘤极为少见,绝大多数为非霍奇金淋巴瘤。FNA 吸出物通常细胞丰富,为弥漫分布的小圆形肿瘤细胞,较成熟淋巴细胞更大,不同类型淋巴瘤细胞可有不同程度的异型性,用组织条或细胞蜡块做免疫组织化学标记有助于诊断及分型(图 10-585~ 图 10-592)。一些特殊类型的弥漫大 B 细胞淋巴瘤(DLBCL)细胞质非常丰富,细胞之间似乎也有一定的黏附性,与低分化癌或小细胞癌十分类似,此时需要借助免疫组织化学加以鉴别(图 10-593~图 10-609)。需要特别注意的是,恶性淋巴瘤的后续治疗非常依赖免疫标记和分子检测。FNA 穿刺得到的组织有时难以满足检测的需求,此时最好进行淋巴结活检或粗针穿刺以获取更为充分的组织量。

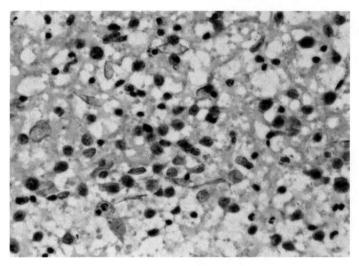

图 10-585　EUS-FNA 手工涂片(HE 染色,中倍)

血性背景,大量淋巴细胞弥漫分布。细胞体积大小不等,直径为背景中成熟淋巴细胞的 2~4 倍。染色质粗,核仁明显。

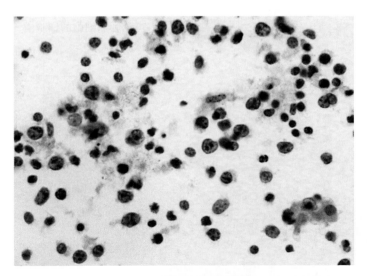

图 10-586　EUS-FNA 液基细胞学制片(巴氏染色,中倍)

去除血性背景后,细胞形态更为清晰,可见大量淋巴细胞弥漫分布,细胞体积大,核增大,直径为背景中成熟淋巴细胞的 2~3 倍,核膜厚,不光滑,部分细胞核轮廓不规则、扭曲或皱褶,染色质呈粗颗粒状,可见一个或数个明显的核仁。

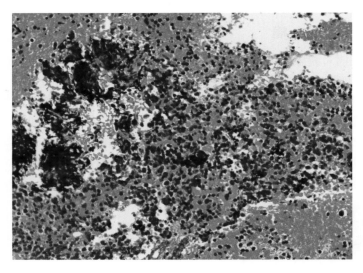

图 10-587　EUS-FNA 组织条石蜡切片
（HE 染色，低倍）

可见肿瘤细胞密度较大，左上方区域可见明显的组织
挤压，细胞体积中等到大，细胞质稀少，核深染。细胞
之间的黏附性较差，比较离散。

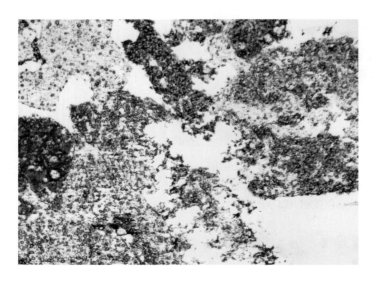

图 10-588　EUS-FNA 组织条石蜡切片
（CD20 免疫组织化学染色，低倍）

可见肿瘤细胞的细胞质、细胞膜弥漫表达 B 淋巴细胞
标志物 CD20。

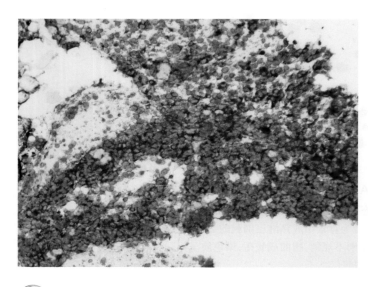

图 10-589　EUS-FNA 组织条石蜡切片
（CD10 免疫组织化学染色，低倍）

肿瘤细胞的细胞质弥漫表达 CD10，提示肿瘤起源于淋
巴滤泡生发中心的中心细胞，为 GCB 型 DLBCL。

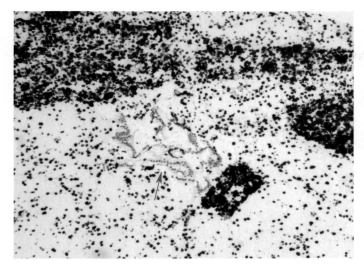

图 10-590　EUS-FNA 组织条石蜡切片
（Ki-67 免疫组织化学染色，低倍）

DLBCL 肿瘤细胞呈高增殖活性改变，Ki-67 增殖指数接近 100%（核阳性）。组织条中的消化道黏膜上皮（↑）可作为内对照。

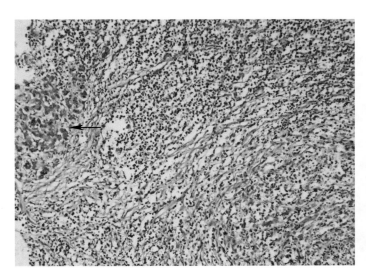

图 10-591　上一病例的术后组织病理切片
（HE 染色，低倍）

术后病理及免疫组织化学证实为胰头部 DLBCL。胰腺组织大部分被弥漫分布的异型淋巴瘤细胞取代，细胞体积大或中等，图中左上角尚可见一小灶残留的胰腺腺泡（↑），注意淋巴瘤细胞在胰腺组织中浸润性生长的方式。

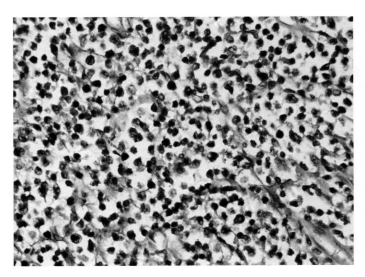

图 10-592　上一病例的术后组织病理切片
（HE 染色，中倍）

上例的局部放大，大量异型淋巴细胞弥漫分布，核大，深染，核仁明显，与细胞涂片中的细胞形态特征一致。

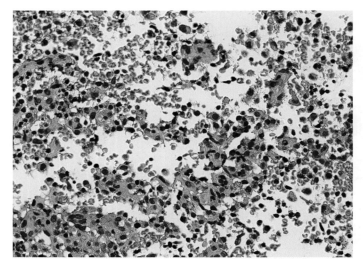

图 10-593 EUS-FNA 组织条石蜡切片
（HE 染色，中倍）

此例为间变性大细胞淋巴瘤（ALCL），可见肿瘤细胞的分布密度较 DLBCL 更稀疏。肿瘤细胞体积较大、细胞质丰富，低倍镜下容易与组织细胞或上皮样细胞相混淆。背景中往往有较多成熟的 T 淋巴细胞。由于肿瘤细胞比较少，又与反应性的小淋巴细胞相互混杂，故在进行免疫组织化学之前易被误诊为炎性病变。

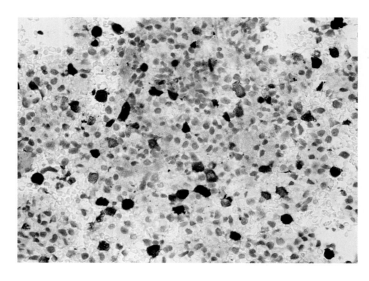

图 10-594 EUS-FNA 组织条石蜡切片
（ALK 免疫组织化学染色，中倍）

ALCL 肿瘤细胞的细胞质和细胞膜特征性表达 ALK，通过免疫组织化学能很好地勾画出肿瘤细胞的位置。

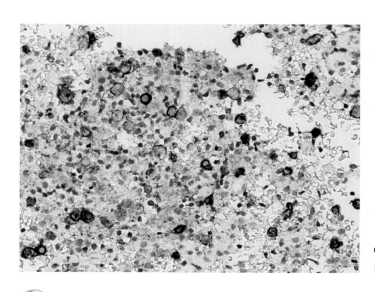

图 10-595 EUS-FNA 组织条石蜡切片
（CD30 免疫组织化学染色，中倍）

CD30 也是 ALCL 的另一个特征性标记，为细胞膜阳性。

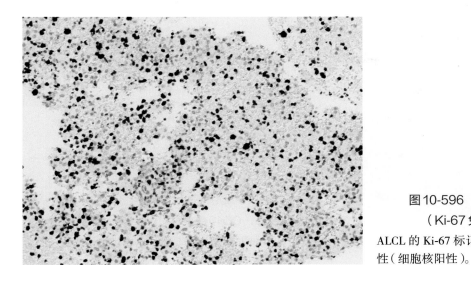

图 10-596　EUS-FNA 组织条石蜡切片
（Ki-67 免疫组织化学染色，低倍）

ALCL 的 Ki-67 标记显示出大细胞具有较高的增殖活性（细胞核阳性）。

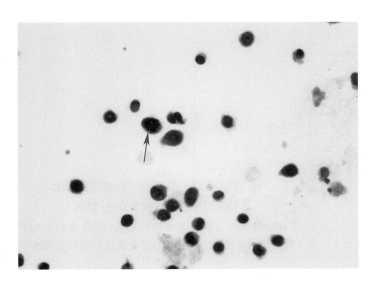

图 10-597　EUS-FNA 液基细胞学制片
（巴氏染色，中倍）

见散在淋巴细胞，较背景中的中性粒细胞稍大，形态单一，可见小核仁，核分裂象易见（↑）。此例组织条及免疫组织化学证实为急性 B 淋巴母细胞白血病 / 淋巴瘤（B-lymphoblastic leukaemia/lymphoma，B-ALL）。

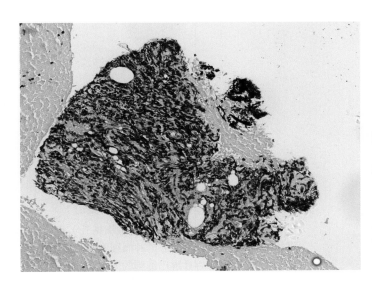

图 10-598　上一病例的 EUS-FNA 组织条石蜡切片
（HE 染色，低倍）

可见 B-ALL 的肿瘤细胞体积小，形态幼稚，类似小淋巴细胞，由于细胞密度大导致穿刺组织中存在明显的组织挤压。

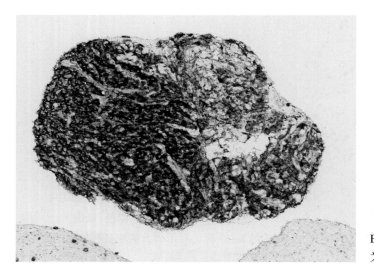

图 10-599　EUS-FNA 组织条石蜡切片
（CD10 免疫组织化学染色，低倍）

B-ALL 肿瘤细胞为幼稚的淋巴细胞，特征性表达 CD10，
为细胞质阳性。

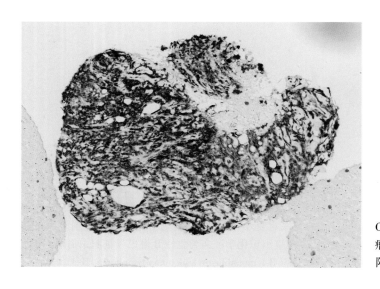

图 10-600　EUS-FNA 组织条石蜡切片
（CD20 免疫组织化学染色，低倍）

CD20 虽然是 B 淋巴细胞的标志物，但在 B-ALL 的肿
瘤细胞分化更为幼稚，只能少量表达 CD20，为细胞膜
阳性。

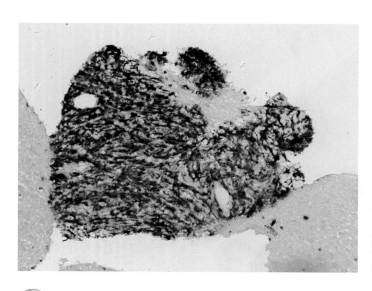

图 10-601　EUS-FNA 组织条石蜡切片
（PAX-5 免疫组织化学染色，低倍）

PAX-5 为全 B 细胞的标志物（除浆细胞外），在前体 B
淋巴细胞中可表达，B-ALL 的肿瘤细胞弥漫强阳性，定
位于细胞核，支持为 B 淋巴细胞的分化谱系。

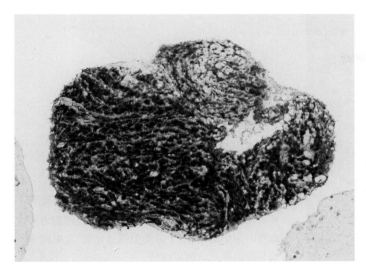

图 10-602　EUS-FNA 组织条石蜡切片
（TdT 免疫组织化学染色，低倍）

末端脱氧核苷酸转移酶（terminal deoxynucleotidyl transferase，TdT）是一种特殊的 DNA 聚合酶，在幼稚的淋巴细胞如 B 祖细胞及前体 B 淋巴细胞或前体 T 淋巴细胞内均可表达。B-ALL 肿瘤细胞核弥漫表达 TdT，支持其为幼稚淋巴细胞起源。

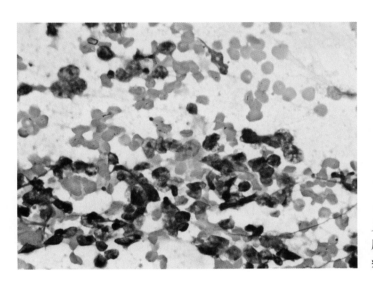

图 10-603　EUS-FNA 手工涂片（HE 染色，中倍）

见成团及散在肿瘤细胞，核大，染色质粗，核仁明显，细胞质少。细胞间似乎有一定的黏附性，不易区分淋巴瘤或低分化癌。

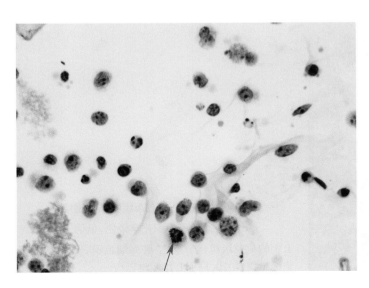

图 10-604　EUS-FNA 液基细胞学制片
（巴氏染色，中倍）

见散在肿瘤细胞，核大，染色质粗，核仁明显。可见一个核分裂象（↑）。

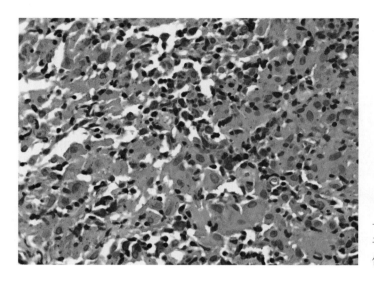

图 10-605　穿刺组织条石蜡切片（HE 染色，低倍）

一些特殊类型的 DLBCL 细胞质非常丰富，细胞之间似乎也有一定的黏附性，十分类似低分化癌，此时就需要借助免疫组织化学加以鉴别。

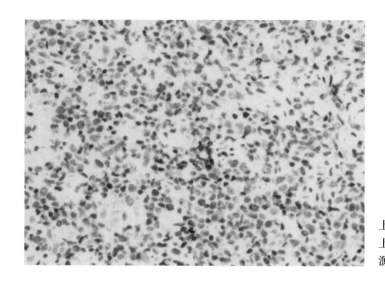

图 10-606　EUS-FNA 组织条石蜡切片
（AE1/AE3 免疫组织化学染色，低倍）

上例的免疫组织化学染色，肿瘤细胞的细胞质不表达上皮细胞标志物——广谱角蛋白 AE1/3，提示非上皮源性。

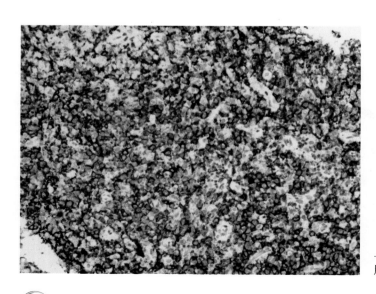

图 10-607　EUS-FNA 组织条石蜡切片
（CD20 免疫组织化学染色，低倍）

上例的免疫组织化学染色，肿瘤细胞膜表达 B 淋巴细胞标志物 CD20，提示 B 细胞淋巴瘤。

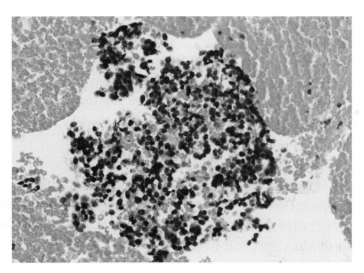

图10-608　EUS-FNA组织条石蜡切片（HE染色，低倍）

此例肿瘤细胞形态十分类似淋巴细胞，细胞质稀少，细胞之间的黏附性较差。此时是淋巴造血系统病变还是小细胞癌，就需要免疫组织化学进行鉴别。

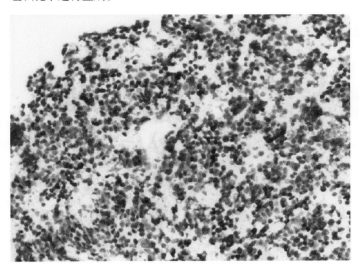

图10-609　EUS-FNA组织条石蜡切片
（TTF-1免疫组织化学染色，低倍）

上例的免疫组织化学染色，肿瘤细胞核弥漫表达TTF-1，提示小细胞癌。

第七节　胰腺继发及转移性肿瘤

　　胃肠道、肝胆及腹腔、后腹膜的恶性肿瘤均可直接累及或蔓延至胰腺，消化道、肺、肾以及乳腺、前列腺等器官的恶性肿瘤也有可能转移至胰腺。胰腺的继发或转移性肿瘤的组织学和细胞学特征与原发部位相似，微创病理诊断应密切结合临床病史和影像学所见，免疫组织化学检测有助于提示组织来源。

一、恶性间皮瘤

　　腹腔恶性间皮瘤可分为弥漫型和局限型两种类型，其中弥漫型最为多见，约占99%，局限型很少见，不足 1%。局限型间皮瘤中,大部分为上皮型,少数为双相型和肉瘤型。涂片中通常细胞丰富,成片或散在分布,可呈腺管状、团簇状或具有纤维血管轴心的乳头状排列。肿瘤细胞通常体积较大,大小差异明显,常见巨核、多核瘤细胞,核仁大而明显,核分裂象多见。此类涂片诊断恶性无困难,但不易与胰腺的低分化癌 / 未分化癌鉴别,应仔细观察细胞质可能存在的间皮细胞的特征,如核周细胞质浓集、"花边"样细胞质边缘、相邻细胞间"开窗"现象等(图 10-610~ 图 10-614)。组织条免疫组织化学检测可通过间皮细胞标志物如 D2-40、calretinin、WT-1 和 CK5/6 进行诊断(图 10-615~ 图 10-618)。

二、副神经节瘤

后腹膜的副神经节瘤起自交感神经链旁的副神经节,多数为良性,良性及恶性副神经节瘤的镜下表现相似,唯一可靠的恶性指征为远处转移。典型的副神经节瘤针吸细胞涂片中通常细胞丰富,可见两种形态的肿瘤细胞,一种为缺乏黏附性的裸核细胞,胖梭形或卵圆形,可见小核仁;另一种为致密成团的细胞,如本例中所见(图 10-619,图 10-620),细胞界限不清,呈合体样,细胞质淡染泡沫状或细颗粒状。可呈玫瑰花球状排列,免疫组织化学染色 Syn 阳性。

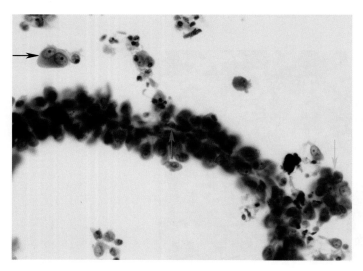

图 10-610　EUS-FNA 液基细胞学制片
(巴氏染色,低倍)

肿瘤细胞呈细长的乳头状排列,乳头中央可见纤维血管轴心(红色↑)。周围可见团簇状(黄色↑)及单个散在的肿瘤细胞,核大、空泡状,核仁明显,左上角见一个双核瘤细胞(黑色↑)。

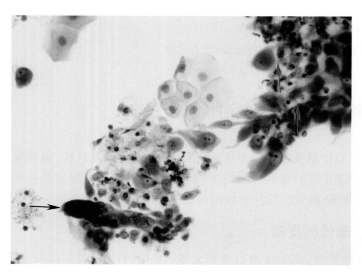

图 10-611　EUS-FNA 液基细胞学制片
(巴氏染色,低倍)

肿瘤细胞呈松散黏附的团片状或单个散在分布,其间混杂较多炎症细胞。细胞多角形,核大,空泡状,核仁明显。细胞质丰富,部分细胞可见核周细胞质浓集,细胞间可见"开窗"现象(红色↑)。左下方可见一个多核瘤巨细胞,细胞内密集数十个细胞核(黑色↑)。

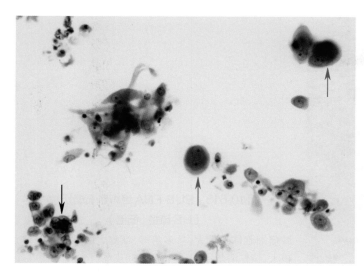

图 10-612　EUS-FNA 液基细胞学制片
（巴氏染色，低倍）

肿瘤细胞呈圆形或梭形，细胞质丰富，可见核周细胞质浓集（红色↑），可见双核、多核瘤细胞（黑色↑）。肿瘤细胞大小差异明显，左下角数个小的肿瘤细胞接近正常间皮细胞大小。

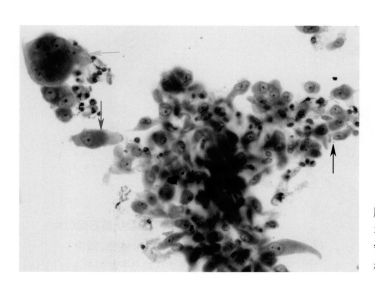

图 10-613　EUS-FNA 液基细胞学制片
（巴氏染色，低倍）

肿瘤细胞呈圆形或梭形，核空泡状，核仁明显，细胞质丰富，可见核周细胞质浓集（红色↑），可见细胞间"开窗"现象（黑色↑）。肿瘤细胞大小差异明显，可见多核瘤巨细胞（黄色↑）。

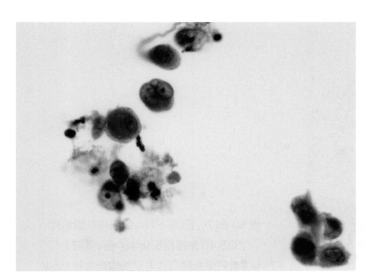

图 10-614　EUS-FNA 液基细胞学制片
（巴氏染色，中倍）

肿瘤细胞呈圆形或多角形，核大、核仁明显，可见双核。中央一个瘤细胞具有"花边"样细胞边缘和核周细胞质浓集（典型的间皮细胞的特点），右下角一团肿瘤细胞之间可见"开窗"现象。

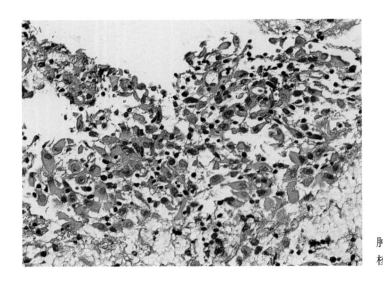

图 10-615　EUS-FNA 组织条石蜡切片
（HE 染色，低倍）

肿瘤细胞体积较大，呈多角形，细胞之间黏附性较差，核大、核仁清楚，为上皮型恶性间皮瘤。

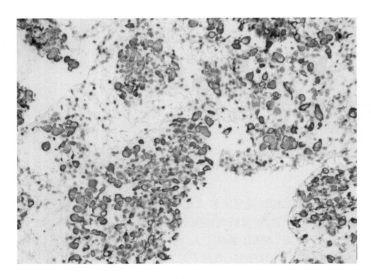

图 10-616　EUS-FNA 组织条石蜡切片
（CK5/6 免疫组织化学染色，低倍）

肿瘤细胞的细胞质弥漫表达高分子细胞角蛋白 CK5/6。

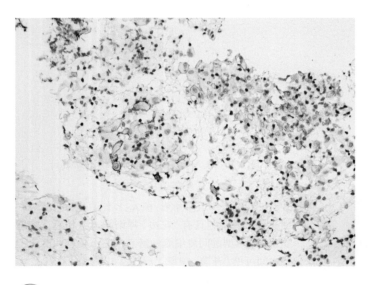

图 10-617　EUS-FNA 组织条石蜡切片
（D2-40 免疫组织化学染色，低倍）

肿瘤细胞的细胞膜表达间皮细胞标志物 D2-40。

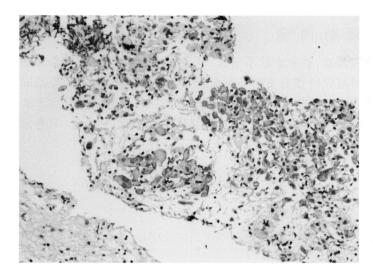

图10-618　EUS-FNA组织条石蜡切片
（calretinin免疫组织化学染色，低倍）
肿瘤细胞表达间皮细胞标志物calretinin（钙视网膜蛋白），细胞质、细胞膜阳性。

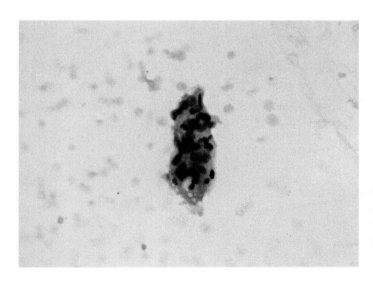

图10-619　EUS-FNA手工涂片（HE染色，中倍）
针吸物出血较多，仅找到一小团上皮细胞，核较导管上皮稍大，胖梭形或卵圆形，淡染，染色质细，无明显异型，细胞界限不清，细胞质较导管上皮更丰富，嗜酸性或泡沫样。本例由于吸出物细胞过少，细胞学不能明确诊断。

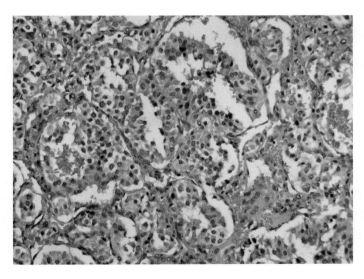

图10-620　上一病例的术后组织病理切片
（HE染色，低倍）
术后病理证实为后腹膜副神经节瘤。肿瘤组织呈腺泡状或腺管状排列，其间以血窦间隔。肿瘤细胞的细胞质丰富，嗜伊红颗粒状，核小，大小一致，无明显异型。

三、脂 肪 肉 瘤

后腹膜是脂肪肉瘤常见的发生部位,由于位置深在,临床症状不明显,发现时多数体积较大,以黏液型脂肪肉瘤最为常见。涂片中常见黏液性背景,有时可见纤细分支的毛细血管。细胞较丰富,多数为原始间胚叶型细胞,核梭形或卵圆形,细胞质少,边界不清,无空泡。典型的脂肪母细胞较少,细胞质内有边界清楚的脂肪空泡,核被挤压至一侧似"印戒"样,或细胞核位于中央被多数空泡挤压形成扇贝样压迹,具有诊断意义,应仔细寻找(图 10-621,图 10-622)。

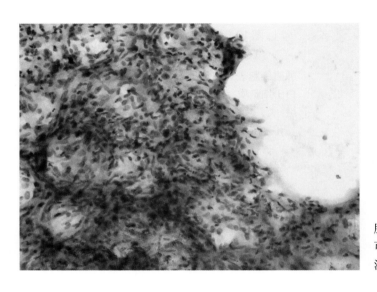

图 10-621　EUF-FNA 手工涂片(HE 染色,低倍)
肿瘤细胞排列密集,杂乱分布,背景黏液样。细胞团中可见脂肪空泡影。瘤细胞梭形或多角形,细胞界限不清,核异型不明显,提示间叶源性肿瘤。

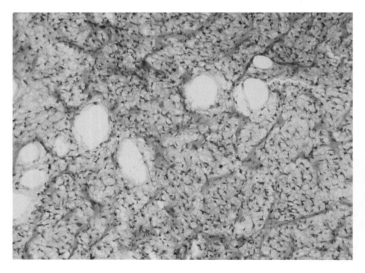

图 10-622　上一病例的术后组织病理切片
(HE 染色,低倍)
组织病理诊断为后腹膜黏液性脂肪肉瘤。肿瘤细胞呈梭形或星形,网格状排列,其间散在核偏位、细胞质有脂质沉积的脂母细胞瘤。间质疏松黏液样,可见大量纤细分支的"鸡爪"样毛细血管,散在少数分化好的脂肪空泡。

四、肾上腺皮质腺瘤 / 腺癌

肾上腺皮质腺瘤与肾上腺皮质癌的细胞都可出现不同程度的异型性,仅凭细胞学特点难以明确良恶性,即使在组织学图像上有时也很难鉴别,二者的区别主要在于有无浸润和转移。肿瘤细胞立方形,细胞质丰富,嗜酸性颗粒状,核圆形,居中或偏位,可大小不等、深染,可有明显核仁(图 10-623~图 10-629)。

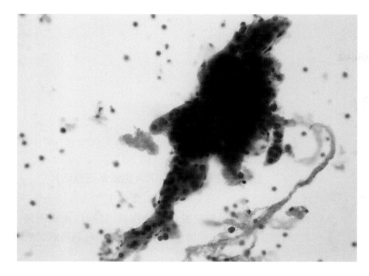

图 10-623　EUS-FNA 液基细胞学制片

（巴氏染色，低倍）

可见成片组织断片，细胞体积大，条索状或团片状排列，核大，大小不等，拥挤、重叠，细胞质丰富。

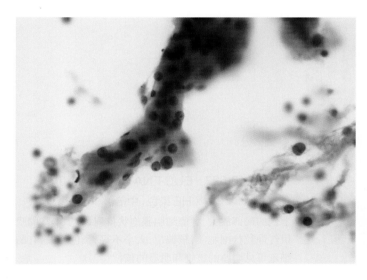

图 10-624　EUS-FNA 液基细胞学制片

（巴氏染色，中倍）

上例的局部放大，肿瘤细胞呈多角形或立方形，条索状排列，细胞质丰富，墨绿色颗粒状，核圆形，居中，核膜厚，染色质细，核仁明显。

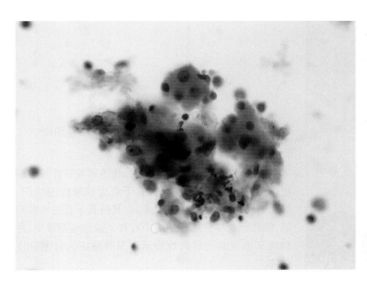

图 10-625　EUS-FNA 液基细胞学制片

（巴氏染色，中倍）

上例的另一视野，可见腺泡样排列的肿瘤细胞，细胞质丰富，核大小不等，居中或偏位，较小的细胞核多为致密深染，部分细胞核大，核膜厚，核仁大而明显。

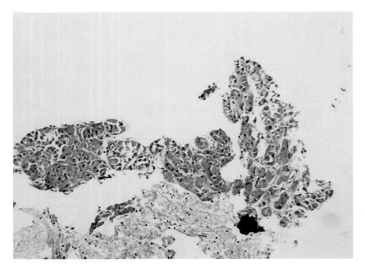

图 10-626　EUS-FNA 组织条石蜡切片
（HE 染色，低倍）

肿瘤细胞呈腺泡状或条索状排列，其间以血窦间隔。间质少。肿瘤细胞的细胞质丰富，嗜伊红颗粒状，核大小不等，偏位。

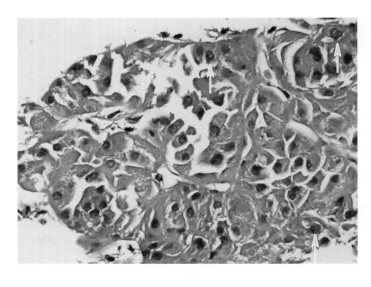

图 10-627　EUS-FNA 组织条石蜡切片
（HE 染色，中倍）

上例的局部放大，肿瘤细胞腺泡状排列，显示丰富的嗜伊红颗粒状细胞质，核偏位，大小不等，染色质细，有的细胞可见增厚的核膜和明显的核仁（↑）。

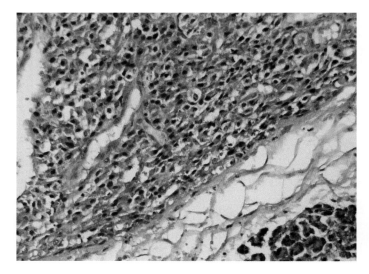

图 10-628　上一病例的术后组织病理切片
（HE 染色，低倍）

术后病理及免疫组织化学证实为胰体尾转移性肾上腺皮质腺癌。肿瘤边界尚清，右下角为胰腺腺泡组织。肿瘤组织呈腺泡状、条索状排列，其间有丰富的血窦间隔，间质纤维少。本例病史中有肾上腺肿瘤切除史，在胰尾部出现的转移病灶提示原发肿瘤应为肾上腺皮质癌。

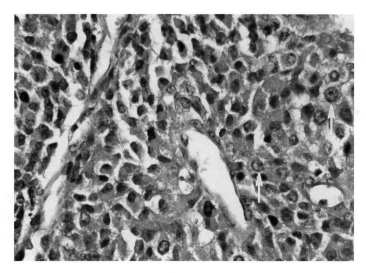

图 10-629　术后组织病理切片（HE 染色，中倍）

上例的局部放大，肿瘤细胞的特点与穿刺涂片中相似，细胞质丰富，嗜伊红颗粒状，核偏位，部分致密深染，部分核大，核膜厚，核仁突出（↑）。

五、转移性小细胞癌

胰腺是肺小细胞癌转移的靶器官之一。相较于转移性，胰腺原发性小细胞神经内分泌癌比较少见，必须首先排除转移。胰腺原发性小细胞神经内分泌癌与胰腺转移性小细胞肺癌从组织学或细胞形态上无法区别（图 10-630~ 图 10-634），虽然肺肿瘤 TTF-1 免疫组织化学染色阳性，但很多胰腺小细胞癌也可表达 TTF-1，所以免疫组织化学鉴别二者也无可靠依据，只能依赖于病史和影像学检查，结合临床判断。另外，此类小圆细胞恶性肿瘤的鉴别还应包括恶性淋巴瘤。淋巴瘤细胞弥散分布，而小细胞癌多见丛集排列。

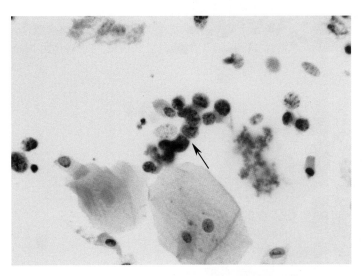

图 10-630　ERCP 胰胆管刷检液基细胞学制片（巴氏染色，中倍）

视野中央见一片条索状排列的肿瘤细胞，体积小，核与下方污染的中层鳞状细胞核大小接近，细胞质少或裸核。可见细胞间的拥挤镶嵌现象（↑），核圆形、卵圆形，染色质呈"椒盐"样。背景中可见散落的同样特点的裸核细胞，黄褐色颗粒为胆色素。

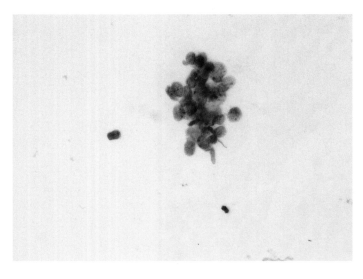

图10-631　ERCP胰胆管刷检液基细胞学制片
（巴氏染色，中倍）

上例的另一视野，高倍镜照片，可见一团拥挤、重叠的裸核细胞，核染色质呈典型的"椒盐"样。

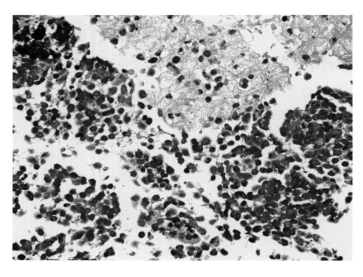

图10-632　上一病例的EUS-FNA组织条石蜡切片
（HE染色，低倍）

肿瘤细胞呈裸核样，细胞质稀少，核染色细腻，符合小细胞癌特征。该病例为小细胞肺癌化疗后半年发现胰头占位，考虑转移性小细胞癌。

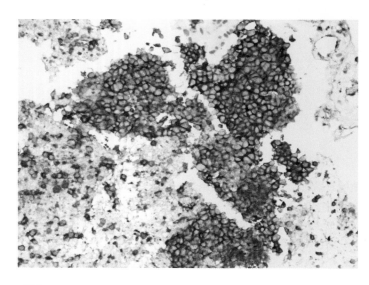

图10-633　上一病例的EUS-FNA组织条石蜡切片
（Syn免疫组织化学染色，低倍）

肿瘤细胞的细胞质弥漫强表达神经内分泌标志物Syn。

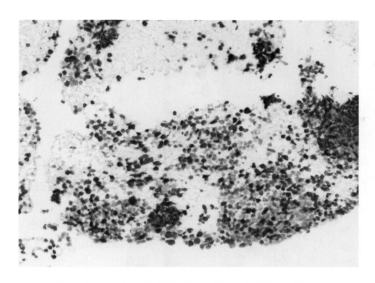

图 10-634　上一病例的 EUS-FNA 组织条石蜡切片
（Ki-67 免疫组织化学染色，低倍）

Ki-67 标记显示肿瘤细胞的增殖活性很高，几乎达到 100%，细胞核阳性。

六、转移性肾透明细胞癌

胰腺的转移性肿瘤比较少见，在所有胰腺转移性肿瘤中，肾透明细胞癌较多。癌细胞通常异型性小，细胞学上恶性特征不明显，诊断较为困难。肿瘤细胞有丰富的水样透亮的细胞质，细胞界限清楚，应注意与黏液性囊性肿瘤鉴别，另外肿瘤细胞常以裸核形态出现，核大小一致，体积小，还应与恶性淋巴瘤鉴别。临床提供全面的病史非常重要，组织条的免疫组织化学标记有助于诊断（图 10-635~图 10-641）。

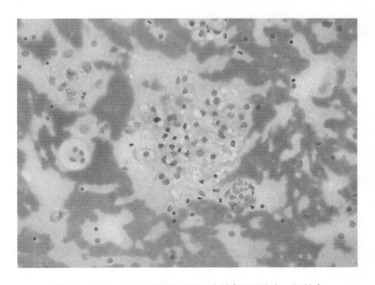

图 10-635　EUS-FNA 手工涂片（HE 染色，低倍）

血性背景中见成团及散在肿瘤细胞，细胞质丰富、透亮，核大小不等，淡染，染色质细，背景中见散在裸核细胞，其大小、形态与透明细胞相似。涂片固定不良，部分细胞肿胀退变。

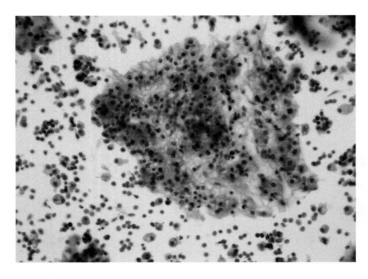

图 10-636　EUS-FNA 液基细胞学制片
（巴氏染色，低倍）

吸出物中的血液成分去除后，细胞形态更为清楚，视野中央一大团肿瘤细胞，细胞界限清楚，细胞质透亮，核小，核质比不高。背景中散在大量裸核细胞和巨噬细胞。

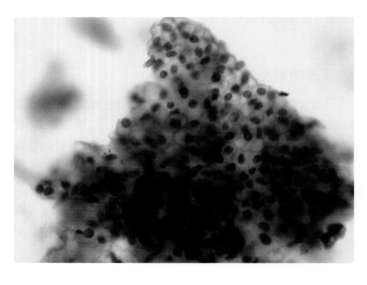

图 10-637　EUS-FNA 液基细胞学制片
（巴氏染色，中倍）

一团透明细胞，注意肿瘤细胞水样透亮的细胞质，与黏液性肿瘤细胞质内的黏液性空泡不同。核小，核膜欠光滑，染色质细，可见明显的小核仁。

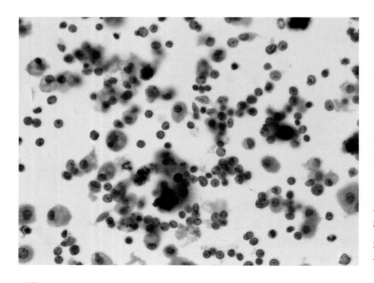

图 10-638　EUS-FNA 液基细胞学制片
（巴氏染色，中倍）

上例的另一视野，大量散在的裸核细胞（细胞质脱失），核的大小、形态与上图中的透明细胞相似，核仁明显，另可见较多细胞质丰富的巨噬细胞，有的细胞质内有含铁血黄素。

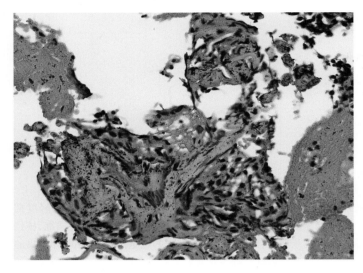

图 10-639　上一病例的 EUS-FNA 组织条石蜡切片
（HE 染色，低倍）

肿瘤细胞呈巢状分布，细胞核较小，细胞质丰富、透明。

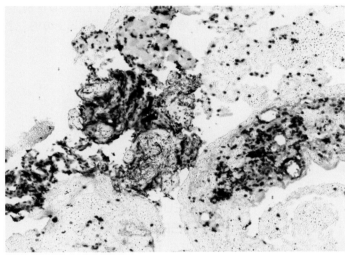

图 10-640　上一病例的 EUS-FNA 组织条石蜡切片
（CD10 免疫组织化学染色，低倍）

肿瘤细胞的细胞质表达 CD10，支持肾透明细胞癌转移。CD10 在原发和转移的肾透明细胞癌中均有阳性表达。

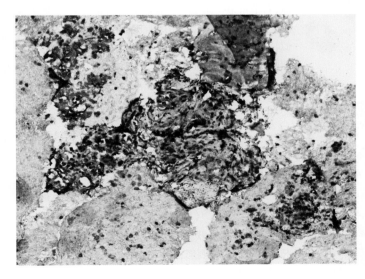

图 10-641　上一病例的 EUS-FNA 组织条石蜡切片
（PAX2 免疫组织化学染色，低倍）

肿瘤细胞核表达 PAX2，提示肾癌转移。PAX2 为肾癌标志物，在大多数转移性肾细胞癌中有表达。

七、转移性腺癌

胰腺转移性腺癌与原发的导管腺癌很难区分，明确临床病史非常重要。穿刺涂片或组织条中的肿瘤细胞都可以有蜂窝状、腺泡状、乳头状的排列方式，核大、空泡状，核仁明显，核分裂象易见等，通常需要免疫组织化学鉴别来源,如下面几例。

1. 转移性卵巢腺癌(图 10-642~ 图 10-644)

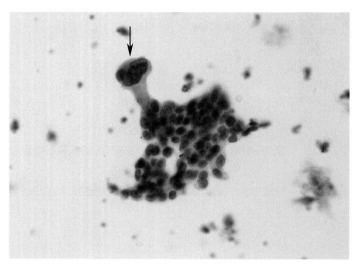

图 10-642　EUS-FNA 液基细胞学制片
(巴氏染色,中倍)

肿瘤细胞呈单层平铺排列,核稍大,大小一致,轻度拥挤、重叠,核膜厚,轮廓光滑,形状规则,染色质细,核仁明显,细胞质少。蜂窝样的细胞排列、组织断片中央的腺腔样空隙提示其腺上皮分化的特点。这一团细胞的异型性不甚明显,与正常的胰腺导管上皮难以区别,但拥挤重叠的排列、增大的核质比和细胞团上方的一个多核瘤巨细胞(↑),提示肿瘤的恶性特征。

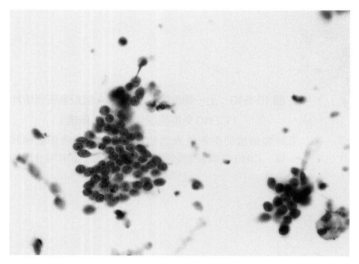

图 10-643　EUS-FNA 液基细胞学制片
(巴氏染色,中倍)

图中两片细胞体积小,排列呈蜂巢状,中央有腺样腔隙,右下角多一团细胞还有细胞质内黏液空泡,提示其腺上皮分化的特点。图中细胞大小与正常导管上皮相似,核略拥挤,轻度重叠,核膜光滑,异型性不明显,但细胞质少,核仁大而明显。

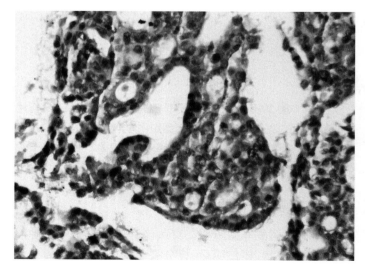

图 10-644　上一病例的 EUS-FNA 组织条石蜡切片
(HE 染色,中倍)

肿瘤组织呈筛孔状排列,未见间质。细胞柱状或立方形,体积较小,核圆形,大小一致,核膜厚,染色质空,核仁明显。细胞质红染,核质比高,有的腺腔内可见粉染圆形小体。肿瘤细胞形态与细胞涂片中的特征一致。本例患者为卵巢"浆液性乳头状腺癌"术后 6 年,发现胰尾部囊实性占位。结合病史,符合胰尾部转移性腺癌。

2. 转移性肺腺癌（图 10-645~ 图 10-647）

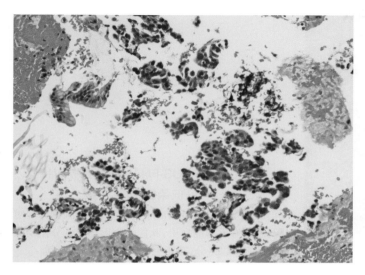

图 10-645　EUS-FNA 组织条石蜡切片
（HE 染色，低倍）

肿瘤细胞立方形，主要呈条索样及不规则腺样排列。患者 1 年前有"右肺腺癌"病史，此例细胞形态与胰腺导管腺癌鉴别困难，需要依靠免疫组织化学标记。

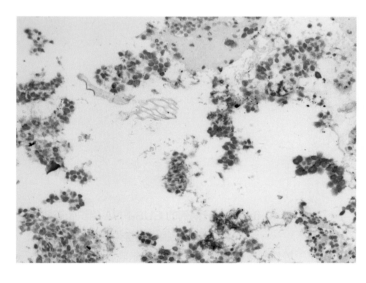

图 10-646　上一病例的 EUS-FNA 组织条石蜡切片
（NapsinA 免疫组织化学染色，低倍）

NapsinA 为肺腺癌标志物，肿瘤细胞呈细胞质阳性表达，提示肿瘤为转移性肺腺癌。

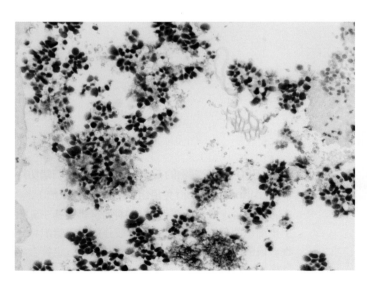

图 10-647　上一病例的 EUS-FNA 组织条石蜡切片
（TTF-1 免疫组织化学染色，低倍）

除了小细胞神经内分泌癌以外，TTF-1 亦可作为肺腺癌的标志物，此例中肿瘤细胞核呈强阳性表达，提示肿瘤为转移性肺腺癌。

3. 转移性乳腺癌（图 10-648~ 图 10-650）

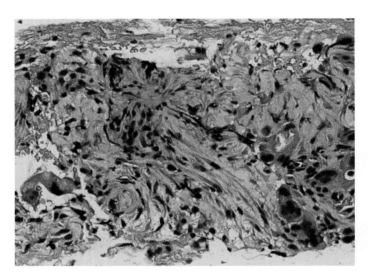

图 10-648　EUS-FNA 组织条石蜡切片
（HE 染色，中倍）

肿瘤细胞呈小巢状于间质中浸润生长，细胞核异型明显。患者有乳腺癌病史，此例细胞形态与低分化胰腺导管腺癌难以区分，需要免疫组织化学加以鉴别。

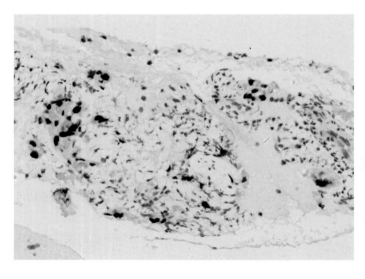

图 10-649　上一病例的 EUS-FNA 组织条石蜡切片
（GATA3 免疫组织化学染色，低倍）

肿瘤细胞核高表达 GATA3，提示乳腺癌来源。

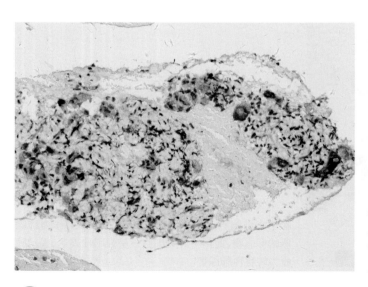

图 10-650　上一病例的 EUS-FNA 组织条石蜡切片
（mammaglobin 免疫组织化学染色，低倍）

mammaglobin（乳腺珠蛋白）是一种特异性表达于乳腺上皮细胞的分泌性珠蛋白，具有较强的乳腺组织特异性。该例中肿瘤细胞的细胞质呈阳性表达，也符合乳腺癌来源。

八、转移性鳞状细胞癌

原发于胰腺的单纯鳞癌很少见,如果在胰腺穿刺组织中看到明显的鳞癌成分,应仔细寻找有无腺癌分化的依据,排除腺鳞癌,另外还应根据病史和相关检查排除转移性鳞癌的可能(图 10-651~ 图 10-653)。

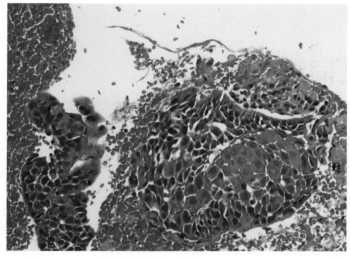

图 10-651　EUS-FNA 组织条石蜡切片
（HE 染色,低倍）
可见小片鳞状上皮伴重度异型,部分细胞的细胞质内可见角化现象。

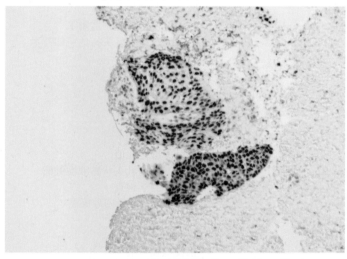

图 10-652　EUS-FNA 组织条石蜡切片
（P63 免疫组织化学染色,低倍）
肿瘤细胞核弥漫表达 P63,符合鳞状上皮分化特征。

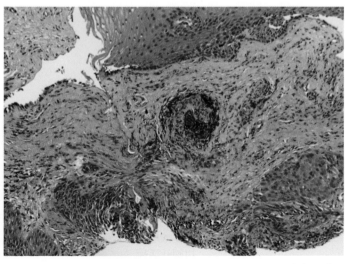

图 10-653　上一病例的食管活检（HE 染色,低倍）
见成团肿瘤细胞呈巢团状排列,在间质内浸润生长,细胞异型明显。活检发现食管鳞状细胞癌,胰腺穿刺中的鳞癌细胞考虑为转移性鳞状细胞癌。

（高莉　陈颖　马佳怡　陈星晔　冯婷　潘天琦）

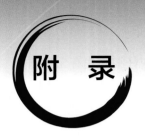

英中文词汇对照

AIP	autoimmune pancreatitis	自身免疫性胰腺炎
ATP	adenosine triphosphate	腺苷三磷酸
CNB	core needle biopsy	粗针穿刺活检
COS	cytologist on site	现场有细胞学专家
CP	chronic pancreatitis	慢性胰腺炎
CT	computed tomography	计算机断层扫描
DSM	direct sequencing method	DNA 序列直接测定
ECDUS	endoscopic color Doppler ultrasonography	彩色多普勒超声内镜
ERCP	endoscopic retrograde cholangiopancreatography	经内镜逆行胰胆管造影术
EST	endoscopic sphincterotomy	内镜十二指肠乳头括约肌切开术
EUS	endoscopic ultrasonography	超声内镜检查术
FISH	fluorescence in situ hybridization	荧光原位杂交
FNA	fine-needle aspiration	细针穿刺抽吸术
HE 染色	hematoxylin and eosin staining	苏木精 - 伊红染色
ICC	immunocytochemistry	免疫细胞化学
IHC	immunohistochemistry	免疫组织化学
INR	international normalized ratio	国际标准化比值
IPMN	intraductal papillary mucinous neoplasm	胰腺导管内乳头状黏液性肿瘤
LCT	liquid-based cytology test	液基细胞学检查
MANEC	mixed adenoneuroendocrine carcinoma	混合性腺 - 神经内分泌癌
MCN	mucinous cystic neoplasm	黏液性囊性肿瘤
MRI	magnetic resonance imaging	磁共振成像
mRNA	messenger ribonucleic acid	信使核糖核酸
NEC	neuroendocrine carcinoma	神经内分泌癌
NET	neuroendocrine tumor	神经内分泌肿瘤
NPV	negative predictive value	阴性预测值
PD	pancreatic duct	胰管
PDAC	pancreatic ductal adenocarcinoma	胰腺导管腺癌
PDB	pancreatic duct brushing	胰管刷检
PDMB	pancreatic ductal mucosal barrier	胰管黏膜屏障
PPJ	pure pancreatic juice	纯胰液
PPS	peroral pancreatoscopy	经口胰管镜
PPV	positive predictive value	阳性预测值
RNA	ribonucleic acid	核糖核酸
ROSE	rapid on-site evaluation	快速现场评估
SCN	serous cystic neoplasm	浆液性囊性肿瘤
SPN	solid pseudopapillary neoplasm	实性 - 假乳头状肿瘤
TCT	thin-prep cytology test	液基薄层细胞学检查
TNB	Tru-cut needle biopsy	切割针活检
US	ultrasound	超声